2024全国口腔执业医师资格考试模拟试卷与解析（一）

第一单元

主　编　赵继志
副主编　刘玥博　刘　琰　牛星鉴　靖无迪
编　者　（按姓氏笔画排序）
丁珊珊　尤鹏越　牛星鉴　甘　泠　朱智慧　刘　琰
刘玥博　刘寅冬　杨　熙　吴　宣　吴　楠　吴立萌
余丹华　张惠媛　陈羽飞　陈浩天　苟雅萍　郑嘉宝
赵继志　栗　智　夏钟毅　晏　桐　高　攀　郭　睿
郭春岚　曾曼曼　靖无迪　霍静怡

中国协和医科大学出版社
北　京

【A_1 型题】

答 题 说 明

每一道考试题下面有 A、B、C、D、E 五个备选答案，请从中选择一个最佳答案。

1. 咀嚼运动的作用可归纳为 3 个阶段，包括
   A. 前伸、后退、侧方运动
   B. 前后、开闭、侧方运动
   C. 切割、压碎、磨细运动
   D. 开口、食物定位、咀嚼运动
   E. 牙尖交错殆、小开殆、返回牙尖交错殆
2. 下列哪种运动与形成贝内特（Bennett）角有关
   A. 下颌的非对称性运动
   B. 工作侧髁突的侧方运动
   C. 侧方运动时工作侧和非工作侧的髁突运动
   D. 非工作侧髁突的前内下方向运动
   E. 下颌在侧方运动过程中的前伸趋势
3. 关于无釉柱釉质的正确描述是
   A. 横纹明显
   B. 有机物多
   C. 矿化程度低
   D. 晶体相互平行排列
   E. 由成牙本质细胞突分泌形成
4. 核酸中含量相对恒定的元素是
   A. 氧
   B. 氮
   C. 氢
   D. 碳
   E. 磷
5. 对单侧咀嚼的描述有误的是
   A. 单侧咀嚼是为了躲避咬合障碍
   B. 单侧颞下颌关节有疾患
   C. 长期单侧咀嚼可形成殆干扰
   D. 长期单侧咀嚼可致面容偏斜
   E. 咀嚼时只在牙列一侧有食团的情况称单侧咀嚼
6. 有关蛋白质二级结构的叙述正确的是
   A. 氨基酸的排列顺序
   B. 每一氨基酸侧链的空间构象
   C. 局部主链的空间构象
   D. 亚基间相对的空间位置
   E. 每一原子的相对空间位置
7. 釉丛的高度是
   A. 牙釉质的全厚
   B. 牙釉质厚度的 1/4～1/3
   C. 牙釉质厚度的 1/2
   D. 牙釉质厚度的 1/4
   E. 牙釉质厚度的 1/5
8. 人群中咀嚼类型最多见的是
   A. 双侧交替咀嚼
   B. 双侧同时咀嚼
   C. 右侧咀嚼
   D. 左侧咀嚼
   E. 后牙咀嚼
9. 以下属于可引起牙髓感染的途径的是
   A. 血源途径
   B. 牙周袋途径逆行感染
   C. 牙髓暴露
   D. 牙本质小管暴露
   E. 以上途径均可引起
10. 进行底物水平磷酸化的反应是
    A. 葡萄糖→葡糖-6-磷酸
    B. 果糖-6-磷酸→果糖-1,6-二磷酸

C. 3-磷酸甘油醛→1,3-二磷酸甘油酸
D. 琥珀酰 CoA→琥珀酸
E. 丙酮酸→乙酰 CoA

11. 光镜下典型的平滑面龋由表及里的变化依次为
A. 表层、透明层、病变体部、暗层
B. 表层、暗层、病变体部、透明层
C. 表层、病变体部、透明层、暗层
D. 表层、病变体部、暗层、透明层
E. 表层、暗层、透明层、病变体部

12. 影响咀嚼效率最重要的因素是
A. 牙的数目
B. 牙的形态
C. 牙的生长部位
D. 牙的生长发育情况
E. 牙的功能接触面积

13. 普鲁卡因偶能发生变态反应的原因是
A. 通透性差
B. 酰胺类药物
C. 用量过大
D. 酯类药物
E. 与青霉素交叉过敏

14. 牙本质钙化过程中，钙化团之间遗留的钙化区是
A. 原发性牙本质
B. 罩牙本质
C. 前期牙本质
D. 硬化牙本质
E. 球间牙本质

15. 临床心理评估是心理治疗和心理咨询的
A. 效果判定
B. 依据
C. 前提
D. 效果评价
E. 以上都是

16. DIQ＝15（X－M）/S+100 称为
A. 比率智商
B. 离差智商
C. 中位数智商
D. 百分位智商
E. 人格智商

17. 乳牙萌出顺序是
A. Ⅰ→Ⅱ→Ⅲ→Ⅴ→Ⅳ
B. Ⅰ→Ⅲ→Ⅱ→Ⅳ→Ⅴ
C. Ⅱ→Ⅰ→Ⅳ→Ⅴ→Ⅲ
D. Ⅰ→Ⅱ→Ⅳ→Ⅲ→Ⅴ
E. Ⅱ→Ⅰ→Ⅳ→Ⅲ→Ⅴ

18. 为了了解被检者的人格品质，检查者使用了填词测验，这种测验方法属于
A. 投射法
B. 问卷法
C. 操作法
D. 作业法
E. 以上都不是

19. 成牙本质细胞突伸入釉质所形成的结构是
A. 釉丛
B. 釉柱
C. 釉板
D. 釉梭
E. 釉牙本质界

20. 牙髓中的主要细胞成分是
A. 成牙本质细胞
B. 成纤维细胞
C. 未分化的间充质细胞
D. 组织细胞
E. 淋巴细胞

21. 牙髓组织的增龄性变化是
A. 细胞成分逐渐增多
B. 纤维成分逐渐减少
C. 牙本质吸收多于新生
D. 牙髓血管增生
E. 继发性牙本质不断形成

22. Ⅱ型变态反应性疾病是
A. 变应性休克
B. 溶血

C. 变应性鼻炎
D. 血清病
E. 荨麻疹

23. 牙尖是指
A. 牙釉质的三角形隆起
B. 牙釉质过分钙化所形成的小突起
C. 两个轴面交汇而成
D. 两个斜面交汇而成
E. 牙冠上近似锥体形的显著隆起

24. 心理测量的误差主要来源有
A. 施测条件
B. 应试者动机
C. 主试者素质
D. 应试者生理状态
E. 以上都是

25. 关于牙槽骨生物学特性的叙述，不正确的是
A. 可由于不断新生而影响牙发育
B. 受到外界的压力，可表现为吸收
C. 具有高度的可塑性
D. 随牙的萌出而不断改建
E. 较牙骨质更容易吸收

26. 34 在国际牙科联合会（FDI）表示法中代表
A. 右下颌第一乳磨牙
B. 左下颌第一磨牙
C. 右下颌第一磨牙
D. 左下颌第一前磨牙
E. 右下颌第一前磨牙

27. 下列选项中，关于嵴的描述下列叙述有误的是
A. 牙冠表面细长形的釉质隆起
B. 轴嵴是轴面上从牙尖顶伸向牙颈部的纵形隆起
C. 尖牙唇面的轴嵴称为唇轴嵴
D. 横嵴位于下颌第一前磨牙𬌗面
E. 切嵴位于切牙的舌侧颈部

28. 用十六种人格因素问卷（16PF）测验某人的人格特征，这一方法是依据
A. 艾森克人格理论
B. 卡特尔人格理论
C. 弗洛伊德人格理论
D. 斯金纳人格理论
E. 罗杰斯人格理论

29. 部位记录法中 C 区代表患者的
A. 右下区
B. 左下区
C. 右上区
D. 左上区
E. 前牙区

30. 解剖牙冠是指
A. 发挥咀嚼功能的部分
B. 被牙龈覆盖的部分
C. 由牙釉质所覆盖的部分
D. 被牙本质所覆盖的部分
E. 牙体显露于口腔的部分

31. 关于牙骨质的组成，说法错误的是
A. 无机物主要以磷灰石晶体形式存在
B. 磷灰石晶体比釉质中的小
C. 有机物主要为Ⅲ型胶原
D. 含多种微量元素，包括氟
E. 与骨组织的组成类似

32. 在人本主义治疗技术中最重要的是
A. 表达
B. 指导
C. 分析
D. 同情
E. 倾听

33. 牙体长轴是指
A. 沿冠根方向通过牙体中心的一条假想轴
B. 通过牙冠及牙根中心的一条假想轴
C. 通过牙体髓腔中心的一条假想轴
D. 沿冠根方向通过牙根中心的一条假想轴
E. 沿冠根方向通过牙体中心的一条

轴线

34. 心身疾病的治疗原则，不包括
A. 自我心理调节
B. 药物缓解症状
C. 矫正不良习惯
D. 不间断发泄
E. 心理护理

35. 以下属于牙周膜纤维的是
A. 牙龈组
B. 牙槽龈组
C. 水平组
D. 环形组
E. 越隔组

36. 下列不属于行为疗法的
A. 系统脱敏疗法
B. 冲击疗法
C. 厌恶疗法
D. 放松训练
E. 自由联想

37. 下列关于上颌磨牙牙根的表述中，全部正确的是
A. 近中颊根、远中根、近中舌根
B. 远中颊根、近中根、远中舌根
C. 近中根、远中根
D. 近中舌根、颊根、远中舌根
E. 近中颊根、舌根、远中颊根

38. 为保证材料真实，也为了维护心理治疗本身的声誉及权威性，因此心理治疗要坚持
A. 真诚原则
B. 中立原则
C. 保密原则
D. 耐心原则
E. 回避原则

39. 依赖环磷酸腺苷（cAMP）的蛋白激酶是
A. 受体型酪氨酸蛋白激酶（TPK）
B. 非受体型 TPK
C. 蛋白激酶 C（PKC）
D. 蛋白激酶 A（PKA）
E. 蛋白激酶 G（PKG）

40. 产生白细胞介素-2（IL-2）的细胞是
A. 巨噬细胞
B. 肥大细胞
C. T 淋巴细胞
D. B 淋巴细胞
E. 嗜酸性粒细胞

41. 牙髓和牙周膜中均含有
A. 成牙本质细胞
B. 成骨细胞
C. 成釉细胞
D. 成牙骨质细胞
E. 未分化间充质细胞

42. 下颌第一磨牙牙尖三角嵴最短的是
A. 近中颊尖三角嵴
B. 远中舌尖三角嵴
C. 远中尖三角嵴
D. 近中舌尖三角嵴
E. 远中颊尖三角嵴

43. 心理咨询的基本手段不包括
A. 领悟
B. 宣泄
C. 帮助选择和决定
D. 强化自我控制
E. 增强自信心

44. 关于上颌中切牙牙根特点，下列描述错误的是
A. 颈部横切面呈圆三角形
B. 牙根粗壮较直
C. 根尖略偏远中
D. 冠根长度相近
E. 根尖向唇侧弯曲

45. 不论进行何种心理治疗，治疗者均应遵守以下原则，但除外的是
A. 保密原则
B. 真诚原则

C. 回避原则
D. 中立原则
E. 标准化原则

46. 牙槽骨中有许多骨小梁者见于
A. 固有牙槽骨
B. 束骨
C. 骨松质
D. 牙槽骨外骨板
E. 类骨质

47. 上下颌前磨牙区别，下列描述错误的是
A. 上颌前磨牙的牙冠靠近牙体长轴
B. 下颌前磨牙多为扁圆单根
C. 下颌前磨牙的牙冠方圆
D. 上颌前磨牙的牙冠较窄长
E. 下颌前磨牙的牙冠略偏牙体长轴颊侧

48. 核酸变性后，可产生的效应是
A. 增色效应
B. 最大吸收波长发生转移
C. 失去对紫外线的吸收能力
D. 溶液黏度增加
E. 磷酸二酯键断裂

49. 被覆黏膜的特点不包括
A. 粒层不明显
B. 表层无角化
C. 上皮与结缔组织交界比较平坦
D. 有较疏松的黏膜下组织
E. 胶原纤维粗大，排列紧密

50. 对恋物癖者电击的方法属于
A. 冲击疗法
B. 家庭脱敏
C. 厌恶疗法
D. 松弛疗法
E. 自由联想

51. 属于角质形成细胞的是
A. 黑色素细胞
B. 朗格汉斯细胞
C. 梅克尔细胞
D. 淋巴细胞
E. 基底细胞

52. 电镜下细胞内充满透明的分泌颗粒的细胞是
A. 浆液细胞
B. 黏液细胞
C. 闰管细胞
D. 分泌管细胞
E. 肌上皮细胞

53. 心理咨询的对象大多数是
A. 精神病患者
B. 心理异常的患者
C. 躯体疾病患者
D. 人格障碍者
E. 心理困难的正常人

54. 属于精神分析疗法的是
A. 系统脱敏
B. 厌恶疗法
C. 自由联想
D. 催眠疗法
E. 森田疗法

55. 乳牙𬌗期是
A. 2.5 岁至 6.0 岁
B. 6 个月至 2.5 岁
C. 1 岁至 2 岁
D. 2 岁至 6 岁
E. 6 岁至 12 岁

56. 下列对咀嚼黏膜的描述不正确的是
A. 包括硬腭和牙龈
B. 在咀嚼时承受压力和摩擦
C. 与深部组织附着牢固，不能移动
D. 上皮层无角化
E. 结缔组织乳头多而长

57. 应提倡的医患关系模式是
A. 指导-合作型
B. 主动-被动型
C. 共同参与型
D. 根据具体情况确定
E. 以上都不是

58. 治疗脑水肿的首选药是
A. 甘露醇
B. 螺内酯
C. 呋塞米
D. 氯噻嗪
E. 氢氯噻嗪
59. 1981 年世界卫生组织制定的口腔健康标准是
A. 牙健康是牙、牙周组织、口腔邻近部位及颌面部均无组织结构与功能异常
B. 牙清洁，无龋洞，无疼痛感，牙龈颜色正常，无出血现象
C. 无龋齿、牙周疾病
D. 无牙体、牙周、黏膜疾病
E. 牙清洁，无结构与功能异常
60. 篮细胞是指涎腺中的
A. 浆液性腺泡细胞
B. 黏液性腺泡细胞
C. 肌上皮细胞
D. 闰管细胞
E. 分泌管细胞
61. 低钾血症最早出现的临床表现是
A. 腹胀
B. 心动过缓
C. 肠蠕动消失
D. 恶心、呕吐
E. 肌无力
62. 上颌第二乳磨牙脱落后替代其位置的恒牙是
A. 上颌第一前磨牙
B. 上颌第一磨牙
C. 上颌第二前磨牙
D. 上颌第二磨牙
E. 上颌尖牙
63. 酶原颗粒主要见于
A. 浆液性腺泡细胞
B. 黏液性腺泡细胞
C. 肌上皮细胞
D. 闰管细胞
E. 分泌管细胞
64. 关于恶性淋巴瘤的叙述，哪些是不正确的
A. 可发生于任何年龄
B. 颈部淋巴结最易发生
C. 确诊需要依靠活体组织检查
D. 可发生于淋巴结以外的组织
E. 以外科手术治疗为主
65. 根管治疗操作中哪颗牙容易发生髓室侧穿
A. 下颌第一磨牙
B. 下颌第二前磨牙
C. 下颌第一前磨牙
D. 上颌第一前磨牙
E. 上颌第二磨牙
66. 神经嵴可衍化为下列细胞，除外
A. 成釉细胞
B. 成牙本质细胞
C. 成牙骨质细胞
D. 牙髓细胞
E. 牙周膜成纤维细胞
67. Th2 细胞主要分泌
A. 干扰素-α（IFN-α）
B. 白细胞介素-4（IL-4）
C. IFN-γ
D. 肿瘤坏死因子-β（TNF-β）
E. IL-2
68. 上颌第一磨牙内哪一个髓角最高
A. 近中颊侧
B. 近中舌侧
C. 远中颊侧
D. 远中舌侧
E. 第五牙尖处
69. 细菌脂多糖在牙周病损中的作用不正确的是
A. 主要损伤牙周组织的细胞成分

B. 抑制成纤维细胞的生长
C. 促进骨组织的吸收
D. 抑制吞噬细胞释放溶酶体，促进炎症反应
E. 检测牙周病损中细菌作用的一项标志

70. 关于结合上皮，不正确的是
A. 无角化的鳞状上皮
B. 无上皮钉突
C. 与牙面结合紧密，位置恒定
D. 以龈沟底向根尖方向逐渐变薄
E. 以半桥粒方式与牙面连接

【A_2 型题】

答题说明

每一道考题是以一个小案例出现的，其下面都有 A、B、C、D、E 五个备选答案，请从中选择一个最佳答案。

71. 患者，男性，30 岁。右下颌下区肿物 2 个月。检查：触诊为极柔软的囊性肿物，大小 4cm×3cm，考虑为舌下腺囊肿口外型。首选进行的辅助检查是
A. 肿物穿刺，必要时行穿刺物涂片
B. 末梢血常规
C. B 超
D. X 线
E. CT

72. 患者，女性，49 岁。5 年前患肝炎，腹胀 2 个月、加重 1 周。检查：面色黝黑，颈部见散在分布的蜘蛛痣，蛙状腹，腹围 100cm，移动性浊音（+），肝肋下 2cm，质地硬，脾肋下 4cm。拟诊肝硬化伴腹水。恰当的治疗措施不包括下列哪项
A. 强化利尿，至每周体重减轻 2~3kg
B. 间歇输注血浆或白蛋白
C. 低盐饮食
D. 利尿效果不佳时做腹水浓缩回输
E. 限制进水量，每日约给 1000ml

73. 患者，女性，50 岁。主诉右下后牙食物嵌塞痛。做右下第一磨牙温度测验，患牙感觉疼痛且持续一段时间。则温度测验的结果应记为
A. 正常
B. 一过性敏感
C. 迟钝
D. 敏感
E. 无反应

74. 患者，男性，44 岁。$\underline{5|}$缺失，$\underline{64|}$轻度向缺隙侧倾斜，余留牙均健康。如果设计固定义齿修复，应首先考虑
A. 复合固定桥
B. 半固定桥
C. 双端固定桥
D. 增加基牙数目
E. 加强固位力

75. 患儿，男，6 岁。右下第一磨牙已经完整萌出，窝沟较深，医师决定对该牙进行封闭。操作过程中，采用含磷酸的凝胶酸蚀后，需要用水枪加压冲洗牙面的时间是
A. 5 秒内
B. 5~9 秒
C. 10~15 秒

D. 20~30 秒

E. 40~60 秒

76. 患者，男性，38 岁。2 个月来左上后牙咬物痛。1 天来持续性跳痛，放射到左侧头颞部，现口含冷水来就诊。检查：|7 远中邻面有深龋洞，无探痛，叩痛（+），龈未见异常。诊断为

A. 深龋

B. 慢性闭锁性牙髓炎

C. 急性化脓性牙髓炎

D. 慢性牙髓炎急性发作

E. 急性化脓性根尖周炎

77. 患者，女性，65 岁。支气管扩张症病史 25 年，咯血 500ml 左右，胸 CT 右肺中下叶及左肺下叶呈多发成串囊样改变，应排除下列哪种处置

A. 纤维支气管镜直视下止血

B. 应用高效广谱抗生素

C. 患侧卧位

D. 应用垂体后叶激素

E. 考虑手术治疗

78. 患儿，男，5 岁。右下乳磨牙殆面龋坏，无自发痛和叩痛，医师决定采用非创伤性修复治疗（ART）修复该牙。患儿不能用该牙咀嚼的时间是修复后

A. 半小时内

B. 1 小时内

C. 5 小时内

D. 12 小时内

E. 24 小时内

79. 患者 5| 舌尖部分折断，牙髓活力正常，牙无松动，但咬合较紧。拟行 3/4 冠修复，下列关于牙体预备的说法，除哪项外都是错误的

A. 冠的殆边缘终止于殆缘嵴下方

B. 冠的殆边缘一定要覆盖颊尖以保护

C. 殆面应至少预备大于 0.5mm 的间隙

E. 邻轴沟位于邻面舌侧 1/3 与中 1/3 交界处

80. 患者，男性，50 岁。既往高血压 10 年，冠心病 9 年，双下肢水肿 5 年。因恶心、胸闷 11 天就诊。血常规：WBC 8.9×10^9/L，Hb 80g/L，PLT 223×10^9/L，Scr 570μmol/L，UREA 38mmol/L，ALB 27g/L。尿常规：蛋白（+++），RBC 2~3 个/高倍视野，24 小时尿蛋白定量 4.5g。目前患者的诊断可考虑为

A. 急性肾小球肾炎

B. 慢性肾小球肾炎

C. 急性肾衰竭

D. 慢性肾衰竭

E. 肾病综合征

81. 患者，男性，40 岁。半年前因右下第一磨牙咀嚼痛到外院治疗，但一直咀嚼不适，1 周前又发生明显咀嚼痛。检查：右下第一磨牙根尖处牙龈红肿，压痛，叩痛（++）。X 线片示充填体已进入髓室内，根尖周有豌豆大小的透射影。诊断是

A. 急性牙髓炎

B. 慢性根尖周炎

C. 急性根尖周炎

D. 慢性根尖周炎急性发作

E. 慢性牙髓炎急性发作

82. 原发性三叉神经痛封闭治疗时选用的局部麻醉药是

A. 利多卡因

B. 罗哌卡因

C. 丁卡因

D. 丁哌卡因

E. 甲哌卡因

83. 患者，男性，35 岁。患糖尿病 10 余年，尿蛋白阴性，近 2 个月感下腹部胀，排尿不畅伴尿失禁。B 超显示“膀胱扩大，尿潴留”。其原因应考虑

A. 糖尿病肾病

B. 糖尿病自主神经病变
C. 糖尿病合并尿路感染
D. 糖尿病合并尿路结石
E. 糖尿病合并慢性前列腺炎

84. 患者，男性，50 岁。诉左上颌后牙出现肿痛 1 周，张口困难 3 天。口腔检查：左上第二磨牙残冠，叩诊（++），颊侧前庭沟稍变浅。仔细检查后发现颧弓上下及下颌支后方稍肿，有深压痛，张口受限（1 横指）。拟诊断为
A. 眶下间隙感染
B. 颞间隙感染
C. 颞下间隙感染
D. 颊间隙感染
E. 翼下颌间隙感染

85. 患者，男性，29 岁。2 年来牙龈肿大。检查：全口牙龈肿大，以上下前牙尤甚，上下前牙唇侧牙龈覆盖 1/3 牙冠，质硬，探不出血。龈袋深 3～5mm，X 线片示牙槽骨无吸收。患者有长期服用苯妥英钠史。该病应诊断为
A. 增生性龈炎
B. 药物性牙龈增生
C. 青春期龈炎
D. 边缘性龈炎
E. 遗传性牙龈纤维瘤病

86. 患儿，女，12 岁，近 10 天食欲缺乏，恶心呕吐、乏力、尿色黄来院就诊，病前 4 周曾注射支丙种球蛋白。查体：巩膜黄染，肝肋下 1cm，有触痛，脾未及。化验结果：谷丙转氨酶（GPT）1000U/L，胆红素 85.5μmol/L，甲型肝炎病毒抗体 IgM（-），甲型肝炎病毒抗体 IgG（+），乙型肝炎病毒表面抗原（HBsAg）（+），乙型肝炎病毒 e 抗原（HBeAg）（+），乙型肝炎病毒核心抗体（抗 HBc）IgM（+）。该患者的诊断正确的是
A. 急性甲型病毒性肝炎、乙型病毒性肝炎
B. 急性乙型病毒性肝炎，既往感染过甲型肝炎病毒
C. 急性甲型病毒性肝炎，乙型肝炎病毒携带者
D. 被动获得甲型病毒性肝炎抗体，急性乙型病毒性肝炎
E. 被动获得甲型病毒性肝炎抗体，急性甲型病毒性肝炎，乙型肝炎病毒携带者

87. 患者，女性，18 岁。牙釉质半透明度有轻度改变，可见少量白色斑纹。按照迪安（Dean）法氟牙症分类标准，诊断氟牙症为
A. 正常
B. 可疑
C. 很轻度
D. 轻度
E. 中度

88. 患者，女性，28 岁。主诉：近 2 个月全口牙龈肿胀增生，牙龈质地松软脆弱，易出血。以下最不可能的诊断是
A. 妊娠期龈炎
B. 牙龈纤维瘤病
C. 慢性龈炎
D. 白血病
E. 浆细胞龈炎

89. 患者，男性，18 岁。半年前上前牙外伤冠折露髓未治。现因唇侧龈肿块就诊。医师最应做的检查项目是
A. 松动度
B. X 线检查
C. 叩诊
D. 牙周袋探诊
E. 牙髓活力温度测验

90. 某患者局部麻醉下拔除 48 残根，拔牙过程顺利。但 4 天后出现发热，右咽侧

肿痛明显，后出现开口受限，白细胞计数 $11.0\times10^9/L$。最可能的原因是
A. 拔牙创感染
B. 咬肌痉挛
C. 翼下颌间隙感染
D. 咬肌间隙感染
E. 颊间隙感染

91. 患者，男性，48 岁。在耐火材料厂从事煅烧工作 20 年，近半年有明显的阵发性干咳，痰有少许，呈黏液性，难以咳出，伴有呼吸困难、胸痛。下列哪项最可能引起该症状
A. 石棉尘
B. 石英粉尘
C. 呼吸道变应原
D. 结核分枝杆菌
E. 肺炎链球菌

92. 某患者左颞下颌关节疼痛半年，咀嚼、开口动作时疼痛加重，关节区压痛，开、闭口时闻及摩擦音，开口型偏向左侧。其诊断应为
A. 左侧翼外肌痉挛
B. 左侧关节盘后区损伤
C. 左侧关节囊附丽松弛
D. 左侧髁突破坏
E. 左侧关节盘移位

93. 患者，女性，27 岁。刷牙时牙龈出血 4 周，停经 13 周。检查：牙面大量牙菌斑，牙龈红肿，探诊易出血，未探及附着丧失。该患者应诊断为
A. 慢性龈炎
B. 妊娠期龈炎
C. 药物性牙龈肥大
D. 坏死性溃疡性龈炎
E. 急性龈乳头炎

94. 某患者化脓性中耳炎治愈后出现进行性开口困难，后完全不能开口，下颌畸形随年龄增长而日益明显。其表现应该是
A. 患侧下颌体、下颌支长，面部外观丰满
B. 患侧下颌体、下颌支短小，面部外观丰满
C. 颏部偏向健侧，健侧面部扁平、狭长
D. 颏部偏向患侧，患侧面部扁平、狭长
E. 颏部偏向健侧，健侧面部外观丰满

95. 某患者开口困难，有坏疽性口炎病史，X 线片显示颞颌关节正常。可能的诊断是
A. 颞下颌关节强直
B. 咀嚼肌痉挛
C. 破伤风牙关紧闭
D. 癔症性牙关紧闭
E. 颌间瘢痕挛缩

96. 检查某班 15 岁学生 50 名，其中患龋病者 10 人，龋失补牙数为：D70，M2，F8。龋失补牙面数为：D210，M10，F15。这班学生龋面均为
A. 0.8
B. 1.4
C. 1.6
D. 4.2
E. 4.7

97. 患者，男性，33 岁。3| 为一残冠，根面位于龈上，X 线显示已行完善的根管治疗。如何处理残冠
A. 平龈缘去除
B. 形成颊舌斜面
C. 平龈切除后覆盖义齿修复
D. 保留残冠所有的牙体组织
E. 尽量保留冠部健康的牙体组织

98. 患者，女性，43 岁。阴道不规则出血 1 年，白带有味。妇科检查：宫颈见乳头样增生，触及出血，表面多量分泌物，子宫旁呈结节状增厚，未达盆壁，阴道

穹隆部硬，可见小溃疡。宫颈活检：鳞状上皮癌。该患者的治疗应行

A. 子宫根治术+盆腔淋巴结清扫术

B. 全子宫及双附件切除术

C. 化疗

D. 放疗

E. 放疗+手术治疗

99. 髁突、关节盘相对移位时，其弹响性质是

A. 开口初或闭口末单声弹响

B. 开口末或闭口初单声弹响

C. 连续摩擦音

D. 多声破碎音

E. 爆裂音

100. 患者，男性，35 岁。牙龈疼痛、出血 5 天。近来工作繁忙，经常加班至深夜，吸烟 30 支/天，检查：口臭明显，上下前牙区牙龈有自发出血，龈乳头尖端变平，表面覆盖有灰白色假膜，擦去后可见出血面。最可能的诊断是

A. 慢性龈缘炎

B. 慢性牙周炎

C. 急性龈乳头炎

D. 广泛型侵袭性牙周炎

E. 急性坏死性溃疡性龈炎

【A_3/A_4 型题】

答题说明

以下提供若干个案例，每个案例下设若干道考题。请根据答案所提供的信息，在每一道考题下面的 A、B、C、D、E 五个备选答案中选择一个最佳答案。

（101～103 题共用题干）

患者，男性，42 岁。左上尖牙咀嚼痛 1 周，伴左侧眶下区肿痛 3 天。检查见左眶下肿胀明显。$\underline{|3}$ 龋坏，髓腔暴露、叩痛(+++)。前庭沟肿胀，并有波动感。

101. 如患者 2 天前来就诊，对该患者的处理应该是

A. 仅口服抗生素

B. 局部热敷

C. 开髓、拔髓、引流

D. 穿刺

E. 拔除患牙

102. 如行切开引流，应选择

A. 前庭沟波动最明显处纵行切口

B. 前庭沟波动最明显处横行切口

C. 拔除患牙，在牙槽窝中引流

D. 眶下皮肤垂直切口

E. 眶下皮肤横行切口

103. 消毒切口的碘酊浓度是

A. 2.5%

B. 2.0%

C. 1.5%

D. 1.0%

E. 0.5%

（104～106 题共用题干）

患者，男性，40 岁。因喉结核异烟肼治疗半年，不规律服药，近 2 天语言不清，右侧肢体肌力下降，胸部 X 线片示两肺弥漫性小结节影，上中部较多，部分有融合，头颅 CT 示脑梗死。

104. 该患者应首先考虑的诊断是

A. 血行播散型肺结核

B. 肺内转移性癌

C. 细支气管肺泡细胞癌

D. 特发性肺含铁血黄素沉着症

E. 结节病

105. 对此患者主要的治疗应是

A. 2HRZE/4HR

B. 2HRE/4HR

C. 4HRE/2HE

D. 顺铂+长春碱酰胺

E. 顺铂+异环磷酰胺

106. 患者治疗后出现口周发麻、头晕，应停用

A. 异烟肼

B. 利福平

C. 链霉素

D. 顺铂

E. 吡嗪酰胺

（107~109 题共用题干）

患者，女性，40 岁。牙龈肿痛 4 天。检查：6| 颊侧牙龈肿胀，局限性隆起，波动感，温度测试与对照牙相同。

107. 根据牙髓活力温度测试结果，可排除的诊断是

A. 龈乳头炎

B. 牙龈脓肿

C. 牙周脓肿

D. 急性牙槽脓肿

E. 根分叉病变

108. 进一步检查：牙齿松动Ⅱ度，探诊深度 8mm，最可能的诊断是

A. 龈乳头炎

B. 牙龈脓肿

C. 牙周脓肿

D. 急性牙槽脓肿

E. 急性牙髓炎

109. 此时，对该患者的处理是

A. 引流、局部用药

B. 袋壁搔刮

C. 开髓

D. 拔髓及髓腔封药

E. 全身抗生素治疗

（110~112 题共用题干）

患者，女性，30 岁。中上腹饥饿性隐痛反复发作 15 年，伴反酸、嗳气，进食和服用抑制酸分泌药可缓解。

110. 该患者首先考虑为

A. 慢性胰腺炎

B. 慢性胆囊炎

C. 胃癌

D. 胰腺癌

E. 消化性溃疡

111. 患者 3 小时前突然出现中上腹剧痛且腹痛持续存在。该患者可能发生的并发症是

A. 消化性溃疡并发急性穿孔

B. 胃癌并发幽门梗阻

C. 急性胆囊炎并发胆汁性腹膜炎

D. 胰腺癌并发肠梗阻

E. 急性胰腺炎并发出血坏死

112. 如进行腹部检查，最具诊断价值的体征是

A. 墨菲征阳性

B. 肠鸣音亢进

C. 肝浊音界消失或缩小

D. 腹肌紧张

E. 腹壁柔韧感

（113~115 题共用题干）

患者，女性，28 岁。主诉：近 2 年来全口牙龈逐渐肿大，刷牙易出血，有自发性出血史。

113. 为了鉴别诊断，此患者采集病史时，应注意重点询问

A. 手术史

B. 既往史

C. 过敏史

D. 梅毒病史

E. 妊娠史

114. 确诊前需要做的检查是

①牙周探诊
②牙龈色、形、质
③血常规
④白细胞的趋化功能
⑤不良修复体
A. ①②③④
B. ②③④⑤
C. ①③④⑤
D. ①②③⑤
E. ①②⑤

115. 若诊断为妊娠期龈炎，临床检查不会出现的症状是
A. 牙龈水肿
B. 牙龈色红
C. 牙周探诊出血（BOP）阳性
D. 化脓、恶臭和牙龈疼痛
E. 牙龈表面呈分叶状

（116~118 题共用题干）

患者，女性，16 岁。主诉：戴矫治器 2 年后，经常刷牙时牙龈出血。检查：前牙唇侧牙龈充血肿胀明显，龈乳头呈球状突起，探诊易出血。

116. 以下最合适的诊断为
A. 单纯性龈炎
B. 药物性龈炎
C. 青春期龈炎
D. 急性坏死性溃疡性龈炎
E. 急性龈乳头炎

117. 其直接病因是
A. 牙菌斑
B. 青春期体内激素的变化
C. 正畸治疗
D. 龋洞
E. 不良口腔卫生习惯

118. 下列选项中，治疗的关键是
A. 手术切除
B. 药物治疗
C. 控制体内性激素的变化
D. 不用治疗
E. 去除局部刺激因素

（119~122 题共用题干）

患者，女性，53 岁。高血压、糖尿病史 10 余年，全身检查未见其他异常。口内有 16 残根，无松动，需要拔除。

119. 该患者满足下列哪项可行拔牙
A. 血压控制在 160mmHg/90mmHg 以下，空腹血糖控制在 8.88mmol/L
B. 血压控制在 180mmHg/100mmHg 以下，空腹血糖控制在 8.88mmol/L
C. 血压控制在 180mmHg/100mmHg 以下，空腹血糖控制在 6.0mmol/L
D. 血压控制在 160mmHg/190mmHg 以下，空腹血糖控制在 6.0mmol/L
E. 血压控制在 180mmHg/90mmHg 以下，空腹血糖控制在 6.0mmol/L

120. 16 残根拔除前，首先应做下列哪项检查
A. 冷试法
B. 牙髓电活力测试
C. 锥形束 CT（CBCT）检查
D. 热试法
E. 以上都不正确

121. 拔除该牙时，最有可能发生下列哪项并发症
A. 下牙槽神经损伤
B. 出血
C. 口腔上颌窦交通
D. 牙槽骨骨折
E. 对颌牙损伤

122. 患者拔除该牙术后至少多长时间才能行可摘局部义齿修复
A. 2 周
B. 3 周
C. 1 个月
D. 3 个月
E. 5 个月

（123~125 题共用题干）

患者，女性，25 岁。$\overline{21|}$缺失，间隙小，$\overline{3|}$牙根长大；稳固，口腔卫生差，咬合关系正常。患者要求固定义齿修复。

123. 最佳的修复设计方案是
   A. 双端固定桥
   B. 单端固定桥
   C. 复合固定桥
   D. 可摘局部义齿
   E. 种植义齿

124. 以下错误的修复前处理是
   A. 牙周洁治
   B. $\overline{3|1}$ X 线检查
   C. $\overline{3|1}$ 牙髓活力测验
   D. $\overline{3|1}$ 牙髓失活
   E. 向患者交代治疗计划

125. 若修复后基牙出现牙龈炎，可能的原因不包括
   A. 基牙受力过大
   B. 固位体边缘与基牙不密合
   C. 固位体形态欠佳
   D. 基牙松动
   E. 龈沟深度不足

（126~127 题共用题干）

患者，男性，25 岁。6 个月前因外伤致上前牙缺损。口腔检查：远中切角缺损，牙冠变色，叩（-），松（-），咬合正常。

126. 6 月前应进行的治疗是
   A. 根管治疗
   B. 树脂充填治疗
   C. 干髓术
   D. 全冠修复
   E. 直接盖髓术

127. 若采用桩冠修复，无需进行的检查是
   A. X 线检查了解根管充填的状况
   B. X 线检查了解根周状况
   C. 黏膜状况
   D. 牙齿的颜色变化
   E. 冷试法

【B 型题】

答 题 说 明

以下提供若干组考题，每组考题共用在考题前列出的 A、B、C、D、E 五个备选答案，请从中选择一个与问题关系最密切的答案。某个备选答案可能被选择一次、多次或不被选择。

（128~130 题共用备选答案）
   A. 低渗性脱水
   B. 高渗性脱水
   C. 低钾血症
   D. 高钾血症
   E. 低镁血症

128. 口服补钾或静脉低浓度、慢速补钾可治疗

129. 补水为主、补钠为辅可治疗

130. 葡萄糖和胰岛素静脉输入可治疗

（131~133 题共用备选答案）
   A. 釉质发育不全
   B. 遗传性乳光牙本质
   C. 氟牙症
   D. 四环素牙
   E. 龋病

131. 釉质表面有白垩色斑，周界清楚
132. 釉质表面发生白垩色改变，周界不明确
133. 釉质表面有光泽，牙冠色暗黄

（134~136 题共用备选答案）

A. HPV 检测
B. 子宫颈细胞学检查
C. 阴道镜检查
D. 子宫颈活组织检查
E. 临床症状

134. 宫颈癌筛查方法
135. 细胞学检查异常者，应进一步检查
136. 宫颈癌的确诊方法

（137~139 题共用备选答案）

A. 牙龈炎
B. 龋齿
C. 牙周病
D. 牙列不齐
E. 前牙外伤

137. 小学生主要的牙周健康问题是
138. 乳牙滞留容易造成的恒牙列问题是
139. 学校内外的体育活动容易造成

（140~143 题共用备选答案）

A. 第Ⅱ类阻生
B. 第Ⅲ类阻生
C. 舌侧移位
D. 低位阻生
E. 倒置阻生

140. 根据牙与下颌升支及第二磨牙的关系，阻生第三磨牙全部位于下颌支内时称为
141. 根据牙在骨内的深度，骨埋伏阻生属于
142. 以上哪种类型是根据阻生第三磨牙的长轴与第二磨牙长轴的关系而进行的分类
143. 以上哪种类型是根据在牙列中的位置而进行的分类

（144~147 题共用题干）

患者，女性，76 岁。神经内科转诊。患者诉头部疼痛 1 年余。口外检查见张口度 1 指；口内检查见 $\underline{8764|45678}$、$\overline{87651|245678}$ 缺失，戴用活动义齿。

144. 初诊时需要进行的口腔检查不包括
A. 面部外形检查
B. 颞下颌关节检查
C. 咀嚼肌触诊
D. 旧义齿检查
E. 肌电图检查

145. 患者头痛的原因是
A. 神经性头痛
B. 义齿基托不密合
C. 义齿人工牙排列位置不对
D. 精神问题
E. 义齿颌位关系不正确

146. 除以上症状外，可能还伴有的症状是
A. 咀嚼效率低下
B. 咬颊
C. 发音障碍
D. 食物嵌塞
E. 唾液增多

147. 最佳的治疗方案为
A. 镇痛药
B. 调𬌗
C. 义齿重衬
D. 增加固位体
E. 重新制作义齿

（148~150 题共用备选答案）

A. 0.3mm
B. 0.4mm
C. 0.5mm
D. 0.9mm
E. 1.0mm

148. 铸造金属全冠颈部肩台宽度通常为
149. 烤瓷熔附金属全冠唇（颊）侧颈部肩台
150. 全解剖氧化锆冠肩台宽度

第一单元参考答案与解析

【A_1型题】

1. C 【解析】咀嚼运动的作用可归纳为3个阶段，即切割、压碎和磨细运动。

2. D 【解析】下颌在侧方运动时整体地向工作侧方向滑行的现象称Bennett运动，在非工作侧表现为非工作侧髁突的前内下方向运动，其轨迹在水平面上与矢状面所构成的角度称为Bennett角。

3. D 【解析】无釉柱釉质晶体相互平行排列，其余选项不正确。

4. E 【解析】核酸中磷含量为9%~10%，比较恒定。同时要记住蛋白质中氮的含量比较恒定（占16%），也是常考点。

5. E 【解析】习惯性的单侧或前伸咀嚼运动，常是对咬合障碍适应的结果，单侧咀嚼运动亦可因颞下颌关节紊乱综合征引起，长期单侧咀嚼可致面容偏斜、𬌗干扰。

6. C 【解析】蛋白质分子的二级结构是指多肽链骨架中原子的局部主链的空间构象，不涉及侧链构象。每一原子的相对空间位置是三级结构。氨基酸的排列顺序是一级结构。亚基间相对的空间位置是四级结构。

7. B 【解析】考生需要掌握以下要点。①釉质牙本质界：是由许多小弧形线相连而成。圆弧形的凹面朝向牙釉质。②釉梭：起自釉质牙本质界伸向釉质的纺锤状结构。为成牙本质细胞突起的末端膨大，穿过釉质牙本质界并埋在釉质中。③釉丛：起自釉质牙本质界向牙表面方向散开，呈草丛状，高度为釉质厚度的1/4~1/3。④釉板：是垂直于牙面的薄层板状结构。可贯穿整个釉质的厚度。釉板处有机物含量较高，钙化不全。釉板的存在为龋病的发生提供了有利的通道。

8. A 【解析】咀嚼运动的类型分为双侧咀嚼运动和单侧咀嚼运动。双侧咀嚼运动又有双侧交替咀嚼和双侧同时咀嚼两种情况。有67%以上的个体，在两侧牙列对称、牙尖协调、功能潜力相等、咬合无障碍的情况下，进行多向地双侧交替的咀嚼运动。只有10%的个体，在咀嚼食物末期，吞咽之前，出现双侧同时咀嚼。回避𬌗的早接触，或者因牙齿、牙周疾病及牙列部分缺失等因素形成单侧咀嚼运动，是异常的咀嚼类型。

9. E 【解析】细菌可通过暴露的牙本质小管进入牙髓，牙髓暴露后，口腔内的细菌可直接进入牙髓引起牙髓感染。牙周病患牙的牙周袋内的细菌和毒素可以通过患牙的侧支根管或副根管进入牙髓。当牙髓受外伤或有病变时，可以把血液中的细菌吸收过来，也就是嗜菌作用引起牙髓感染。

10. D 【解析】琥珀酰CoA生成琥珀酸时伴GDP磷酸化为GTP称为底物水平磷酸化。其余反应不是。

11. D 【解析】典型的早期釉质龋的最深面即靠近正釉质部分的病变为透明层，是病变最轻的区域；暗层位于透明层的浅面，釉质的脱矿更明显，存在再矿化。病损体部在暗层的浅面，是早期釉质龋病变范围最大、脱矿最明显的部位。表层位于早期釉质龋的最表面，有再矿化发生。故正确答案应选 D。

12. E 【解析】影响咀嚼效率最重要的因素是牙的功能接触面积。

13. D 【解析】普鲁卡因为酯类局部麻醉药，在体内可代谢成对氨基苯甲酸衍生物，在小部分人群中产生变态反应。

14. E 【解析】牙本质的钙化主要是球形钙化，以钙质小球为中心最后再融合而成，在牙本质钙化不良时，钙化团之间遗留一些未被钙化的间质，称为球间牙本质。原发性牙本质是指牙根发育完成以前形成的牙本质，排除 A；罩牙本质是指紧邻釉牙本质界的最先形成的原发性牙本质，排除 B；前期牙本质是指刚刚形成尚未矿化的牙本质，排除 C；硬化牙本质是指病理刺激下，牙本质小管封闭的牙本质，排除 D。

15. E 【解析】心理评估是心理状况的主要评价方法，它是应用多种方法所获得的信息，对个体或群体某一心理现象作全面、系统和深入的客观描述。它涉及心理治疗和心理咨询的效果判定和效果评价，是心理治疗和心理咨询的前提和依据。

16. B 【解析】离差智商（DIQ）= 15（X－M）/S+100（X 指受试者成绩，M 指同一年龄组人群成绩的均数，S 指同一年龄组人群成绩的标准差）。

17. D 【解析】牙齿的萌出有一定的顺序，一般先后顺序如下。下颌中切牙→上颌中切牙→上颌侧切牙→下颌侧切牙→下颌第一乳磨牙→上颌第一乳磨牙→下颌乳尖牙→上颌乳尖牙→下颌第二乳磨牙→上颌第二乳磨牙。

18. A 【解析】使用投射法的主要问题是操作方法、记分手段与解释方式。依测验刺激引起的反应性质投射法可分为如下 5 种类型。①创作法：由被试者编写或创造一些东西（如故事、图画）。②完成法：由被试者完成某项尚未完成的东西（如语句或图画）。③表露法：由被试者利用某种媒介自由表露其心理状态（如看图讲故事）。④选择法：由被试者对刺激物作出选择并予以排列（如看图选答案）。⑤联想法：由被试者说出因刺激物引起的联想（如墨渍、单字）。著名的投射技术有瑞士精神病学家 H. 罗尔沙赫的墨渍测验、主题统觉测验（TAT）、语句完成测验、画像测验、玩偶测验等。

19. D 【解析】釉质中的釉梭位于釉质靠近牙本质的部分，是起始于釉牙本质交界伸向釉质的纺锤状结构。釉梭形成于釉质发生的早期，此时成牙本质细胞的突起穿过基底膜，伸向前成釉细胞之间。釉质形成时此末端膨大的突起即留在釉质内而形成釉梭。

20. B 【解析】牙髓中的主要细胞成分是成纤维细胞。

21. E 【解析】随着年龄增加，牙髓腔逐步减小，这是继发性牙本质堆积所致，这种堆积最终可招致牙髓腔的闭塞。在牙髓老化进程中，细胞成分减少，细胞间质变化最为明显。细胞间质变化：细胞间质包括纤维和基质，在衰老进程中，细胞成分逐步减少，而纤维的量相对增多，组织学检查发现，老年牙髓与年轻牙髓相比，老年牙髓的嗜银纤维和胶原纤维的数量与粗度都相对增加，这是牙髓体积不时减少所致。

22. B 【解析】输血反应是Ⅱ型变态反应。荨麻疹、变应性鼻炎和变应性休克属于Ⅰ型变态反应，血清病属于Ⅲ型变态反应。

23. E 【解析】牙尖是牙冠上近似锥体形的显著隆起。

24. E 【解析】在心理测量中，常见的误差来源有三个方面：测验内部、施测过程和受测者本身。选项中的施测条件、主试者素质、应试者动机、应试者生理状态都可造成心理测量的误差。故选 E。

25. A 【解析】回答此题的关键是掌握牙槽骨具有高度可塑性这个特点。牙槽骨受压时发生吸收，以及随牙的萌出不断发生改建（吸收和新生）都是对高度可塑性的进一步说明。上述特点与牙槽骨中有血管分布有一定关系，而牙骨质中没有血管，因此比牙槽骨的抗吸收能力强。

26. D 【解析】DI 牙位记录法由 FDI 于 1970 年推出，后得到国际标准化组织（ISO）认可，为世界通用，也称为 ISO-3950 牙位记录法。每颗牙用两位阿拉伯数字表示。十位数表示牙所在的象限，患者的右上、左上、左下、右下 4 个象限，顺时针方向旋转，在恒牙为 1、2、3、4，在乳牙为 5、6、7、8；个位数表示牙的位置，1～8 依次表示恒牙的中切牙到第三磨牙，1～5 依次表示乳牙的中切牙到第二磨牙。

27. E 【解析】切嵴是切牙切缘舌侧长条形大的牙釉质隆起。

28. B 【解析】卡特尔是美国心理学家，最早将因素分析法应用于研究人格。他对心理测验的研究、对个体差异的测量以及对应用心理学的倡导，有力地推进了美国心理学的机能主义运动。他编制的“十六种人格因素问卷”应用十分广泛。故选 B。

29. A 【解析】部位记录法是将上下颌牙列分为四个区，以“+”表示，横线代表上、下颌，竖线代表左右侧。“┘”为 A 区代表上颌右侧牙齿，“└”为 B 区代表上颌左侧牙齿，“┐”为 C 区代表下颌右侧牙齿，“┌”为 D 区代表下颌左侧牙齿。以阿拉伯数字代表恒牙，罗马数字表示乳牙。

30. C 【解析】解剖牙冠指牙体外层由牙釉质覆盖的部分，也是发挥咀嚼功能的主要部分，一般以牙颈部为界。

31. C 【解析】牙骨质是包绕在牙根表面的一薄层骨样组织。较薄，颜色较黄，大约有 45%～50%的无机物，硬度类似骨组织，具有不断新生的特点。其营养主要来自牙周膜，并借牙周膜纤维与牙槽骨紧密相接。由于牙根部炎症的激惹，牙骨质可以发生吸收或增生，甚至可能与周围骨组织呈骨性粘连。

32. E 【解析】人本主义治疗技术包括倾听、接纳、尊重、同感的表达、无条件的积极关注、对质等，其中倾听是最重要的。故选 E。

33. A 【解析】牙体长轴是纵行穿过牙体并经过牙体中心的假想轴。

34. D 【解析】心身疾病的治疗原则如下。①心、身同治原则：心身疾病应采取心、身相结合的治疗原则，但对于具体病例，则应各有侧重。对于急性发病且躯体症状严重的患者，应以躯体药物对症治疗缓解症状为主，辅之以心理治疗；某些心理症状为主者则主要采取心理护理。②心理干预目标：消除心理社会刺激因素；消除心理学病因，例如对冠状动脉粥样硬化性心脏病患者，在其病情基本稳定后指导其对 A 型行为和其他冠状动脉粥样硬化性心脏病危险因素进行综合行为矫正；消除生物学症状。不间断发泄只能缓解部分心理症状，而不能解决根本问题。故选 D。

35. C 【解析】牙周膜主纤维束自牙颈向根尖方向可分为牙槽嵴组、水平组、斜行组、根尖组和根间组 5 组。

36. E 【解析】自由联想属于精神分析疗法，故选 E。

37. E 【解析】上颌磨牙牙根为近中颊根、舌根、远中颊根。

38. C 【解析】心理治疗往往涉及患者的各种隐私。为保证材料的真实，保证患者得到正确及时的指导，同时也为了维护心理治疗本身的声誉及权威性，必须在心理治疗工作中坚持保密原则。

39. D 【解析】PKA 即依赖 cAMP 的蛋白激酶，所以依赖 cAMP 的蛋白激酶是 PKA。涉及该通路的激素，如肾上腺素等通过与细胞膜上的特异性受体结合，活化了位于胞膜浆膜面的一种 G 蛋白——激动型 G 蛋白（Gs），活化的 Gs 激活质膜中的腺苷酸环化酶（AC），活化的腺苷酸环化酶催化 ATP 生成 cAMP 和焦磷酸；cAMP 作为第二信使再激活 PKA，PKA 直接或间接使多种蛋白质磷酸化，改变最终效应分子的功能特性，由此发挥调节功能。环核苷酸磷酸二酯酶水解 cAMP 成 5′-腺苷一磷酸（5′-AMP），终止细胞内信号转导。肾上腺素即通过蛋白激酶 A 通路最终激活磷酸化酶，引起糖原分解，使血糖升高。

40. C 【解析】IL-2 主要由 $CD4^+$T 淋巴细胞分泌。

41. E 【解析】牙髓和牙周膜中都含有成纤维细胞和未分化的间充质细胞。

42. C 【解析】下颌磨牙有 5 条三角嵴伸向𬌗面中央，以远中颊尖三角嵴为最长，远中尖三角嵴最短。

43. C 【解析】心理咨询的基本手段：①宣泄。②领悟。③强化自我控制。④增强自信心。

44. E 【解析】上颌中切牙牙根一般弯向远中，少见弯向唇侧。

45. E 【解析】不论进行何种心理治疗，治疗者均应遵守以下的原则。①真诚原则：这是心理治疗的一个重要条件。医生对患者要真诚。在此基础上，患者才能不断接受医生提供的各种信息，逐步建立治疗动机，并能无保留地吐露个人心理问题的细节，为医生的准确诊断，以及设计、修正治疗方案提供可靠的依据，同时医生向患者提出的各种治疗要求也能得到遵守和认真执行。②保密原则：心理治疗往往涉及患者的各种隐私。为保证材料的真实，保证患者得到正确及时的指导，同时也为了维护心理治疗本身的声誉及权威性，必须在心理治疗工作中坚持保密原则。医生不得将患者的具体材料公布于众，即使在学术交流中不得不详细介绍患者的材料时，也应隐去其真实姓名。③中立原则：心理治疗的目的是要帮助患者自我成长，心理治疗师不是“救世主”，因此在心理治疗过程中，不能替患者作任何选择，而应保持某种程度的“中立”。例如当遇到来访者来询问：“我该与谁结婚?”“我应该离婚吗?”等问题时，要让来访者自己做决定。④回避原则：心理治疗中往往要涉及个人的隐私，交谈是十分深入的。因此不宜在熟人之间做此项工作。亲人与熟人均应在治疗中回避。故选 E。

46. C 【解析】固有牙槽骨、束骨和牙槽骨外骨板的结构均属于骨密质，其中无骨小梁结构。类骨质是由成骨细胞分泌的骨基质，无骨小梁结构。骨松质的主要结构为骨小梁和骨髓。实际上如果具备较好的普通组织学关于骨组织的知识，此题则很容易答。正确答案应选 C。

47. E 【解析】下颌前磨牙的牙冠略偏牙体长轴舌侧。

48. A 【解析】核酸在某些理化因素（温度、pH、离子强度等）作用下，DNA 双链的互补碱基对之间的氢键断开，使 DNA 双螺旋结构松散成为单链，即 DNA 变性。DNA 在解链过程中，更多的共轭双键得以暴露，DNA 在紫外区 260nm 处的吸光度增加，因此呈现增色效应。DNA 变性并不产生吸收波长转移和磷酸二酯键的断裂。DNA 属生物大分子，具有大分子的一般特性，其溶液也表现为胶体溶液性质，具有一定的黏度。DNA 变性将导致一些物理性质的改变，如黏度降低，密度、旋转偏振光的改变等。因此正确答案是 A，选项 B、C、D 和 E 是错误的。

49. E 【解析】被覆黏膜表层无角化，粒层不明显，上皮与结缔组织交界比较平坦，结缔组织乳头较短粗。有较疏松的黏膜下组织。被覆黏膜的胶原纤维束不如咀嚼黏膜粗大。

50. C 【解析】常见的行为治疗及其适应证如下。①脱敏疗法：社会恐惧症、广场恐惧症、考试焦虑等。②冲击疗法：恐惧症、强迫症等。③厌恶疗法：酒精依赖、海洛因依赖、同性恋、窥阴癖、露阴癖、恋物癖、强迫症等。松弛疗法常与系统脱敏疗法结合使用，也可单独使用，可用于治疗各种焦虑性神经症、恐惧症。自由联想是弗洛伊德所创立的经典精神分析疗法，不属于行为疗法。故选 C。

51. E 【解析】属于角质形成细胞的是基底细胞。角质形成细胞一般分为 4 层：角化层、粒层、棘层和基底层。

52. B 【解析】电镜下细胞内充满透明的分泌颗粒的细胞是黏液细胞。

53. E 【解析】心理咨询的主要对象可分为三大类：①精神正常，但遇到了与心理有关的现实问题并请求帮助的人群。②精神正常，但心理健康出现问题并请求帮助的人群。③特殊对象，即临床治愈的精神疾病患者。其中，心理咨询最一般、最主要的对象，是健康人群，或者是存在心理问题的亚健康人群，而不是人们常误会的“病态人群”，病态人群例如躁狂症、精神分裂症等患者是精神科医生的工作对象。故选 E。

54. C 【解析】精神分析的常用方法如下。①自由联想：是精神分析的基本手段。②移情。③阻抗：在自由联想过程中患者在谈到某些关键问题时所表现出来的自由联想困难。④释梦：梦的内容能反映人们的潜意识，可以通过对梦的分析间接了解患者的深层次心理真谛。⑤解释。⑥疏泄：让患者自由地表达被压抑的情绪，特别是过去强烈的情感体验。

55. A 【解析】乳牙殆的时间是 2.5 岁至 6 岁。

56. D 【解析】咀嚼黏膜包括牙龈和硬腭黏膜，在咀嚼时承受压力和摩擦。其上皮层有角化，固有层厚，乳头多而长，咀嚼黏膜与深部组织附着牢固，不能移动。故选 D。

57. D 【解析】医患关系是指医生和患者在健康与疾病问题上建立起来的真诚、信任、彼此尊重的人际关系，是一种特殊的人际关系。根据患者的个体差异及所患疾病的性质，医患双方在医患关系中扮演的角色，以及在双方的交往活动中所发挥的作用不同，美国学者 Szasyt 和 Hollander 提出了医患关系的 3 种模式。故选 D。

58. A 【解析】甘露醇为渗透性利尿药，是治疗脑水肿、降低颅内压安全而有效的首选药。

59. B 【解析】1981 年世界卫生组织制定的口腔健康标准是牙清洁，无龋洞，无疼痛感，牙龈颜色正常，无出血现象。

60. C 【解析】篮细胞是指涎腺中的肌上皮细胞。光镜下，细胞体小，形态扁平，发出 4~8 支分支状突起，该突起呈放射状包绕着腺泡表面，形似篮子，故又称篮细胞。

61. E 【解析】低钾血症的临床表现肌无力最早出现，从四肢肌开始，逐渐延至躯干和呼吸肌。

62. C 【解析】上颌第二乳磨牙脱落后替代其位置的恒牙是上颌第二前磨牙。

63. A 【解析】浆液性腺泡细胞在光镜下呈锥体形，基底部较宽，紧附于基底膜上，顶端向着腔内。胞核为圆形，位于基底部 1/3 处。胞质色深，组织固定好时，顶端胞质内可见大量折光性很强的分泌颗粒，称酶原颗粒。备选答案所述的细胞内不含酶原颗粒。故正确答案为 A。

64. E 【解析】恶性淋巴瘤对放射治疗和化学药物治疗都比较敏感。

65. C 【解析】下颌第一前磨牙冠向舌侧倾斜度大，颊尖位于牙冠中份，颊髓角突入颊尖，根管长轴通向颊尖，容易发生髓室侧穿。

66. A 【解析】成釉细胞来源于内釉上皮，为外胚层分化而来。

67. B 【解析】Th2 分泌 IL-4、IL-5、IL-6、IL-10、IL-13。Th1 细胞产生 IL-2、IFN-γ、TNF-β。

68. A 【解析】上颌第一磨牙的近中颊髓角最高。

69. D 【解析】细菌脂多糖是一种细菌内毒素，对牙周组织具有较强的毒性，主要损伤细胞成分。它首先与细胞膜上的蛋白质结合，使其营养代谢障碍，可抑制成纤维细胞的生长繁殖，活化破骨细胞，促进骨的吸收破坏，增强吞噬细胞释放溶酶体酶，引起组织损伤，促进炎症反应。

70. C 【解析】结合上皮的位置不是恒定的。

【A_2型题】

71. A 【解析】右下颌下区触诊极柔软的囊性肿物，考虑为舌下腺囊肿口外型，可行穿刺检查，了解内容物的颜色、透明度、黏稠度等性质。

72. A 【解析】在肝硬化腹水治疗中，利尿不宜过猛，每周体重减轻以不超过 2kg 为宜。

73. D 【解析】牙髓温度测验结果是将患者本人的患牙与正常牙的牙髓对温度的反应程度进行比较所得到的结果。常规应用“正常、敏感、迟钝、迟缓痛”等描述词记录结果，该患牙温度测验的记录应为“敏感”，而不应用其他词表达。

74. C 【解析】根据题干条件，考虑以 4、6 为基牙进行双端固定桥修复最为适宜。

75. D 【解析】牙面酸蚀后应用水彻底冲洗牙面 10～15 秒，边冲洗边用排唾器吸干。如用含磷酸的凝胶酸蚀，冲洗时间应加倍。

76. C 【解析】遇冷水疼痛缓解是急性化脓性牙髓炎的典型表现。

77. E 【解析】患者支气管扩张症，病变累及多个肺叶，不适宜手术治疗。手术治疗适用于病变局限者，故 E 说法错误，其他几项均为本患者的治疗措施。故选 E。

78. B 【解析】ART 修复患牙使用的是自固化玻璃离子，需 1 小时才能固化，所以充填治疗后患者 1 小时内不能用该牙咀嚼。

79. A 【解析】3/4 冠𬌗面预备：①𬌗面应预备出 0.5～1.0mm 的间隙。②在颊侧𬌗缘嵴外形成小斜面或小肩台。③冠𬌗边缘终止于𬌗缘嵴稍下以保护牙尖。④若𬌗面缺损或有龋坏，应按铸造全冠𬌗面预备，必要时可增加钉洞、嵌体固位形。⑤牙尖正常时，冠的𬌗边缘也可不覆盖颊或舌尖。

80. D 【解析】结合病史及实验室检查，患者的诊断可考虑为慢性肾衰竭。

81. D 【解析】根尖周透射影结合急性发作症状，可明确慢性根尖周炎急性发作的诊断。

82. A 【解析】三叉神经痛在初步确定疼痛的分支后，用2%的利多卡因在神经孔处行阻滞麻醉，以阻断相应的神经干，这属于诊断性质的麻醉，利多卡因毒性较小，过敏罕见，因此本题选A。丁卡因主要用于表面麻醉，由于毒性大，一般不用于浸润麻醉。丁哌卡因主要用于表面麻醉，特别适合费时较久的手术，术后镇痛时间也较长。

83. B 【解析】糖尿病患者自主神经病变较常见，并可较早出现，影响胃肠、心血管、泌尿生殖系统功能。临床表现为瞳孔改变（缩小且不规则、对光反射消失、调节反射存在），排汗异常（无汗、少汗或多汗），胃排空延迟（胃轻瘫）、腹泻（饭后或午夜）、便秘等，直立性低血压、持续心动过速、心搏间距延长等，以及残尿量增加、尿失禁、尿潴留、勃起功能障碍等。

84. C 【解析】考生需要注意题干的提示。颞下间隙位置深在、隐蔽，故感染发生时外观表现常不明显，仔细检查可发现颧弓上下及下颌支后方微肿，有深压痛，伴有不同程度的张口受限。病变区表现为凹陷性水肿，压痛、咀嚼痛和不同程度的张口受限。

85. B 【解析】药物性牙龈增生是长期服用某种药物而引起的牙龈增生。药物引起牙龈增生是较为少见的药物副作用之一。可致牙龈增生的药物主要有苯妥英钠、苯巴比妥、氨己烯酸、扑米酮、硝苯地平、非洛地平、维拉帕米、环孢菌素等。患者多为青少年及儿童，老年人则较少见，发病率不等。主要的临床表现为牙龈边缘和龈乳头增生，从最初的小球状逐渐融合、增大直到覆盖部分牙面。

86. B 【解析】甲型肝炎病毒抗体IgG阳性是既往感染甲型病毒性肝炎或免疫接种后的标志，HBeAg阳性表示患者处于高感染低应答期。

87. B 【解析】根据Dean法氟牙症分类系统标准，釉质半透明有轻度改变（从可见少数白纹斑到偶见白色斑点），可诊断为“可疑”。

88. B 【解析】牙龈纤维瘤病是牙龈组织的弥漫性纤维增生，多为遗传性疾病。

89. B 【解析】患者上前牙外伤冠折露髓已半年，现唇侧龈肿块，考虑最大的可能性是患慢性根尖周炎，最重要的可以确诊的检查项目是X线检查。

90. C 【解析】翼下颌间隙感染常为下颌智齿冠周炎及下颌磨牙根尖周炎扩散所致，临床特点为张口受限、咀嚼食物或吞咽疼痛。

91. B 【解析】结合患者的职业和生活接触史及临床症状来判断可能的病因，考虑为石英粉尘所致。

92. D 【解析】颞下颌关节紊乱综合征经过功能紊乱期及结构紊乱期，长期反复发作或病变发展可出现关节器质性病变，临床上常有反复发作的关节区疼痛，关节运动时可闻及连续摩擦音或多声破碎音，该患者符合此临床表现。

93. B 【解析】患者停经13周，牙面大量牙菌斑，牙龈红肿，探诊易出血，未探及附着丧失，考虑妊娠期龈炎。

94. B 【解析】颞下颌关节强直常见病因是关节外伤和邻近器官的炎症，根据患者病史可考虑为中耳炎引起的关节内强直，因发病年龄小，感染导致下颌发育障碍，表现为患侧下颌体、下颌升支短小，颏部偏向患侧。

95. E 【解析】关节外强直以往常见的病因是坏疽性口炎，现在已非常少见，根据患者病史及 X 线检查颞下颌关节结构正常，故可以推断为坏疽性口炎关节外软组织瘢痕引起的关节外强直。

96. E 【解析】龋均＝龋、失、补牙之和除以受检人数，龋面均＝龋、失、补牙面之和除以受检人数。龋均＝（70+2+8）/50＝1.6，龋面均＝（210+10+15）/15＝4.7。

97. E 【解析】牙体预备应尽量保存健康的牙体组织。

98. D 【解析】患者阴道穹隆部有浸润，但未及盆腔壁。符合“宫颈癌ⅡB 期”的诊断。放疗适用于各期宫颈癌患者。主要用于有手术禁忌证、年老或晚期不能手术，以及术后需做补充治疗的患者。

99. A 【解析】髁突、关节盘相对移位时，其弹响性质是开口初或闭口末单声弹响，原因是可复性关节盘前移位。

100. E 【解析】本病好发于 18～30 岁的年轻人，男性多见，儿童较少见，但在较贫困地区和国家可发生于营养不良或患传染病（如麻疹、疟疾等）的儿童。起病急，病程较短（数天至 2 周）。本病特征为龈乳头和边缘龈的坏死，好发于下前牙的唇侧牙龈。起始时龈乳头充血水肿，于个别龈乳头的顶端发生坏死性溃疡，使龈乳头中央凹下如火山口状，上覆灰白色污秽的坏死物。轻症者龈乳头红肿，外形尚完善，若不仔细检查很易与龈缘炎混淆。病变迅速扩展至乳头及边缘龈，使龈缘如虫蚀状，表面覆坏死假膜，易于擦去。病变一般不波及附着龈。在坏死区和正常牙龈之间常有一窄的“红边”为界。患处牙龈极易出血，可有自发出血，患者常述晨起时枕头有血迹，口中有血腥味。疼痛明显，或者有牙龈撑开感和胀痛，唾液多且黏稠。有典型的腐败性口臭。

【A_3/A_4型题】

101. C 【解析】2 天前来就诊，前庭沟无波动感，应拔髓、通畅根管以缓解症状。

102. B 【解析】前庭沟波动最明显处横行切口。

103. D 【解析】口内切口碘酊浓度是 1.0%。

104. A 【解析】血行播散型肺结核含急性血行播散型肺结核（急性粟粒型肺结核）及亚急性、慢性血行播散型肺结核。急性血行播散型肺结核多同时伴有原发性肺结核。可由病变中和淋巴结内的结核分枝杆菌侵入血管所致。起病急，持续高热，中毒症状严重，约一半以上的小儿和成人合并结核性脑膜炎。虽然病变侵及两肺，但极少有呼吸困难。全身浅表淋巴结肿大、肝脾大，有时可发现皮肤淡红色粟粒疹，可出现颈项强直等脑膜刺激征。部分患者结核菌素试验阴性，随病情好转可转为阳性。胸部 X 线和 CT 检查开始为肺纹理重，在症状出现 2 周左右可发现由肺尖至肺底呈大小、密度和分布三均匀的粟粒状结节阴影，结节直径 2mm 左右。该患者为中年男性，既往喉结核病史，曾行不规则抗结核治疗，结合症状特点及胸部 X 线检查，诊断首先考虑血行播散型肺结核。

105. A 【解析】初治涂阳肺结核治疗方案含初治涂阴有空洞形成或粟粒型肺结核。包括每日用药方案和间歇用药方案。每日用药方案如下。①强化期：异烟肼、利福平、吡嗪酰胺和乙胺丁醇，顿服，2 个月。②巩固期：异烟肼、利福平，顿服，4 个月。简写为：2HRZE/4HR。该例为血行播散型肺结核，可选择上述抗结核治疗方案，故选 A。

106. C 【解析】链霉素不良反应为口周发麻、头晕，应酌情停用。

107. D 【解析】牙周脓肿与急性牙槽脓肿鉴别点之一是牙周脓肿时感染来自牙周袋，因此患牙的牙髓常有活力，而牙槽脓肿时感染来自牙髓，牙髓已坏死，感染到达根尖周组织，继而发展为牙槽脓肿，此时用牙髓活力温度测验，牙髓将不会有反应，若有反应，则可排除此诊断。

108. C 【解析】根据题干中描述的肿胀表现，再加上给出的检查表现提示有深牙周袋存在，说明脓肿的感染来源于深牙周袋，因此可诊断牙周脓肿。

109. A 【解析】牙周脓肿的治疗原则为消炎、引流和镇痛，对于该患者的局限性的急性牙周脓肿，首先要引流，通过局部用药而达到消炎的目的。因脓肿局限，病情并不严重，没有必要全身用药。在脓肿急性期也不适用袋壁搔刮。开髓、拔髓及髓腔封药不能解决牙周脓肿问题。

110. E 【解析】消化性溃疡特点：①腹痛，慢性过程起病隐匿，病程数年、数十年。②周阴性发作，发作与自发缓解交替，有季节性变化。③节律性疼痛、十二指肠溃疡表现为疼痛在两餐之间发生（饥饿痛），进食后缓解，胃溃疡多为不规则痛，常于餐后 1 小时左右出现，1~2 小时逐渐缓解。

111. A 【解析】消化性溃疡的并发症如下。①出血：主要表现为呕血与黑便。②穿孔：临床上分为急性、亚急性和慢性，以急性穿孔常见。主要表现是骤起上腹部刀割样痛，迅速波及全腹，疼痛难忍，可有面色苍白、出冷汗、脉搏细速、血压下降等表现。③幽门梗阻：主要表现为腹胀、呕吐酸臭宿食，查体可有胃振水音。④癌变：少数胃溃疡可发生癌变。

112. C 【解析】消化性溃疡穿孔查体时患者表情痛苦，仰卧位屈膝，不愿移动，腹式呼吸减弱或消失，全腹压痛、反跳痛，腹肌紧张呈“板样”强直，尤以右上腹最明显。叩诊肝浊音界缩小或消失，可有移动性浊音；听诊肠鸣音消失或明显减弱。

113. E 【解析】根据患者性别、年龄、临床表现，应考虑妊娠期龈炎可能，需询问妊娠史。

114. D 【解析】鉴别边缘性龈炎、妊娠期龈炎、白血病相关龈病损等不需要检查白细胞的趋化功能，血常规检查可鉴别诊断白血病相关龈病损。

115. D 【解析】妊娠期龈炎从妊娠 2 个月后开始出现明显症状，至 8 个月时达到高峰，且与血液中孕酮水平相一致。分娩后约 2 个月时，牙龈炎症可减轻至妊娠前水平。妊娠期龈炎可发生于个别牙或全口牙龈，通常以前牙区为重。牙龈边缘呈现鲜红色或暗红色，质地松软、光亮，可见显著的炎症性肿胀、轻触牙龈极易出血。一般没有明显疼痛，但严重时可以看到牙龈局部形成白色膜状物或溃疡，有轻度疼痛。

116. C 【解析】患者年龄在青春期前后，牙龈的变化为非特异性炎症，牙龈边缘和龈乳头均可发生炎症，其明显的特征是轻刺激易出血，龈乳头肥大，牙龈色、形、质的改变与普通炎症性牙病相同。牙龈鲜红或暗红；牙龈边缘和龈乳头组织水肿圆钝、失去原有的扇贝状外形，牙龈肿胀形成假性牙周袋；质地松软，施压时易引起压痕；探诊及刷牙后易出血。牙龈炎症肥大的程度超过局部刺激的程度，且易复发。可有牙龈增生的临床表现。口腔卫生一般较差，可有错牙合、佩戴正畸矫治器、不良习惯等因素存在。

117. A 【解析】青春期龈炎的直接病因是牙菌斑。

118. E 【解析】青春期龈炎的治疗首先应去除局部刺激因素。

119. B 【解析】高血压患者血压应控制在 180/100mmHg 以下，空腹血糖控制在 8.88mmol/L 以下。

120. C 【解析】上颌第一磨牙的解剖学位置与上颌窦密切，拔除前应做 CBCT 检查，提前确认牙根与上颌窦的位置关系，预防口腔上颌窦瘘的发生。

121. C 【解析】上颌磨牙根尖距上颌窦底近，首先考虑预防上颌窦瘘。

122. C 【解析】过早修复义齿与黏膜间产生间隙，导致食物嵌塞。过晚修复牙槽骨得不到生理性刺激，导致牙槽嵴过度吸收。拔牙后 1 月左右，牙槽骨吸收趋于稳定，可以行可摘局部义齿修复。

123. A 【解析】21| 缺失，最靠采用双端固定桥修复。

124. D 【解析】应尽量保存活髓，D 错。

125. E 【解析】义齿修复后出现龈炎的原因：①食物嵌塞：可能是修复科医师和技工在预备牙齿时，整体固定义齿冠边，轴边缘过长压迫到龈缘，这时食物会顺着龈缘而压迫到牙龈而产生牙龈炎。②不良习惯：患者在使用固定义齿时有不良的口腔咀嚼习惯，这种咀嚼习惯刺激、压迫牙龈，加上不擅长使用牙线而产生龈炎。③修复体轴面外形不准确：在设计和技工制作时没有恢复到和邻牙正常、健康的一种邻接关系，这种邻接关系恢复不正常，会导致间隙出现，残渣和软垢、牙菌斑的累积会引起牙龈炎。

126. A 【解析】冠折露髓的成熟恒牙应尽早进行根管治疗，避免感染扩散。

127. D 【解析】修复后桩冠会遮盖患牙原本的颜色，因此不需要再检查患牙的颜色。其他几项检查都是需要进一步了解的。

【B 型题】

128. C 【解析】口服补钾或静脉低浓度、慢速补钾是治疗低钾血症的手段。

129. B 【解析】①高渗性脱水以补水为主，补钠为辅。②等渗性脱水以补充等渗溶液为主，首选 0.9%氯化钠液，但长期使用可引起高氯性酸中毒。因为正常细胞外液钠与氯的比值是 7∶5，下述配方更符合生理需要：0.9%氯化钠液 1000ml+5%葡萄糖液 500ml+5%碳酸氢钠液 100ml。③低渗性失水补充高渗液为主。故选 B。

130. D 【解析】高钾血症对机体的主要威胁是心脏抑制，治疗原则是迅速降低血钾，保护心脏。葡萄糖和胰岛素使血清钾转移至细胞内，降低血钾。故选 D。

131. A 【解析】釉质发育不全白垩色斑的周界比较明确，且其纹线与釉质的生长发育线相平行吻合。

132. C 【解析】氟牙症的斑块是散在的云雾状，周界不明确。

133. D 【解析】四环素牙釉质表面有光泽，釉质和牙本质着色使整个牙变暗，呈黄褐色，有四环素接触史。

134. B 【解析】子宫颈刮片细胞学检查是简便易行的宫颈癌筛查方法。有传统的巴氏涂片法和现代的液基细胞涂片法。

135. C 【解析】细胞学检查异常者，应在阴道镜观察下取活检。

136. D 【解析】宫颈及宫颈管活组织检查是确诊子宫颈癌的方法。

137. A 【解析】小学生主要的牙周健康问题是牙龈炎和牙石，这时牙周病患病率不高。

138. D 【解析】小学生替牙期的乳牙滞留容易造成恒牙列的牙列不齐。

139. E 【解析】学校内外的体育活动容易造成前牙外伤与颌骨骨折。

140. B 【解析】根据牙与下颌升支及第二磨牙的关系，第三磨牙阻生可分为以下三类。第Ⅰ类阻生：下颌升支和第二磨牙远中面之间，有足够的间隙可以容纳阻生第三磨牙牙冠的近远中径。第Ⅱ类阻生：升支与第二磨牙远中面的间隙小，不能容纳阻生第三磨牙牙冠的近远中径。第Ⅲ类阻生：阻生第三磨牙的全部或大部位于下颌升支内。

141. D 【解析】根据牙在骨内的深度，阻生可分为高位、中位及低位三种位置。①高位：牙的最高部位平行或高于平面。②中位：牙的最高部位低于平面，但高于第二磨牙的牙颈部。③低位：牙的最高部位低于第二磨牙的牙颈部。骨埋伏阻生（即牙全部被包埋于骨内）也属于此类。

142. E 【解析】根据阻生第三磨牙的长轴与第二磨牙的长轴关系，阻生可分为如下 7 类。①垂直阻生。②水平阻生。③倒置阻生。④近中阻生。⑤远中阻生。⑥颊向阻生。⑦舌向阻生。

143. C 【解析】根据牙在正常牙列中线的位置分为颊侧移位、舌侧移位及正中位三种。

144. C 【解析】咀嚼肌触诊不能准确判断肌肉状况，需行肌电图检查。

145. E 【解析】多数后牙缺失患者，颌位关系不正确，可能引起患者头痛或其他症状。

146. A 【解析】颌位关系不正确，影响咀嚼效率。

147. E 【解析】颌位关系不正确，需取正确的颌位关系记录，并重新制作义齿，在正确位置上建𬌗。

148. C 【解析】铸造金属全冠颈部肩台宽度为 0. 5mm。

149. E 【解析】烤瓷熔附金属全冠唇（颊）侧颈部肩台宽度为 1. 0mm。

150. C 【解析】全解剖氧化锆冠肩台预备 0. 5mm 即可满足强度要求。

2024全国口腔执业医师资格考试
模拟试卷与解析（一）

第二单元

中国协和医科大学出版社
北 京

【A_1型题】

答题说明

每一道考试题下面有 A、B、C、D、E 五个备选答案，请从中选择一个最佳答案。

1. 髓腔形态的生理和病理变化中，以下哪一项描述是错误的
   A. 髓腔的大小随着年龄的增长而不断缩小
   B. 青少年的恒牙髓腔比老年人大
   C. 乳牙髓腔比恒牙小
   D. 髓室顶、髓角随着牙的不断磨耗而降低
   E. 外伤、龋病对牙体的侵袭使髓腔缩小
2. 下列髓腔解剖特点对牙髓炎的意义，说法错误的是
   A. 由于根尖孔狭小，牙髓炎不易发展为根尖炎
   B. 由于牙髓组织松软，感染容易扩散到全牙髓
   C. 牙髓炎时血管扩张，渗出液聚集，压迫神经产生剧烈疼痛
   D. 牙髓炎时开髓减压可以缓解剧痛
   E. 为了顺利而成功地进行牙髓炎治疗，必须熟悉每颗牙的髓腔形态
3. 与头颈部正常发育密切相关的细胞是
   A. 上皮细胞
   B. 纤维细胞
   C. 软骨细胞
   D. 神经嵴细胞
   E. 肌细胞
4. 面部的发育来自
   A. 上颌突和球状突
   B. 侧腭突和球状突
   C. 侧腭突和侧鼻突
   D. 额鼻突和下颌突
   E. 侧腭突和上颌突
5. 牙龈炎症的主要表现之一是
   A. 牙龈粉红色
   B. 龈缘菲薄
   C. 牙龈致密坚韧
   D. 探诊后出血
   E. 探诊深度 2mm
6. 属于真核细胞型微生物的病原体是
   A. 铜绿假单胞菌
   B. 衣原体
   C. 白假丝酵母菌
   D. 立克次体
   E. 肺炎支原体
7. 共同参与型的医患关系模式最适合于
   A. 绝症患者
   B. 急性患者
   C. 慢性患者
   D. 重症患者
   E. 精神病患者
8. 慢性阻塞性肺疾病最特征的症状是
   A. 气短或呼吸困难
   B. 体重减轻
   C. 咳痰
   D. 胸闷
   E. 咳嗽
9. 内毒素的主要成分是
   A. 肽聚糖
   B. 蛋白质
   C. 脂蛋白
   D. 核酸
   E. 脂多糖

10. 唇裂发生的原因是
A. 上颌突和下颌突未联合或部分联合
B. 中鼻突和侧鼻突未联合或部分联合
C. 上颌突和侧鼻突未联合或部分联合
D. 球状突和上颌突未联合或部分联合
E. 两侧侧腭突未融合或部分融合
11. 形成舌体的突起来源于
A. 上颌突
B. 下颌突
C. 侧鼻突
D. 球状突
E. 中鼻突
12. 钟状期的成釉器不包括
A. 外釉上皮
B. 内釉上皮
C. 星网状层
D. 中间层
E. 成牙本质细胞层
13. 根据以往的口腔流行病学调查结果，以下龋患率最高的牙面是
A. 根面
B. 𬌗面
C. 颊舌面
D. 近中面
E. 远中面
14. 不属于患者权利的内容是
A. 享受医疗服务
B. 遵守医疗部门规章制度
C. 受到社会尊重和理解
D. 保守个人秘密
E. 免除或部分免除健康时的社会责任
15. 全口恒牙中体积最小的牙
A. 下颌侧切牙
B. 下颌中切牙
C. 上颌尖牙
D. 下颌尖牙
E. 下颌第二前磨牙
16. 下列关于细胞色素 P450 的描述错误的是
A. 与 CO 结合后在 450nm 处具有最大吸收峰
B. 与 N_2结合后在 450nm 处具有最大吸收峰
C. 含有血红素辅基
D. 基因具有多态性
E. 催化氧化反应使一个氧原子加入作用物，另一个氧原子生成水
17. 非特异性唇炎的临床表现为
A. 以下都是
B. 皲裂
C. 脱屑
D. 结痂
E. 水肿
18. 与颌面部及颈部的发育关系密切的是
A. 鳃弓、鳃沟
B. 咽囊、鳃弓、鳃沟
C. 鳃沟
D. 鳃沟、咽囊
E. 鳃弓、咽囊
19. 下列关于遗传性乳光牙本质说法错误的是
A. 釉质牙本质界呈直线
B. 釉质牙本质界呈波浪状
C. 釉质剥脱
D. 牙本质小管排列紊乱
E. 牙本质小管数量减少
20. 牙釉质平滑面龋中暗层的成因是
A. 小孔数量增加
B. 小孔数量减少
C. 微孔数量减少
D. 微孔数量增加
E. 小孔与微孔均有
21. 以下对骨隆突的描述，错误的是
A. 骨隆突就是正常骨骼上的骨性隆起
B. 如修复前发现双侧上颌结节均肥大，一般都需手术修整，以免义齿无法

就位

C. 下颌前磨牙舌侧处常出现骨隆突

D. 如果不影响义齿摘戴，出现骨隆突也可不手术修整

E. 从组织学上来说骨隆突与正常骨组织无区别

22. 临床牙冠是指

A. 显露于口腔的部分

B. 被牙龈覆盖的部分

C. 发挥磨碎功能的部分

D. 被牙本质所包裹的牙体部分

E. 以上均不对

23. 影响患者行为的因素是

A. 患者的经济状况

B. 疾病严重程度

C. 医患关系

D. 患者的人口统计学特点

E. 治疗计划特点

24. 组成核酸分子的碱基主要有

A. 2 种

B. 3 种

C. 4 种

D. 5 种

E. 6 种

25. 长期应用糖皮质激素后，突然停药所产生的反跳现象的原因是患者

A. 对糖皮质激素产生耐药性

B. 对糖皮质激素产生了依赖或病情未能完全控制

C. 肾上腺皮质功能亢进

D. 肾上腺皮质功能减退

E. 促肾上腺皮质激素（ACTH）分泌减少

26. 因色素沉着而呈淡黄色的改变见于牙本质龋的

A. 脂肪变性层

B. 透明层

C. 脱矿层

D. 细菌侵入层

E. 坏死崩解层

27. 牙骨质表面有许多小而浅的凹陷，内有大量细菌。牙骨质磷灰石晶体出现程度不同的溶解、破坏，胶原纤维断裂消失。病损相应髓腔处出现修复性牙本质。该疾病是

A. 慢性牙周炎

B. 牙骨质发育不全

C. 牙骨质过度增生

D. 牙骨质龋

E. 牙本质龋

28. 急性牙髓炎的主要病理变化是

A. 淋巴细胞浸润

B. 浆细胞浸润

C. 肉芽组织形成

D. 巨噬细胞浸润

E. 中性粒细胞浸润

29. 在牙齿发育期间，全身疾病、营养障碍或严重的乳牙根尖周感染，导致的釉质结构异常称为

A. 四环素牙

B. 桑葚牙

C. 牙内陷

D. 牙本质发育不全

E. 釉质发育不全

30. 按照形态特征分型，牙列分为

A. 恒牙列、乳牙列、混合牙列

B. 正常牙列、异常牙列

C. 方圆型、尖圆型、椭圆型

D. 正常恒牙列、异常恒牙列、正常乳牙列、异常乳牙列

E. 以上都不是

31. 由患者的家长、家属或他人作出求医决定的求医类型是

A. 强制型

B. 被动型

C. 主动型

D. 顾虑型
E. 合作型

32. 糖皮质激素可
A. 减少胃酸及胃蛋白酶的分泌
B. 降低中枢神经系统的兴奋性
C. 导致骨质疏松
D. 导致血管收缩
E. 抑制骨髓造血功能

33. 不能清洁牙齿邻面牙菌斑的口腔保健用具是
A. 牙间隙刷
B. 牙签
C. 牙间冲洗器
D. 牙线
E. 橡胶按摩器

34. 剥脱性龈炎的病损不包括
A. 红斑
B. 红斑狼疮
C. 类天疱疮
D. 天疱疮
E. 扁平苔藓

35. 桩核唇侧应为金瓷冠留出的间隙为
A. 0.5mm
B. 1.5mm
C. 2.5mm
D. 2.0mm
E. 1.8mm

36. Terra 牙列指数是指
A. 上颌牙列的长度
B. 上下牙列宽度的比值
C. 上下牙列长度的比值
D. 牙列的宽度与长度的比值
E. 下牙列长度与宽度的比值

37. 在患者常见的心理问题中，常表现为行为与年龄、社会角色不相符合，像回到婴儿时期，此患者的心理状态被称为
A. 回避
B. 焦虑
C. 猜疑
D. 愤怒
E. 退化

38. 寻常型天疱疮的临床表现不包括
A. 口腔黏膜 1~2 个或广泛发生的大小不等的水疱，疱壁薄而透明，水疱易破、出现不规则的糜烂面
B. 揭皮试验阳性
C. 棘层松解的现象
D. 尼氏征阳性
E. 以上都是

39. 慢性糜烂性唇炎的主要治疗手段是
A. 局部涂布抗生素软膏
B. 局部涂布激素软膏
C. 局部激光照射
D. 唇部湿敷
E. 中药治疗

40. 横牙合曲线为
A. 左右两侧同名磨牙舌尖的连线
B. 左右两侧同名前磨牙的颊舌尖的连线
C. 左右两侧同名磨牙颊尖的连线
D. 左右两侧同名磨牙颊舌尖的连线
E. 左右两侧前磨牙舌尖的连线

41. 畸形中央尖最常发生的牙位是
A. 下颌第二前磨牙
B. 上颌侧切牙
C. 上颌第一前磨牙
D. 上颌第二前磨牙
E. 下颌第一前磨牙

42. 小儿后囟的闭合时间
A. 生后 6~8 周
B. 生后 1 岁
C. 生后 2 岁
D. 生后 1~2 岁
E. 生后 6~8 岁

43. 放线菌素抗肿瘤的作用机制是
A. 引起 DNA 链间交联，妨碍双链拆开

B. 插入 DNA 双链，破坏模板作用
C. 抑制细胞 DNA 聚合酶活性
D. 抑制细胞 RNA 聚合酶活性
E. 抑制蛋白质生物合成

44. 精神障碍患者的病历资料及保管说法有误的是
A. 医疗机构及其医务人员应当在病历资料中如实记录精神障碍患者的病情、治疗措施、用药情况、实施约束、隔离措施等内容
B. 患者及其监护人可以查阅、复制病历资料
C. 医疗机构及其医务人员应当如实告知患者或者其监护人
D. 患者不得查阅、复制可能对其治疗产生不利影响的病历资料
E. 病历资料保存期限不得少于 20 年

45. 含有 B 族维生素的辅酶不包括
A. 细胞色素 b
B. 磷酸吡哆醛
C. 还原型烟酰胺腺嘌呤二核苷酸（NADH）
D. 四氢叶酸
E. 硫胺素焦磷酸

46. 属于肯尼迪（Kennedy）分类法中第三类牙列缺损的是
A. 8765 | 678 缺失
B. 321 | 1234 缺失
C. 876 | 456 缺失
D. 876 | 12 缺失
E. | 456 缺失

47. 鼻翼耳屏线与眶耳平面的交角是
A. 10°
B. 15°
C. 20°
D. 25°
E. 30°

48. 表示乳牙的龋失补牙面数的符号是
A. DMFT
B. DMFS
C. dmft
D. dmfs
E. defs

49. 中性𬌗是指
A. 上颌第一磨牙近中颊尖对着下颌第一磨牙的颊面沟
B. 上颌第一磨牙远中颊尖对着下颌第一磨牙的颊面沟
C. 上颌第一磨牙近中颊尖对着下颌第一磨牙的远颊沟
D. 上颌第二磨牙近中颊尖与下颌同名牙的颊沟对位
E. 下颌第一磨牙近中舌尖对着上颌第一磨牙的舌沟

50. 正常自然牙列咬合关系，下列描述正确的是
A. 牙尖交错𬌗时上下牙列接触最广泛、最紧密
B. 侧向运动时，工作侧、非工作侧均有咬合接触
C. 前伸咬合时，前牙后牙均匀接触
D. 侧向咬合和前伸咬合时都应该有𬌗平衡接触
E. 牙尖交错𬌗时上下前牙间有一间隙

51. 以下对戴用全口义齿最容易造成的疼痛部位描述不准确的一项是
A. 上颌隆突
B. 牙槽嵴顶
C. 尖牙唇侧
D. 上颌结节颊侧
E. 下颌内斜嵴处

52. 患者死亡，医患双方对死因有异议的，应当在患者死亡后几小时内进行尸检
A. 12 小时
B. 24 小时
C. 48 小时

D. 72 小时

E. 96 小时

53. 上皮异常增生的病理变化不包括

A. 上皮层次紊乱

B. 上皮基底细胞极性消失

C. 上皮基底细胞栅栏状排列

D. 细胞多形性

E. 病理性核分裂象易见

54. 发生医疗事故争议时，关于病历资料和现场实物的处理，做法不正确的是

A. 疑似输液引起不良后果的，医患双方应当共同对现场实物进行封存

B. 封存的病历资料必须是原件

C. 封存的现场实物需要检验的，由医患双方共同指定的依法具有检验资格的检验机构进行检验

D. 封存的病历资料和实物由医疗机构保管

E. 医疗机构应妥善保管病历资料

55. 下列治疗军团菌感染的首选药物是

A. 青霉素

B. 氟康唑

C. 四环素

D. 红霉素

E. 氯霉素

56. 对于完全脱位的外伤牙行牙再植，效果好的是在脱位后

A. 90 分钟内

B. 2 小时内

C. 3 小时内

D. 4 小时内

E. 5 小时内

57. 覆盖的定义是

A. 牙尖交错𬌗时，上下前牙发生重叠关系

B. 牙尖交错𬌗时，上颌牙盖过下颌牙唇颊面间的水平距离

C. 牙尖交错𬌗时，上颌牙盖过下颌牙唇颊面间的垂直距离

D. 牙尖交错𬌗时，上颌牙盖过下颌牙舌面间的水平距离

E. 前伸运动时，下前牙切缘超过上前牙切缘的水平距离

58. 妊娠期高血压疾病重度子痫前期，24 小时尿蛋白定量为

A. ≥1.0g/24h

B. ≥2.0g/24h

C. ≥5.0g/24h

D. ≥12g/24h

E. ≥15g/24h

59. 前牙覆𬌗、覆盖关系不包括

A. 深覆𬌗

B. 深覆盖

C. 对刃𬌗

D. 开𬌗

E. 反锁𬌗

60. 下列不属于银汞合金性能的是

A. 固化后抗压强度很大

B. 研磨时间过长，有较大的收缩

C. 汞量过多，成球性大

D. 强度和硬度随银汞合金的硬固而增加

E. 抗弯强度和抗冲强度较强

61. 关于牙尖交错𬌗，下列描述错误的是

A. 上下牙列中线一致

B. 正常覆𬌗、覆盖关系

C. 上下颌第一磨牙关系为中性关系

D. 每颗牙都与对颌同名牙对应接触

E. 上尖牙牙尖顶正对下尖牙远中缘

62. 卫生行政部门收到负责组织医疗事故技术鉴定工作的医学会出具的医疗事故技术鉴定书后的工作不包括

A. 审核参加鉴定的人员资格

B. 审核鉴定程序

C. 审核参加鉴定的人员的专业类别

D. 对鉴定书进行形式审查

E. 组织调查，听取医疗事故争议双方当事人的意见

63. 学校饮水氟浓度是公共饮水氟浓度的
A. 1.5 倍
B. 2.5 倍
C. 3.5 倍
D. 4.5 倍
E. 5.5 倍

64. 乳牙期殆特征描述有误的是
A. 无明显倾斜
B. 曲线不明显
C. 牙列拥挤
D. 平齐末端
E. 覆殆深

65. 下列哪项不属于急性化脓性骨髓炎的表现
A. 病原菌以白色葡萄球菌为最多
B. 一般为血源性感染
C. 发生病理性骨折
D. 多发生于胫骨上段和股骨下段
E. 儿童可有食欲缺乏、呕吐与惊厥

66. 临床上一般不用作浸润麻醉的药物是
A. 普鲁卡因
B. 利多卡因
C. 甲哌卡因
D. 丁卡因
E. 阿替卡因

67. 下列哪项不是替牙期间的殆特征
A. 左右中切牙之间有一间隙
B. 侧切牙向远中倾斜
C. 前牙拥挤
D. 磨牙关系偏近中
E. 暂时性的深覆殆

68. 继承恒牙迟迟不萌出，乳牙保留在恒牙列内，X 线片上未见恒牙胚，应诊断为
A. 恒牙阻生
B. 恒牙迟萌
C. 牙齿固连
D. 乳牙滞留
E. 异位萌出

69. 核酸的基本结构单位是
A. 核苷酸
B. 核糖
C. 核苷与碱基
D. 核糖与碱基
E. 碱基

70. 菌斑指数与软垢指数的相同点是
A. 只考虑龈缘处菌斑的厚度
B. 不估计牙面菌斑的面积
C. 检查前应先漱口
D. 吹干牙面后检查
E. 使用尖探针

【A_2 型题】

答 题 说 明

每一道考题是以一个小案例出现的，其下面都有 A、B、C、D、E 五个备选答案，请从中选择一个最佳答案。

71. 患者，男性，65 岁。慢性肺源性心脏病史，高热，发绀，昏迷入院，经利尿药、抗生素、激素及吸氧治疗后一度好转，后病情突然恶化，发生谵妄、抽搐。血气变化出现何种改变
A. pH 正常、$PaCO_2$↑、BE+CO_2-CP↑、

K^+正常、Cl^-↓

B. pH↓、$PaCO_2$↑、BE + CO_2-CP↑、K^+↑、Cl^-↓

C. pH↓、$PaCO_2$↑、BE-CO_2-CP↑、K^+↓、Cl^-↓

D. pH正常、$PaCO_2$↑、BE+CO_2-CP↑、K^+↓、Cl^-↓

E. pH↑、$PaCO_2$↑、BE + CO_2-CP↑、K^+↓、Cl^-↓

72. 患者，男性，65岁。全口义齿修复后4年，因近期义齿容易松动脱落就诊。最可能的原因及恰当的处置方法是

A. 义齿基托变形，重新制作义齿

B. 咬合不平衡，调𬌗

C. 义齿基托缓冲不足，磨改基托

D. 牙槽嵴的持续吸收，重衬义齿基托组织面

E. 人工牙的排列位置不当，制作新义齿

73. 患者，男性，38岁。吸烟10年，已戒烟1年。检查：双颊黏膜及舌背黏膜有片状白色均质的斑块，表面高低不平，质地稍硬，不能被擦掉。该患者白色病损最可能的临床印象是

A. 白色水肿

B. 鹅口疮

C. 异位皮脂腺

D. 扁平苔藓

E. 白斑

74. 患者，女性，68岁。20年前有黄疸、食欲缺乏，诊断为肝炎。近2个月来食欲缺乏、消瘦，肝区疼痛。查体：轻度黄疸，面部有蜘蛛痣，腹膨隆，肝肋下2cm、剑突下4cm，质硬、压痛。脾肋下3cm、移动性浊音阳性。临床上应首先考虑的是

A. 继发性肝癌

B. 原发性肝癌

C. 结核性腹膜炎

D. 肝硬化

E. 慢性肝炎

75. 患儿，女，2岁，上颌乳中切牙缺失，X线片上可见乳牙胚，应诊断为

A. 恒牙阻生

B. 乳牙迟萌

C. 牙齿固连

D. 乳牙滞留

E. 异位萌出

76. 患者，男性，30岁。开口受限1周，下颌前伸时左侧颞下区疼痛，开口型偏右。诊断为咀嚼肌痉挛，痉挛的咀嚼肌是

A. 左侧颞肌

B. 右翼内肌

C. 左翼内肌

D. 右翼外肌

E. 左翼外肌

77. 患者，男性，47岁。刷牙时、咬硬物时牙龈出血20年。检查见牙石（+++），牙龈红肿，探诊出血，牙周袋普遍深4~7mm，附着丧失普遍2~5mm，X线片示多数牙牙槽骨有水平吸收。诊断为

A. 坏死性龈炎

B. 边缘性龈炎

C. 增生性龈炎

D. 成人牙周炎

E. 快速进展性牙周炎

78. 患者，女性，26岁。右颞下颌关节周围肌肉疼痛1周，开口受限，关节无弹响。检查：张口度15mm，开口型偏左，右侧颧弓下方明显压痛。X线检查未见异常。该病例的诊断是

A. 右翼外肌功能亢进

B. 右翼外肌痉挛

C. 右关节盘后区损伤

D. 右关节盘可复性前移位
E. 右髁突骨质破坏

79. 患者，女性，21 岁。因右下后牙冷热痛而就诊，无自发痛。检查发现 $\overline{6|}$ 𬌗面深龋，有探痛，但未穿髓，无叩痛。在治疗该深龋时，下列哪项操作不正确
A. 接近髓角时，如患者特别敏感，应注意检查有无牙髓暴露
B. 为避免穿髓，可保留少量软化牙本质
C. 由于窝洞较深，洞壁不必修直
D. 可疑有牙髓暴露而又不能肯定时应做安抚治疗观察
E. 用大球钻以先中央后四周的方式逐步去除腐质

80. 患者，女性，24 岁。妊娠 25 个月，因牙龈红肿出血就诊。口腔检查：简化软垢指数（DI-S）为 2，简化牙石指数（CI-S）为 0，龈炎指数（GI）为 1，余未见异常。对该患者正确的处理措施是
A. 口腔卫生指导
B. 口腔含漱剂含漱
C. 口服抗菌药物
D. 龈上洁治术
E. 龈下刮治术

81. 患者，男性，50 岁。张口、咀嚼食物时，右侧关节区深部疼痛，口内上颌结节后上方有压痛；开口中度受限，被动开口度可大于自然开口度，最可能的诊断是
A. 右侧颞下颌关节紊乱病的炎性疾病类
B. 右侧翼外肌亢进
C. 右侧不可复性盘前移位
D. 右侧翼外肌痉挛
E. 左侧翼外肌亢进

82. 患儿，女，2 岁。$\underline{\text{I}|\text{I}}$、$\underline{\text{II}|\text{II}}$、$\underline{\text{IV}|\text{IV}}$ 唇颊面浅凹状龋，探龋蚀较浅，疼痛（-）。患儿哭闹不合作。应选处理方法
A. 氟化钠涂布
B. 玻璃离子充填
C. 氨硝酸银涂布
D. 复合体充填
E. 氟化双氨银涂布

83. 患者，女性，62 岁。右肩背部肿痛 6 天。检查：体温 39.4℃，右肩背部有多个脓栓，中央部坏死呈“火山口”状。下列处理措施最有效的是
A. 理疗
B. 沿皮纹纵行切开
C. 中药外敷
D. 抗生素
E. 做“+”或“++”形切口引流

84. 患者，男性，30 岁。1 个月前打哈欠后出现左关节区疼痛及张口受限，伴咀嚼和侧方运动痛。无关节弹响史。临床检查：开口度 25mm，被动开口度 35mm，张口末下颌偏向左侧，相当左侧下关节处有压痛，左侧后牙不能咬合。应诊断为
A. 左侧颞下颌关节脱位
B. 右侧颞下颌关节脱位
C. 左侧翼外肌痉挛
D. 右侧翼外肌痉挛
E. 左侧嚼肌痉挛

85. 患者，女性，16 岁。左下后牙冷水敏感 2 周。检查见 $\overline{|5}$ 无缺损，𬌗面中央窝处圆形深色环，中央有黑色小点，冷测敏感，叩痛（±），医师建议行根管治疗。该患牙疾病的感染途径应考虑是
A. 龋齿
B. 磨损
C. 发育畸形
D. 外伤
E. 酸蚀症

86. 某社区准备进行饮水加氟防龋措施，资

料显示该地区饮水氟浓度为 0.1 ~ 0.3mg/kg，氟牙症指数低于 0.6。经过仔细论证，专家小组认为还应该补充考虑的指标是

A. 6 岁儿童龋均
B. 12 岁儿童龋均
C. 15 岁儿童龋均
D. 18 岁儿童龋均
E. 35~44 岁组龋均

87. 患者，女性，85 岁。因高龄和长期慢性消耗性疾病致双侧颞下颌关节复发性脱位，患者对脱位有恐惧感，不敢张口，影响进食。最佳治疗方法是

A. 关节囊紧缩术
B. 关节镜外科
C. 关节结节增高术
D. 关节结节凿平术
E. 硬化剂注射

88. 患者，女性，18 岁。主诉上前牙松动 1 年。检查：下前牙舌侧龈上牙石（+），其余牙未见龈上牙石，少量菌斑，上中切牙探诊深度 7 ~ 8mm，松动 Ⅰ 度，探诊后出血；下颌第一磨牙近中探诊深度 7mm，其他牙探诊深度仅 3 ~ 4mm。该患者最可能的诊断是

A. 青春期龈炎
B. 妊娠期龈炎
C. 边缘性龈炎
D. 青少年牙周炎
E. 白血病时的牙周病损

89. 患者，女性，26 岁。舌尖溃疡疼痛 3 天。口腔溃疡反复发作 5 年，每月发作 1 次。发作部位不固定，每次 1 ~ 2 处，7 天左右可自行愈合。外阴部未发生过类似溃疡。检查发现左舌尖黏膜有一直径为 2 ~ 3mm 的溃疡，周边有红晕，表面覆有浅黄色假膜。可能的诊断是

A. 疱疹性龈口炎
B. 轻型口疮
C. 口炎型口疮
D. 贝赫切特综合征（白塞病）
E. 腺周口疮

90. 患者，男性，17 岁。因右上前牙外伤脱位做了复位固定结扎。固定结扎的时间应是

A. 4~6 个月
B. 1~2 周
C. 2~3 个月
D. 3~4 周
E. 3~5 天

91. 患儿，男，12 岁。口底部广泛性水肿 2 天。检查：水肿范围上及面颊部，下至锁骨水平。皮肤灼热、红肿发硬，压痛明显，呈凹陷性水肿，并可触及捻发音。此病的诊断应是

A. 化脓性口底蜂窝织炎
B. 口底多间隙感染
C. 颈部多间隙感染
D. 腐败坏死性口底蜂窝织炎
E. 双侧颌下间隙感染

92. 10 个月患儿，已在当地医院诊断为佝偻病活动期，给予治疗，效果不好，为进一步判定诊断是否正确，哪项检查不是必须做的

A. 腕部 X 线检查
B. 测血清钙、磷
C. 体格检查
D. 血常规
E. 骨密度

93. 患者，女性，46 岁。口腔溃疡反复发作 3 年，间隔 1 ~ 2 个月，多在经前期出现，每次 1 ~ 3 个不等，主要位于下唇和舌等部位，疼痛明显，7 ~ 10 天愈合。要想达到理想的治疗效果，宜采取

A. 口腔局部对症治疗
B. 使用抗生素和局部对症治疗

C. 补充多种维生素
D. 注射转移因子
E. 调整内分泌和局部对症治疗

94. 患儿，男，11 岁。检查发现左下第二磨牙已经萌出，窝沟较深，医生立即对左下第二磨牙进行窝沟封闭，光固化灯照射距离为距牙尖 5mm，照射 20～40 秒发现封闭剂未硬固，最可能的原因是
A. 窝沟太深
B. 酸蚀后未冲洗干净
C. 照射时间太短
D. 照射距离离牙尖过远
E. 未吹干牙面就涂布封闭剂

95. 某患者，因右侧关节痛，开口受限，来院就诊。患者否认外伤史。临床检查发现，开口度 28mm，开口型偏右侧，右侧髁突动度明显低于左侧，颌面部其他部位触诊无压痛，右侧关节造影显示为右侧不可复性盘前移位。患者下颌右偏的原因是
A. 右侧关节盘妨碍右侧髁突运动，导致下颌在开口过程中右偏
B. 右侧关节有疼痛，使左侧关节的功能发挥过度，出现开口时下颌右偏
C. 右侧关节疼痛，使右侧咀嚼肌比左侧咀嚼肌力量减小
D. 可能是牙齿咬合关系不良
E. 以上都是

96. 患者，女性，23 岁。要求前牙美观治疗。自诉牙齿从小就有花斑，而且同村居民也有类似表现。检查全口牙釉面均可见不同程度的散在黄褐色及白垩状斑，探硬，无实质性缺损。该患者的牙病诊断是
A. 猖獗龋
B. 氟牙症
C. 静止性龋
D. 四环素牙
E. 釉质发育不全

97. 患者，男性，18 岁。主诉牙龈出血、咀嚼无力 2 个月。口腔检查：切牙和第一磨牙松动Ⅰ度，切牙唇侧移位，牙周袋 5～6mm，第一磨牙牙周袋 6mm，菌斑指数和牙石指数为 1，探诊牙龈出血。可能诊断为
A. 慢性牙周炎
B. 广泛型侵袭性牙周炎
C. 局限型侵袭性牙周炎
D. 青春期龈炎
E. 慢性龈炎

98. 患儿，女，6 岁。家长带到医院做 $\overline{6|6}$ 窝沟封闭，经口腔检查后大夫告诉可以不做，因为女童
A. 对侧同名牙已患龋病
B. $\overline{6|6}$ 有深的点隙裂沟
C. $\overline{6|6}$ 萌出
D. 窝沟不深，自洁作用好
E. $\overline{6|6}$ 有可疑龋

99. 患者，男性，37 岁。3 个月前开始左上后牙遇冷热酸痛，咀嚼不适，咬到牙某一点时引起剧痛，近 1 周出现阵发自发痛。检查发现 $\underline{|6}$ 叩痛明显，不松动，遇冷热引起疼痛，未发现龋坏，咬诊出现定点疼痛。根据患者的症状和临床检查，引起疼痛的最可能原因是
A. 重度磨损
B. 牙周炎
C. 牙震荡
D. 牙隐裂
E. 咬合创伤

100. 患者，男性，15 岁。左下后牙遇冷、热、甜、酸痛，无自发痛。检查发现 $\overline{|7^{0}}$ 深龋，去腐时敏感，未穿髓，无叩痛。在治疗过程中正确的方法是
A. 用球钻去软龋比挖匙去软龋安全
B. 窝洞制备要求做成壁直底平

C. 洞底用磷酸锌粘固剂垫底

D. 可酌情保留少许软龋，用药物处理

E. 用挖匙以先中央后四周的方式去除腐质

【A_3/A_4型题】

答 题 说 明

以下提供若干个案例，每个案例下设若干道考题。请根据答案所提供的信息，在每一道考题下面的 A、B、C、D、E 五个备选答案中选择一个最佳答案。

（101～103 题共用题干）

患者，男性，70 岁。35 年吸烟史，反复咳嗽、咳痰 20 年，心悸、气促、下肢间歇水肿 3 年，病情加重入院。检查：体温 38.5℃，呼吸急促，口唇发绀，颈静脉充盈，双肺叩诊过清音，中下肺有湿啰音，心率 110 次/分，心脏无杂音，双下肢水肿。

101. 该患者最可能的诊断是
   A. 慢性阻塞性肺疾病
   B. 慢性阻塞性肺疾病+冠状动脉粥样硬化性心脏病
   C. 慢性阻塞性肺疾病+慢性肺源性心脏病
   D. 慢性支气管炎
   E. 慢性阻塞性肺疾病+心肌病

102. 为明确诊断首选的检查是
   A. 肺功能测定
   B. 血胆固醇和甘油三酯测定
   C. 动脉血气分析
   D. 痰培养及药物敏感试验
   E. 心电图检查

103. 对此患者主要的治疗应是
   A. 控制感染与改善呼吸功能
   B. 给予利尿药和强心药
   C. 低浓度持续吸氧
   D. 祛痰与镇咳
   E. 解痉与平喘

（104～107 题共用题干）

患者，女性，53 岁。左上后牙 4 天来持续胀痛，1 日来疼痛加重，不能咬物。2 个多月来，该部位一直食物嵌塞，要求诊治。检查：$\underline{|5}$ 近中𬌗、$\underline{|4}$ 远中𬌗面龋达牙本质中层，有嵌塞食物在内，龈乳头红肿探痛且出血，叩痛（+），不松动，冷测同对照牙。

104. 患者主诉疾病的诊断是
   A. 中龋
   B. 深龋
   C. 慢性牙髓炎
   D. 急性牙周脓肿
   E. 龈乳头炎

105. 应与主诉疾病鉴别的疾病为
   A. 浅龋
   B. 深龋
   C. 慢性牙髓炎
   D. 牙龈乳头炎
   E. 可复性牙髓炎

106. 对主诉疾病有效的处理方法为
   A. 消炎、镇痛
   B. 龋洞充填、上药
   C. 盖髓、充填
   D. 洁治、冲洗上药
   E. 开髓、拔髓

107. 与主诉疾病治疗效果最有关的是
   A. 接触关系的恢复

B. 开髓窝洞的制备

C. 充填材料的选择

D. 腐质去净的程度

E. 抗菌药物的选择

(108~109 题共用题干)

患者，男性，42 岁。近 1 个月来左上后牙遇冷水及吃甜酸食痛，咬硬物酸软无力，无自发痛史。检查时可见：牙釉质磨损，浅黄牙本质外露，硬而光滑，探针探划时有一点酸痛难忍。

108. 该患者的主诉问题是

A. 牙隐裂

B. 牙髓炎

C. 深龋

D. 牙本质敏感症

E. 釉质发育不全

109. 应做的处理是

A. 牙髓治疗

B. 全冠修复

C. 充填治疗

D. 脱敏治疗

E. 调磨观察

(110~112 题共用题干)

患者，男性，26 岁。主诉近两日晨起发现口角有血迹，牙龈疼痛，口气明显。检查：上前牙龈乳头尖端变平，龈乳头如火山口状，表面灰白色假膜覆盖，未探及附着丧失。

110. 该患者最可能的诊断是

A. 药物性牙龈肥大

B. 白血病的龈病损

C. 慢性龈炎

D. 牙龈纤维瘤病

E. 急性坏死性溃疡性龈炎

111. 对该患者病变区坏死物涂片，可观察到的大量微生物是

A. 球菌和梭形杆菌

B. 球菌和螺旋体

C. 梭形杆菌和螺旋体

D. 牙龈卟啉单胞菌和梭形杆菌

E. 牙龈卟啉单胞菌和螺旋体

112. 初诊应采取的治疗措施是

A. 彻底的龈上洁治

B. 彻底的龈下刮治及局部用米诺环素

C. 去除大块牙石，3% 过氧化氢溶液冲洗

D. 服用阿司匹林

E. 行牙龈切除术

(113~116 题共用题干)

患者，男性，33 岁。26 残冠，根尖病变。拔除过程中，远中颊根折断，取根时，牙根突然消失，捏鼻鼓气时拔牙窝内有气体溢出。

113. 拔牙前应进行的影像学检查方法是

A. 头颅正位片

B. 上颌侧位体层（磨牙列层）

C. 头颅侧位片

D. 全口曲面体层

E. 椎体束 CT（CBCT）

114. 关于上颌窦穿孔，下列处理方法错误的是

A. 如小的穿孔（直径 2mm 左右），可按拔牙后常规处理，待其自然愈合

B. 中等大小的穿孔（直径 2~6mm）可常规处理后，将两侧牙龈拉拢后缝合

C. 交通口大于 7mm 时，须用邻位组织瓣关闭创口

D. 术中不可用鼻腔鼓气法检查是否有口腔上颌窦交通

E. 口腔上颌窦交通多发生于上颌磨牙取根致牙根移入上颌窦，窦底穿孔

115. 如影像学显示患者为低位上颌窦，移位的牙根已进入上颌窦，但仍位于拔牙窝附近，关于断根移位，下列说法错误的是

A. 通常是由于取根过程中盲目操作，

器械顶在断根的断面上，并向根尖方向施力造成的

B. 此时最佳处理方法是于穿孔处开窗取根

C. 移位后的断根成为组织内的异物，原则上均应取出

D. 此时最佳的影像学检查是 CBCT

E. 此时最佳处理方法是刮匙搔刮取根

116. 关于口腔上颌窦瘘修补术，下列说法正确的是

A. 由于上颌窦发育过大，牙根尖接近窦底，拔牙时可造成上颌窦底穿孔，小者血凝块充填，可自行愈合

B. 上颌窦大者，不常发生上颌窦瘘

C. 上颌窦原有炎症者，不常发生上颌窦瘘

D. 只需清除窦腔内残留牙根，不必清除其他异物

E. 即刻行口腔上颌窦瘘修补术

（117～119 题共用题干）

患者，女性，61 岁。发现左下牙龈菜花样溃疡 3 个月，无唇麻木症状。活检诊断为“鳞癌Ⅰ级”。检查见溃疡 3cm×2cm 大小，颌面、颈部未触及明显肿大的淋巴结。

117. 对该患者应首先补充的检查是

A. B 超

B. CT

C. 颌骨 X 线片

D. 核素骨扫描

E. PET

118. 该患者肿瘤 TNM 分期中的 T 分期是

A. T_1

B. T_2

C. T_3

D. T_4

E. Tis

119. 如该患者颌骨仅牙槽突轻度破坏，治疗方案为

A. 病变区下颌骨区域性扩大除术+根治性颈部淋巴结清扫术

B. 病变区下颌骨区域性扩大切除术+功能性颈部淋巴结清扫术

C. 病变区下颌骨区域性扩大切除术，定期复查，密切注意颈部淋巴结改变

D. 病变侧下颌骨区段切除术+根治性颈部淋巴结清扫术

E. 病变侧下颌骨区段切除术+功能性颈部淋巴结清扫术

（120～121 题共用题干）

患者，女性，56 岁。因左上第一磨牙残根无法保留拟行拔除。给予 2% 利多卡因 420mg 局部麻醉后，患者出现烦躁不安、多话、颤抖、恶心、呕吐、气急、多汗等症状，予以停止注射麻醉药、给氧、补液后症状逐渐缓解。

120. 利多卡因一次最大用量为

A. 50mg

B. 100mg

C. 400mg

D. 1000mg

E. 1500mg

121. 发生中毒反应的防治原则，下列说法错误的是

A. 应立即停止注射麻醉药

B. 中毒轻微者，置于平卧位，松解颈部衣扣，使呼吸畅通

C. 中毒重者采取给氧、补液

D. 发生中毒反应，应采取抗惊厥、予激素及升压药等抢救措施

E. 给予钙剂、异丙嗪、激素肌内注射或静脉注射

（122～124 题共用题干）

患者，女性，60 岁。上下颌牙列缺失 10 年，新义齿修复 2 个月，主诉咀嚼无力。检查：上下无牙颌牙槽嵴较低平，黏膜未见

红肿、溃疡、出血等异常；义齿基托贴合，边缘伸展适度；牙尖交错殆时，外耳道触诊双侧髁突撞击明显，咬合接触关系良好，息止殆间隙为 5mm。

122. 该义齿存在的问题为
   A. 义齿固位不良
   B. 咬合垂直距离过低
   C. 咬合垂直距离过高
   D. 正中关系错误
   E. 义齿人工牙前牙开殆

123. 患者若继续戴用该义齿还可能出现的临床表现是
   A. 说话时可闻及义齿撞击音
   B. 口角下垂
   C. 面部肌肉紧绷
   D. 义齿不稳定
   E. 黏膜广泛压痛

124. 针对该患者的情况，正确的临床处置方法是
   A. 义齿重新上殆架调殆
   B. 基托组织面缓冲
   C. 基托组织面重衬
   D. 自凝树脂加高下颌后牙殆面
   E. 重新义齿修复

（125～127 题共用题干）

患者，女性，37 岁。上前牙因外伤脱落 3 个月，要求烤瓷修复。检查：⌊1 缺失，缺隙正常，牙槽嵴无明显吸收。1⌋牙冠 1/2 缺损，已露髓，探敏感，叩痛（-），不松动。⌊2 牙冠良好，叩痛（-），不松动。上下前牙牙龈缘轻度红肿，探出血，可见牙菌斑及牙石。余牙未见异常。

125. 最适合的修复治疗方案是
   A. 覆盖义齿
   B. 1⌋桩核冠，⌊1 局部义齿
   C. 1⌋桩核冠，2⌋、⌊2 固定桥
   D. 1⌋桩核冠，1⌋、3⌋固定桥
   E. 1⌋桩核冠，1⌋、⌊2 固定桥

126. 修复前进行的必要检查和治疗工作不包括
   A. 前牙区 X 线牙片
   B. 1⌋根管治疗
   C. ⌊2 根管治疗
   D. 牙周洁治
   E. 取研究模型

127. 如果 1⌋桩核冠修复，下列描述正确的是
   A. 桩末端距根尖孔 3～5mm
   B. 桩末端距根尖孔 1～2mm
   C. 桩末端距根尖孔 2～3mm
   D. 桩直径一般为根横径的 1/2
   E. 桩的固位力主要取决于黏固力

【B 型题】

答 题 说 明

以下提供若干组考题，每组考题共用在考题前列出的 A、B、C、D、E 五个备选答案，请从中选择一个与问题关系最密切的答案。某个备选答案可能被选择一次、多次或不被选择。

（128～131 题共用备选答案）
   A. 牙周炎
   B. 深龋
   C. 慢性牙髓炎
   D. 急性牙髓炎
   E. 急性根尖周脓肿

上述疾病的疼痛特点是
128. 咀嚼痛
129. 持续性跳痛，咬合痛
130. 自发性隐痛，冷热刺激痛
131. 放射性锐痛
（132~133 题共用备选答案）
A. 牙髓活力温度测验
B. X 线检查
C. 松动度检查
D. 叩诊法
E. 染色法
132. 诊断慢性根尖周炎，最有价值的检查方法是
133. 诊断牙髓坏死的检查方法是
（134~136 题共用备选答案）
A. 菌斑生物膜
B. 服用药物
C. 内分泌导致的激素变化
D. 遗传因素
E. 全身疾病
134. 增生性龈炎的直接病因是
135. 菌斑性龈炎的直接病因是
136. 妊娠期龈炎的直接病因是
（137~139 题共用备选答案）
A. 无菌伤口
B. 污染伤口
C. 感染伤口
D. 一期愈合创口
E. 延期愈合创口
137. 与口鼻腔相通的伤口或在口腔内手术的切口属于
138. 虽有细菌侵入，但未侵入深层组织引起化脓性炎症的伤口属于
139. 细菌已侵入、繁殖并引起急性炎症、坏死、化脓的伤口属于
（140~142 题共用备选答案）
A. 食物嵌塞
B. 食物滞留线
C. 龈缘苍白
D. 龈缘变黑
E. 不易嚼碎食物
140. 全冠轴面外形恢复不良可产生
141. 全冠边缘过长，黏固后可出现
142. 全冠邻面接触点恢复不良可产生
（143~144 题共用备选答案）
A. 3/4 冠
B. 烤瓷熔附金属全冠
C. 铸造开面冠
D. 塑料全冠
E. 铸造金属全冠
143. 上前牙牙体缺损的修复可选择
144. 后牙牙冠短小，根管治疗后的修复可选择
（145~147 题共用备选答案）
A. 咀嚼力
B. 咀嚼压力
C. 内压力
D. 牙周潜力
E. 屈应力
145. 咀嚼肌收缩时所能发挥的最大力量为
146. 除了咀嚼食物所用的压力外，牙周组织中还储备的力量是
147. 在咀嚼运动中个别牙或部分牙发挥的力量是
（148~150 题共用备选答案）
A. 环形卡环
B. 回力卡环
C. 对半卡环
D. 双臂卡环
E. 三臂卡环
148. 舌侧卡臂尖均可进入倒凹区，适合于向近中倾斜的远中孤立基牙
149. 游离缺失者，末端为前磨牙支持条件差，应设计卡环种类是
150. 基牙外形好，无明显倾斜时使用

第二单元参考答案与解析

【A_1型题】

1. C 【解析】与恒牙相比，乳牙髓腔占比大。

2. A 【解析】牙髓炎继续发展，是很容易发展成为根尖炎的。

3. D 【解析】该题为基础理论记忆题。胚胎第4周，位于神经嵴处的神经外胚层细胞未进入神经管壁，而是离开神经褶和外胚层进入中胚层，该部分细胞称神经嵴细胞，是特殊的多能干细胞，它们分化成颅面部多种组织。

4. D 【解析】面部的发育始于胚胎第3周，此时前脑的下端出现额鼻突。有迁移的神经嵴细胞的增生，在额鼻突两侧的下方出现第一鳃弓，即下颌突。此时形成了最初的口腔即原口或口凹。

5. D 【解析】探诊出血是牙龈炎症的主要表现。

6. C 【解析】白假丝酵母菌属于真菌，为真核细胞型微生物。

7. C 【解析】共同参与型医患关系，是一种以生物-心理-社会学模式为指导思想而建立的医患关系。这种医患关系的特点是"医生帮助患者自我恢复"，在医疗活动中，患者不仅是积极的合作者，而且能够积极主动地参与到自己疾病的治疗过程中。这种模式适用于慢性疾病且具有一定知识的患者。故选C。

8. A 【解析】气短或呼吸困难是该病的最典型症状，早期在较剧烈活动时出现，后逐渐加重，致日常活动时甚至休息时也出现。

9. E 【解析】内毒素的主要化学成分是脂多糖，脂多糖为革兰阴性菌细胞壁的外膜成分，由脂质A、核心多糖及O-特异性多糖构成，具有抗原性和致病性。肽聚糖位于革兰阳性菌和阴性菌细胞壁的胞质周围间隙内，赋予细胞壁以固定形态，由聚糖骨架、四肽侧链及五肽交联桥（革兰阴性菌无五肽交联桥成分）构成。核酸、蛋白质及脂蛋白亦为细菌的构成成分。

10. D 【解析】唇裂发生的原因是球状突和上颌突未联合或部分联合。

11. B 【解析】约在胚胎24天，口凹出现，此时第一鳃弓称为下颌突。在胚胎第4周，在下颌突的原始口腔侧，内部间充质不断增生，形成侧舌隆突和奇结节，将发育形成舌体。故选B。

12. E 【解析】钟状期成釉器的细胞分化为四层：内釉上皮仍由单层细胞构成，排列整齐，在颈环处与外釉上皮相连；星网状层较帽状期细胞间液体增多，细胞体积增大，占成釉器体积的大部分；外釉上皮此期为低立方状或扁平状。

13. B 【解析】𬌗面因有窝沟点隙的存在，最易患龋病。

14. B 【解析】患者的权利：①享受医疗服务的权利。②享有被尊重、被了解的权利。③享有对疾病诊治的知情同意权。④享有保守个人秘密的权利。⑤享有监督自己医疗权利实现的权利。⑥享有免除病前社会责任的权利。故选B。

15. B 【解析】下颌中切牙是全口恒牙中体积最小的牙，形态较为对称。下颌侧切牙与下颌中切牙形态相似，但体积较下颌中切牙大。

16. B 【解析】细胞色素 P450 在生物转化中催化羟化反应，其使一个氧原子加入作用物，另一个氧原子生成水，因此又被称为混合功能氧化酶和加单氧酶。细胞色素 P450 在还原状态与 CO 结合后在 450nm 处具有最大吸收峰，它含有血红素辅基，编码基因具有多态性。故 B 项是错误的。

17. A 【解析】慢性非特异性唇炎按临床表现分为慢性脱屑性唇炎和慢性糜烂性唇炎。前者表现为唇红部干燥、开裂，有脱屑；后者表现为糜烂、结痂。二者在继发感染时会有水肿、充血。

18. E 【解析】鳃弓、咽囊与面颈部的发育关系最为密切。第一鳃弓由头侧的上颌突和尾侧的下颌突组成。上颌突内的间充质将形成上颌骨、颧骨和颞骨鳞部。下颌突内有一根软骨，称麦克尔（Meckel）软骨。Meckel 软骨周围的间充质将形成下颌骨，而 Meckel 软骨则大部退化，仅背侧端一小部分形成砧骨和锤骨。由第一鳃弓间充质衍生的肌肉包括咀嚼肌（颞肌、咬肌和翼状肌）、二腹肌的前腹、下颌舌骨肌、鼓膜张肌和腭帆张肌，支配上述肌肉的神经为三叉神经。

19. B 【解析】遗传性乳光牙本质即牙本质形成缺陷症Ⅱ型。①牙本质小管数目减少、紊乱，小管形态不规则、管径变大。②釉质牙本质界呈直线，表面釉质易剥脱。

20. E 【解析】牙釉质平滑面龋暗层是由脱矿和再矿化形成的。牙釉质脱矿形成小孔，小孔再矿化形成微孔。故选 E。

21. B 【解析】骨隆突系正常骨骼上的骨性隆起，组织学上与正常骨组织无区别。过大的骨隆突在义齿摘戴时，引起组织破溃疼痛，严重者义齿无法戴入使用。修复前应有充分的估计和判断，及时施行修整术，如修复前发现双侧上颌结节均肥大，一般只需修整一侧上颌结节，解决妨碍义齿就位的问题即可。

22. A 【解析】临床牙冠是指牙体组织未被牙龈覆盖显露于口腔的部分。

23. A 【解析】影响患者行为的因素：①年龄。②对疾病的认识水平。③个性。④文化教育程度。⑤社会经济状况。故选 A。

24. D 【解析】核酸也称为多核苷酸，是数十个以至数千万计的核苷酸构成的生物大分子，核酸的基本组成单位是核苷酸。核苷酸分子由碱基、核糖或脱氧核糖、磷酸 3 种分子连接而成。碱基与糖通过糖苷键连成核苷，核苷与磷酸以酯键结合成核苷酸。参与核苷酸组成的主要碱基有 5 种。属于嘌呤类化合物的碱基有腺嘌呤（A）和鸟嘌呤（G），属于嘧啶类化合物的碱基有胞嘧啶（C）、尿嘧啶（U）和胸腺嘧啶（T）。

25. B 【解析】长期应用糖皮质激素后，突然停药易发生反跳现象，其发生原因可能是患者对激素产生了依赖性或病情尚未完全控制，减药过快或突然停药可使原病复发或恶化。

26. C 【解析】因色素沉着而呈淡黄色的改变见于牙本质龋的脱矿层。

27. D 【解析】牙骨质表面形成凹陷且对应髓腔内有修复性牙本质形成，应为牙骨质龋。

28. E 【解析】中性粒细胞浸润是急性牙髓炎的主要病理变化。

29. E 【解析】在牙齿发育期间，全身疾病、营养障碍或严重的乳牙根尖周感染，导致的釉质结构异常称为釉质发育不全。

30. C 【解析】按照形态特征分型，牙列分为方圆型、尖圆型、椭圆型。

31. B 【解析】被动型求医行为指的是患者无法和无能力作出求医决定和实施求医行为，而由第三者帮助代为求医的行为，如患病的婴幼儿，处于休克、昏迷中的患者，垂危患者等，必须由家长、亲友或者其他护理人员帮助才能去求医。故选 B。

32. C 【解析】糖皮质激素大剂量应用可致肾上腺皮质功能亢进，增加胃酸及胃蛋白酶的分泌，引起欣快、激动，也可抑制骨基质蛋白质合成，增加钙、磷排泄，抑制肠道钙吸收，可导致骨质疏松。

33. E 【解析】橡胶按摩器由锥体橡胶及金属或塑料柄构成，将锥体形橡胶装置在牙刷柄的末端则使用更加方便。橡胶按摩器的主要作用是按摩牙龈，增强血液循环和上皮组织的角化程度，同时可通过橡胶的机械作用去除邻面颈部的牙菌斑，以维护牙周组织的健康。

34. A 【解析】剥脱性龈炎的病损是局限于牙龈的发红及脱屑样病损。包括类天疱疮、扁平苔藓、天疱疮、红斑狼疮或其他大疱性疾病。

35. B 【解析】烤瓷冠唇侧预备量为 1.5mm。

36. D 【解析】Terra 牙列指数是指牙列的宽度与长度的比值。

37. E 【解析】治疗疾病的过程对患者来说也是一个以恢复健康为目的的意志活动，患病后患者主要表现为意志行为的主动性降低，对他人的依赖性增加，如有的患者意志力减退，不能按医生的要求完成治疗，使疗效受到影响。许多患者有行为退化的现象。行为退化指的是患者的行为表现与年龄、社会角色不相称，显得幼稚，退回到婴幼儿时期的模式。

38. E 【解析】在起疱前常先有口干、咽干或吞咽时感到刺痛，有 1~2 个或广泛发生的大小不等的水疱，疱壁薄而透明，水疱易破、出现不规则的糜烂面，破后留有残留的疱壁，并向四周退缩；将疱壁撕去或提取时，常连同邻近外观正常的黏膜一并无痛性地撕去，并遗留下鲜红色的创面，这种现象被称为揭皮试验阳性。若在糜烂面的边缘处将探针轻轻置入黏膜下方，可见探针无痛性伸入，这是棘层松解的现象，对诊断有一定意义。用手指侧向推压外表正常的皮肤或黏膜，即可迅速形成水疱；推赶水疱能使其在皮肤上移动；在口腔内，用舌舔及黏膜，可使外观正常的黏膜表层脱落或撕去，这些现象称尼氏征，是比较有诊断价值的检查方法。

39. D 【解析】慢性非特异性唇炎应以局部湿敷为主要治疗手段，慢性剥脱性唇炎可用抗生素软膏或激素软膏。

40. D 【解析】横𬌗曲线指左右两侧同名磨牙颊舌尖的连线。

41. A 【解析】畸形中央尖最常发生的牙位是下颌第二前磨牙。

42. A 【解析】小儿后囟的闭合时间为 6~8 周，前囟为 1~2 岁。

43. D 【解析】放线菌素与 DNA 结合抑制以 DNA 为模板的 RNA 聚合酶而抑制 RNA 合成。

44. E 【解析】医疗机构及其医务人员应当在病历资料中如实记录精神障碍患者的病情、治疗措施、用药情况、实施约束、隔离措施等内容，并如实告知患者或者其监护人。患者及其监护人可以查阅、复制病历资料；但是，患者查阅、复制病历资料可能对其治疗产生不利影响的除外。病历资料保存期限不得少于 30 年。

45. A 【解析】细胞色素 b 含铁卟啉而不含 B 族维生素。

46. E 【解析】Kennedy 分类法是根据牙列缺损的情况，即根据缺牙所在部位及其与存留天然牙的关系，将牙列缺损分为四类：第一类牙弓两侧后部牙缺失，远中为游离端、无天然牙存在。第二类牙弓一侧后部牙缺失，远中为游离端、无天然牙存在。第三类牙弓的一侧牙齿缺失，且缺隙两端均有天然牙存在。第四类牙弓前部牙齿连续缺失并跨过中线，天然牙在缺隙的远中。

47. B 【解析】鼻翼耳屏线与眶耳平面的交角是 15°。

48. D 【解析】dmfs 表示乳牙的龋失补牙面数，DMFS 表示恒牙的龋失补牙面数。

49. A 【解析】中性𬌗指上颌第一磨牙近中颊尖对着下颌第一磨牙的颊面沟。

50. A 【解析】牙尖交错𬌗是上下牙列接触最广泛、最紧密的位置。天然牙侧方运动时，非工作侧不应存在咬合接触，B 错。天然牙前伸咬合时，后牙应𬌗分离，C 错。天然牙不存在平衡𬌗，D 错。天然牙牙尖交错𬌗时上下前牙应均匀、轻接触，E 错。

51. B 【解析】牙槽嵴顶表面有高度角化的复层鳞状上皮，其下有致密的黏膜下层，能承受咀嚼压力，该区是𬌗力主承托区，戴用全口义齿后正常情况下不该出现疼痛。患者戴用全口义齿后最易造成疼痛的是骨质突起的部位，该部位黏膜较薄、弹性差，不易缓冲𬌗力，所以容易出现疼痛。

52. C 【解析】患者死亡，医患双方对死因有异议的，应当在患者死亡后 48 小时内进行尸检；具备尸体冻存条件的，可以延长至 7 日。尸检应当经死者近亲属同意并签字，拒绝签字的，视为死者近亲属不同意尸检。故选 C。

53. C 【解析】上皮异常增生是指一片上皮组织发生紊乱，如上皮钉突呈滴状或藕节状，核分裂象增加，基底细胞极性改变，细胞异型性及错角化等。在电镜下看到上皮异常增生的白斑有基底膜断裂、移位或形成复层，有时在基底膜断裂处见基底细胞的胞质突伸向固有层的现象，说明上皮异常增生是白斑和癌之间的过渡阶段。上皮异常增生可根据程度分为轻、中、重三级，而重度上皮异常增生实际上就是原位癌。原位癌是指上皮层内细胞恶变，而基底膜尚完整，未侵犯结缔组织。上皮异常增生可发生以下变化：①上皮基底细胞极性消失。②出现一层以上基底样细胞。③核浆比例增加。④上皮钉突呈滴状。⑤上皮层次紊乱。⑥有丝分裂象增加，可见少数异常有丝分裂。⑦上皮浅表 1/2 出现有丝分裂。⑧细胞多形性。⑨细胞核浓染。⑩核仁增大。⑪细胞粘着力下降。⑫在棘细胞层中单个或成团细胞角化。

54. B 【解析】发生医疗事故争议时，死亡病例讨论记录、疑难病例讨论记录、上级医师查房记录、会诊意见、病程记录应当在医患双方在场的情况下封存和启封。封存的病历资料可以是复印件，由医疗机构保管。故选 B。

55. D 【解析】红霉素是治疗军团菌感染的首选药物。

56. B 【解析】完全脱位的外伤牙进行再植，效果好的是在脱位后 2 小时内；在口外停留 2 小时以上，95%的患牙发生根吸收；如果超过 2 小时就诊，应在体外完成根管治疗术后再行植入。故选 B。

57. B 【解析】覆盖是指牙尖交错𬌗时，上颌牙盖过下颌牙唇颊面间的水平距离。

58. C 【解析】出现下述任一不良情况可诊断重度子痫前期。①血压持续升高：收缩压≥160mmHg 和/或舒张压≥110mmHg。②蛋白尿≥5.0g/24h 或随机蛋白尿≥（+++）。③持续性头痛或视觉障碍或其他脑神经症状。④持续性上腹部疼痛，肝包膜下血肿或肝破裂症状。⑤肝功能异常。⑥肾功能异常。⑦低蛋白血症伴胸腔积液或腹水。⑧血液系统异常。⑨心力衰竭、肺水肿。⑩胎儿生长受限或羊水过少。⑪早发型即妊娠 34 周以前发病。故选 C。

59. E 【解析】反锁𬌗指上后牙的颊尖颊斜面在下后牙舌尖的舌斜面的舌侧，𬌗面无咬合接触。

60. B 【解析】银汞合金研磨时间过长，温度升高，会使汞形成蒸气挥发，并降低材料蠕变性。

61. D 【解析】当磨牙为近中关系时，上颌牙齿可能不与对颌同名牙接触。

62. D 【解析】收到鉴定书后的工作：对参加鉴定的人员资格和专业类别、鉴定程序进行审核；必要时，可以组织调查，听取医疗事故争议双方当事人的意见。

63. D 【解析】重考查考生平时对书本知识的记忆。由于学生只有部分时间在学校饮水，而且年龄已在 6 岁以上，恒前牙牙冠已矿化，不会产生氟牙症问题，所以小学内的饮水氟浓度可以为公共饮水氟浓度的 4.5 倍。

64. C 【解析】从 2 岁半至 6 岁左右第一颗恒牙萌出之前，皆属乳牙秴时期。2.5~4.0 岁期间的特征：牙排列紧密；切缘及秴面尚无显著磨耗；乳牙位置较正；覆秴较深，覆盖较小，秴曲线不明显；上、下颌第二乳磨牙的远中面彼此相齐，成一垂直平面称为齐平末端。4~6 岁期间的特征：牙排列不紧密，前牙间隙逐渐形成；牙的切缘及秴面产生显著磨耗；下颌第二乳磨牙移至上颌第二乳磨牙的稍前方（近中）；随下颌升支发育，暂时性深覆秴减小。

65. A 【解析】该病以金黄色葡萄球菌感染为最多。

66. D 【解析】丁卡因由于毒性大，一般不做浸润麻醉，丁卡因凝胶常用于表面麻醉。

67. D 【解析】替牙秴特征（从 6~12 岁，皆属混牙秴）：上唇系带位置过低；中切牙间间隙；上中切牙、侧切牙牙冠偏远中；暂时性前牙拥挤；暂时性远中秴；暂时性深覆秴。

68. D 【解析】乳牙滞留是指继承恒牙已经萌出，未能按时脱落的乳牙，或者恒牙未萌出，保留在恒牙列中的乳牙（D 正确）。由于邻牙、骨或软组织的阻碍而只能部分萌出或完全不能萌出，且以后也不可能萌出的牙，称为阻生牙（A 错误）。牙齿异位萌出是指恒牙在萌出过程中未在牙列的正常位置萌出（E 错误）。牙齿固连是牙骨质与牙槽骨的直接结合，固连部位牙周膜丧失，患牙秴面低于邻牙正常的秴平面（C 错误）。

69. A 【解析】核酸的基本结构单位是核苷酸。

70. E 【解析】菌斑指数由 Silness 和 Loe 在 1964 年提出，根据牙面上牙菌斑的厚度记分而不根据牙菌斑覆盖面积记分。用于评价口腔卫生状况和衡量牙周病防治效果。用视诊结合探针的方法检查，检查时用探针轻划牙面，根据牙菌斑的量和厚度记分。菌斑指数可检查全口牙面，也可检查选定的几颗牙。每颗牙检查 4 个牙面，即近中颊面、正中颊面、远中颊面以及舌面。每颗牙的记分为 4 个牙面记分之和除以 4，个人记分为每颗牙记分之和除以受检牙数。软垢指数检查以视诊为主，根据软垢面积按标准记分，当视诊困难时，可用镰形探针自牙切缘 1/3 处向牙颈部轻刮，再根据软垢的面积按标准记分。

【A_2型题】

71. E 【解析】利尿药可抑制肾小管氯化钠和水的重吸收，保钠排钾作用增强，导致低血钾，低血钾使 H^+转移入细胞，并增加肾脏泌 H^+与重吸收 HCO_3^-，导致代谢性碱中毒。使用大剂量利尿药后可经肾脏丢失大量 Cl^-，而使细胞外液 Cl^-减少，进而发生代谢性碱中毒。代谢性碱中毒时 pH 降低，BE 正值增加，K^+、Cl^-降低。因患者为慢性肺源性心脏病患者，因此会有 CO_2潴留，表现为 $PaCO_2$及 CO_2结合力升高。患者出现了谵妄、抽搐等碱中毒的症状，故血气表现上应为呼吸性酸中毒合并代谢性碱中毒，以碱中毒为主，pH 应升高。综上所述，患者的血气分析应为 E 项。

72. D 【解析】全口义齿戴用 4 年，近期才出现义齿容易松动脱落，所以可以排除咬合不平衡、义齿基托缓冲不够、人工牙的排列不当、义齿基托变形；而长时间戴用义齿后，牙槽嵴的持续吸收使义齿和组织面不贴合，固位力下降。

73. E 【解析】临床斑块状表现结合烟草刺激史，可明确白斑的诊断。

74. B 【解析】有肝功能减退及门静脉高压症的表现提示有肝硬化，肝区疼痛，肝脏进行性增大为原发性肝癌常见表现。食欲缺乏、消瘦为恶性肿瘤的全身性表现。综上所述，因原发性肝癌多在肝硬化的基础上发生，所以，考虑患者为原发性肝癌。

75. B 【解析】乳牙滞留是指继承恒牙已经萌出，未能按时脱落的乳牙，或者恒牙未萌出，保留在恒牙列中的乳牙（D 错误）。如果 1 周岁后仍不萌出第一颗乳牙，超过 3 周岁乳牙尚未全部萌出为乳牙迟萌（B 正确）。由于邻牙、骨或软组织的阻碍而只能部分萌出或完全不能萌出，且以后也不可能萌出的牙，称为阻生牙（A 错误）。牙齿异位萌出是指恒牙在萌出过程中未在牙列的正常位置萌出（E 错误）。牙齿固连是牙骨质与牙槽骨的直接结合，固连部位牙周膜丧失，患牙的殆面低于邻牙正常的殆平面（C 错误）。

76. E 【解析】颞肌、翼内肌、咬肌主要功能为提下颌骨；翼外肌双侧收缩时下颌前伸运动，单侧收缩，下颌向对侧。此病例中，应该是左翼外肌痉挛。

77. D 【解析】中度牙周袋伴附着丧失，结合发病年龄，可明确成人牙周炎的诊断。目前该病称为“慢性牙周炎”。

78. B 【解析】该病例的诊断是右翼外肌痉挛。翼外肌功能亢进造成的是过度开口，关节盘后区受损会造成疼痛开口受限，但开口不偏斜，可复性盘前移位可以有关节弹响，髁突骨质破坏一般有骨摩擦音，开口不偏斜。

79. E 【解析】深龋治疗时，要了解和熟悉牙体结构、髓腔解剖形态和牙齿增龄性变化；进行洞形设计时，要避开髓角部位；去腐时，先去除离牙髓较远部位的腐质，及时清理磨除的牙本质碎屑，保持视野清楚；在去除大部分感染物质后，再去除较深部位的病变组织；近髓时，避免向髓腔加压；备洞时，间断磨除，勿加压。注意有效冷却，避免持续吹干窝洞。

80. A 【解析】口腔检查结果显示 DI-S 为 2，CI-S 为 0，GI 为 1，余未见异常，因此只进行口腔卫生指导就可以解决问题。

81. D 【解析】患者被动开口度可增大并结合上颌结节后上方有压痛，应为翼外肌原因，考虑中度张口受限，则应为患侧翼外肌痉挛。

82. A 【解析】乳牙浅龋不易制备洞形时可用药物治疗。氨硝酸银刺激性大，氟化双氨银对黏膜有刺激，哭闹儿童和恒牙禁用。氟化钠刺激性小，不合作患儿可用。

83. E 【解析】肩背部多个脓栓提示痈，应做“+”形切开引流。

84. C 【解析】翼外肌有牵引髁突的作用，在其痉挛的状态下可发生关节区疼痛及张口受限，影响咬合等情况。

85. C 【解析】下颌第二前磨牙殆面中央有黑色小点提示畸形中央尖折断。

86. C 【解析】这是一道自来水氟化原则方面的选题，刘大维等认为自来水加氟应在 Dean 规定的三条原则基础上遵循 6 条补充原则。当饮水含氟量在 0. 5mg/kg 以下时，氟牙症指数低于 0. 6 时，应以 15 岁儿童的龋均为标准。

87. E 【解析】最佳治疗方法是硬化剂注射。患者高龄，长期慢性消耗性疾病史，应该首先选择创伤小的治疗。

88. D 【解析】诊断为青少年牙周炎。

89. B 【解析】本题的 5 个答案都可出现口腔溃疡病损，但从题干可得知本病反复发作，可以首先排除 A。根据每次 1～2 处溃疡，7 天左右可自行愈合，2～3mm 大小，可以排除 C 和 E。外阴部未发生过类似溃疡，排除 D。

90. D 【解析】外伤脱位牙复位应固定结扎的时间是4周，然后定期观察。

91. D 【解析】患者水肿范围上及面颊部，下至锁骨水平。皮肤灼热、红肿发硬，压痛明显，呈凹陷性水肿，并可触及捻发音。是腐败坏死性口底蜂窝织炎的临床表现。

92. D 【解析】佝偻病正确的诊断必须依据维生素D缺乏的病因、临床表现、血生化及骨骼X线检查，其中血生化与骨骼X线的检查为诊断的“金标准”。

93. E 【解析】复发性口腔溃疡以局部治疗结合全身治疗为主。因其为非感染性疾病，不应该使用抗生素治疗。

94. D 【解析】本题要求考生掌握窝沟封闭的操作方法与步骤。每一步的注意事项是本题的考试重点，照射距离约距牙尖1mm，因此本题答案为D。

95. A 【解析】不可复性盘前移位导致髁突运动受限，进而出现下颌运动向患侧偏斜。

96. B 【解析】患者全口牙从小就有散在的黄褐色及白垩状斑，而且同村居民也有类似表现，因此牙病的诊断是氟牙症。病损探硬，无实质性缺损，表明不是龋病。题中未提供四环素牙和釉质发育不全的诊断依据。

97. C 【解析】根据题干给出的表现，患者发病年龄小，病变进展快，且局限于切牙和第一磨牙，口腔卫生较好，符合局限型侵袭性牙周炎的特征，故答案选C。

98. D 【解析】窝沟不是深窝沟，且无龋、自洁作用良好时，可不进行窝沟封闭术。

99. D 【解析】遇冷热引起疼痛，未发现龋坏，咬诊出现定点疼痛。根据患者的症状和临床检查，引起患牙疼痛的最可能原因是牙隐裂。

100. D 【解析】左下后牙遇冷、热、甜、酸痛，无自发痛。检查发现$\overline{|7^{0}}$深龋，去腐时敏感，未穿髓，无叩痛。在治疗过程中正确的方法是可酌情保留少许软龋，用药物处理。年轻恒牙修复能力强，必要时考虑间接盖髓治疗术，可在最易露髓处留少许腐，之后表面用生物相容性材料覆盖，进行过渡性充填。6周后，因相应的修复性牙本质形成，可将残余的腐质去净，进行永久充填。

【A_3/A_4型题】

101. C 【解析】患者有吸烟高危因素史，有慢性咳嗽、咳痰的病史，病情加重1周。查体有双肺叩诊过清音及双下肺湿啰音体征，考虑为慢性阻塞性肺疾病急性加重期。由于慢性阻塞性肺疾病肺病变引起肺血管床减少及缺氧致肺动脉痉挛、血管重塑，导致肺动脉高压、右心室肥厚扩大，最终发生右心功能不全。该患者已出现心悸、气促、双下肢水肿及口唇发绀、颈静脉充盈的右心功能不全的症状和体征，考虑已并发了慢性肺源性心脏病。

102. A 【解析】慢性阻塞性肺疾病的诊断主要根据吸烟等高危因素史、临床症状、体征及肺功能检查等综合分析确定。持续气流受限是慢性阻塞性肺疾病诊断的必备条件。吸入支气管扩张药后$FEV_1/FVC<70\%$及$FEV_1<80\%$预计值可确定为持续气流受限。

103. A 【解析】该患者为慢性阻塞性肺疾病急性加重期，此时的治疗应以抗感染治疗及改善呼吸功能为主。

104. E 【解析】本题考的知识点是深龋的诊断、鉴别诊断和相应的治疗。用于考核考生的综合应用能力。前面的答案选择正确，则后面的答案也会选择正确。否则效果相反。题干中信息提示导致患者主诉症状的疾病是龈乳头炎，应与之鉴别的疾病为深龋。

105. B 【解析】本题主要考察深龋和龈乳头炎的鉴别。

106. B 【解析】对于深龋应进行充填治疗，龈乳头炎应进行冲洗上药。

107. A 【解析】确定了导致患者主诉症状的疾病是龈乳头炎，$\lfloor 4$、$\lfloor 5$ 邻殆面深龋，有效的处理方法必然是龋洞充填、上药；治疗中，与主诉疾病治疗效果最相关的是接触关系的恢复。

108. D 【解析】牙本质敏感症临床表现主要为刺激痛，当刷牙吃硬物、冷热酸甜等刺激时均会引起酸痛，尤其对机械刺激最为敏感。最可靠的诊断方法是用尖锐的探针在牙面上滑动，可以找到一个或数个过敏区。根据该患者的临床表现即可诊断。

109. D 【解析】牙齿敏感的患者可采用脱敏治疗、激光治疗、修复治疗等方法进行对症治疗以缓解症状。同时还应排查病因，积极治疗原发疾病，去除导致牙齿敏感的诱发因素。

110. E 【解析】急性坏死性龈炎常发生于青壮年，以男性吸烟者多见。在不发达国家或贫困地区亦可发生于极度营养不良或患麻疹、黑热病等急性传染病的儿童。本病起病急，牙龈重度疼痛，或有牙齿撑开感或胀痛感。牙龈自发出血以及轻微接触即出血，晨起时枕头上有血迹，口中有血腥味。由于组织坏死，牙龈有特殊的腐败臭味。重度患者可发生颌下淋巴结肿大和触痛，唾液增多，低热等。龈乳头和边缘龈坏死，开始时龈乳头充血水肿，在个别龈乳头的顶端发生坏死性溃疡，上面覆有灰白色坏死物。龈乳头中央凹下如火山口状，病变迅速沿龈边缘向邻牙扩展，使龈边缘如虫蚀状，去除坏死组织后，乳头和边缘龈成一直线，如刀切状，龈沟可溢脓或分泌液增多。

111. C 【解析】急性坏死性溃疡性龈炎是机体在某些条件下，对于口腔内原有的致病菌，如梭形杆菌和螺旋体的抵抗力降低，引起机会性感染所致。可能与已存在的牙周炎、身心因素、全身性易感因素、艾滋病有关。

112. C 【解析】急性坏死性溃疡性龈炎的治疗方法为药物治疗、手术治疗和其他治疗，急性期过后对原已存在的慢性牙龈炎或牙周炎进行牙周治疗，通过洁治和刮治术去除牙菌斑、牙石等一切刺激因素。药物治疗：①局部使用氧化剂，如 1%~3%过氧化氢溶液冲洗和反复含漱，清除坏死组织。当过氧化氢遇到组织和坏死物中的过氧化氢酶时，能释放出大量的新生态氧，杀灭或抑制厌氧菌。②重症者口服甲硝唑或替硝唑等抗厌氧菌药物，一般可控制病情。手术治疗：主要采用洁治术和刮除术，龈上洁治术是指使用龈上洁治器械除去牙石和牙菌斑，并磨光牙面，防止牙菌斑和牙石再次沉积。洁治器械分超声洁牙机和手用洁治器。超声洁牙机洁治牙齿，高效、省时、省力，去除大块牙石的效果好。龈下刮治术是用比较精细的龈下刮治器刮除位于牙周袋内根面上的牙石和牙菌斑。牙周炎症的主要致病因素为附着在牙根表面形成的牙石和牙菌斑，通常可以通过龈下刮治来达到对牙周炎症的治疗。其他治疗：①全身治疗。可给予维生素 C 等支持治疗，要充分休息。②健康指导。进行口腔卫生指导也非常重要；更换牙刷，保持口腔清洁，指导患者建立良好的口腔卫生习惯，以防复发；劝告患者戒烟。③对症治疗。有明显的全身因素者予以矫正或治疗。

113. E 【解析】上颌后牙与上颌窦底关系密切，拔牙前应评估二者关系。CBCT 是评估上颌窦情况的最佳手段。

114. D 【解析】口腔上颌窦交通多发生于上颌磨牙取根致牙根移入上颌窦，窦底穿孔；也可因磨牙根尖病变致窦底骨质缺如，搔刮病变时窦底穿孔。术中可用鼻腔鼓气法检查是否有口腔上颌窦交通。已有交通时，如小的穿孔（直径 2mm 左右），可按拔牙后常规处理，待其自然愈合。中等大小的穿孔（直径 2~6mm）也按上述方法处理后，将两侧牙龈拉拢后缝合。交通口大于 7mm 时，须用邻位组织瓣关闭创口。

115. E 【解析】断根移位通常是由于取根过程中盲目操作，器械顶在断根的断面上，并向根尖方向施力造成的。易发生断根移位的部位多有解剖上的薄弱点。移位后的断根成为组织内的异物，原则上均应取出。此时断根移位，应先行 CBCT 检查，确定牙根位置，于穿孔处开窗取根，不能在拔牙搔刮探查，防止断根继续移位或造成更大损伤。

116. A 【解析】由于上颌窦发育过大，牙根尖接近窦底，拔牙时可造成上颌窦底穿孔，小者血凝块充填，可自行愈合；大者或上颌窦原有炎症，常发生上颌窦瘘。应及时清除窦腔内残留牙根与异物，待炎症消退后，行口腔上颌窦瘘修补术。

117. C 【解析】判断牙槽骨受侵犯的范围。

118. B 【解析】肿瘤范围大于 2cm，小于 4cm，分期为 T_2。

119. B 【解析】可以保留下颌骨下缘，保持其连续性，如临床未见转移可以行功能性颈部淋巴结清扫。

120. C 【解析】利多卡因的一次最大用量为 400mg。

121. E 【解析】一旦发生中毒反应，应立即停止注射麻醉药。中毒轻微者，置于平卧位，松解颈部衣扣，使呼吸畅通，待麻醉药在体内分解后症状可自行缓解。重者采取给氧、补液、抗惊厥、予激素及升压药等抢救措施。对于麻药过敏者，可给脱敏药如钙剂、异丙嗪、激素肌内注射或静脉注射。

122. B 【解析】根据主诉咀嚼无力和息止𬌗间隙过大（>3mm），可确定该患者的咬合垂直距离过低（B 正确）。如果是垂直距离过高，息止𬌗间隙应减小或为 0，患者可能主诉咀嚼费力（C 错误）。主诉和检查未发现义齿固位问题（A 错误）。外耳道触诊结果说明患者的正中关系没有错误。息止𬌗间隙 5mm 不是咬合时的间隙，不存在人工牙开𬌗的问题（E 错误）。

123. B 【解析】咬合垂直距离过低者可能有口角下垂的表现。其他选项均为咬合垂直距离过高时的表现。

124. E 【解析】咬合垂直距离过低，只能重新制作义齿恢复正确的咬合垂直距离。只加高下颌后牙会导致前牙开𬌗，咬合不平衡等。调𬌗、缓冲不能增加咬合垂直距离，也不能利用基托重衬来抬高垂直距离。

125. E 【解析】根据患者的情况，设计桩核与金属烤瓷冠双端固定桥是此病例的最佳设计方案。$\underline{1|}$牙冠 1/2 缺损，已露髓，应先进行完善根管治疗，然后桩核修复作为固定桥的基牙。$\underline{|2}$ 牙冠良好，可以直接牙体预备作为固定桥的基牙。

126. C 【解析】拍摄前牙区 X 线牙片、取研究模型、牙周洁治、$\underline{1|}$根管治疗都是固定桥修复前的必要准备。而$\underline{|2}$ 是健康基牙，不需要修复前根管治疗。

127. A 【解析】桩核中桩的固位力主要取决于桩与根管壁的摩擦力和黏固力，而不是主要依靠黏固力，因此 E 是错误的。桩的直径一般为根径的 1/3，桩末端应保留 3~5mm 根尖封闭。

【B 型题】

128. A 【解析】牙周炎时，患牙牙周支持组织破坏可出现咬合不适。

129. E 【解析】急性根尖周脓肿时，出现持续性跳痛，由于根尖周炎症存在，髓腔内压力升高，出现咬合疼痛。

130. C 【解析】慢性牙髓炎可有长期的隐痛不适，伴温度刺激痛。

131. D 【解析】急性牙髓炎出现特征性的放射性锐痛。

132. B 【解析】慢性根尖周炎的诊断必须有 X 线检查支持。

133. A 【解析】牙髓活力温度测验用于评估牙髓活力。

134. A 【解析】增生性龈炎的直接病因是牙菌斑生物膜。

135. A 【解析】菌斑性龈炎的直接病因是牙菌斑生物膜。

136. A 【解析】妊娠期龈炎的直接病因是牙菌斑生物膜。

137. B 【解析】与口鼻腔相通或在口腔内手术的伤口属于污染伤口。污染创口指有细菌污染但尚未发展成感染的伤口（一般指 8 小时内）。

138. B 【解析】有细菌入侵但无化脓性炎症的伤口属于污染伤口。

139. C 【解析】细菌已侵入、繁殖并引起急性炎症、坏死、化脓的创口属于感染伤口。感染伤口是指已发生感染的伤口，化脓性疾病的引流性手术切口和感染的手术切口等。

140. B 【解析】全冠轴面外形恢复不良，边缘不密合，引起食物滞留，牙菌斑聚集，容易引起继发龋和龈炎。

141. C 【解析】全冠边缘过长，黏固后对牙龈挤压使龈缘苍白，也可出现牙龈炎。

142. A 【解析】全冠邻面接触点恢复不良，是造成食物嵌塞的主要原因之一。

143. B 【解析】烤瓷熔附金属全冠美观性较好，适用于美学区修复。

144. E 【解析】牙冠短小应选择对应𬌗面空间预备量小的修复方式，金属材料强度大，延展性好，适用于上述情况。

145. A 【解析】咀嚼力是指在咀嚼运动中，咀嚼肌收缩时所能发挥的最大力量。

146. D 【解析】牙周组织中储备的力量为牙周潜力。

147. B 【解析】在实际的咀嚼运动中，只有部分肌纤维参与了收缩运动形成咀嚼压力或者𬌗力。

148. A 【解析】适合于向近中倾斜的远中孤立基牙的是环形卡环。其多用于远中孤立的磨牙上，上颌磨牙向近中颊侧倾斜、下颌磨牙向近中舌侧倾斜者。卡环臂的尖端在上颌磨牙的颊侧和下颌磨牙的舌侧。铸造的环形卡环有近、远中两个支托。远中支托有增加支持，防止基牙进一步倾斜移位作用。非倒凹一侧卡环臂有辅助臂与支架相连，可增加卡环臂的强度。

149. B 【解析】前磨牙支持条件差，应设计卡环种类是回力卡环。回力卡环常用于后牙游离端缺失，基牙为前磨牙或尖牙，牙冠较短或为锥形牙。卡环臂尖端位于基牙的唇（颊）面倒凹区，绕过基牙的远中面与𬌗支托相连接，再转向舌面的非倒凹区，在基牙近中舌侧通过连接体与基托或连接杆相连；卡环臂尖端位于基牙舌面倒凹区时，与远中𬌗支托相连，转向近中颊侧通过连接体与基托相连者称反回力卡。两者均为铸造卡环。由于远中𬌗支托不与基托相连接，𬌗力则通过人工牙和基托传到黏膜和颌骨上，可减轻基牙的负荷，起应力中断的作用。

150. E 【解析】三臂卡环多用于牙冠外形好，无明显倾斜的基牙。卡环由颊、舌两个卡环臂和𬌗支托组成，包绕基牙的 3 个或 4 个轴面角，小连接体和𬌗支托连接，属于标准的圆环形卡环，应用最为广泛，卡环的固位、支持和稳定作用均好。

2024全国口腔执业医师资格考试模拟试卷与解析（一）

第三单元

中国协和医科大学出版社
北　京

【A_1 型题】

答 题 说 明

每一道考试题下面有 A、B、C、D、E 五个备选答案，请从中选择一个最佳答案。

1. 关于根尖周炎的病因，不包括
   A. 根管超预备
   B. 根管填充超填
   C. 咬合创伤
   D. 急性外伤
   E. 牙髓电活力测验
2. 用力咬紧患牙时疼痛有所缓解，应为
   A. 根尖周肉芽肿
   B. 根尖周囊肿
   C. 急性浆液性根尖周炎
   D. 急性化脓性根尖周炎
   E. 慢性化脓性根尖周炎
3. 放射诊疗工作按照诊疗风险和技术难易程度管理分为四类，其中不包括
   A. 放射治疗
   B. 医学影像学
   C. 核医学
   D. X 线影像诊断
   E. 介入放射学
4. 不属于根管治疗适应证的是
   A. 牙髓牙周联合病变
   B. 根管闭锁的根尖周炎
   C. 牙髓坏死
   D. 急性根尖周炎
   E. 慢性根尖周炎
5. 下列选项中能恰当地概括、描述定群研究基本特征的是
   A. 调查者必须得到病例和做适当的对照，并确定暴露组发病的风险是否大于非暴露组
   B. 调查者必须比较队列中暴露组和非暴露组的发病率
   C. 调查者必须根据疾病或死亡发生前就已存在的暴露因素，对研究人群进行分层，并能发现人群中的新发或死亡病例
   D. 调查者必须在调查开始时就分清人群和队列
   E. 调查者必须在研究人群发病或死亡发生前就开始研究，同时确定暴露状况
6. 乳牙龋病充填治疗中不能用的垫底材料是
   A. 磷酸锌水门汀
   B. 聚羧酸锌黏固粉
   C. 玻璃离子水门汀
   D. 丁香油黏固粉
   E. 硬性氢氧化钙
7. 以下针对放射诊疗场所防护要求说法错误的是
   A. 医疗机构应当定期对放射诊疗工作场所、放射性同位素储存场所和防护设施进行放射防护检测，保证辐射水平符合有关规定或者标准
   B. 医疗机构应当定期对防护设施进行放射防护检测，保证辐射水平符合有关规定或者标准
   C. 医疗机构应当定期对放射诊疗工作场所进行放射防护检测，保证辐射水平

符合有关规定或者标准

D. 放射性同位素如必须与腐蚀性物品同库储存；储存场所应当采取有效的防泄漏分隔等措施，并安装必要的报警装置

E. 放射性同位素储存场所应当有专人负责，有完善的存入、领取、归还登记和检查的制度，做到交接严格，检查及时，账目清楚，账物相符，记录资料完整

8. 混合牙列期的恒牙充填修复治疗的主要目的是

A. 恢复牙齿接触点

B. 恢复牙齿高度

C. 恢复牙冠解剖外形

D. 恢复解剖形态同时恢复接触点

E. 恢复牙齿高度和接触点

9. 流行病学中横断面调查也称

A. 群组研究

B. 病例-对照研究

C. 常规资料分析

D. 现况调查

E. 现场实验

10. 对乳磨牙实施窝沟封闭的最适宜年龄为

A. 3~4 岁

B. 2~3 岁

C. 5~6 岁

D. 7~8 岁

E. 9~10 岁

11. 医疗机构开展放射治疗的实施要求错误的是

A. 对体外远距离放射治疗，放射诊疗工作人员在进入治疗室前，应首先检查操作控制台的源位显示，确认放射线束或放射源处于关闭位时，方可进入

B. 对近距离放射治疗，放射诊疗工作人员应当佩戴防护手套直接拿取放射源，对接受敷贴治疗的患者采取安全护理，防止放射源被患者带走或丢失

C. 治疗过程中，治疗现场至少应有 2 名放射诊疗工作人员，并密切注视治疗装置的显示及患者情况，及时解决治疗中出现的问题；严禁其他无关人员进入治疗场所

D. 实施永久性籽粒插植治疗期间，放射诊疗工作人员应随时清点所使用的放射性籽粒，防止在操作过程中遗失；放射性籽粒植入后，必须进行医学影像学检查，确认植入部位和放射性籽粒的数量

E. 放射诊疗工作人员应当验证治疗计划的执行情况，发现偏离计划现象时，应当及时采取补救措施并向本科室负责人或者本机构负责医疗质量控制的部门报告

12. 放射诊断检查的原则和实施说法错误的是

A. 严格执行检查资料的登记、保存、提取和借阅制度，不得因资料管理、受检者转诊等原因使受检者接受不必要的重复照射

B. 不得将核素显像检查和胸部 X 线检查列入对婴幼儿及少年儿童体检的常规检查项目

C. 对育龄妇女腹部或骨盆进行核素显像检查或 X 线检查前，应问明是否怀孕；非特殊需要，对受孕后 7 至 15 周的育龄妇女，不得进行下腹部放射影像检查

D. 实施放射性药物给药和 X 线照射操

作时，应当禁止非受检者进入操作现场；因患者病情需要其他人员陪检时，应当对陪检者采取防护措施

E. 应当尽量以胸部荧光透视检查为主

13. 医疗机构开展放射诊疗工作，应当具备的条件说法不准确的是

A. 具有经核准登记的医学影像科诊疗科目

B. 具有质量控制与安全防护专（兼）职管理人员和管理制度，并配备必要的防护用品和监测仪器

C. 具有符合国家相关标准和规定的放射诊疗场所和配套设施

D. 产生放射性废气、废液、固体废物的，具有污染物排放处理能力和应急监测方案

E. 具有放射事件应急处理预案

14. 拔牙的绝对禁忌证是

A. 血友病

B. 高血压

C. 冠状动脉粥样硬化性心脏病

D. 慢性肝炎

E. 急性白血病

15. 发生楔状缺损的频率从高到低的排序应该是

A. 前磨牙、尖牙、磨牙、侧切牙、中切牙

B. 中切牙、侧切牙、尖牙、前磨牙、磨牙

C. 侧切牙、中切牙、尖牙、前磨牙、磨牙

D. 尖牙、前磨牙、磨牙、中切牙、侧切牙

E. 尖牙、中切牙、侧切牙、前磨牙、磨牙

16. 乳牙根尖周炎的特点是

A. 临床可探及深龋洞

B. 急性炎症为主

C. 多根牙可有活髓

D. 病变局限，不易扩散

E. 根尖区黏膜出现瘘管

17. 下列哪项不是拔牙的禁忌证

A. 有近期心肌梗死病史者

B. 近期心绞痛频繁发作

C. 一度房室传导阻滞

D. 心脏病合并高血压者（血压≥180/100mmHg）

E. 心功能Ⅲ~Ⅳ级

18. 下列哪项属于分析流行病学

A. 横断面研究

B. 纵向研究

C. 常规资料分析

D. 病例对照研究

E. 历史资料分析

19. 下列在义齿重衬前不必特别注意的是

A. 义齿戴用时有无疼痛和黏膜破溃

B. 在重衬前适当的选磨调𬌗

C. 义齿的非正中关系有无𬌗干扰

D. 患者的牙槽骨有无吸收

E. 义齿的正中关系是否正确

20. 下列患者拔牙时为预防感染，通常不需要应用抗菌药物的是

A. 心脏瓣膜病患者

B. 高血压患者

C. 器官移植术后患者

D. 放疗后拔牙患者

E. 糖尿病患者

21. 收集2012年北京市东城区某三甲医院住院的2~12岁儿童在各个季节上呼吸道感染发病率资料，要判断不同季节住院儿童呼吸道感染发病有无差别，须进行

A. t 检验
B. 配对 t 检验
C. Z 检验
D. 非参数检验
E. 检验

22. 单纯性高血压患者一般血压控制多少时可考虑拔牙
A. 140/90mmHg 以下
B. 170/95mmHg 以下
C. 170/95mmHg 以下
D. 180/110mmHg 以下
E. 180/100mmHg 以下

23. 一般情况下固定桥最理想的固位体是
A. 全冠
B. 开面冠
C. 多面嵌体
D. 桩冠
E. 高嵌体

24. 下列不属于影响牙槽嵴吸收的全身因素的是
A. 营养不良
B. 高龄
C. 全身健康状况差
D. 骨质疏松
E. 牙周炎

25. 导致氟骨症的饮水氟浓度是
A. 2mg/L 以上
B. 3mg/L 以上
C. 4mg/L 以上
D. 5mg/L 以上
E. 6mg/L 以上

26. 下列有关放射性同位素和放射性废物相关设备和场所警示标志设置的叙述中，说法错误的是
A. 装有放射性同位素和放射性废物的设备、容器，设有电离辐射标志
B. 放射诊疗工作场所应当按照有关标准的要求分为控制区、监督区
C. 放射诊疗工作场所的入口处，设有电离辐射警告标志
D. 放射性同位素和放射性废物储存场所，设有电离辐射警告标志及必要的文字说明
E. 放射诊疗工作场所在监督区进出口及其他适当位置，设有电离辐射警告标志和工作指示灯

27. 关于拔牙器械的叙述中，哪项是错误的
A. 牙钳持握时应注意握持区尽量靠钳柄的末端
B. 牙钳由钳喙、关节及钳柄三部分构成
C. 钳喙的长轴应与牙长轴平行
D. 牙挺由杆和柄两部分组成
E. 牙挺作用的原理有杠杆原理、楔的原理和轮轴原理

28. 造血系统疾病患者，拔牙时下列哪项是错误的
A. 贫血患者，血红蛋白在 60g/L，可考虑拔牙
B. 急性白血病为拔牙禁忌证
C. 血友病患者拔牙，应补充凝血因子
D. 原发免疫性血小板减少性紫癜急性型不可拔牙
E. 慢性白血病拔牙时应与专科医生合作

29. 下列有关医疗机构配备并使用安全防护装置、辐射检测仪器和个人防护用品要求的叙述中，说法不准确的是
A. 放射治疗场所应当按照相应标准设置多重安全联锁系统、剂量监测系统、影像监控、对讲装置和固定式剂量监测报警装置

B. 开展核医学工作的配备活度计、放射性表面污染监测仪

C. 开展核医学工作的，设有专门的放射性同位素分装、注射、储存场所，放射性废物屏蔽设备和存放场所

D. 放射治疗场所应当按照相应标准设置配备放射治疗剂量仪、剂量扫描装置和个人剂量报警仪

E. 介入放射学与其他 X 线影像诊断工作场所可以为工作人员配备防护用品，也可以为受检者配备个人防护用品

30. 关于拔牙窝的处理，哪项是错误的

A. 撕裂的牙龈组织应予缝合

B. 扩大的牙槽窝需要复位

C. 与骨膜牙龈相连的骨折片应复位保留

D. 恒牙拔牙创内的肉芽在不损伤重要结构的前提下应彻底刮净

E. 拔除儿童滞留的乳牙后应彻底搔刮

31. 婴儿吮吸拇指或过硬的橡皮奶头引起双侧翼钩处黏膜表面溃疡的是

A. 自伤性溃疡

B. 压疮性溃疡

C. 里加病

D. Bednar 溃疡

E. 复发性口腔溃疡

32. 临床上在灌注石膏模型后多久可利用模型制作修复体

A. 6 小时

B. 12 小时

C. 24 小时

D. 36 小时

E. 48 小时

33. 卡臂尖位于基牙倒凹区的作用是

A. 防止义齿龈向移位

B. 防止义齿殆向脱位

C. 防止义齿前向脱位

D. 防止义齿后向脱位

E. 防止义齿侧向脱位

34. 常见拔牙后出血的局部原因不包括

A. 牙龈撕裂

B. 残留炎性肉芽组织

C. 牙槽内小血管破裂

D. 原发免疫性血小板减少性紫癜

E. 血凝块因保护不佳而脱落

35. 对于牙槽嵴上的骨尖和骨突的描述，不正确的是

A. 由患者喜欢咀嚼过硬的食物造成

B. 由拔牙后骨质吸收不均引起

C. 由拔牙时造成牙槽嵴骨折又未能及时复位所引起

D. 可手术去除

E. 若不修整可能影响义齿摘戴

36. 哪个机构负责全国处方的开具、调剂、保管等相关工作

A. 国务院

B. 国务院卫生主管部门

C. 国务院疾病预防控制机构

D. 国务院药品监督管理部门

E. 国务院办公厅

37. 干槽症症状通常发生在拔牙术后

A. 12 小时

B. 第 1 天

C. 第 2~3 天

D. 第 5 天

E. 第 2 周

38. 殆支托可放的部位，除外的是

A. 基牙近远中边缘嵴上

B. 上颌磨牙颊沟处

C. 下颌磨牙舌沟处

D. 前牙舌隆突处

E. 上颌磨牙舌沟处

39. 颞下颌关节区检查内容不包括

A. 殆关系检查

B. 外耳道前壁检查

C. 开口度

D. 开口型

E. 颞下颌关节活动度

40. 拔牙创的检查与处理哪项是错误的

A. 应检查拔除的牙是否完整

B. 应检查拔除的牙根数目是否符合

C. 复位扩大的牙槽窝，让血液充满牙槽窝

D. 将消毒纱布填入牙槽窝

E. 缝合撕裂的牙龈

41. 肯尼迪（Kennedy）分类法中第三类牙列缺损，可摘局部义齿支点线和牙弓的关系是

A. 支点线横切牙弓

B. 支点线纵切牙弓

C. 支点线斜切牙弓

D. 支点线构成三角形

E. 支点线构成多边形

42. 计算平均潜伏期宜用哪个指标

A. 中位数

B. 积和变异数

C. 全距

D. 离均差

E. 算术平均数

43. 下颌阻生牙拔除的适应证中不包括

A. 反复引起冠周炎

B. 无症状骨埋伏

C. 满足正畸需要

D. 可能成为颞下颌关节紊乱综合征的病因

E. 可疑为原因不明疼痛的原因

44. 取下颌前伸颌位记录的目的是

A. 确定切导斜度

B. 确定前伸髁导斜度

C. 确定侧方髁导斜度

D. 确定上下颌间的距离

E. 使上下颌堤均匀地接触

45. 拔牙造成口腔与上颌窦交通时，错误的处理方法是

A. 穿孔≤2mm，按常规拔牙后处理，待其自然愈合

B. 术后嘱患者勿用鼻腔鼓气

C. 避免用力打喷嚏

D. 术后给予抗感染治疗

E. 穿孔约为 8mm，将两侧牙龈拉拢缝合

46. 修复前应具备的理想的口腔条件不包括

A. 足够的骨组织支持牙，无尖锐的骨突或骨嵴

B. 无妨碍义齿就位的倒凹或悬突

C. 无影响牙稳定、固位的瘢痕结构、增生的软组织和系带

D. 上下牙槽嵴关系良好和足够的唇颊沟深度

E. 腭弓宽大有益于义齿有固位的弧度

47. 可摘局部义齿灌石膏模型前，在孤立基牙处插入小竹签的目的是

A. 便于灌模

B. 方便脱模

C. 加强石膏牙强度

D. 避免孤立牙产生气泡

E. 有利于上下颌模型准确对合

48. 做嵌体牙体预备时错误的做法是

A. 去尽病变腐质

B. 预防性扩展

C. 提供良好的固位形和抗力形

D. 适当磨改异常的对颌牙

E. 轴面最大周径线降至龈缘

49. 主要用扭转力拔除的牙是

A. 上颌第三磨牙

B. 下颌中切牙

C. 上颌中切牙

D. 上颌前磨牙

E. 下颌前磨牙

50. 牙的“接触区”是指

A. 牙冠邻面的突出点

B. 轴面上的外形高点

C. 牙冠邻面最高的部分

D. 牙与牙相互接触的部位

E. 相邻牙冠邻面互相接触的区域

51. 下列关于药品剂量与数量的说法正确的是

A. 药品剂量与数量用阿拉伯数字书写

B. 中药饮片以袋为单位

C. 胶囊剂以丸为单位

D. 片剂以袋为单位

E. 颗粒剂以粒为单位

52. 关于切开拔除阻生第三磨牙的切口设计，错误的是

A. 远中切口尽量偏舌侧

B. 颊侧切口一般不必超过前庭沟

C. 如仅用远中切口就可以消除阻力，可不做颊侧切口

D. 应做黏骨膜全层切开，紧贴骨面将瓣翻起

E. 缝合后切口下应有足够骨支持

53. 二次印模法制取全口义齿印模时，制作个别托盘的作用主要是

A. 易于操作

B. 可使印模边缘清晰准确

C. 可使边缘适度伸展

D. 在组织上施加均匀的压力

E. 能获得解剖形态的印模

54. 龋病发生的因素是

A. 细菌因素

B. 四联因素

C. 宿主因素

D. 食物因素

E. 时间因素

55. 制备嵌体窝洞时，与修复体边缘封闭直接相关的是

A. 洞斜面

B. 边缘嵴

C. 轴面角

D. 倒凹深度

E. 洞的深度

56. 下列牙列缺损为肯尼迪（Kennedy）分类法中的第四类缺损的是

A. 876|678 缺失

B. 1|12 缺失

C. 876|456 缺失

D. 65|4 缺失

E. |45678 缺失

57. 不符合干槽症表现的是

A. 以疼痛为主要症状

B. 疼痛为阵发性

C. 拔牙窝常有腐败坏死物

D. 拔牙窝内有明显腐臭味

E. 骨壁常有明显触痛

58. 下列关于麻醉药品处方权的说法错误的是

A. 执业医师获得麻醉药品处方权之前必须经过麻醉药品使用知识和规范化管理的培训

B. 执业医师经考核合格后才能取得麻醉药品的处方权

C. 执业医师取得麻醉药品处方权后，不得为自己开具该类药品处方

D. 执业医师取得麻醉药品处方权后，方可在本机构开具麻醉药品处方

E. 执业医师不需考核，只要注册就可以具有麻醉药品的处方权

59. X线片上拔牙窝的影像完全消失至出现正常骨结构的时间是在牙拔除后

A. 6~8周

B. 3~6个月

C. 7~10个月

D. 11~12个月

E. 1年以上

60. 口腔健康调查方法中没有

A. 普查

B. 随机调查

C. 抽样调查

D. 预调查

E. 捷径调查

61. 根据传统方法，前牙桩冠根面时应预备成

A. 唇舌向平面

B. 唇舌向颊面

C. 舌唇向斜面

D. 唇舌两个斜面

E. 近远中两个斜面

62. 拔牙钳喙与牙长轴平行的目的是

A. 夹住患牙

B. 省力

C. 防止邻牙损伤

D. 避免牙龈损伤

E. 利于使用扭转力

63. 特殊使用级抗菌药物会诊人员由具有高级专业技术职务任职资格的医师、药师或具有高级专业技术职务任职资格的抗菌药物专业临床药师担任。以下不是应用管理规定的科室是

A. 感染性疾病科

B. 呼吸科

C. 微生物检验科

D. 重症医学科

E. 泌尿科

64. 关于颞下颌关节紊乱综合征的特点，叙述错误的是

A. 常见症状是疼痛、下颌运动异常和杂音

B. 可伴有头痛、耳鸣

C. 一般具有自限性

D. 预后良好

E. 可能继发关节内强直

65. 关于不可复性盘前移位临床特点的叙述，下列哪项是错误的

A. X线片显示关节间隙增宽

B. 测被动开口度时，开口度不能增大

C. 开口时下颌偏向健侧

D. 进而弹响消失，开口受限

E. 典型的关节弹响病史，继之有间断性关节绞锁史

66. 世界卫生组织龋病流行程度评价标准是

A. 龋齿发病率

B. 患龋率

C. 龋均

D. 龋面均

E. 无龋率

67. 关于可摘局部义齿基牙的选择，以下说法不正确的是

A. 除仅余留切牙的牙列缺损，一般不选切牙为基牙

B. 基牙倒凹深度不超过1mm，坡度应小于20°

C. Ⅱ度松动的牙不宜单独选作基牙

D. 选用多个基牙时，基牙越分散越好

E. 选择位置适当的牙作基牙，首选近缺牙间隙的、条件好的牙作为基牙

68. 以下关于颞下颌关节紊乱综合征的叙述哪项是错误的

A. 好发于青壮年，是一组疾病的总称
B. 关节内微小创伤与精神心理因素是本病的两个主要致病因素
C. 本病有自限性，一般不会发生关节强直
D. 以保守治疗为主
E. 三个主要临床症状是下颌运动异常、自发痛及关节弹响和杂音

69. 嵌体箱状洞形的轴壁应
A. 相互内聚不超过 2°
B. 相互内聚 2°~5°
C. 相互平行或外展 2°~5°
D. 外展不超过 10°
E. 相互平行或内聚不超过 2°~5°

70. 恒牙迟萌的原因中与遗传性因素有关的因素是
A. 先天性甲状腺分泌缺乏
B. 牙根弯曲阻生埋伏
C. 多生牙、牙瘤、囊肿
D. 乳牙滞留
E. 颅骨锁骨发育不全

【A_2 型题】

答题说明

每一道考题是以一个小案例出现的，其下面都有 A、B、C、D、E 五个备选答案，请从中选择一个最佳答案。

71. 患者，男性，43 岁。$\underline{|2}$ 为桩冠修复。戴用 1 年发生桩冠折断，最可能的原因是根桩
A. 长度不够
B. 过细
C. 松动
D. 牙根弯曲
E. 锥度过小

72. 患者，男性，40 岁。因全口牙自幼呈黄色，后似有加重为黄褐色，要求治疗。检查见全口牙均为黄褐色，表面光滑无缺损。医生重点询问
A. 母亲患病史
B. 幼时患病史
C. 幼时患病用药史
D. 幼时居住地
E. 牙病治疗史

73. 患儿，男，2 岁。由父母陪同去口腔科就诊。母亲要求医生为小孩做乳牙窝沟封闭。医生认为该小孩目前不需做窝沟封闭，其主要原因是
A. 乳牙不需做窝沟封闭
B. 现阶段儿童不易患龋病
C. 封闭剂的氟释放，儿童易误吞造成氟中毒
D. 乳牙窝沟封闭年龄一般应为 3~4 岁
E. 乳牙有机质多，封闭剂易脱落

74. 患者，男性，52 岁。晨起后发现右口角下垂，右眼不能完全闭合。检查时还发现右侧舌前 2/3 味觉迟钝，同侧舌、颊及口底黏膜与对侧相比均显干燥、无光泽，右侧听力也较对侧差。希尔默试验

泪腺分泌正常。该患者面神经损害部位可能在

A. 脑桥与膝状神经节之间

B. 膝状神经节

C. 镫骨肌与膝状神经节之间

D. 鼓索及镫骨肌之间

E. 茎乳孔以外

75. 患儿，男，5岁。上颌乳中切牙邻接面浅龋，拟用氟化物进行浅龋治疗。其主要作用机制是

A. 与牙面细菌蛋白结合，杀灭细菌

B. 凝固有机质，堵塞牙本质小管

C. 与釉质的羟基磷灰石作用，生成氟磷灰石

D. 中和致龋菌所产生的酸

E. 刺激修复性牙本质形成

76. 患者，男性，42岁。平素体健，吸烟每日一包。临床诊断为慢性牙周炎。经牙周系统治疗及局部药物治疗后效果不理想，口腔卫生状况一般。应最先考虑影响其疗效的因素是

A. 营养因素

B. 吸烟

C. 咬合创伤

D. 使用的药物不当

E. 工作紧张

77. 患者，男性，60岁。患糖尿病10年，长期应用苯乙双胍。检查：浅昏迷，呼吸深大，中度脱水，膝反射极弱，血压80/65mmHg，血糖15mmol/L，血钠140mmol/L，血钾5.6mmol/L，CO_2CP 12mmol/L，血尿素氮（BUN）15mmol/L，尿糖（+++），尿酮（+），尿蛋白（++）。最可能的诊断是

A. 乳酸酸中毒昏迷

B. 脑血管意外所致昏迷

C. 糖尿病酮症酸中毒昏迷

D. 糖尿病肾病尿毒症昏迷

E. 糖尿病非酮症高渗性昏迷

78. “献血大王”刘某，在过去的8年间，献血总量已达5600ml。快满50周岁的刘某告诉记者，如果身体一直保持健康状态，他满55周岁以前，还可争取无偿献血

A. 7次

B. 8次

C. 9次

D. 10次

E. 11次

79. 某患者在接受左腮腺浅叶切除+面神经解剖术后半年出现进食时左腮腺区皮肤出汗。其原因可能是

A. 该区域面神经与交感神经错位愈合

B. 该区域面神经与副交感神经错位愈合

C. 该区域交感神经与副交感神经错位愈合

D. 腮腺瘘

E. 耳大神经受损

80. 患者，男性，35岁。因刷牙时牙龈出血就诊。检查：牙龈颜色发红，龈袋深2mm，舌侧有龈下牙石，探诊后出血。该患者的CPI指数记分为

A. 0

B. 1

C. 2

D. 3

E. 4

81. 患者，男性，52岁。右侧严重的三叉神经第Ⅱ、第Ⅲ支痛伴痛性抽搐。所谓痛性抽搐，是指伴疼痛而发生的

A. 面部潮红

B. 表情肌不自主痉挛

C. 眼结膜充血

D. 咬唇、伸舌

E. 用力揉搓面部

82. 男婴，11 个月，Ⅱ度烧伤面积 10%，体重 10kg，额外液体丢失量约为

A. 120ml

B. 150ml

C. 250ml

D. 280ml

E. 300ml

83. 甲医院是某市三级甲等医疗机构，下列是甲医疗机构用血的一些做法，除了哪项外都符合《中华人民共和国献血法》的规定

A. 甲医疗机构在供血充足的情况下将无偿献血者的血液出售给血液制品生产单位

B. 甲医疗机构积极推行按血液成分针对医疗实际需要输血

C. 甲医疗机构制定临床用血计划，并由市卫生局指定的血站供给

D. 甲医疗机构对临床用血进行核查，将不符合国家规定标准的血液弃之不用

E. 甲医疗机构临床用血的包装、储存、运输符合国家规定的卫生标准和要求

84. 患者，女性，35 岁。7⌉因龋坏已做根管治疗。检查：叩诊（-），无松动，X 线片显示根管填充良好。该牙如要桩冠修复，牙体预备时下列哪项是错误的

A. 去除病变组织，尽可能保存牙体组织

B. 在不引起根管侧穿的情况下，尽可能争取较长的冠桩长度

C. 如果近远中根管方向一致，可预备成平行根管

D. 颈缘不需做肩台预备

E. 如果髓腔完整，将髓腔预备成一定洞形

85. 患者，男性，40 岁。主诉颊黏膜白色斑块约 1 年。检查可见左侧颊黏膜约 1.0cm×1.5cm 的白色斑块，界限清楚，微高出黏膜，表面有毛刺状突起。此病的诊断可能是

A. 扁平苔藓

B. 颗粒状白斑

C. 均质性白斑

D. 疣状白斑

E. 慢性盘状红斑狼疮

86. 患者，男性，60 岁。腹泻 5 天伴头晕、乏力、恶心、呕吐，未及时治疗。测血钠为 130mmol/L，血钾 4.7mmol/L。推测该患者为

A. 低渗性缺水

B. 等渗性缺水

C. 高渗性缺水

D. 低钾血症

E. 高钾血症

87. 患者，女性，16 岁，⌈67 缺失，⌈8 未萌，以下设计合理的是

A. ⌈45 单端桥修复⌈67

B. ⌈345 单端桥修复⌈67

C. ⌈2345 单端桥修复⌈67

D. ⌈12345 单端桥修复⌈67

E. 活动义齿修复

88. 某县医院因收治多例人感染高致病性禽流感患者未按规定报告受到行政处罚。为此，该医院积极整改，加强《中华人民共和国传染病防治法》的宣传，并落实各项传染病防治任务。不属于医院应承担的任务是

A. 开展流行病学调查
B. 承担责任区域内传染病预防工作
C. 防止传染病的医院感染
D. 防止传染病的医源性感染
E. 承担医疗活动中与医院感染有关的危险因素检测

89. 患者，女性，41 岁。拟诊为左三叉神经第Ⅱ支痛。若采用诊断性封闭法查找扳机点，在选择的注射麻醉药的部位中，不包括
A. 眶下孔
B. 切牙孔
C. 腭大孔
D. 上颌结节后上
E. 卵圆孔

90. 患者，男性，68 岁。4 年前因牙周病拔牙后行全口义齿修复，效果理想。半年前发现咀嚼效率下降，出现这种现象最可能的原因是
A. 疼痛所致
B. 患者年龄增加，出现肌无力
C. 人工牙𬌗面磨损
D. 患者的心理因素所致
E. 咬合不平衡

91. 患者，男性，48 岁。突发左眼睑闭合不全，口角右偏，考虑为面瘫，需鉴别属特发性面神经麻痹还是中枢性面瘫。两者主要的鉴别点在于
A. 患侧口角下垂，健侧向上歪斜
B. 患侧眼睑闭合不全
C. 不能鼓气，鼓气时漏气
D. 患侧鼻唇沟消失
E. 患侧额纹消失，不能皱眉

92. 患者，女性，53 岁。4 小时前上腹部被汽车撞伤，现面色苍白，四肢厥冷，脉搏 142 次/分，血压 58/38mmHg，全腹轻压痛、反跳痛。该患者的诊断为
A. 胃破裂
B. 十二指肠破裂
C. 肝、脾破裂
D. 腹膜后血肿
E. 肾损伤

93. 患者，女性，48 岁。因⌈6 牙周反复肿痛来诊。初诊为慢性牙周炎。X 线片显示环绕⌈6 牙根的白色阻射线消失。这表明组织有破坏的是
A. 牙本质
B. 牙骨质
C. 牙槽骨
D. 牙周膜
E. 牙龈组织

94. 患者，男性，55 岁。面瘫 5 天。检查：面肌麻痹、舌前 2/3 味觉丧失，唾液分泌障碍，听觉正常。提示面神经哪一部位损伤
A. 面神经主干损伤
B. 面神经在镫骨肌神经与膝状神经节之间损伤
C. 面神经在鼓索与镫骨肌神经之间损伤
D. 面神经在鼓索分出处的远端损伤
E. 面神经在膝状神经节与内耳门之间损伤

95. 患者，男性，19 岁。诊断为局限型侵袭性牙周炎。牙周基础治疗时，准备同时给予全身抗生素治疗。最适宜的是
A. 甲硝唑
B. 米诺环素
C. 青霉素
D. 非甾体抗炎药
E. 链霉素

96. 中年男性患者，突然发生呼吸困难 1 小

时。查体：满肺哮鸣音，心率 120 次/分，心脏听诊听不清有无杂音。应首选何药

A. 硝普钠
B. 维拉帕米
C. 毛花苷 C
D. 氨茶碱
E. 普萘洛尔

97. 患者，男性，56 岁。近 1 个月来左侧舌根、软腭及咽部阵发性剧烈疼痛，并向外耳道放射。吞咽、说话均可引起疼痛，甚至夜间有痛醒现象。临床检查以上部位未见明显肿胀，黏膜色泽正常，无溃疡，服用卡马西平有效。最有可能的原因是

A. 非典型性口炎
B. 三叉神经痛
C. 蝶腭神经痛
D. 舌咽神经痛
E. 鼻咽癌

98. 患者，男性，22 岁。主诉牙齿松动半年。无全身疾病，不吸烟。接诊医生诊断为广泛型侵袭性牙周炎，经牙周系统治疗后，牙周维护的间隔期开始应为

A. 每 2~4 个月
B. 每 2~3 个月
C. 每 1~2 个月
D. 每 3~4 个月
E. 每 3~6 个月

99. 患者，女性，34 岁。右侧眉因外伤缺失，拟采用皮肤移植方法行眉再造手术。应选用的是

A. 刃厚皮片
B. 薄中厚皮片
C. 厚中厚皮片
D. 全厚皮片
E. 轴型皮瓣

100. 患者，男性，20 岁。前牙有暗黄色斑点。病变牙的磨片显示，釉柱间质矿化不良，而釉质表层过度矿化。最可能的诊断是

A. 釉质发育不全
B. 氟牙症
C. 遗传性乳光牙本质
D. 四环素牙
E. 畸形中央尖

【A_3/A_4 型题】

答题说明

以下提供若干个案例，每个案例下设若干道考题。请根据答案所提供的信息，在每一道考题下面的 A、B、C、D、E 五个备选答案中选择一个最佳答案。

（101~103 题共用题干）

患儿，男，5 岁。口腔健康检查时医生推荐使用局部涂氟的方法防龋，选择的氟化液为酸性磷酸氟。

101. 每次使用的药量最多不超过

A. 1.0ml
B. 2.0ml
C. 3.0ml

D. 4.0ml

E. 5.0ml

102. 对于儿童，使用的频率一般为

A. 3、7、10、13 岁各一疗程，每周 1 次，共 4 次

B. 1~13 岁，每月 1 次

C. 1~13 岁，每 3 个月 1 次

D. 1~13 岁，每半年 1 次

E. 1~13 岁，每年 1 次

103. 局部涂氟操作时可以省略的步骤是

A. 清洁牙面

B. 邻面使用牙线清洁

C. 局部涂氟时应隔湿干燥

D. 涂后必须保持湿润 3~4 分钟

E. 半小时内不漱口

（104~106 题共用题干）

患者，女性，41 岁。右侧后牙遇冷热刺激疼 3 个月。近 1 周来出现自发性痛，昨夜疼痛加重，但不能确定患牙位置。

104. 检查时最可能发现

A. 叩痛（++）

B. 磨耗严重

C. 中龋，温度测验引起剧痛

D. 深龋，温度测验引起剧痛

E. 牙龈红肿

105. 诊断应该为

A. 深龋

B. 中龋

C. 急性牙髓炎

D. 慢性牙髓炎

E. 慢性牙髓炎急性发作

106. 主诉牙进行温度测验的结果为

A. （+）

B. 无反应

C. 短暂的轻度或中度不适

D. 出现疼痛，但刺激去除后即刻消失

E. 出现疼痛，刺激去除后持续一段时间

（107~110 题共用题干）

患者，女性，50 岁。以颊黏膜粗糙感、反复刺激性疼痛就诊。检查：双颊黏膜及下唇红有网状白纹，右颊及唇红病损区轻度充血。

107. 本病的临床症状不包括

A. 病损大多左右对称

B. 可发生在口腔黏膜任何部位，以颊黏膜多见

C. 皮肤靶形红斑

D. 患者自觉黏膜粗糙、木涩感、烧灼感

E. 小丘疹连成的线状白色、灰白色花纹

108. 根据病损形态特征分类不包括

A. 网纹型

B. 斑块型

C. 萎缩型

D. 糜烂型

E. 溃疡型

109. 该病例最常见的致病因素是

A. 遗传因素

B. 免疫因素

C. 口腔局部因素

D. 精神因素

E. 内分泌因素

110. 关于该病的治疗，错误的是

A. 可选用羟氯喹作为免疫抑制药，成人每次口服 0.1~0.2mg，一日 2 次

B. 口服番茄红素 8mg/d，连续 8 周对治疗病损及减轻疼痛有良好效果

C. 个别对糖皮质激素不敏感的顽固病例，口服硫唑嘌呤或环磷酰胺 6 个月

D. 对急性大面积或多灶糜烂型，可慎重考虑使用糖皮质激素，采用大剂量、短疗程方案

E. 雷公藤有很强的抗炎作用，可抑制体液免疫，对细胞免疫有双向调节作用

(111~113 题共用题干)

患者，女性，47 岁。$\overline{8765|678}$ 缺失，活动义齿修复，$\overline{4|5}$ RPI 卡环组，大连接体为舌杆。口底浅。戴用义齿 2 个月后，诉义齿压痛，基牙咬合痛。检查：$\overline{4|}$ 叩（++），X 线片见根尖周暗影。舌系带根部小溃疡。义齿各部位密合，咬合不高。

111. $\overline{4|}$疼痛的原因是

A. 𬌗干扰

B. 牙周炎

C. 受力过大

D. 根尖周炎

E. 牙本质敏感

112. $\overline{4|}$疼痛的处理措施是

A. 根管治疗

B. 牙髓失活

C. 牙周治疗

D. 调𬌗

E. 人工牙减径或减数

113. 舌系带根部溃疡的原因是

A. 义齿摘戴困难

B. 义齿下沉

C. 义齿前后翘动

D. 舌杆未缓冲

E. 舌杆位置过低

(114~115 题共用题干)

某患者进行金属烤瓷冠修复，冠就位后发现冠十分密合，经调𬌗无早接触后选择聚羧酸锌水门汀黏固，调拌水门汀时严格按照粉、液比例，按就位道方向就位，𬌗面垫一棉卷，让患者紧咬 5 分钟，黏固完成后再次检查发现咬合过高。

114. 最可能导致咬合过高的原因是

A. 患者咬合过分用力

B. 水门汀排溢困难

C. 水门汀选择不当

D. 水门汀调拌不当

E. 水门汀未完全固化

115. 在黏固前可采取的预防措施是

A. 将水门汀调稀一些

B. 将牙体组织面均匀磨去一小层

C. 将冠组织面均匀磨去一小层

D. 在牙体轴壁上预备一纵向小沟

E. 在黏固前将冠调至低咬合

(116~118 题共用题干)

患者，女性，16 岁。因儿童期颏部外伤所致单侧颞下颌关节强直。

116. 在可能伴有的严重面下部发育障碍中，错误的是

A. 患侧下颌体及升支短小

B. 患侧面部扁平

C. 患侧角前切迹加深

D. 健侧下颌相对较长

E. 颏点偏向患侧

117. 若 X 线片证实，其患侧乙状切迹尚存在，最适宜的手术方法是

A. 在相当于髁突顶处，切除 0.5cm 宽骨质

B. 在相当于髁突颈以上平面，切除 1.0~1.5cm 宽骨质

C. 在下颌孔平面以上切除 1.0~1.5cm 骨质

D. 在下颌孔平面以下截去 1.0~1.5cm 骨质

E. 在下颌角处截去 1.0~1.5cm 骨质

118. 若双侧颞下颌关节都已受累，患者又

无法耐受双侧同期手术，2 次手术之间的间隔不应超过

A. 3 天

B. 1 周

C. 2 周

D. 1 个月

E. 3 个月

（119～121 题共用题干）

患者，女性，33 岁。进食后突发上腹部刀割样疼痛 2 小时。体格检查：腹肌紧张、全腹压痛、反跳痛，肝浊音界消失。血常规、白细胞及中性粒细胞计数增高。

119. 该患者最可能的诊断是

A. 阑尾炎

B. 肾结石合并尿路感染

C. 膀胱炎

D. 胃溃疡穿孔

E. 急性胃炎

120. 主要诊断依据是

A. 上腹刀割样疼痛

B. 腹肌紧张

C. 全腹压痛

D. 全腹反跳痛

E. 肝浊音界消失

121. 最恰当的治疗是

A. 抗感染

B. 镇痛

C. 冷敷

D. 手术治疗

E. 观察

（122～124 题共用题干）

患者，男性，25 岁。多数牙龈均有不同程度的充血、水肿，以下前牙牙龈肿胀明显，牙龈色暗红，牙颈部可见堆积软垢和牙石，舌侧尤甚，触之牙龈易出血，牙松动不明显，X 线片未见明显异常。

122. 以下最可能的诊断是

A. 牙周炎

B. 慢性龈炎

C. 青春期龈炎

D. 药物性牙龈增生

E. 牙龈纤维增生

123. 该病的主要病因是

A. 食物嵌塞

B. 不良的修复体

C. 吸烟

D. 软垢与牙石

E. 不良的刷牙方法

124. 以下最适宜的治疗措施是

A. 龈上洁治术

B. 保持口腔清洁

C. 局部用抗菌药物

D. 牙龈切除术

E. 全身用抗菌药物

（125～127 题共用题干）

某患者以张口受限，张口、下颌前伸运动时，左侧颞下深区疼痛，张口型偏左前来就诊。

125. 其诊断应该是

A. 右关节盘前移位

B. 左髁突破坏

C. 左关节盘穿孔

D. 左关节盘前移位，髁突后移

E. 左翼外肌痉挛

126. 关于此类疾病患者的体征，描述错误的是

A. 开口中度受限

B. 被动开口大于主动开口

C. 翼外肌相应部位压痛，但不红肿

D. 有时可出现弹响

E. 关节区无压痛

127. 此类疾患的首选治疗是

A. 关节镜冲洗治疗
B. 理疗（红外线加钙离子导入）
C. 2%普鲁卡因翼外肌封闭
D. 0.5%~1.0%普鲁卡因翼外肌封闭
E. 2%普鲁卡因加泼尼松翼外肌封闭

【B 型题】

答 题 说 明

以下提供若干组考题，每组考题共用在考题前列出的 A、B、C、D、E 五个备选答案，请从中选择一个与问题关系最密切的答案。某个备选答案可能被选择一次、多次或不被选择。

（128~129 题共用备选答案）
A. 修复体与牙体完全密合
B. 修复体的轴壁不能与牙体完全密合
C. 修复体邻面接触点不能密合
D. 修复体强度较差
E. 修复体能恢复良好的天然牙颜色

128. 全瓷全冠的特点
129. 塑料全冠的特点

（130~131 题共用备选答案）
A. 皮肤紫纹
B. 皮肤色素变淡
C. 皮肤色素脱失
D. 皮肤色素加深
E. 皮肤色素无变化

130. 原发性慢性肾上腺皮质功能减退症
131. 垂体功能减退所致继发性肾上腺皮质功能减退症

（132~134 题共用题干）
患者，男性，48 岁，体健。主诉牙龈自发出血伴牙龈疼痛、腐败性口臭 6 天。长期大量吸烟史，且近期工作压力过大。

132. 最可能的诊断是
A. 龈乳头炎
B. 疱疹性龈口炎
C. 边缘性龈炎
D. 急性坏死性溃疡性龈炎
E. 侵袭性牙周炎

133. 若确诊为急性坏死性溃疡性龈炎，最有价值的辅助检查是
A. 免疫组化
B. X 线检查
C. 革兰染色涂片
D. 碱性磷酸酶检查
E. 血液检查

134. 此患者最佳首次治疗措施是
A. 去除大块牙石及坏死物，1%过氧化氢冲洗
B. 口服抗生素及维生素 D
C. 去除坏死组织并初步刮除大块牙石，3% H_2O_2 冲洗
D. 保守治疗，需血液检查确诊
E. 1%~2% H_2O_2 含漱 1 周

（135~139 题共用备选答案）
A. 关节盘穿孔、破裂
B. 翼外肌痉挛
C. 翼外肌功能亢进

D. 不可复性盘前移位

E. 可复性盘前移位

135. 下颌运动的任何阶段有多声破碎音和开口型歪曲

136. 弹响发生在开口末期或开口末和闭口初期

137. 被动开口度大于自然开口度，开口时下颌偏向患侧

138. 开口型在弹响发生前偏向患侧，弹响发生后回到中线

139. 有典型的关节弹响病史，继之有间断性关节绞锁史，进而弹响消失，开口受限

（140～141 题共用题干）

患者，女性，54 岁。1 年来经常因触摸左侧面颊部及上、下唇而诱发阵发剧痛。近半年发作频繁，间歇期缩短，疼痛剧烈难忍，初起时服用卡马西平治疗有效，近来加大服药剂量也无效。

140. 该病诊断应为

A. 三叉神经第Ⅰ支痛

B. 三叉神经第Ⅱ支痛

C. 三叉神经第Ⅲ支痛

D. 三叉神经第Ⅰ、Ⅱ支痛

E. 三叉神经第Ⅱ、Ⅲ支痛

141. 患者目前宜首选以下哪种治疗方法

A. 继续加大卡马西平的服用量

B. 三叉神经撕脱术

C. 麻醉药封闭疗法

D. 无水乙醇注射治疗

E. 射频温控热凝术

（142～144 题共用备选答案）

A. 约束力

B. 范德华力

C. 固位力

D. 粘接力

E. 摩擦力

142. 物体位移时受到一定的条件限制，加给物体这种限制的力称为

143. 两个相互接触面又相对运动的物体间所产生的作用力称为

144. 粘接剂与被粘接物体界面上分子间的结合力称为

（145～147 题共用备选答案）

A. 樟脑酚合剂

B. 氢氧化钙

C. 氯己定

D. 甲醛甲酚

E. 75%乙醇

下列所描述的药物性质所对应的制剂是

145. 消毒作用较弱，但有较好镇痛作用的药物是

146. 强碱性、有消毒作用的药物是

147. 消毒作用较强，且有明显刺激性的药物是

（148～150 题共用备选答案）

A. 把金属支架上部件与大连接体相连接

B. 恢复缺失牙形态和功能

C. 一定的应力缓冲作用

D. 承担力并传导至基牙

E. 应力中断作用

148. 活动连接体的作用是

149. 固位体的作用是

150. 小连接体的作用是

第三单元参考答案与解析

【A_1型题】

1. E 【解析】牙髓电活力测验一般不会导致根尖周炎。

2. C 【解析】急性根尖周炎的浆液期有时用力咬紧患牙反而稍感舒服。

3. B 【解析】分为放射治疗、核医学、介入放射学、X射线影像诊断。故选B。

4. B 【解析】根管闭锁不能进行完善的根管治疗。

5. C 【解析】定群研究是将特定的人群按其是否暴露于某因素或按不同暴露水平分为n个组群或队列，追踪观察一定时间，比较两组或各组的发病率或死亡率，以检验该因素与某疾病联系的假设。

6. A 【解析】磷酸锌水门汀黏固时pH为3.5，由于这一酸性状态对牙髓有刺激作用，活髓牙不宜使用（A对）。

7. D 【解析】医疗机构应当定期对放射诊疗工作场所、放射性同位素储存场所和防护设施进行放射防护检测，保证辐射水平符合有关规定或者标准。放射性同位素不得与易燃、易爆、腐蚀性物品同库储存；储存场所应当采取有效的防泄漏等措施，并安装必要的报警装置。放射性同位素储存场所应当有专人负责，有完善的存入、领取、归还登记和检查的制度，做到交接严格，检查及时，账目清楚，账物相符，记录资料完整。故选D。

8. C 【解析】由于年轻恒牙在混合牙列中有活跃的垂直和水平方向的移动度，修复牙体时应以恢复牙冠的解剖形态为目的，不强调恢复牙齿间的接触点。

9. D 【解析】横断面调查又称横断面研究，因为所获得的描述性资料是在某一时点或在一个较短时间区间内收集的，所以它客观地反映了这一时点的疾病分布，以及人们的某些特征与疾病之间的关联。所收集的资料是调查当时所得到的现况资料，故又称现况研究或现况调查；又因横断面研究所用的指标主要是患病率，又称患病率调查。

10. A 【解析】窝沟封闭术的适应证：乳磨牙在3~4岁（A对），第一磨牙在6~7岁，第二磨牙在11~13岁为最适宜实施窝沟封闭的年龄。

11. B 【解析】对体外远距离放射治疗，放射诊疗工作人员在进入治疗室前，应首先检查操作控制台的源位显示，确认放射线束或放射源处于关闭位时，方可进入，A正确。对近距离放射治疗，放射诊疗工作人员应当使用专用工具拿取放射源，不得徒手操作，B错误；对接受敷贴治疗的患者采取安全护理，防止放射源被患者带走或丢失。实施永久性籽粒插植治疗期间，放射诊疗工作人员应随时清点所使用的放射性籽粒，防止在操作过程中遗失；放射性籽粒植入后，必须进行医学影像学检查，确认植入部位和放射性籽粒的数量，D正确。治疗过程中，治疗现场至少应有2名放射诊疗工作人员，并密切注视治疗装置的显示及患者情况，及时解决治疗中出现的问题；严禁其他无关人员进入治疗场所，C正确。放射诊疗工作人员应当严格按照放射治疗操作规范、规程实施照射；不得擅自修改治疗计划；放射诊疗工作人员应当验证治疗计划的执行情况，发现偏离计划现象时，应当及时采取补救措施并向本科室负责人或者本机构负责医疗质量控制的部门报告，E 正确。

12. C 【解析】严格执行检查资料的登记、保存、提取和借阅制度，不得因资料管理、受检者转诊等原因使受检者接受不必要的重复照射，A 正确。不得将核素显像检查和胸部 X 线检查列入对婴幼儿及少年儿童体检的常规检查项目，B 正确；对育龄妇女腹部或骨盆进行核素显像检查或 X 线检查前，应问明是否怀孕；非特殊需要，对受孕后 8~15 周的育龄妇女，不得进行下腹部放射影像检查；应当尽量以胸部 X 线摄片代替胸部荧光透视检查，C 错误。实施放射性药物给药和 X 线照射操作时，应当禁止非受检者进入操作现场；因患者病情需要其他人员陪检时，应当对陪检者采取防护措施，E 正确。故选 C。

13. D 【解析】具有经核准登记的医学影像科诊疗科目，A 正确。具有符合国家相关标准和规定的放射诊疗场所和配套设施，C 正确。具有质量控制与安全防护专（兼）职管理人员和管理制度，并配备必要的防护用品和监测仪器，B 正确。产生放射性废气、废液、固体废物的，具有确保放射性废气、废物、固体废物达标排放的处理能力或者可行的处理方案，D 错误。具有放射事件应急处理预案，E 正确。故选 D。

14. E 【解析】血友病患者凝血因子Ⅷ水平在正常的 30%以上时可拔牙，A 错误。单纯高血压患者，血压控制在 180/100mmHg 以下时可以拔牙，但需要监测，B 错误。一般冠状动脉粥样硬化性心脏病患者，半年内无发作，心电图无异常，血压低于 180/100mmHg 时可以拔牙，C 错误。慢性肝炎患者，在注意凝血功能的情况下可以拔牙，D 错误。重型或急性白血病患者禁忌拔牙，E 正确。

15. A 【解析】楔状缺损多见于中年以上患者，为其不恰当的刷牙方法、特殊牙弓形态、酸蚀等原因造成，所以最常发生于前磨牙，其次为尖牙、第一磨牙，有时范围涉及第二磨牙以前的全部牙齿，侧切牙、中切牙也可发生，故 A 正确。

16. B 【解析】乳牙根尖周炎早期症状不明显，发作时以急性炎症为主要表现。

17. C 【解析】有近期心肌梗死病史者，近期心绞痛频繁发作，有三度或二度Ⅱ型房室传导阻滞的患者，心功能Ⅲ~Ⅳ级或有端坐呼吸、发绀、颈静脉怒张、下肢水肿等，心脏病合并高血压者禁止拔牙。

18. D 【解析】分析流行病学也称分析性研究，它是进一步在有选择的人群中观察可疑病因与疾病和健康状况之间关联的一种研究方法。分析流行病学主要有病例对照研究和队列研究两种方法，目的都是检验病因假设。

19. D 【解析】重衬是在全口义齿的组织面上加上一层塑料，使其充满牙槽嵴及周围组织被吸收部位的间隙，使基托组织面于周围组织密合，增加义齿的固位力。修理方法：检查正中关系是否正确，非正中关系有无殆干扰，需在重衬前选磨调殆。

20. B 【解析】高血压患者围手术期使用抗高血压药控制好血压，防止拔牙术中的心脑血管意外及拔牙后出血即可，不需要应用抗菌药物。故选 A。

21. E 【解析】不同季节儿童呼吸道感染发病差异分析涉及四个组的资料比较。

22. E 【解析】单纯性高血压，在无心、脑、肾并发症的情况下，一般对拔牙具有良好耐受性。手术激惹必然造成血压骤然升高，如术前血压较高，可能导致高血压脑病或脑血管意外等危象。如血压高于180/100mmHg，则应先行控制血压再进行拔牙。

23. A 【解析】全冠固位效果好，是固定桥最理想的固位体。

24. E 【解析】牙周炎属于影响牙槽骨吸收的局部因素。

25. B 【解析】在高浓度的氟环境中，机体长期摄入过量的氟可导致慢性氟中毒。多数资料指出，饮水氟浓度达到3mg/L以上可产生氟骨症。

26. E 【解析】装有放射性同位素和放射性废物的设备、容器，设有电离辐射标志A正确。放射性同位素和放射性废物储存场所，设有电离辐射警告标志及必要的文字说明，D正确。放射诊疗工作场所的入口处，设有电离辐射警告标志，C正确。放射诊疗工作场所应当按照有关标准的要求分为控制区、监督区，在控制区进出口及其他适当位置，设有电离辐射警告标志和工作指示灯，B错误。

27. D 【解析】牙挺由杆、柄、刃三部分组成。

28. A 【解析】贫血患者，血红蛋白在80g/L以上，血细胞比容在30%以上，可考虑拔牙。

29. E 【解析】放射治疗场所应当按照相应标准设置多重安全联锁系统、剂量监测系统、影像监控、对讲装置和固定式剂量监测报警装置，A正确。放射治疗场所应当按照相应标准设置配备放射治疗剂量仪、剂量扫描装置和个人剂量报警仪，D正确。开展核医学工作的，设有专门的放射性同位素分装、注射、储存场所，放射性废物屏蔽设备和存放场所，C正确。开展核医学工作的配备活度计、放射性表面污染监测仪，B正确。介入放射学与其他X线影像诊断工作场所应当配备工作人员防护用品和受检者个人防护用品。故选E。

30. E 【解析】拔除滞留的乳牙后应尽量避免搔刮拔牙窝以防损伤恒牙胚。

31. D 【解析】在婴儿上腭钩处的双侧黏膜，因用过硬的橡皮奶头人工喂养，经常在该处摩擦，容易发生溃疡，称Bednar溃疡。若有乳切牙萌出后切缘较锐，吸奶时间长，舌系带、舌腹与新萌中切牙摩擦也会发生溃疡，初起时仅局部充血，继之出现小溃疡，在不断的刺激下，溃疡扩大、疼痛加重，甚至可见组织增生，称里加病。

32. C 【解析】灌注石膏模型后24小时可利用模型制作修复体。

33. B 【解析】卡臂尖主要起到防止义齿殆向脱位的作用。

34. D 【解析】原发免疫性血小板减少性紫癜为拔牙后出血的全身因素，其他选项为局部因素。

35. A 【解析】牙槽嵴的骨尖和骨突与咀嚼习惯无关。

36. B 【解析】卫健委负责全国处方开具、调剂、保管相关工作的监督管理。县级以上地方卫生行政部门负责本行政区域内处方开具、调剂、保管相关工作的监督管理。

37. C 【解析】干槽症的诊断依据：拔牙后2~3天有剧烈疼痛，并向耳颞部、下颌区或头顶部放射，一般镇痛约物不能镇痛；拔牙窝内可空虚，或有腐败变性的血凝块，腐臭味强烈。

38. E 【解析】殆支托的位置：殆支托应该设置在基牙邻接缺隙侧的边缘嵴上，即缺隙两旁基牙殆面的近远中边缘嵴上。近中殆支托则设计在基牙的非缺隙侧，如果咬合过紧不易获得殆支托位置，可以设置在下颌磨牙的舌沟处。此外，尖牙的舌隆突，切牙的唇外展隙，甚至上颌磨牙的颊沟，均可设计殆支托，应根据患者牙体、牙列的具体情况设计。

39. D 【解析】殆关系检查不属于颞下殆关节区检查内容。

40. D 【解析】在拔牙创表面用消毒纱布棉卷架于两侧牙槽突，让血液充满牙槽窝，嘱患者咬紧 30 分钟去除，不能将纱布填入牙槽窝内。

41. B 【解析】Kennedy 分类法中第三类牙列缺损指牙弓的一侧牙缺失，且缺隙两侧均有天然牙存在，直接固位体位于缺隙两侧的天然牙上。固位体的连线称为支点线或卡环线（支托线）。某些学者认为支点线仅仅是通过两侧末端固位体的殆支托的连线，也把它称为转动轴。故该支点线纵切牙弓。

42. A 【解析】计算平均潜伏期适合使用中位数。

43. B 【解析】当阻生牙完全埋伏于骨内，与邻牙牙周无交通，无压迫神经引起疼痛症状者，可暂时保留，所以单纯的骨埋伏不是阻生牙拔除的适应证。

44. B 【解析】髁道是指下颌运动过程中髁突在关节凹内运动的道路。下颌在做前伸运动时，髁突在关节凹内向前下方运动的轨迹称前伸髁导。髁导与眶耳平面的夹角称髁导斜度。利用取前伸颌位关系记录，可以将患者的前伸髁导斜度转移到可调节殆架上。

45. E 【解析】已有交通时处理方法取决于交通口的大小。如小的穿孔（直径 2mm 左右）可按拔牙后常规处理，使牙槽窝内形成高质量的血凝块，待其自然愈合；中等大小穿孔（直径 2~6mm），也可按上述方法处理，如将两侧牙龈拉拢缝合，进一步固定保护血凝块，更有利于自然愈合；交通口大于 7mm，需要用邻位组织瓣关闭窗口。

46. E 【解析】修复前理想的口腔条件应该具备：具有足够的（即添加）牙支持组织，无尖锐的骨突或骨嵴；无妨碍义齿固位的倒凹或悬突；无影响义齿固位的瘢痕结构、增生的软组织和系带；上下牙槽嵴关系良好和有足够的唇颊沟深度。

47. C 【解析】孤立基牙容易在分离模型与石膏时被掰断，故插入小竹签加强石膏牙强度。

48. E 【解析】做嵌体牙体预备时错误的做法是轴面最大周径线降至龈缘。嵌体预备的要求：去尽病变腐质、提供良好的固位形和抗力形、适当磨改异常的对颌牙、预防性扩展、洞缘制备 45°斜面、去除薄壁弱尖。轴面最大周径线降至龈缘是全冠的预备要求。

49. C 【解析】摇动：适用于扁根的下前牙（B 错）、前磨牙（D、E 错）及多根的磨牙（A 错）。扭转：适用于圆锥形根的牙，如上颌中切牙和尖牙（C 对）。

50. E 【解析】牙的“接触区”是指相邻牙冠邻面互相接触的区域。

51. A 【解析】药品剂量与数量用阿拉伯数字书写。剂量应当使用法定剂量单位：重量以克（g）、毫克（mg）、微克（μg）、纳克（ng）为单位；容量以升（L）、毫升（ml）为单位；国际单位（IU）、单位（U）；中药饮片以克（g）为单位。片剂、丸剂、胶囊剂、颗粒剂分别以片、丸、粒、袋为单位；溶液剂以支、瓶为单位；软膏及乳膏剂以支、盒为单位；注射剂以支、瓶为单位，应当注明含量；中药饮片以剂为单位。

52. A 【解析】远中切口不宜过分偏向舌侧，以免损伤舌神经。

53. C 【解析】个别托盘是先取初印模，制作出适合患者口腔情况的个别托盘，再用个别托盘盛放印模材料，取第二次印模。第二次印模较第一次印模细致、准确、清晰，且边缘伸展更适度。个别托盘的主要作用是使边缘伸展适度。

54. B 【解析】龋病是在以细菌为主要因素的作用下，细菌、糖类食物、易感牙面等宿主条件和一定的时间 4 种因素共同作用引起的。正确答案应为四联因素，其他任何单项都不全面。

55. A 【解析】嵌体洞形要求有洞缘斜面，目的是去除无基釉；增加密合度，防止微渗漏的发生；使边缘位置选择性地避开咬合接触点。

56. B 【解析】肯尼迪（Kennedy）分类法中第四类牙列缺损指牙弓前部牙齿连续缺失并跨过中线，天然牙在缺隙的远中。

57. B 【解析】不符合干槽症表现的是疼痛为阵发性。干槽症疼痛为持续性。

58. E 【解析】医疗机构应当按照有关规定，对本机构执业医师和药师进行麻醉药品和精神药品使用知识和规范化管理的培训。执业医师经考核合格后取得麻醉药品和第一类精神药品的处方权，药师经考核合格后取得麻醉药品和第一类精神药品调剂资格。医师取得麻醉药品和第一类精神药品处方权后，方可在本机构开具麻醉药品和第一类精神药品处方，但不得为自己开具该类药品处方。药师取得麻醉药品和第一类精神药品调剂资格后，方可在本机构调剂麻醉药品和第一类精神药品。

59. B 【解析】新骨形成最早在 6 天即开始出现。4 周末时新骨即充满拔牙创，但要到 3 个月后才能完全形成骨组织。牙拔除后 3~6 个月 X 线片上可见到正常的骨结构。

60. B 【解析】口腔健康调查方法主要包括普查、抽样调查、试点调查（预调查）、捷径调查。

61. D 【解析】正常情况下将根面预备成唇舌间的两个斜面。如因异常情况根面不能预备出两个斜面时，可根据缺损情况将根管预备成平面或凹面，并采取其他增强固位力和稳定性的措施。

62. C 【解析】拔牙时要求拔牙钳喙与牙长轴平行，这样就不会碰触邻牙，从而防止邻牙损伤。

63. E 【解析】特殊使用级抗菌药物会诊人员由具有抗菌药物临床应用经验的感染性疾病科、呼吸科、重症医学科、微生物检验科、药学部门等具有高级专业技术职务任职资格的医师、药师或具有高级专业技术职务任职资格的抗菌药物专业临床药师担任。

64. E 【解析】颞下颌关节紊乱综合征并非指单一疾病，它是一类病因尚未完全清楚而又有相同或相似临床症状的一组疾病的总称。一般都有颞下颌关节区和/或咀嚼肌痛、下颌运动异常和伴有功能障碍，以及关节弹响、破碎音及杂音等症状。颞下颌关节紊乱综合征虽病程较长，并经常反复发作，但本病有自限性，一般不发生关节强直，预后良好，颞下颌关节紊乱综合征的其他症状有头痛、耳部症状（如耳闷、耳鸣、听力下降等）、眼部症状，以及吞咽困难，慢性全身疲劳等。

65. C 【解析】不可复性盘前移位的患者多数由可复性盘前移位发展而来，当开口运动时，向前移位的关节盘被髁突挤压不能复位，不能恢复正常的髁突-关节盘关系，因此临床上有典型的关节弹响、绞锁病史，继而弹响消失，开口受限，开口时下颌偏向患侧。

66. C 【解析】世界卫生组织龋病流行程度评价标准是龋均。

67. B 【解析】一般基牙倒凹的深度应小于1mm，倒凹的坡度应大于20°。

68. E 【解析】颞下颌关节紊乱综合征主要有三个临床症状：下颌运动异常、疼痛、弹响和杂音，疼痛主要出现在开闭口运动过程中，一般无自发痛。

69. C 【解析】嵌体箱状洞形轴壁要求无倒凹，外展不超过6°。

70. E 【解析】颅骨锁骨发育不全是较罕见的常染色体显性遗传病，由于遗传性成骨不全，牙槽骨重建困难，缺乏恒牙萌出潜力。除恒牙迟萌外，还伴有颅骨囟门不闭合和锁骨部分缺如。此外，先天性甲状腺分泌缺乏引起发育迟缓、全身性水肿、牙齿迟萌。

【A_2型题】

71. B 【解析】戴用1年发生桩冠折断，最可能的原因是根桩过细。下前牙根管细窄，一般容易预备不足导致桩过细。

72. C 【解析】患者“全口牙均为黄褐色，表面光滑无缺损”是四环素牙的临床表现，高度提示可能患四环素牙，而不是氟牙症或釉质发育不全，故应重点询问幼时患病用药史。

73. D 【解析】乳牙窝沟封闭年龄一般应为3~4岁。

74. C 【解析】面神经损害部位在镫骨肌和膝状神经节之间表现为面瘫+味觉丧失+唾液腺分泌障碍+听力障碍。希尔默试验正常证明此患者泪腺分泌无异常。此患者符合这些表现，故选C。

75. C 【解析】氟化物进行药物治疗，氟可与羟基磷灰石作用，形成难溶于水的氟磷灰石，增强了釉质的抗酸性。

76. C 【解析】牙周治疗效果不佳的原因很多，其中口腔卫生控制不佳是主要因素，但该患者的口腔卫生状况不差，因此主要考虑其他方面的因素，该患者存在一个明显的危险因素即吸烟，且吸烟量很大，吸烟既影响牙周疾病的发病和病情严重程度，又影响牙周治疗效果，因此正确答案为C。备选答案中的其他方面在题干中并未给出相应信息。

77. A 【解析】双胍类药物能增强无氧酵解，抑制肝及骨骼肌对乳酸的摄取，抑制糖异生作用，故有乳酸酸中毒的作用。乳酸酸中毒的临床表现特异性不强，视病因不同而异。症状轻者可仅有恶心、腹痛、食欲缺乏、头昏、嗜睡、呼吸稍深快。病情较重或严重患者可有恶心、呕吐、头痛、头昏、全身酸软、口唇发绀、低血压、体温低、脉弱、心率快、脱水、呼吸深大、意识障碍、四肢反射减弱、瞳孔扩大、深度昏迷或休克。糖尿病酮症酸中毒昏迷的临床表现：①尿酮体强阳性。②呼吸有酮味。③血压低而尿量仍多。④血糖多数为16.7~33.3mmol/L，有时可达55.5mmol/L以上。糖尿病非酮症高渗性昏迷的临床表现：①多见于老年人。②约2/3患者发病前无糖尿病史，或仅有轻度症状。③常见诱因为急性胃肠炎。④无酮症或较轻。血尿素氮及肌酐升高。⑤突出表现是血糖常高于33.3mmol/L，一般为 33. 3~66. 6mmol/L。⑥血钠升高可达 155mmol/L。糖尿病肾病尿毒症昏迷的临床表现：①明显的“三多一少”症状，常见于病史超过 10 年的患者，是 1 型糖尿病的主要死亡原因。②眼睑及下肢水肿、腰痛、高血压。③尿蛋白、管型。故选 A。

78. D 【解析】国家提倡 18~55 周岁的健康公民自愿献血。两次采集间隔不少于 6 个月。所以刘某还能献 10 次血。故选 D。

79. C 【解析】腮腺手术后，偶尔可见于下颌下腺手术及腮腺损伤后，因为耳颞神经和原支配腮腺分泌功能的副交感神经纤维再生时，与被切断的原支配汗腺和皮下血管的交感神经末梢发生错位连接愈合，所以当有咀嚼和味觉刺激时，引起副交感神经兴奋，同时引起面部皮肤潮红和出汗。

80. C 【解析】CPI 指数：0=牙龈健康；1=龈炎，探诊后出血；2=牙石，探诊可见牙石，但探针黑色部分暴露在龈袋外；3=早期牙周病，龈缘覆盖部分探针黑色部分，龈袋深度在 4~5mm；4=晚期牙周病，探针黑色部分被龈缘完全覆盖，牙周袋深度在 6mm 以上；X=除外区段（少于两颗功能牙）；9=无法检查。

81. B 【解析】痛性抽搐，是指伴疼痛而发生的表情肌不自主痉挛，口角被牵向患侧。

82. E 【解析】儿童烧伤后第一个 24 小时的额外液体丢失量为每 1%烧伤面积每千克体重 2ml，第二个 24 小时减半，经计算为 300ml。

83. A 【解析】无偿献血的血液必须用于临床，不得买卖。血站、医疗机构不得将无偿献血的血液出售给采血浆站或者血液制品生产单位。故选 A。

84. D 【解析】全冠牙体预备颈缘都需做肩台预备。若患牙做了无肩预备，而人造冠总有一定的厚度，这样冠的边缘很难达到与天然牙的外形连续一致，易聚集菌斑，引起牙周炎和龋病。

85. D 【解析】“白色斑块，边界清楚”未提及网纹，表明白斑的可能性大，可排除选项 E 和 A。题干中未提及病损有红白颗粒，可排除选项 B。白斑“表面有毛刺状突起”提示可能是疣状型白斑，故选 D。

86. A 【解析】现测得血钠为 130mmol/L 已低于正常值，证明有近中度缺钠，故应属于低渗性缺水。血钾在正常值范围内，不存在失调。该患者腹泻 5 天又伴呕吐，有明显逐渐的消化液丧失，未及时治疗，故形成低渗性缺水。

87. E 【解析】未成年患者游离缺失⌈67，最适合先活动义齿修复，待成年后种植修复。

88. A 【解析】开展流行病学调查是疾控部门应该承担的任务。

89. E 【解析】卵圆孔走行三叉神经第Ⅲ支。

90. C 【解析】4 年前的义齿，咀嚼效率下降，最可能的原因是人工牙殆面磨损。

91. E 【解析】中枢性面瘫为病变对侧睑裂以下的表情肌瘫痪。

92. C 【解析】结合上腹部外伤史及四肢厥冷、血压下降等表现，考虑腹腔实质性脏器损伤致内出血的可能性较大。

93. C 【解析】题干给的条件说明此病是牙周组织病变，而最主要的提示点是环绕左下第一磨牙牙根的白色阻射线消失。在牙周组织中与 X 线片白色阻射线相对应的是固有牙槽骨，由致密的骨板组成，所以答案为 C。

94. C 【解析】面神经以茎乳孔为界，分为面神经管段和颅外段。其中面神经管段有膝状神经节，其分支及其支配如下。①岩大神经，支配泪腺等。②镫骨肌神经，支配镫骨肌。③鼓索，分布于舌前 2/3 味觉与下颌下腺、舌下腺等。根据题干中病例的症状，有舌前 2/3 味觉丧失、唾液分泌功能障碍，提示鼓索支受损，而没有听觉过敏，提示镫骨肌神经未受损，因此选 C。

95. B 【解析】局限型侵袭性牙周炎的主要致病菌有伴放线聚集杆菌，为兼性厌氧菌，甲硝唑对其无抑制和杀菌作用。大量研究表明，四环素类药物对其有效，米诺环素是四环素类药物中疗效较好的药物，因此答案选 B。

96. D 【解析】患者既往史不详，查体满肺哮鸣音，心率增快，目前暂时无法判断其呼吸困难的病因是哮喘还是心力衰竭，氨茶碱可解除支气管痉挛，并有一定的增强心肌收缩、扩张外周血管的作用，在心力衰竭和哮喘时都可应用，故治疗上应先使用氨茶碱平喘，故选 D。

97. D 【解析】舌咽神经痛临床表现如下。①疼痛：发生在一侧舌根、咽喉、扁桃体、耳根部及下颌后部，有时以耳根部疼痛为主要表现。②发作情况和疼痛性质：同三叉神经痛，疼痛通常骤然发作、突然停止，每次发作持续时间多为数秒或数十秒，一般不超过 2 分钟。可呈刀割、针刺、撕裂、烧灼、电击样剧烈疼痛。③诱发因素：常于吞咽、说话、咳嗽或打哈欠时诱发疼痛。④扳机点：往往有扳机点，部位多在咽后壁、扁桃体、舌根等处，少数可在外耳道。

98. C 【解析】广泛型侵袭性牙周炎治疗后较易复发，因此应加强定期的复查和必要的后续治疗。复查的间隔期开始应为每 1~2 个月 1 次，半年后若病情稳定，可逐渐延长。

99. D 【解析】全厚皮片成活后柔软而富有弹性，活动度大，能耐受摩擦及负重，收缩小，色泽变化亦小，特别适合于面部植皮；而轴型皮瓣适用于颌面部整复较深层或洞穿性组织缺损。

100. B 【解析】唯有 B 符合题干所描述的病理变化，即过度矿化和矿化不全相伴随。其他选项中的疾病虽然有的在临床上可表现为牙面颜色上有改变，但是在组织学上不表现过度矿化与矿化不全同时存在。因此正确答案应选 B。

【A_3/A_4型题】

101. A 【解析】磷酸氟每次用量不应超过 1.0ml。

102. D 【解析】磷酸氟涂氟的频率是 1~13 岁，每半年 1 次。

103. B 【解析】涂氟步骤：清洁牙面、隔湿然后擦干、开始涂氟、然后需要张口 1 分钟、遵循涂后注意事项。在刚做完涂氟后 30 分钟内不要漱口，并且在 1 天内不要刷牙。

104. D 【解析】根据题干描述，患者为牙髓炎症状，并且最初有冷热刺激疼，只有深龋才会有冷热刺激痛表现，检查最可能发现的病灶牙应为深龋，并且温度测引出疼痛。

105. E 【解析】患者最初有 3 个月的冷热刺激痛病史，因此为慢性牙髓炎急性发作，一般急性牙髓炎较少见，多见的是慢性发作。

106. E 【解析】患者左侧后牙近 1 周来出现自发性痛，昨夜疼痛加重。无法确定患牙位置。此为急性牙髓炎的典型表现，加上冷热刺激痛的病史，最可能的诊断为慢性牙髓炎急性发作，检查时最可能发现深龋。温度刺激引起剧痛，表现为刺激去除后疼痛持续一段时间。

107. C 【解析】皮肤靶形红斑是多形性渗出性红斑的临床表现。其余选项均为口腔扁平苔藓的临床症状。

108. E 【解析】口腔扁平苔藓根据病损形态特征分为网纹型、斑块型、萎缩型、糜烂型、水疱型、丘疹型。极少出现突破基底膜甚至浅肌层的溃疡性表现。答案选 E。

109. B 【解析】扁平苔藓的病因不明，一般认为发病可能与多种致病因素有关，如免疫因素、精神因素、内分泌因素、感染因素、微循环障碍、遗传因素、系统性疾病以及口腔局部刺激因素等。其中免疫因素最常见。

110. D 【解析】对急性大面积或多灶糜烂型 1~3 周 OLP，可慎重考虑采用小剂量、短疗程方案。成人可选用口服泼尼松 20~30mg/d。

111. D 【解析】根据描述，$\overline{4|}$叩（++），X 线片见根尖周暗影，符合根尖炎的表现。

112. A 【解析】根尖炎患牙应进行根管治疗。

113. E 【解析】本题考查舌杆适应证。患者口底浅，首先怀疑舌杆位置过低压迫舌系带根部。

114. B 【解析】粘冠即刻发现咬合过高主要可能因为粘接剂排溢困难，影响牙冠就位。

115. D 【解析】在牙体轴壁上预备一纵向小沟作为粘接剂外溢道。

116. B 【解析】儿童期发生的单侧颞下颌关节强直，由于面部发育中心——髁突受累以及缺乏咀嚼功能刺激，常常发生严重的下面部畸形，表现为患侧下颌体及升支短小、面部丰满、角前切迹加深，而健侧下颌相对较长、颏点偏向患侧。因此，只有 B 选项错误。

117. B 【解析】治疗颞下颌关节强直，重建关节功能的手术比较复杂，种类繁多，都是针对不同的病变类型设计的。根据病历提供的情形，比较适合的截骨部位应该是在相当于髁突颈以上平面，而切除 1.0~1.5cm 宽骨质。

118. C 【解析】2 次手术间隔应在 2 周内，这样才能保证可以正常进行术后训练。

119. D 120. E 【解析】其他几种疾病不出现肝浊音界消失。

121. D 【解析】手术治疗是其最佳治疗方法。

122. B 【解析】题干病例中牙无松动、X 线片未见异常（即无骨吸收），表示病变限于牙龈，因此可排除牙周炎。患者年龄 21 岁，牙龈的表现以炎症为主，故可排除青春期龈炎及牙龈纤维增生。牙龈主要表现充血、水肿、颜色变化及出血，符合慢性龈炎特点。

123. D 【解析】慢性龈炎的主要病因是软垢与牙石。

124. A 【解析】慢性龈炎最适宜的治疗措施是洁治术。

125. E 【解析】根据题干给出的临床表现，诊断为左侧翼外肌痉挛。

126. D 【解析】翼外肌痉挛不会有关节弹响的体征。

127. B 【解析】翼外肌痉挛首选理疗。

【B型题】

128. E 【解析】全瓷材料美学效果好。

129. D 【解析】塑料全冠强度差。

130. D 【解析】原发性慢性肾上腺皮质功能减退症最具特征性者为全身皮肤色素加深，暴露处、摩擦处、乳晕、瘢痕等处尤为明显，黏膜色素沉着见于齿龈、舌部、颊黏膜等处，系垂体促肾上腺皮质激素（ACTH）、促黑细胞激素（MSH）分泌增多所致。

131. B 【解析】继发性慢性肾上腺皮质功能减退症，无色素沉着，且皮色变浅，甚至苍白无华，水、盐代谢紊乱较轻，血糖波动大，低血糖倾向明显；兼有多腺体功能障碍；ACTH 明显降低。

132. D 【解析】该患者为青壮年男性，近期工作压力过大，且有长期大量吸烟史，根据临床表现可考虑急性坏死性溃疡性龈炎。

133. C 【解析】该病病变区的细菌学涂片检查可见大量梭形杆菌和螺旋体与坏死组织及其他细菌混杂，这有助于本病的诊断。

134. C 【解析】该病急性期应首先轻轻去除龈乳头及龈缘的坏死组织，并初步去除大块的龈上牙石，3%H_2O_2冲洗，1.0%~1.5%H_2O_2含漱，病程一般 1~2 天即可控制。

135. A 【解析】关节盘破裂、穿孔的主要症状是下颌运动的任何阶段有多声破碎音和开口型歪曲。

136. C 【解析】翼外肌功能亢进主要症状是弹响和开口过大。弹响发生在开口末期或开口末和闭口初期，但侧向和前伸运动时无弹响。弹响发生在一侧时，开口型在开口末偏向健侧；双侧均有弹响时，开口型不偏斜或偏向翼外肌收缩力较弱侧。一般无疼痛。

137. B 【解析】翼外肌痉挛主要表现是疼痛和开口受限，引起疼痛和开口受限的机制是翼外肌痉挛。检查时开口中度受限，被动开口度大于自然开口度，开口时下颌偏向患侧。翼外肌相应面部有压痛。

138. E 【解析】可复性盘前移位开闭口有弹响。开口型在弹响发生前偏向患侧，弹响发生后回到中线。

139. D 【解析】不可复性盘前移位有典型的关节弹响病史，继之有间断性关节绞锁史，进而弹响消失，开口受限。临床检查开口受限，开口时下颌偏向患侧，关节区疼痛；被动开口检查，开口度不能增大。

140. E 【解析】触摸扳机点后面颊部及上、下唇而诱发阵发剧痛，病变的神经为三叉神经的上颌支和下颌支。

141. E 【解析】服用卡马西平治疗有效，近来加大服药剂量也无效，下一步应选择射频温控热凝术。

142. A 【解析】物体位移时受到一定的条件限制，加给物体这种限制的力称为约束力。

143. E 【解析】两个相互接触面又相对运动的物体间所产生的作用力称为摩擦力。

144. D 【解析】粘接剂与被粘接物体界面上分子间的结合力称为粘接力。

145. A 【解析】樟脑酚合剂消毒作用较弱，但有较好的镇痛作用。

146. B 【解析】氢氧化钙强碱性、有消毒作用。

147. D 【解析】甲醛甲酚消毒作用较强，且有明显刺激性。

148. C 【解析】活动连接体有一定的应力缓冲作用，可减小基牙所承受的应力峰值。

149. D 【解析】固位体的主要作用是承担力并传导至基牙。

150. A 【解析】小连接体的作用是把金属支架上的各部件，如卡环、支托、基托等与大连接体相连接。它与大连接体应呈直角相连。

2024全国口腔执业医师资格考试
模拟试卷与解析（一）

第四单元

中国协和医科大学出版社
北　京

【A_1 型题】

答题说明

每一道考试题下面有 A、B、C、D、E 五个备选答案，请从中选择一个最佳答案。

1. 以下关于牙齿发育异常的叙述中，哪项不正确
   A. 形态异常
   B. 数目异常
   C. 结构异常
   D. 颜色异常
   E. 萌出异常
2. 下列哪项关于氟牙症发病情况的描述不正确
   A. 胎盘对氟有一定的屏障作用
   B. 饮水氟含量过高是主要病因
   C. 多见于恒牙
   D. 4 岁后才迁入高氟区者不出现氟牙症
   E. 氟主要损害釉质发育期牙胚的成釉细胞
3. 多发生在前磨牙上的形态发育异常是
   A. 畸形舌侧尖
   B. 畸形舌侧窝
   C. 畸形中央尖
   D. 牙中牙
   E. 特纳牙
4. 导致髓腔壁穿孔的医源性因素是
   A. 扩大根管器械锐利
   B. 重度磨损的磨牙
   C. 不熟悉牙髓腔的解剖
   D. 患牙根管弯曲
   E. 老年人的磨牙
5. 对待患者知情同意权的做法中，错误的是
   A. 婴幼儿可以由监护人决定
   B. 做到充分知情
   C. 无家属承诺，即使患者本人知情同意也不能给予手术治疗
   D. 对某些特殊急诊抢救视为例外
   E. 做到有效同意
6. 良性黏膜类天疱疮的临床特点是
   A. 疱壁薄而松弛
   B. 愈后不发生组织瘢痕粘连
   C. 牙龈易受累
   D. 发病急
   E. 尼氏征阳性
7. 乳牙龋的常见类型
   A. 急性龋、干性龋、环状龋
   B. 慢性龋、静止性龋、奶瓶龋
   C. 奶瓶龋、干性龋、环状龋
   D. 急性龋、环状龋、奶瓶龋
   E. 湿性龋、环状龋、慢性龋
8. 常用于妊娠期龈炎患者龈袋冲洗的药物是
   A. 含有甲硝唑的 1%过氧化氢溶液
   B. 碘甘油
   C. 四环素
   D. 碘酚
   E. 1%过氧化氢溶液
9. 乳牙患龋病的好发牙位是
   A. 上颌乳磨牙
   B. 上颌乳切牙
   C. 下颌乳磨牙
   D. 上颌乳尖牙
   E. 下颌乳切牙
10. 氟的防龋机制不包括
    A. 釉质溶解性增加
    B. 抑制烯醇酶
    C. 促进再矿化

D. 抑制细菌产酸
E. 影响牙的形态学结构

11. 窝沟封闭时乳牙酸蚀的时间最好为
A. 60 秒
B. 20 秒
C. 30 秒
D. 40 秒
E. 50 秒

12. 口腔流行病学调查，使用的指数应具备的条件不包括
A. 简单
B. 价廉
C. 有效
D. 灵活
E. 能进行统计学处理

13. 下列关于血管神经性水肿治疗的描述正确的是
A. 使用抗真菌药治疗
B. 使用抗生素治疗
C. 隔离变应原，抗变态反应治疗
D. 心理治疗
E. 使用抗病毒药治疗

14. 奶瓶龋最常见于
A. 下颌乳切牙
B. 上颌乳切牙
C. 上颌乳磨牙
D. 下颌乳磨牙
E. 全部乳牙

15. 氟化物防龋的机制不包括
A. 降低釉质溶解度
B. 促进釉质再矿化
C. 干扰细菌糖代谢
D. 增加唾液分泌量
E. 抑制细菌产酸

16. 乳牙预成冠的缺点是
A. 恢复牙齿解剖形态
B. 恢复咀嚼功能
C. 预防继发龋
D. 加强保持器固位力
E. 牙颈部不易密合

17. 急性根尖周炎的骨膜下脓肿阶段又称为
A. 颌骨骨髓炎
B. 化脓性骨炎
C. 致密性骨炎
D. 牙槽骨骨膜炎
E. 牙槽骨骨髓炎

18. 关节盘穿孔破裂时弹响杂音的特点是
A. 开口末、闭口初清脆单声弹响
B. 多声破碎杂音
C. 一般无弹响杂音
D. 开口初、闭口末清脆单声响声
E. 多声清脆弹响

19. 关于牙刷的描述错误的是
A. 牙刷的刷头要适合口腔的大小
B. 牙刷毛太硬容易损伤牙齿及牙龈
C. 儿童、老年人宜选用刷毛较软的牙刷
D. 牙刷毛太软不能起到清洁牙面的作用
E. 猪鬃毛牙刷较尼龙丝牙刷好

20. 创伤性溃疡和复发性溃疡的鉴别诊断中一般不考虑
A. 有无疼痛及疼痛程度
B. 复发史
C. 自限性
D. 好发部位
E. 全身因素

21. 可复性盘前移位时弹响杂音的特点是
A. 开口初或开口初、闭口末清脆单声弹响
B. 一般无弹响
C. 开口末、闭口初清脆单声弹响
D. 连续摩擦音
E. 多声破碎音

22. 关于窝洞预备的原则，不正确的是
A. 制备固位形
B. 制备抗力形
C. 去净腐质

D. 保护牙髓
E. 点线角锐利

23. 某地调查 100 人的收缩压平均值 = 140mmHg，标准差 = 10. 该地 95%的人收缩压的范围是
A. 139.8～140.2mmHg
B. 120.4～159.6mmHg
C. 125.0～154.6mmHg
D. 138.0～141.9mmHg
E. 135.0～145.0mmHg

24. 下列哪项不是口腔锥形束 CT 的特点
A. 空间分辨率高，数据采集时间短
B. 曝光剂量小
C. 空间分辨率低，数据采集时间短
D. 拍摄成本低
E. 图像质量好

25. 下列情况中医生可以行使特殊干涉权的是
A. 需要隔离的传染病患者拒绝隔离
B. 在有科研任务的医院内住院的患者拒绝作为受试者
C. 在教学医院内住院的患者拒绝接受医学生实习
D. 门诊就医的患者拒绝按医生开出的特殊检查项目进行检查
E. 门诊就医的患者拒绝向医生吐露与疾病有关的隐私

26. 涎腺造影的禁忌证是
A. 患有出血性疾病
B. 涎腺急性炎症期间
C. 使用抗凝血药
D. 开口受限
E. 腺体外肿物

27. 在Ⅴ类洞充填备洞时，要求
A. 严格的抗力形
B. 底平壁直
C. 必须做阶梯
D. 必须做鸠尾
E. 适当的固位形

28. 下列有关下颌骨区正常影像学特点描述不正确的是
A. 下颌骨的解剖形态呈弓形
B. 下颌切迹正中向下方的高密度影像为下颌小舌
C. 颌骨体内有时可见与牙根有关的内生骨疣
D. 下颌小舌后方密度低的影像是下颌孔
E. 颏孔周围和下颌角区域为正常的骨质疏松区

29. 应用下列哪项检查，可发现颞下颌关节紊乱病的一些早期改变，如关节盘糜烂、滑膜充血、关节腔内絮状物等
A. X 线检查
B. MRI
C. 颞下颌关节内镜
D. CT
E. 关节造影

30. 颞下颌关节侧斜位片上，关节间隙的宽度为
A. 上间隙最宽，前间隙及后间隙等宽
B. 上间隙最宽，后间隙次之，前间隙最窄
C. 上间隙、前间隙及后间隙宽度相等
D. 上间隙最宽，前间隙次之，后间隙最窄
E. 后间隙最宽，上间隙次之，前间隙最窄

31. 口腔成人牙刷柄全长为
A. 120～130mm
B. 140～150mm
C. 155～160mm
D. 160～180mm
E. 180～200mm

32. 年轻恒牙的 X 线牙片显示未发育完成的根尖开口区有界限清晰的透射影，周围有完整骨硬板围绕，临床无异常症状。应提示为

A. 牙乳头
B. 慢性根尖周肉芽肿
C. 慢性根尖周脓肿
D. 慢性根尖周囊肿
E. 慢性牙髓炎

33. 颞下颌关节可复性盘前移位的主要治疗方法是
A. 药物
B. 理疗
C. 针灸
D. 殆垫
E. 手术

34. 牙膏的成分中有甜味剂，不能加入牙膏的甜味剂是
A. 糖精
B. 蔗糖
C. 山梨醇
D. 甘油
E. 丙烷二醇

35. 口腔临床上推荐的表面消毒液是
A. 碘溶液
B. 次氯酸钠
C. 戊二醛溶液
D. 氯己定溶液
E. 乙醇

36. 治疗慢性非特异性唇炎尚需避免的刺激因素有
A. 以下都是
B. 咬唇
C. 戒除烟、酒
D. 忌食辣食
E. 避免寒冷刺激

37. 关于患者的道德权利，下述提法中正确的是
A. 患者被免除社会责任的权利是随意的
B. 患者都有要求开假休息的权利
C. 医生在任何情况下都不能超越患者要求保密的权利
D. 患者都享有稀有卫生资源分配的权利
E. 知情同意是患者自主权的具体形式

38. 龋病发病率是
A. 在一定时期内，人群中患龋病的频率
B. 在一定时期内，某人群新发生龋病的频率
C. 人群中新发生龋病占全部龋病的百分率
D. 在一定时期内，某患龋病人群中新发生龋病的频率
E. 人群中龋病占龋、失、补的比例

39. 口腔癌是世界上 10 种最常见的癌症之一，在我国最常见的 3 种依次是
A. 颊癌、牙龈癌、腭癌
B. 牙龈癌、颊癌、腭癌
C. 舌癌、牙龈癌、颊癌
D. 舌癌、颊癌、牙龈癌
E. 舌癌、牙龈癌、口底癌

40. 某市 8 岁正常男孩体重均有 95% 人在 18.39~29.45kg。其标准差是
A. 2.14
B. 5.14
C. 2.82
D. 0.95
E. 无法计算

41. 反映受检人群龋病严重程度的指数是
A. 龋均
B. 无龋率
C. 患龋率
D. 充填比率
E. 龋病发病率

42. 临床上颞下颌盘前移位的病因不明，但最主要的是
A. 殆关系
B. 精神因素
C. 骨关节发育异常
D. 损伤

E. 冷热刺激

43. 下列属于恶性淋巴瘤的是哪项
A. 非霍奇金淋巴瘤
B. 汉德-舒勒-克里斯蒂安病
C. 莱特勒-西韦病
D. 骨嗜酸性粒细胞肉芽肿
E. 浆细胞肉瘤

44. 下列关于颞下颌关节紊乱综合征的发生、发展，哪一种说法是错误的
A. 功能紊乱阶段是三阶段之一
B. 结构紊乱阶段是三阶段之一
C. 器质性破坏阶段是三阶段之一
D. 虽有自限性，但有的病例最终可能发生关节强直
E. 病期较长，反复发作

45. 主承托区可承受较大的咀嚼压力是因为此处
A. 此处牙槽嵴宽
B. 此处牙槽嵴无骨突骨尖
C. 承力面积大
D. 牙槽骨致密
E. 有坚韧的黏膜下层

46. 对医患之间信托关系的正确理解是
A. 陌生人关系
B. 不同于一般陌生人关系
C. 父子关系
D. 类似于陌生人关系
E. 主动-被动关系

47. 单侧颞下颌关节急性前脱位的临床表现是颏部中线
A. 不偏，下颌前伸殆
B. 偏向患侧，前牙对刃殆
C. 偏向患侧，前牙反殆
D. 偏向健侧，患侧后牙反殆
E. 偏向健侧，健侧后牙反殆

48. 固定桥修复前的口腔准备包括
A. 治疗龋病
B. 治疗牙周疾病
C. 外科处理
D. 余留牙的调殆
E. 以上都是

49. 口角炎的治疗原则为
A. 根据不同的病因选择抗细菌、抗真菌或补充营养的治疗
B. 局部激素治疗，全身抗生素治疗
C. 全身激素治疗，局部抗生素治疗
D. 局部激素治疗，口服维生素
E. 全身激素治疗，局部维生素外用

50. 不是推论病因与疾病因果关联的标准为
A. 关联的强度
B. 关联的时间性
C. 关联的特异性
D. 关联的可重复性
E. 关联的地区性

51. 单侧颞下颌关节强直患者可出现
A. 下前牙反殆
B. 颏点偏向患侧
C. 颏点偏向健侧
D. 患侧面部狭长
E. 健侧面部丰满

52. 印模膏一般的软化温度是
A. 80℃
B. 70℃
C. 60℃
D. 50℃
E. 20℃

53. 窝沟封闭固化后说法错误的是
A. 检查有无气泡存在
B. 封闭后应定期复诊
C. 脱落时无须重做封闭
D. 用探针进行全面检查
E. 咬合过高可适当调整咬合

54. 治疗颞下颌关节强直引起的开口困难可选用
A. 局部封闭
B. 开口练习
C. 理疗
D. 关节镜手术

E. 开放手术

55. 已知某病患者8人的潜伏期天数分别为6、8、8、10、12、15、16、>17。其平均潜伏期天数为

A. 8

B. 10

C. 11

D. 12

E. 15

56. 以下关于自凝软衬材料重衬的说法，不恰当的是

A. 能增加义齿的固位，消除压痛和其他不适，提高咀嚼效能

B. 刃状牙槽嵴和黏膜较厚的患者适用

C. 无刺激性，可在口腔内直接重衬

D. 待软衬材料在口内凝固定形后方可取出

E. 软衬材料如有不适可及时添加

57. 通常所说的颞下颌关节强直指的不是

A. 关节内骨性粘连

B. 关节内纤维性粘连

C. 关节内强直

D. 真性关节强直

E. 颌间瘢痕挛缩

58. 以下急性多发性龈脓肿的主要临床表现，不正确的是

A. 开始时龈乳头鲜红肿胀，发亮

B. 随即多个龈乳头肿胀跳痛，龈乳头内形成脓肿

C. 病程常迁延1~2周，甚至更长

D. 口腔黏膜红肿，表面有溃疡和假膜

E. 患者全身不适，可能有体温升高

59. 近缺隙侧的基牙倾斜，首选的固定桥设计方法是

A. 直接行牙体预备

B. 失活倾斜牙，大量磨改

C. 做单侧固定桥

D. 做半固定桥

E. 正畸后再修复

60. 下面是铸造全冠修复后出现损坏的主要原因，不相关的是

A. 铸造缺陷

B. 戴牙时调磨过多

C. 金合金制作全冠

D. 牙体制备不足

E. 磨耗过多

61. 关于颞下颌关节内强直的病因下列哪点是错误的

A. 产钳或经产道损伤可引起

B. 髁突骨折可引起

C. 邻近组织疾病继发最多见

D. 关节内出血不会引起

E. 放射治疗直接照射关节区也可引起关节强直

62. 构成医患信任关系的根本前提是

A. 患者求医行为中包含对医师的信任

B. 患者在医患交往中处于被动地位

C. 现代医学服务是完全可以信赖的

D. 医师是“仁者”

E. 医患交往中加入一些特殊因素

63. 窝沟封闭适应证是

A. 萌出2年后无龋的牙

B. 窝沟不深自洁好的牙

C. 窝沟有患龋病倾向的牙

D. 窝沟龋已充填的牙

E. 对侧同名牙无龋的牙

64. 遗传性牙龈纤维瘤病的描述中，不正确的是

A. 可能有家族史

B. 牙龈广泛增生

C. 手术后不易复发

D. 可累及全口牙的龈缘、龈乳头和附着龈，甚至达膜龈联合

E. 一般开始于恒牙萌出后

65. 健康促进中起主导作用的是

A. 公众

B. 学校教师

C. 卫生行政部门

D. 主要行政领导

E. 口腔医务工作者

66. 关于颞下颌关节纤维性强直临床特点哪一项不对

A. 关节区无疼痛

B. 开口型偏向患侧

C. 进行性开口受限，可轻微地开口

D. 患侧髁突活动明显减弱

E. 常见于病变的晚期

67. 医务人员应共同遵守的道德原则以及建立良好医际关系的思想基础是

A. 患者利益至上

B. 医生利益至上

C. 医院利益至上

D. 社会利益至上

E. 以上都是

68. 诊断假性颞下颌关节强直的主要依据是

A. X 线检查颞下颌关节结构异常

B. 关节动度降低或消失

C. 下颌发育畸形

D. 颌间有瘢痕条索或骨性粘连

E. 坏疽性口炎病史

69. 口腔临床试验的基本分类不包括

A. 历史性对照研究

B. 病例对照研究

C. 随机对照试验

D. 交叉设计临床试验

E. 序贯临床试验

70. 成熟牙釉质中的蛋白质主要是

A. 釉原蛋白和非釉原蛋白

B. 釉丛蛋白

C. 成釉蛋白

D. 釉蛋白

E. 釉原蛋白和釉丛蛋白

【A_2 型题】

答 题 说 明

每一道考题是以一个小案例出现的，其下面都有 A、B、C、D、E 五个备选答案，请从中选择一个最佳答案。

71. 患儿，男，4 岁。出生后即被发现腭部裂开。检查见腭垂、软腭及部分硬腭裂开，牙槽嵴完整。该患儿的诊断是

A. 先天性单侧完全性腭裂

B. 先天性软腭裂

C. 先天性单侧不完全性腭裂

D. 先天性不完全性腭裂

E. 先天性完全性腭裂

72. 患儿，男，10 岁。16 窝沟浅龋，颊、腭沟釉质呈白垩色，对 16 最适宜的防治措施是

A. 窝沟封闭

B. 充填治疗

C. 预防性树脂充填

D. 涂再矿化液

E. 局部用氟

73. 患者，男性，65 岁。到口腔科就诊并咨询如何保护牙。检查发现该患者牙间隙较宽、牙稀疏、牙根暴露。据此，医生建议最好的防护方法是

A. 清水漱口

B. 修复治疗

C. 使用牙间隙刷、牙线

D. 牙龈按摩

E. 叩齿

74. 患者，女性，60 岁。主诉下前牙松动一

年。检查：全口牙石（++）。$\overline{1|1}$ 松动Ⅰ度，牙龈退缩 3mm，探诊深度 7mm，牙龈缘暗红，探诊出血。其他牙未见松动，牙龈缘普遍暗红，探诊出血，探诊深度普遍 4~7mm。该患者最可能的诊断是

A. 边缘性龈炎
B. 白血病时的牙龈表现
C. 慢性牙周炎
D. 龈乳头炎
E. 快速进展性牙周炎

75. 汽车正在行驶中，一名儿童突然冲向马路对面。司机立刻急刹车，汽车在发出刺耳的刹车声后停住，儿童在车前的半米处跑过。这时司机顿感心率加快、头上冒汗、手足无力，这种情绪状态是

A. 心境
B. 激情
C. 情操
D. 应激
E. 情感

76. 患者，女性。担心使用牙签会使牙缝增宽，医生告诉她正确使用牙签的方法是

A. 轻轻置入龈沟底部，向龈方运动清洁
B. 轻轻置入龈沟底部，向冠方运动清洁
C. 置入牙间隙，轻轻上下运动清洁
D. 置入牙间隙，轻轻左右运动清洁
E. 视需要向各个方向运动清洁

77. 患儿，女，9 个月。右侧上唇Ⅱ度唇裂，其临床表现应该是

A. 裂隙只限于红唇部
B. 裂隙由红唇至部分白唇，未至鼻底
C. 整个上唇至鼻底完全裂开
D. 皮肤和黏膜完好，下方肌层未联合
E. 裂隙只限于白唇，红唇完好

78. 某山区人群氟牙症流行，经调查饮水氟浓度为 0.1~0.3mg/L，造成该地区氟牙症流行的最可能的原因是

A. 饮酒和吸烟
B. 个体易感
C. 水氟浓度过高
D. 燃煤污染
E. 口腔卫生行为不良

79. 患者，女性，46 岁。主诉牙齿松动，咬物无力 2 年，临床诊断为牙周炎，在牙周系统治疗后，牙周维护的间隔期为

A. 1 个月
B. 2 个月
C. 3 个月
D. 6 个月
E. 12 个月

80. 患儿，男，8 岁。左上颌第一前磨牙萌出，颊尖釉质发育不全，之前乳磨牙曾严重破坏，未做治疗，过早脱落，X 线检查根部刚开始发育，根管粗大。下列哪项诊断不可能

A. 乳牙早失
B. 恒牙早萌
C. 乳牙根尖周炎
D. 牙本质发育不全
E. 特纳（Turner）牙

81. 患者，男性，55 岁。诊断为成人牙周炎。牙周基础治疗后 6 周复查时，多数牙牙颈部有牙菌斑，但无牙石，牙龈边缘仍有轻度充血、水肿。影响其疗效的主要因素是

A. 自我牙菌斑控制不佳
B. 咬合创伤
C. 未做手术治疗
D. 洁治不彻底
E. 釉突

82. 患者，男性，56 岁。糖尿病患者，血糖控制欠佳，颌面部手术后颏下区大面积感染，经 2 周换药后遗留 5cm×3cm 的感染肉芽创面。此时植皮宜选用

A. 刃厚皮片

B. 薄中厚皮片
C. 厚中厚皮片
D. 全厚皮片
E. 保存真皮下血管网全厚皮片

83. 患儿，女，7 岁。36、46 窝沟着色且能卡住探针，疑有龋坏，该儿童应选用
A. 窝沟封闭
B. 预防性充填
C. 充填治疗
D. 局部用氟
E. 口腔健康教育

84. 患者，女性，78 岁。无牙颌，下颌牙槽嵴低平。全口义齿修复时基托利用其颊棚区作为主承托区是因为此处
A. 正好位于人工牙下方
B. 骨质致密，骨面与咬合力量垂直
C. 骨质致密，骨面与咬合力量平行
D. 可形成良好的边缘封闭
E. 角化龈充足

85. 一位心理学专家为了对一个 4 岁幼儿作心理评估，去孩子所在的幼儿园观看该幼儿在游戏中的表现。这种心理评估的方法是
A. 现状调查法
B. 自由式会谈法
C. 控制观察法
D. 自然观察法
E. 心理测验法

86. 患者，女性，30 岁。因外伤至前牙折断而就诊。检查发现右上侧切牙牙根断面腭侧约在龈下 1.5mm，X 线片无明显根折线，且牙根长度足够。若进行桩核冠修复，除牙髓治疗外，还应做
A. 龈修整术
B. 冠延长术
C. 牙周塞治
D. 洁牙
E. 观察后直接修复

87. 患儿，女，10 岁。左侧先天性完全性唇腭裂手术后致上颌发育不全，其临床检查除唇腭裂外，下列其他表现中错误的是
A. 碟状脸
B. 上颌后缩
C. 面中 1/3 凹陷
D. 颏部突度基本正常
E. 远中咬合关系

88. 某患者 $\underline{6|}$ 大面积银汞充填，要求修复治疗。检查：MOD 大面积银汞充填体，牙冠剩余硬组织少，仅残留颊舌薄壁，无松动、无叩痛，已行完善根管治疗。以下治疗方案中，哪一项是最佳的
A. 嵌体
B. 高嵌体
C. 铸造金属全冠
D. 3/4 烤瓷全冠
E. 桩核加全冠

89. 患者，女性，22 岁。3 年来牙龈反复红肿，口腔异味。经检查后诊断为快速进展性牙周炎。治疗应选择
A. 调整激素水平
B. 拔牙
C. 牙周基础治疗和药物治疗
D. 放化疗
E. 牙龈切除术

90. 患儿，女，6 岁。下乳切牙Ⅲ度松动。拔除乳切牙行表面麻醉的首选药物是
A. 4%丁卡因
B. 2%丁卡因
C. 2%普鲁卡因
D. 2%利多卡因
E. 0.5%丁哌卡因

91. 患儿，男，7 岁。孤独症患者。心理治疗师在对其进行治疗的过程中，每当了解到他有主动向老师问好、递给小朋友玩具或整理好自己的衣服等情形时，就奖励他一个纸质小星星作为强化物。该心理治疗师采用的行为治疗技术是

A. 自我管理
B. 代币疗法
C. 系统脱敏
D. 满灌疗法
E. 差别强化

92. 患者，女性，22 岁。因外伤造成左上颌中切牙切 1/3 折裂露髓，1 周前已行完善根管治疗，无症状，X 线是充填良好，根尖周无异常。目前应行冠修复，边缘位置的最佳选择是
A. 烤瓷全冠
B. 贴面修复
C. 充填修复
D. 烤瓷桩核冠
E. 嵌体修复

93. 患者，男性，26 岁。左下第三磨牙水平阻生，拟行拔除术。口内法行下牙槽神经、舌神经、颊长神经阻滞麻醉后 5 分钟，患者出现左侧面瘫症状。这是因为
A. 癔症
B. 局部麻醉药注入腮腺内麻醉面神经
C. 肾上腺素反应
D. 局部麻醉药注入颊肌内
E. 麻醉过程中损伤了下牙槽神经

94. 患者，女性，52 岁。$\underline{21|12}$ 因外伤缺失 3 月余，唇侧牙槽嵴丰满，余留牙牙周健康。下列说法不正确的是
A. 上颌为肯尼迪（Kennedy）分类法中的第一类牙列缺损
B. 如行可摘局部义齿修复，唇侧可不放基托以利美观
C. 可摘局部义齿可由前向后就位
D. 可摘局部人工牙排列避免深覆𬌗
E. 如行固定义齿修复，可设计 $\underline{321|123}$ 双端固定桥

95. 某人因工作压力大，多年来经常反复出现心烦、心动过速、胸部不适、出汗，心电图、血压、血脂、心脏多普勒检查结果均正常。该患者的反应有可能为
A. 躯体疾病
B. 心身障碍
C. 心理症状
D. 精神疾病
E. 神经衰弱

96. 患者，女性，25 岁。右上颌第三磨牙阻生，拟在局部麻醉下拔除。注射腭大孔麻醉后，患者出现严重的恶心症状，这是因为
A. 患者咽反射加重
B. 局部麻醉药物吸收后的全身反应
C. 局部麻醉药物注射后的肿胀反应
D. 同时麻醉了腭小神经
E. 患者心情紧张

97. 患者，女性，82 岁。无牙颌，戴全口义齿近 20 年，因黏膜烧灼不适就诊。检查可见黏膜呈亮红色、水肿，有黄白色假膜，镜检可见菌丝和孢子。该患者治疗中应用的药物为
A. 阿昔洛韦
B. 维生素 C
C. 泼尼松
D. 青霉素
E. 制霉菌素

98. 患者，女性，61 岁。右上尖牙残根，拟拔除后修复。使用阿替卡因，麻醉最好选择
A. 眶下孔阻滞麻醉
B. 切牙孔阻滞麻醉
C. 腭前神经阻滞麻醉
D. 翼腭管传导阻滞麻醉
E. 唇、腭侧局部浸润麻醉

99. 患者，女性，55 岁。右下颌第一磨牙牙冠 MOD 银汞合金充填，颊舌侧剩余牙冠硬组织较薄弱、牙冠𬌗龈距短，但牙髓健康。最佳的治疗设计为
A. 金瓷冠修复
B. 嵌体冠修复

C. 直接全冠修复
D. 直接部分冠修复
E. 去髓后桩冠修复

100. 患者，男性，55 岁。左下第一磨牙残冠，邻牙未见松动，建议拔除后义齿修复。拔除时需麻醉的神经是
A. 下牙槽神经、舌下神经和颏神经
B. 舌神经、颊神经和颏神经
C. 下牙槽神经、舌下神经和颊神经
D. 舌神经、舌下神经和颏神经
E. 颊神经、舌神经和下牙槽神经

【A_3/A_4 型题】

答 题 说 明

以下提供若干个案例，每个案例下设若干道考题。请根据答案所提供的信息，在每一道考题下面的 A、B、C、D、E 五个备选答案中选择一个最佳答案。

（101～103 题共用题干）

患者，女性，20 岁。右下后牙遇冷热刺激敏感 1 周。检查：$\overline{6|}$ 䂖面深龋洞，探诊洞底感酸痛，冷测反应一过性敏感，叩痛（-）。牙龈无异常。

101. 该患牙的诊断是
A. 深龋
B. 牙髓坏死
C. 可复性牙髓炎
D. 急性牙髓炎
E. 慢性牙髓炎

102. 为鉴别诊断提供最有价值的检查方法是
A. 探诊
B. 咬诊
C. 松动度
D. X 线检查
E. 牙髓活力温度测验

103. 对该患牙的处置是
A. 直接永久充填
B. 安抚治疗
C. 磷酸锌粘固剂垫底永久充填
D. 聚羧酸锌粘固剂垫底永久充填
E. 氧化锌丁香油粘固剂垫底永久充填

（104～106 题共用题干）

患者，男性，30 岁。主诉牙龈疼痛、自发性出血 1 周。检查：口内有腐败性臭味，多颗牙的牙龈乳头尖端消失变平，下切牙的龈缘虫蚀状坏死，有灰白色假膜覆盖。

104. 以下属于该病致病因素的是
A. 微生物
B. 吸烟
C. 免疫
D. 已经存在的牙周炎
E. 以上均是

105. 重症患者可能出现的全身症状是
A. 低热
B. 疲乏
C. 下颌下淋巴结肿大
D. 下颌下淋巴结压痛
E. 以上均是

106. 关于该病的治疗，错误的说法是
A. 急性期应首先轻轻去除牙龈乳头及龈缘的坏死组织，并初步去除大块的龈上牙石
B. 1%～3% 过氧化氢溶液局部擦拭、冲洗和反复含漱，有助于去除残余

的坏死组织

C. 全身给予维生素 C、蛋白质等支持疗法

D. 更换牙刷，保持口腔清洁

E. 口服甲硝唑或替硝唑等抗厌氧菌药物 2~3 天

（107~110 题共用题干）

患儿，女，7 岁。进食冷饮时左下后牙感到酸痛 1 周，无自发痛史。检查发现⌈6 颊面深龋，龋蚀范围稍广，腐质软而湿润，易挖除，但敏感。测牙髓活力同正常牙，叩诊（-）。

107. 根据上述临床表现和检查结果，拟诊断为

A. 急性龋

B. 急性牙髓炎

C. 慢性根尖周炎

D. 慢性龋

E. 慢性闭锁性牙髓炎

108. 治疗方案应为

A. 干髓术

B. 活髓切断术

C. 间接盖髓术

D. 根管治疗术

E. 活髓摘除术

109. 首次就诊时，对该患牙应该进行的处理为

A. 双层垫底即刻充填

B. 氧化锌丁香油糊剂暂时充填

C. 置放失活剂

D. 活髓切断

E. 局部麻醉下活髓摘除

110. 若充填后远期出现激发痛和自发痛，多由于

A. 充填物有早接触

B. 充填物不密合

C. 未恢复接触点

D. 充填物形成悬突

E. 继发龋伴发牙髓炎

（111~112 题共用题干）

某患者左颞下颌关节在开口、咀嚼时疼痛，无自发痛。检查：开口中度受限，开口型偏向左侧，左髁突后方明显压痛，未见红肿。

111. 其诊断应该是

A. 左侧翼外肌痉挛

B. 左侧关节盘后区损伤

C. 左侧关节囊附丽松弛

D. 左侧髁突破环

E. 左侧关节盘穿孔

112. 其治疗应选用

A. 0.5%或 1.0%普鲁卡因封闭

B. 2%普鲁卡因 2~3ml 封闭

C. 泼尼松 0.5~0.8ml 局部封闭

D. 复位垫治疗

E. 髁突高位切除加关节盘摘除术

（113~114 题共用题干）

患者，男性，43 岁，⌈6 缺失。⌈5 远中邻殆面及颊侧颈部银汞合金充填物，X 线片示根管治疗完善。⌈7 锤造冠修复体，殆面穿孔，边缘不密合。余留牙未见异常。

113. 该病例在修复治疗前首先应做的是

A. ⌈5 重新充填

B. ⌈5 截冠

C. 取研究模型

D. ⌈7 拍 X 线片

E. ⌈7 拆冠

114. 如果 X 线片示⌈7 根管充填完善，根周正常。⌈6 缺失的最佳修复方法是

A. 可摘局部义齿

B. ⌈5 单端固定桥

C. ⌈7 单端固定桥

D. 种植修复

E. ⌈57 双端固定桥

（115~117 题共用题干）

患者，男性，65 岁。全口义齿戴用 5 天，主诉下颌黏膜多个部位压痛。检查：上下颌牙列缺失，下颌牙槽嵴低平、黏膜薄，

上下颌弓相对位置关系基本正常。下颌义齿承托区未见黏膜红肿、溃疡，义齿基托密合，固位好，大张口及说话时义齿不松动。基托组织面涂压力指示剂后在后牙殆面施加垂直向力检查未见明显压迫部位。

115. 下列对于可能导致黏膜压痛的原因描述正确的一项是
　A. 基托组织面在骨隆突处缓冲不足
　B. 基托边缘过度伸展
　C. 正中关系偏斜
　D. 垂直距离过低
　E. 前伸殆干扰

116. 如果患者诉长时间戴义齿后面部肌肉酸痛疲累。此时应注意检查
　A. 基托磨光面形态
　B. 基托边缘伸展范围
　C. 人工牙排列位置
　D. 覆殆、覆盖关系
　E. 垂直距离

117. 检查发现息止殆间隙 2mm，侧方颌时两侧后牙颊尖殆干扰。正确的处理方法是
　A. 重做下颌义齿，重新确定正中关系
　B. 重新义齿修复，降低垂直距离
　C. 调磨上颌后牙颊尖舌斜面接触点
　D. 重新确定颌位关系，重排下颌人工牙
　E. 调磨下颌后牙颊尖颊斜面接触点

（118～121 题共用题干）

患者，女性，52 岁。$\overline{8765|5678}$ 缺失，牙槽嵴丰满，$\overline{4|4}$ 正位，牙槽骨吸收 1/2，余牙正常，口底至舌侧龈缘的距离为 9mm。拟行铸造支架式可摘局部义齿修复。

118. 如果 $\overline{4|4}$ 颊侧无组织倒凹，前庭沟深，患者要求尽量少暴露金属，固位体宜选择
　A. 三臂卡环
　B. RPI 卡环组
　C. 环形卡环
　D. 间隙卡环
　E. 延伸卡环

119. 如果牙槽嵴呈刃状，$\overline{4|4}$ 稳固，牙槽骨无明显吸收，固位体最好选择
　A. 回力卡环
　B. RPI 卡环组
　C. RPA 卡环组
　D. 铸造固位臂三臂卡环
　E. 弯制固位臂三臂卡环

120. 如果大连接体采用舌杆，为增强义齿稳定，以下做法错误的是
　A. 取压力式印模
　B. 增加 $\overline{3|3}$ 舌隆突支托
　C. 增加前牙舌隆突上的连续卡环
　D. $\overline{4|4}$ 根管治疗后行桩冠修复
　E. 增加游离端基托扩展面积

121. 如果口底至舌侧龈缘的距离为 5mm，大连接体应该采用
　A. 舌杆
　B. 舌板
　C. 唇杆
　D. 舌杆+前牙舌隆突上连续卡环
　E. 前牙舌隆突上连续卡环

（122～124 题共用题干）

患者，男性，35 岁。右上第一磨牙牙髓治疗后劈裂，拔牙过程中牙冠碎裂至龈下，牙根与周围骨质粘连。

122. 此时拔除此根应先
　A. 牙挺取根
　B. 牙钳拔除
　C. 分根后拔除
　D. 翻瓣去骨拔除
　E. 涡轮钻拔除

123. 拔牙过程中发现其腭侧根消失，牙槽窝空虚，此时应当
　A. 立即停止操作，拍 X 线片
　B. 立即扩大牙槽窝取根
　C. 立即行上颌窦开窗取根
　D. 翻瓣去骨取根

E. 延期拔除患牙

124. 如果确定腭根已入上颌窦，经去除牙槽间隔后扩大牙槽窝将其冲出，此时上颌窦底黏膜破裂口约7mm，此时应

A. 立即行上颌窦瘘修补术

B. 牙槽窝填塞碘仿纱条

C. 可不予处理

D. 给予抗生素，延期行上颌窦瘘修补术

E. 术后牙槽窝内放置碘仿海绵

（125～127 题共用题干）

患者，女性，70 岁。右颈部红肿、疼痛 1 周，逐渐加重，伴全身高热，体温 38.9℃，WBC 18×10^9/L，中性粒细胞占比 0.9，出现中毒颗粒。1 天来肿胀处出现多个脓头，剧痛难忍。

125. 此患者的诊断最可能是右颈部

A. 蜂窝织炎

B. 丹毒合并蜂窝织炎

C. 淋巴瘤

D. 结核

E. 痈

126. 关于痈为何容易引起全身并发症，以下说法不正确的是

A. 疖、痈的病原菌毒力较强

B. 上唇与鼻部“危险三角区”内的静脉常无瓣膜

C. 颜面表情肌和唇部的生理性运动

D. 颌面部软组织皮下组织较疏松

E. 容易沿淋巴液扩散

127. 此患者的治疗应给予

A. 抗感染治疗，营养支持、镇痛、切开

B. 抗结核治疗、休息、营养支持

C. 抗肿瘤化疗、营养支持、对症治疗

D. 类固醇皮质激素治疗

E. 休息、营养支持下，服用非甾体抗炎药

【B 型题】

答 题 说 明

以下提供若干组考题，每组考题共用在考题前列出的 A、B、C、D、E 五个备选答案，请从中选择一个与问题关系最密切的答案。某个备选答案可能被选择一次、多次或不被选择。

（128～132 题共用备选答案）

A. 上前牙腭侧牙龈及黏骨膜

B. $\underline{8\text{-}3\,|\,3\text{-}8}$ 腭侧牙龈及黏骨膜

C. $\underline{6\,|\,6}$ 的腭根及远中颊根，以及 $\overline{87\,|\,78}$ 的牙周膜、牙槽骨、颊侧牙龈

D. $\underline{3+3}$ 的牙周膜、牙槽骨及唇侧牙龈

E. $\underline{6\text{-}4\,|\,4\text{-}6}$ 的近中颊根、牙周膜、牙槽骨及颊侧牙龈

128. 腭前神经分布于

129. 上牙槽前神经支配

130. 上牙槽后神经支配

131. 鼻腭神经分布于

132. 上牙槽中神经支配

（133～136 题共用备选答案）

A. 暂时性面瘫

B. 烦躁不安、多话、嗜睡、循环衰竭

C. 恶心、呕吐

D. 刺破翼静脉丛引起血肿

E. 暂时性牙关紧闭

133. 针尖刺入偏内后可能导致

134. 麻醉药注射入血管内可能导致

135. 注射不准确，麻醉药注入翼内肌或咬肌内可能导致

136. 上牙槽后神经阻滞针尖刺入过深可能导致

（137~139 题共用备选答案）

A. 上颌前后颤动线之间

B. 上颌牙槽嵴

C. 远中颊角区

D. 下颌牙槽嵴

E. 下颌舌骨嵴

137. 全口义齿基托需缓冲的区域是

138. 全口义齿基托边缘不能过度伸展的区域是

139. 全口义齿基托的边缘封闭区是

（140~143 题共用备选答案）

A. P 切迹

B. 颧突

C. 颊侧翼缘区

D. 腭小凹

E. 远中颊角区

140. 下颌舌骨嵴前方，口底上升时的最高点是

141. 基托边缘在此区不能伸展，否则影响义齿固位或产生疼痛的是

142. 上颌第一磨牙牙根部，为基托缓冲区的是

143. 下颌颊系带后部与咬肌下段前缘之间，可承受较大𬌗力的结构是

（144~145 题共用备选答案）

A. 三臂卡环

B. RPI 卡环组

C. 环形卡环

D. 联合卡环

E. RPA 卡环组

144. 单侧缺牙、非缺失侧基牙牙冠短而稳固，应设计

145. 肯尼迪分类法中第Ⅱ类缺失，基牙条件差，牙槽嵴条件好，游离缺失末端基牙应设计

（146~148 题共用备选答案）

A. 牙尖

B. 舌隆突

C. 结节

D. 嵴

E. 外形高点

146. 牙冠上牙釉质过度钙化而形成的小突起是

147. 牙冠表面细长形的牙釉质隆起

148. 牙冠表面近似锥体形的显著隆起

（149~150 题共用备选答案）

A. 由对刃滑行回归至牙尖交错𬌗

B. 下颌后牙舌尖颊斜面沿上后牙颊尖舌斜面向舌侧继续滑行，约到一半处分离

C. 工作侧上下颌后牙的同名尖彼此相对

D. 由牙尖交错𬌗向上、向前、向上至对刃

E. 下颌后牙颊尖舌斜面从中央窝沿上后牙舌尖颊斜面向舌侧继续滑行，约到一半处分离

149. 前牙切割运动发挥功能的阶段

150. 后牙𬌗运动循环研磨发挥功能的阶段

第四单元参考答案与解析

【A_1型题】

1. D 【解析】牙齿发育异常是指牙齿数目异常、牙齿形态异常、牙齿结构异常和牙齿萌出异常，是儿童牙病中重要的一部分。

2. D 【解析】氟主要损伤釉质发育期牙胚的成釉细胞。因此，过多的氟只有在牙发育矿化期进入机体，才能发生氟牙症。若 7 岁前长期居住在饮水中含氟量高的流行区就不能避免以后萌出的恒牙受累。

3. C 【解析】畸形舌侧尖、畸形舌侧窝、牙中牙为好发生于上颌侧切牙的形态异常；特纳牙为发生于前颌的结构异常。

4. C 【解析】操作医生对牙体牙髓解剖结构不熟悉是造成髓腔壁穿孔的医源性因素。

5. C 【解析】知情同意是患者自主的具体体现。在医疗实践中，自主是指患者在解决自己医疗问题的过程中，享有经过深思熟虑以后作出自主、合乎理性的选择和决定，以及改变这些选择和决定的权利。患者知情同意比较理想的状态是患者或家属完全知情并有效同意。故选 C。

6. C 【解析】良性黏膜类天疱疮为慢性发作过程，D 错误；好发于牙龈，最典型的表现呈剥脱象龈炎样的损害，C 正确；临床上表现为疱壁紧张，尼科利斯基征阴性，A 和 E 错误；本病又叫瘢痕性类天疱疮，因为它愈后可遗留瘢痕，B 错误。

7. D 【解析】乳牙在临床上可表现为急性龋与慢性龋、湿性龋与干性龋。乳牙以急性龋（B、E 错误）和湿性龋多见（A、C 错误）。

8. E 【解析】妊娠期龈炎患者龈袋冲洗常用的药物是1%过氧化氢溶液，一般不主张应用抗生素，以免影响胎儿发育。

9. C 【解析】乳牙以下颌乳磨牙患龋病多见，其次是上颌乳切牙、上颌乳磨牙、上颌乳尖牙和下颌乳尖牙，下颌乳切牙最少见。

10. A 【解析】牙菌斑或唾液中存在氟化物时，氟化物可促进早期的釉质病损再矿化，在龋洞形成前已经开始修复过程。此外，氟化物还可干扰糖原的糖酵解，通过此过程阻止牙菌斑内的致龋菌代谢糖而产生酸。较高浓度的氟化物还可杀灭致龋菌和其他细菌。

11. A 【解析】由于乳牙含有机质较恒牙多，窝沟封闭时酸蚀的时间要比恒牙时间长一些，最好为 60 秒，这样的酸蚀效果比较好。

12. D 【解析】在口腔流行病学中，指数是起到指标作用或指示作用的标识，常用一组序数作代号加上某种记述标准来说明口腔疾病在个体或群体中的表现程度，用数值级差作标准，测量和比较疾病的扩展范围和严重程度。这些指数应符合以下要求。①简单：易于学习、理解和操作。②价廉：以最少的器材，快速完成检查程序。③有效：指数测量能达到反映疾病状态的准确程度。④可靠：测量标准必须客观。⑤能进行统计学处理。

13. C 【解析】血管神经性水肿的治疗与荨麻疹治疗相同。遗传性血管性水肿用一般的抗组胺药物治疗效果不佳。可使用氨基己酸（6-氨基己酸）等抗纤溶酶（纤溶酶为C1的活化剂）药物治疗，同时有预防及减少复发的效用。雄性激素（促性腺激素抑制药达那唑有轻度抗雄性激素作用）可以刺激机体合成C1抑制物而产生疗效。常用达那唑0.2~0.6g/d或司坦唑醇（康力龙）2mg/d，两者疗效相近，但后者价格较便宜。有些病例采用舌下含服睾酮有效。对急性严重发作病例，可使用新鲜血浆或纯化的含C1抑制物的制剂。有喉水肿导致呼吸窒息时应采取气管切开或气管插管，必要时可使用肾上腺素及糖皮质激素。

14. B 【解析】奶瓶龋好发于上颌乳切牙的唇面，而在下颌乳切牙却无龋齿（B正确）。

15. D 【解析】牙菌斑或唾液中存在氟化物时，氟化物可促进早期的釉质病损再矿化，在龋洞形成前已经开始修复过程。此外，氟化物还可干扰糖原的糖酵解，通过此过程阻止牙菌斑内的致龋菌代谢糖而产生酸。较高浓度的氟化物还可杀灭致龋菌和其他细菌。

16. E 【解析】乳牙大面积龋坏可以用预成冠修复。预成冠去除牙体组织少，容易恢复解剖外形、近远中径和功能。它可以作为全冠丝圈保持器的固位体，给龋齿易感儿童使用，可以预防继发龋，操作简单。但是牙颈部需要人为修整不容易密合，乳牙冠高度不足时容易脱落。

17. D 【解析】急性根尖周炎的骨膜下脓肿阶段又可称为牙槽骨骨膜炎。

18. B 【解析】关节紊乱病发展至关节器质性病变期，可出现关节盘穿孔、破裂，在关节运动时髁突撞击破碎的关节盘，可产生多声破碎杂音。

19. E 【解析】猪鬃毛牙刷因为其理化性质不如聚酯尼龙丝牙刷，而且不易干燥利于病原体滋生，现在已经基本被淘汰了。故选E。

20. E 【解析】创伤性溃疡和复发性溃疡的鉴别诊断一般从6个方面考虑：①年龄性别。②溃疡特征。③好发部位。④周期性复发。⑤自限性。⑥有无疼痛及疼痛程度。故选E。

21. A 【解析】可复性盘前移位出现的弹响是在开口运动初期，髁突横嵴撞击前移的关节盘后带的边缘所引起，一般弹响声音清脆，继续开口，髁突前移，同时关节盘向后反跳，恢复正常的盘-突关系。在闭口末期，关节盘又恢复至前移位时，产生闭口末弹响。故选A。

22. E 【解析】窝洞预备时，点角和线角不应锐利，而要求清晰而圆钝，既能起固位作用又利于增加洞形的抗力。

23. B 【解析】本题目的是要在制定的参考范围内计算一个双侧界值。题中的数据资料符合正态或近似正态分布，选用正态分布法的公式。95%时的双侧界值：平均值（mmHg）±1.96S。计算过程：140±1.96×S=140±1.96×10=120.4~159.6mmHg。

24. C 【解析】与全身CT相比，口腔锥形束CT的优点：空间分辨率高，图像质量好；数据采集时间短，辐射剂量较小，拍摄成本相对较低。故选C。

25. A 【解析】医生干涉权是医疗中相对于医生一般权利而言的一种特殊的权利。医生一般的诊断治疗的权利是服从于患者权利的基本要求，而医生干涉权这一特殊权利正好相反，它是在一些特定情况下，用来限制患者自主权利以达到完成医生应对患者尽义务的目的。比如，有些自杀未遂的患者，他们会拒绝一切抢救措施。还有，对具有较强传染性的传染病患者拒绝相关隔离治疗措施，医生可依据有关法律规定及公益原则，运用其特殊干涉权，对患者采取强制治疗措施。故选A。

26. B 【解析】急性炎症期间禁做涎腺造影。

27. E 【解析】V 类洞是指所有牙的颊舌面颈 1/3 处的龋损所备成的窝洞。充填备洞时，只要求有适当的固位形。

28. C 【解析】颌骨体内有时可见边缘清楚的圆形或卵圆形致密影，直径多为 2~4mm，与牙根无关，此为内生骨疣，也称致密骨岛，是一种骨质生长变异，无病理意义。C 项不正确，其余选项描述均正确，故选 C。

29. C 【解析】颞下颌关节常用检查方法：X 线检查和 CT 可发现关节间隙和骨质改变，关节造影和 MRI 可发现关节盘移位、穿孔及关节各附着的改变等，而该病早期改变一般影像学无法显现，只能通过颞下颌关节内镜直观观察。

30. B 【解析】颞下颌关节侧斜位片显示关节凹、关节结节、髁突及关节间隙，常用于检查髁突骨折、脱位、先天畸形、肿瘤以及颞下颌关节疾病等。其关节间隙变化能反映出关节盘的病变以及关节盘与髁突的关系。正常情况下，关节间隙宽约 2mm，上间隙较宽，后间隙次之，前间隙最窄。

31. D 【解析】成人牙刷柄全长 160~180mm。

32. A 【解析】年轻恒牙的 X 线牙片显示未发育完成的根尖开口区有界限清晰的透射影，周围有完整骨硬板围绕，临床无异常症状，应提示为牙乳头。此为牙乳头的特征性 X 线表现，为牙根继续发育的基础。

33. D 【解析】对可复性盘前移位的患者主要以保守治疗为主，嘱以关节保护措施，如避免食用不易咀嚼的食物，局部热敷等，还可以采用再定位咬合板即殆垫治疗，帮助关节盘复位以消除弹响。

34. B 【解析】蔗糖被细菌利用，经糖酵解产酸，有致龋作用。

35. A 【解析】口腔临床上推荐的表面消毒液是碘溶液。碘溶液常用于外科手术前的皮肤、黏膜，以及医疗器械、玻璃制品的消毒。

36. A 【解析】慢性非特异性唇炎的首要治疗措施：避免刺激因素，如改变咬唇、舔唇等不良习惯，戒除烟酒，忌食辛辣食物，避免风吹、寒冷刺激，保持唇部湿润等。

37. E 【解析】患者的知情同意权是患者在医疗卫生服务中，享有知晓自己病情和医务人员所要采取的诊治措施，并自主选择合适的诊治决策的权利。这是患者的法律权利也是道德权利。故选 E。

38. B 【解析】龋病发病率是指在一定时期内，某人群新发生龋病的频率。而龋病患病率是指在一定时期内，某人群患龋病的频率，考生容易混淆二者的概念。选项 D 把人群限定在“患龋病人群”，而发病率是指全体受检人群中新发生龋病的频率，因此选项 D 是错误的。

39. D 【解析】我国最常见的 3 种口腔癌依次为舌癌、颊癌（包括唇癌）和牙龈癌。

40. C 【解析】本题中该市 8 岁正常男孩体重 95%正常值范围是 18. 39~29. 45kg，所以均数+1. 96×标准差 = 29. 45，均数−1. 96×标准差 = 18. 39，把两式相减，得到 1. 96×标准差+1. 96×标准差 = 29. 45−18. 39，即 3. 92×标准差 = 11. 06，标准差 = 2. 82。参考值范围又称正常值范围，医学上常把绝大多数正常人的某指标值范围称为该指标的正常值范围。对于正态分布资料，计算 95%的正常值范围的公式：均数±1. 96×标准差。

41. A 【解析】龋均指受检查人群中每人口腔中平均龋、失、补牙数。龋面均指受检查人群中每人口腔中平均龋、失、补牙面数。龋均和龋面均反映了受检查人群龋病的严重程度。计算公式：龋均=龋、失、补牙之和/受检人数。

42. D 【解析】关于颞下颌关节紊乱的发病因素，多数学者解释为是在多因素相互作用下发生，但研究表明关节内持续的微小创伤引起关节结构紊乱或使软骨作为隐蔽抗原暴露，在心理情绪改变、肌肉紧张等因素作用下，诱发内分泌或免疫应答反应，则出现临床症状。此处损伤并非指急性损伤，而是指由精神因素、因素、解剖因素等引起关节内微小损伤。

43. A 【解析】恶性淋巴瘤在病理上可分为霍奇金淋巴瘤和非霍奇金淋巴瘤。

44. D 【解析】颞下颌关节紊乱综合征多数为功能紊乱性质，也可累及关节结构紊乱甚至器质性破坏，病程长，经常反复发作，但是本病有自限性，一般不发生关节强直，预后良好。

45. E 【解析】主承托区的骨组织上覆盖着高度角化的复层扁平上皮，其下有致密的黏膜下层附着，故能承受咀嚼压力。

46. B 【解析】医患交往中，双方关系更接近于无隐私的陌生人关系。

47. E 【解析】颞下颌关节脱位时，髁突位于关节结节的前上方而无法自行复原，同时患侧的下颌骨前伸，使下颌骨整体向健侧偏斜，同时下颌牙弓也向健侧偏移，出现健侧的后牙反，颏部中线以及下前牙中线也偏向健侧。

48. E 【解析】固定桥修复前的口腔准备：①修复前口腔的一般处理，包括处理急性炎症，保证良好的口腔卫生，拆除不良修复体，以及治疗和控制龋病及牙周病。②要根据余留牙的松动程度及剩余牙槽嵴的多少，来决定保留或者拔除余留牙。③对于牙齿错位，尤其是牙缺失后长期未曾修复，造成缺隙两侧天然牙倾斜移位者，需要进行修复前的正畸治疗。④对于咬合有异常者需要进行一定的咬合调整及选磨。⑤对于临床牙冠过短，与临牙龈缘曲线不协调的情况，需要进行临床牙冠延长手术。⑥处理及治疗口腔黏膜疾病。⑦修复前的外科处理，包括牙槽嵴及骨性隆突等修整手术。

49. A 【解析】口角炎可由多种病因单独或协同引起，治疗应针对病因进行治疗。因题干中未给出明确病因，所以 B、C、D 和 E 答案都不够全面、准确，只有 A 是最佳答案。

50. D 【解析】病因推断的标准包括关联的强度、关联的时间性、关联的特异性、关联的地区性。

51. B 【解析】单侧颞下颌关节强直的患者常因为咀嚼功能的减弱和下颌生长中心髁突的破坏导致下颌发育障碍，患侧下颌体、下颌升支短小，表现为面容两侧不对称，颏部偏向患侧。故选 B。

52. B 【解析】印模膏的软化温度应为 70℃左右。

53. C 【解析】封闭剂固化后，用探针进行全面检查，了解固化程度，黏结情况，有无气泡存在，寻找有无遗漏封闭的窝沟，观察有无过多封闭材料，是否需要去除，发现问题及时处理。如果封闭剂没有填料可不调咬合，如使用含有填料的封闭剂，又有咬合过高的情况，应调整咬合。封闭后还应在三个月、半年或一年复查，观察封闭剂保留情况，脱落时应重做封闭。

54. E 【解析】颞下颌关节强直分为真性关节强直、假性关节强直和混合性强直。颞下颌关节强直需要进行手术治疗。

55. C 【解析】常采用计算中位数的方法统计患者的潜伏期。如果统计样本个数为偶数单位，计算居中的两个样本的平均数，如果统计样本个数为奇数单位，直接取居中间位置的样本。

56. B 【解析】刃状牙槽嵴和黏膜较薄的患者适用。

57. E 【解析】颌间挛缩也引起开口困难或完全不能开口，是关节外上下颌间皮肤、黏膜或深层组织的瘢痕粘连导致的，关节本身可伴有或不伴有关节结构的改变，又称为假性关节强直。所以我们通常说的颞下颌关节强直主要指关节内强直，即真性强直。

58. D 【解析】急性多发性龈脓肿：①多发于春秋两季，多数起病急，发病前有疲倦、发热、口干、感冒、扁桃体发炎等症状。②早期牙龈乳头鲜红、肿胀、发亮，唾液黏稠。随即广泛的多个龈乳头出现红肿和跳痛，每个红肿的龈乳头内有小脓肿形成，此时患者感到剧烈疼痛，数日后脓肿可自行破溃，病情不易控制，脓肿常此起彼伏，有时同一牙的颊舌侧龈乳头各形成一个脓肿，患牙及邻牙均对叩诊敏感。③牙龈以外的口腔黏膜往往也充血发红，但无溃疡和假膜形成。④局部淋巴结肿大、触痛，轻度口臭，可有发热，粪便秘结，全身不适，白细胞计数增多。服用抗生素大多无效。

59. E 【解析】年轻患者最佳方案是先正畸矫正倾斜的基牙牙轴再进行修复。

60. C 【解析】全冠修复后损坏与材料无关，主要是制作缺陷、局部厚度不足、咬合、磨牙问题等造成的。

61. D 【解析】关节内强直常见原因：邻近器官的化脓性炎症、关节损伤、类风湿关节炎等，放射治疗照射关节区可引起颌面软组织广泛的纤维性变，最终亦可能引起关节内强直。关节内出血会导致关节结构被纤维组织修复，甚至骨化而强直。

62. A 【解析】在诊疗中，基于对医师的信任，患者向医生叙述身体、心灵、家庭等私人问题，将健康托付给医生。这是构建医患信托关系的前提。

63. C 【解析】窝沟有患龋病倾向的牙是窝沟封闭的适应证之一。

64. C 【解析】本病又名先天性家族性纤维瘤病或特发性龈增生，是一种比较罕见的以全口牙龈广泛性、渐进性增生为特征的良性病变，属于经典的孟德尔单基因遗传性疾病，也可能与某些罕见的综合征和其他疾病相伴随。临床表现：牙龈增生严重，通常波及全口。可同时累及附着龈、边缘龈和龈乳头，唇舌侧龈均可发生，常覆盖牙面 2/3 以上，以致影响咀嚼，妨碍恒牙萌出。增生龈表现呈结节状、球状、颗粒状。龈色粉红，质地坚韧，无明显刺激因素。在增生的基础上若有大量牙菌斑堆积，亦可伴有牙龈的炎症。增生的牙龈组织在牙脱落后可缩小或消退。患者发育和智力无异常。

65. D 【解析】卫生行政领导在口腔健康促进中起着决定性的作用，各级医务人员则主要在有效的预防方法和口腔健康行为指导方面起主导作用。

66. E 【解析】关节纤维性强直是由含有血管的纤维组织代替正常的关节窝、关节结节和髁突的骨或纤维软骨等结构，最后纤维组织完全长入骨髓腔，而骨性强直是纤维性强直进一步骨化所致，故临床上表现为进行性张口受限，最后至完全不能开口。

67. A 【解析】在医疗实践过程中，医务人员之间的相互联系和交往是以患者为中心进行的。医务人员之间的相互支持和密切协作，有利于患者的诊治和康复。在某种意义上说，医务人员之间的相互关系是医患关系的依存条件；良好的医际关系有助于融洽医患关系的建立，不良的医际关系是引起医患矛盾和纠纷的根源之一。

68. D 【解析】关节外强直以往常见的病因为坏疽性口炎（走马疳），现在已罕见。根据患者病史及 X 线检查颞下颌关节结构正常，可以推断为关节外软组织瘢痕引起的关节外强直。

69. B 【解析】临床试验的基本分类：①历史性对照研究。②非随机同期对照试验。③随机对照试验。④交叉设计临床试验。⑤序贯临床试验。

70. A 【解析】成熟牙釉质中的蛋白质主要有釉原蛋白、非釉原蛋白和蛋白酶三大类，非釉原蛋白包括釉蛋白、成釉蛋白和釉丛蛋白等。这些蛋白质的主要作用是引导牙釉质晶体的生长，也可能具有粘接晶体和釉柱的作用。

【A_2型题】

71. D 【解析】患儿的牙槽嵴是完整的，所以应诊断为不完全性腭裂。

72. C 【解析】根据题干，患儿窝沟已出现龋坏，应进行预防性树脂充填，其适应证：①窝沟有龋损能卡住探针。②深的点隙窝沟有患龋病倾向。③沟裂有早期龋迹象，釉质混浊或呈白垩色。④无邻面龋损。

73. C 【解析】根据题干，患者为牙周炎造成的牙龈退缩、牙间隙，应使用牙间隙刷、牙线清洁邻面。

74. C 【解析】年龄大伴中度的牙周袋，支持慢性牙周炎的诊断。

75. D 【解析】应激是危险的或出乎意料的外界情况的变化所引起的一种情绪状态，是决策心理活动中可能产生的一种心理因素。

76. B 【解析】正确使用牙签的方法是轻轻置入龈沟底部，向冠方运动清洁。

77. B 【解析】Ⅱ度唇裂是指上唇部分裂开，但未裂至鼻底。

78. D 【解析】该地区水氟浓度比较正常，可能是燃煤污染导致的氟牙症。燃煤污染型氟中毒是人们长期以敞炉灶燃烧高氟煤炭用于取暖、炊事或烘烤粮食等，使含氟烟尘污染空气以及食物，使人体摄入过量的氟而导致的以骨组织和牙齿受累为主的慢性蓄积性中毒。

79. C 【解析】牙周病是一种慢性感染性疾病，为了保证治疗后牙周组织迅速恢复健康，并防止复发，治疗后的维护和牙周病的预防同样重要，所有牙周病在接受系统治疗后都应进行长期的、终身的牙周维护即牙周支持治疗。最好的牙周维护的间隔期一般为 3 个月 1 次。

80. D 【解析】题干提示乳磨牙曾严重破坏，未做治疗，过早脱落，A 和 C 成立。乳牙早失导致恒牙早萌，B 正确，与乳牙有关的感染或创伤引起继生恒牙成釉细胞的损伤，导致继生恒牙釉质形成不全或矿化不全，称为 Turner 牙，E 正确，D 不正确。

81. A 【解析】龈缘处大量菌斑伴牙龈炎症，提示自我控制菌斑效果不佳。

82. A 【解析】皮片可分为刃厚皮片、中厚皮片、全厚皮片及保存真皮下血管网全厚皮片。皮片本身没有血供，移植成功的条件是受区毛细血管生长进入皮片。皮片越薄，移植成活力越强。在有感染的肉芽创面上植皮，显然宜用刃厚皮片。选项 E 有一定的迷惑性，可能是错误地认为保存了皮下血管网就能更容易成活。

83. A 【解析】决定是否需要做窝沟封闭涉及很多因素，其中最重要的是窝沟的外形和评价。适应证：①深窝沟，特别是可以卡住探针的（包括可疑龋）。②患者其他牙齿，特别是对侧同名牙患龋病或有患龋病倾向。

84. B 【解析】颊棚区位于下颌后部牙槽嵴的颊侧，此处骨皮质厚，骨质致密。当牙槽嵴骨吸收较多变低平时，颊棚区骨面趋向水平，能承受较大的垂直向咬合压力。因此，对于牙槽嵴低平患者，为了增强支持能力，可将颊棚区作为主承托区。

85. D 【解析】自然观察法是指在不向被研究者提问的情况下调研人员对被研究者的行为、反应、感受、特征进行观察记录的一种方法。采用自然观察法跟踪调研，可以避免消费者在参与研究时的情绪影响，一定程度上能够保证调研数据真实有效。

86. B 【解析】桩核冠要求至少 1.5mm 牙本质肩领方能满足固位和抗力的要求，该病例断面在龈下 1.5mm，应进行冠延长术。

87. D 【解析】上颌骨发育不全，导致上颌牙弓发育不全，而下颌骨发育不受影响，因而下颌相对上颌而言应该是近中咬合关系。

88. E 【解析】根据题干，6|剩余牙体组织少、已完善根管治疗，直接修复的话抗力不足，应进行桩核冠修复。

89. C 【解析】牙周炎治疗必须以牙周基础治疗为基础。

90. B 【解析】表面麻醉应使用 2% 丁卡因。

91. B 【解析】代币法是行为疗法中运用最广泛的方法之一，也称表征性奖励制。用奖励强化所期望的行为，用惩罚消除不良行为而达到目的。代币法又称“标记奖酬法”。根据代币学习的研究结果而设计的一种常用的行为治疗方法。代币法是一种激励系统，促使患者从事由治疗者事先选定的活动，也可以说是用来造成一种适当的行为借以得到强化、不适当的行为借以被消除的特殊环境。

92. A 【解析】由于患牙牙体仅切 1/3 缺损，剩余牙体组织可满足全冠修复所需要的固位，再结合美观考虑，故首选烤瓷全冠修复。

93. B 【解析】下牙槽神经阻滞麻醉后面瘫是由局部麻醉药注入腮腺内麻醉面神经所致。

94. A 【解析】上颌是肯尼迪（Kennedy）分类法中的第四类牙列缺损。

95. B 【解析】心身障碍，也称心身疾病，在《精神疾病诊断与统计手册》（第二版）里将其定名为“心理生理性自主神经与内脏反应”。狭义：指心理社会因素在发病、发展过程中起重要作用的躯体器质性疾病。广义：特指心理社会因素在发病、发展过程中起重要作用的躯体器质性疾病和功能性障碍。

96. D 【解析】腭大孔麻醉后恶心是同时麻醉了腭小神经，引起软腭、腭垂麻痹不适。

97. E 【解析】戴全口义齿患者的黏膜充血发红，并有黄白色假膜，涂片镜检见菌丝阳性，很容易作出义齿性口炎的诊断。应采取抗真菌治疗措施。

98. E 【解析】右上前牙拔除应进行唇、腭侧局部浸润麻醉。

99. B 【解析】患牙颊舌侧剩余牙冠硬组织较薄弱、牙冠船龈距短，但牙髓健康，最适宜采用嵌体冠修复。

100. E 【解析】磨牙拔除需麻醉颊神经、舌神经和下牙槽神经。

【A_3/A_4型题】

101. C 【解析】牙髓活力温度测验一过性敏感，无自发痛且叩痛（-）可明确诊断。

102. E 【解析】牙髓活力温度测验可用于评估患牙牙髓状态。

103. B 【解析】对可复性牙髓炎可先予以安抚治疗。

104. E 【解析】牙周炎、吸烟、心身因素、免疫功能降低、微生物等是急性坏死性溃疡性龈炎的致病因素。

105. E 【解析】重症患者可有低热、疲乏等全身症状，部分患者下颌下淋巴结肿大压痛。

106. C 【解析】全身给予维生素 C、蛋白质等支持疗法，余选项正确。

107. A 【解析】患儿 7 岁。左下第一磨牙刚萌出 1 年，为年轻恒牙。该年轻恒牙深龋范围广，腐质软而湿润，易挖除，且洞底敏感等临床表现均提示患牙应当诊断为急性龋而非慢性龋；牙髓活力同正常牙，叩诊（-）等临床表现则排除了牙髓炎和根尖炎的可能性。急性龋洞内软化牙本质较多，病变组织着色浅，病变范围较广，质地较湿软，容易用手持器械去除，挖出的龋腐多呈片块状，又称湿性龋。由于进展速度快，龋坏牙本质中位于细菌侵入层下方的脱矿层较厚，缺乏硬化牙本质，在髓腔内侧又较少形成第三期牙本质，牙髓易于受到感染。在治疗去腐时，若将全部软化的牙本质除净，极易穿通髓腔。急性龋多发生在儿童和易感个体，如存在唾液分泌障碍的个体，易出现急性龋的情况。

108. C 【解析】诊断为“急性龋”的患牙，治疗方案必然应当考虑间接盖髓术，而非其他牙髓治疗术。

109. B 【解析】该患者首次就诊时，对患牙应该进行的处理为氧化锌丁香油糊剂暂时充填，以观察间接盖髓术的效果，2 周后无症状，再换永久充填。另外，因年轻恒牙急性龋，软腐质可能需要分次去除，不适合选择双层垫底即刻充填。其他干扰答案均为牙髓病的治疗方法，不适用于“急性龋”患牙。

110. E 【解析】充填后远期出现激发痛和自发痛，说明已发展为牙髓炎，多由继发龋引起。继发龋：做过牙体治疗或牙体修复的患牙，在充填体或修复体边缘的牙体组织上或与材料接触的洞壁、洞底发生的龋。形成继发龋的原因：①充填体或修复体边缘与牙体组织不密合，造成口腔细菌的渗漏和定植。②充填体或修复体边缘或洞缘牙体组织破损，形成牙菌斑滞留区。③备洞或牙体预备时未去净龋腐，病变继续发展。

111. B 【解析】临床检查髁突后方压痛提示关节后区损伤，该类患者表现为开口受限，开口时开口型偏向患侧，伴有开口及咬合疼痛。

112. C 【解析】关节后区损伤是滑膜、关节囊或附着韧带的急性或慢性炎症，治疗主要以口服非甾体抗炎药为主，如无明显效果，则注射泼尼松 0.5ml 加入 2% 利多卡因 0.5~1.0ml 局部封闭，达到减少炎性渗出和镇痛的作用。

113. D 【解析】考查的是牙列缺损的修复前检查。对于任何病例，在开始修复治疗前均首先要进行必要的检查，明确诊断，确定修复治疗方案。缺损情况复杂的病例，研究模型有助于修复设计。但对于该病例，首先应先拍 X 线片，以了解$\overline{|7}$的牙髓治疗情况和牙周健康状况。故选 D。

114. E 【解析】考查的是牙列缺损修复适应证的选择。该病例的修复治疗可以有 3 种选择，即固定桥、种植、可摘局部义齿。与前 2 种相比，可摘义齿的修复效果最差，但费用最低。而固定桥和种植虽然均可选择，但是，本病例缺隙前后邻牙均需要修复，因此从修复的复杂程度、效果考虑，双端固定桥应为最佳选择。

115. C 【解析】根据临床检查结果，可排除基托边缘过长、骨隆突压迫和前伸𬌗干扰的问题。垂直距离过低不会导致黏膜压痛。黏膜压痛最可能的原因是正中关系偏斜、支持组织受力不均衡。

116. E 【解析】如果有长时间戴义齿后面部肌肉酸痛的现象，则应怀疑存在垂直距离过高的情况。垂直距离过高会增加支持组织负担，可导致黏膜广泛压痛。因此，应注意检查戴义齿后的垂直距离。

117. C 【解析】息止𬌗间隙 2mm，说明垂直距离正常。存在侧方𬌗干扰是导致黏膜压痛的原因。应进行调𬌗，去除𬌗干扰。根据选磨调𬌗的原则，只有在侧方颊尖干扰的情况下，才应调磨作为非支持尖的上颌后牙颊尖。

118. B 【解析】本题考查 RPI 卡环组的典型适应证。该病例为双侧游离缺失，末端基牙牙周支持条件较差，卡环设计时应尽量减小对基牙的扭力。同时颊侧前庭沟深、无软组织倒凹，满足 RPI 卡环组的应用条件。否则应考虑 RPA 卡环组。RPI 卡环组也能满足患者少暴露金属的要求。

119. E 【解析】本体考查混合支持式义齿的设计原则。牙槽嵴条件好，基牙条件差者，考虑减轻基牙扭力的设计（参见第 118 题解析）；牙槽嵴条件差，基牙条件好者，考虑减轻牙槽嵴的负担。但铸造卡臂硬度过大，会对基牙产生过大扭力。因此选择弯制固位臂三臂卡环。

120. D 【解析】D 选项无任何依据。B，C 选项皆是增加间接固位体的方法。

121. B 【解析】舌杆要求口底有至少 8mm 距离。根据题干，更适合用舌板。

122. C 【解析】右上第一磨牙为三根，拔牙阻力主要为根阻力，解决根阻力应进行分根。

123. A 【解析】拔牙过程中发现其腭侧根消失，牙槽窝空虚，很可能腭根进入上颌窦，应立即停止操作，拍 X 线片。

124. A 【解析】上颌窦瘘穿孔小于 2mm 的病例，常可自愈，可行保守治疗；穿孔较大病例，行口腔上颌窦修补术。

125. E 【解析】1 天来肿胀处出现多个脓头提示痈的形成。

126. E 【解析】A、B、C 和 D 均是容易引起痈扩散的原因。

127. A 【解析】痈的局部治疗宜用高渗盐水或含抗菌药物的盐水纱布局部持续湿敷，可促进早期痈的局限、软化和穿破。当急性炎症得到控制、局部肿胀局限并已形成明显的皮下脓肿而又久不溃破时，才可考虑在脓肿表面中心、皮肤变薄的区域做保守性的切开，引流出脓液，切忌分离脓腔。已溃破或切开引流后，局部仍应以高渗盐水纱布持续湿敷，可有良好的提脓效果，但已脓污的盐水纱布应及时更换，湿敷一般应持续到脓液消失、创面趋于平复为止。对面部疖伴有局部蜂窝织炎和面部痈的患者应全身给抗菌药物，最好从脓头处取脓做细菌培养及药物敏感试验，以供正确选用抗菌药物。如致病菌一时未能确定，可暂时选用对金黄色葡萄球菌敏感的药物。重症患者应加强全身支持疗法。出现中毒性休克时，应积极采取综合措施，并尽快纠正循环衰竭时出现的低血压。患者昏迷或伴严重肺部并发症时，宜行气管切开术以利分泌物的抽吸及改善缺氧状态。临床出现全身并发症时，应与其他相关科室合作共同进行抢救。

【B 型题】

128. B 【解析】分布于 8-3 | 3-8 腭侧牙龈及黏骨膜的神经是腭前神经。

129. D 【解析】上前牙牙周膜、牙槽骨及唇侧牙龈感觉由上牙槽前神经支配。

130. C 【解析】6|6 腭根、远中颊根及 87 | 78 牙周膜、牙槽骨、颊侧牙龈感觉由上牙槽后神经支配。

131. A 【解析】分布于上前牙腭侧牙龈及黏骨膜的神经是鼻腭神经。

132. E 【解析】上牙槽中神经支配 6-4 | 4-6 的近中颊根、牙周膜、牙槽骨及颊侧牙龈感觉。

133. A 【解析】下牙槽神经阻滞麻醉时，注射针尖刺入偏内后不能触及骨面，麻醉药注入腮腺内阻滞面神经发生暂时性面瘫。

134. B 【解析】麻醉药被快速注入血管引起中毒反应，表现为兴奋型与抑制型，兴奋型表现为烦躁不安、多语。

135. E 【解析】由于注射不准确，麻醉药注入翼内肌或咬肌内，使肌肉失去收缩与舒张的功能，并停滞于收缩状态，因而出现牙关紧闭。

136. D 【解析】上牙槽后神经阻滞针尖刺入过深，刺破翼静脉丛可引起血肿。

137. E 【解析】本题考察总义齿功能分区。缓冲区包括无牙颌的骨性隆突部位，如上颌隆突、颧突、上颌结节颊侧、下颌隆突，以及下颌舌骨嵴及牙槽嵴上的骨尖、骨棱等部位，表面被覆黏膜较薄，切牙乳突内有神经和血管。这些部位均不能承受咀嚼压力，全口义齿基托组织面在上述的相应部位应做缓冲处理，以免因压迫导致疼痛，或者形成支点而影响义齿的稳定。

138. C 【解析】远中颊角区过度伸展将影响咬肌的运动，引起义齿松动。

139. A 【解析】边缘封闭区包括上下颌口腔前庭沟底、唇颊舌系带附着部、下颌舌侧口底黏膜反折处、上颌后堤区和下颌磨牙后垫。边缘封闭区外围分别为唇颊、口底和软腭等活动组织，该区域黏膜下有大量疏松结缔组织，软组织活动度大，不能承受咀嚼压力，义齿基托边缘在此区域不能过度伸展，以免影响周围组织的功能活动或压迫黏膜。但义齿基托也不能过短，唇颊舌侧基托边缘应由黏膜包裹，上颌义齿后缘应形成后堤，借助黏膜的可让性使义齿后缘与黏膜密合，形成完整的边缘封闭，使空气不能进入义齿基托与承托区黏膜之间，利用大气压力保证义齿的固位。

140. A 【解析】“P”切迹位于下颌骨内缘、下颌舌骨嵴前方，是口底上升时的最高点，基托边缘应有相应的切迹。

141. E 【解析】远中颊角区过度伸展将影响咬肌的运动，引起义齿松动及疼痛。

142. B 【解析】颧突位于上颌第一磨牙牙根部，为基托缓冲区。

143. C 【解析】颊侧翼缘区位于下颌后弓区，在下颌颊系带至嚼肌下段前缘之间。当下颌后部牙槽嵴吸收已平复时，该区又称颊棚区，外界是下颌骨外缘，内侧是牙槽嵴的颊侧斜坡，前缘是颊系带，后缘是磨牙后垫。此区面积较大，骨质致密。当牙槽嵴吸收严重时，此区较为平坦，骨小梁排列与𬌗力方向几乎呈直角，义齿基托在此区内可有较大的伸展，可承受较大的殆力，起支持并有稳定义齿的作用。

144. D 【解析】由两个卡环通过共同的卡环体连接而成。卡环体位于相邻两基牙的殆外展隙，并与伸向殆面的殆支托相连接。适用于非缺隙侧，基牙牙冠短而稳固，或相邻两牙之间有间隙者，联合卡环还可用于防止食物嵌塞。

145. B 【解析】RPI 卡环组：是一种组合式的铸造卡环，由近中殆支托、邻面板、I 杆三部分组成，常用于远中游离端义齿。邻面板：基牙的远中邻面预备与义齿就位道平行的导平面，卡环的邻面板与此导平面接触。当义齿远中游离端下沉时，邻面板亦随之向下，使邻面板与基牙导平面接触面积减小，但仍与基牙接触，既可避免两者大面积紧密接触对基牙产生向远中的扭力，又避免发生食物嵌塞。邻面板既可增强义齿的固位力，同时在水平方向的稳定作用很强，还可使基牙的邻面倒凹区减到最小，防止食物积存，有利于美观，同时与卡环臂拮抗。

146. C 【解析】牙冠上牙釉质过度钙化而形成的小突起，可在殆面或切牙切缘见到。切牙初萌时切缘上所见的结节又称切缘结节。

147. D 【解析】牙冠表面细长形的牙釉质隆起，称为嵴。

148. A 【解析】牙冠表面近似锥体形的显著隆起称为牙尖，常位于尖牙的切端、前磨牙和磨牙的殆面上。

149. A 【解析】切割功能主要通过下颌前伸咬合实现。开始时，下颌从牙尖交错殆或姿势位向下前方伸出，继而上升，使上下前牙咬住食物，用力切割。在穿透食物后，下切牙的切缘顺沿上切牙舌面的方向回到牙尖交错殆。

150. E 【解析】下颌由切牙对刃位滑到牙尖交错殆的运动（由对刃位滑到牙尖交错殆），是发挥功能的阶段。后牙捣碎和磨碎食物，从下牙弓随下颌向一侧运动到上下牙颊尖相对位即行向上，使上下牙的颊尖相咬合，而后下牙颊尖的颊斜面即依上牙颊尖的舌斜面滑行，是发挥功能的阶段。

2024全国口腔执业医师资格考试模拟试卷与解析（二）

第一单元

中国协和医科大学出版社
北 京

【A_1 型题】

答题说明

每一道考试题下面有 A、B、C、D、E 五个备选答案，请从中选择一个最佳答案。

1. 牙尖交错殆与后退接触位属于
   A. 侧向关系
   B. 前后向关系
   C. 垂直向关系
   D. 水平向关系
   E. 近远中向关系
2. 上颌骨的四突不包括
   A. 牙槽突
   B. 颧突
   C. 腭突
   D. 喙突
   E. 额突
3. 获得性免疫缺陷综合征患者易发生的口腔疾病不包括
   A. 坏死性龈炎
   B. 类天疱疮
   C. 牙周炎
   D. 卡波西肉瘤
   E. 非霍奇金淋巴瘤
4. 下列关于酮体的描述错误的是
   A. 酮体包括乙酰乙酸、β-羟丁酸和丙酮
   B. 合成原料是丙酮酸氧化生成的乙酰 CoA
   C. 只能在肝的线粒体内生成
   D. 酮体只能在肝外组织氧化
   E. 酮体是肝输出能量的一种形式
5. 成人颏孔多朝向
   A. 后、下、内方
   B. 后、上、内方
   C. 前、下、内方
   D. 后、上、外方
   E. 后、下、外方
6. 辅酶在酶促反应中的作用是
   A. 起运载体的作用
   B. 维持酶的空间构象
   C. 参加活性中心的组成
   D. 促进中间复合物形成
   E. 提供必需基团
7. 新生儿颌骨骨髓炎的感染来源多为
   A. 腺源性
   B. 血源性
   C. 损伤性
   D. 牙源性
   E. 医源性
8. 不位于下颌骨内侧面的解剖结构是
   A. 下颌小舌
   B. 颏棘
   C. 颏结节
   D. 下颌下腺窝
   E. 舌下腺窝
9. 下列不属于增生型边缘性颌骨骨髓炎病理组织学表现的是
   A. 骨密质增生
   B. 骨松质溶解破坏
   C. 骨膜反应活跃
   D. 少量新骨形成
   E. 骨松质硬化
10. 在糖酵解过程中催化产生 NADH 和消耗无机磷酸的酶是
    A. 乳酸脱氢酶
    B. 3-磷酸甘油醛脱氢酶
    C. 醛缩酶

D. 丙酮酸激酶
E. 烯醇化酶

11. 电镜下朗格汉斯细胞胞质中含有
A. 伯贝克（Birbeck）颗粒
B. 糖原颗粒
C. 酶原颗粒
D. 菱形晶体颗粒
E. 黏原颗粒

12. 下列表述中正确的是
A. 下颏棘为颏舌肌的附着处
B. 翼肌粗隆为翼内肌附着处
C. 下颌小舌为茎突下颌韧带附着处
D. 颞下颌韧带附着于下颌角处
E. 关节翼肌窝为翼内肌附着处

13. 能杀伤细胞的细胞因子是
A. 白细胞介素-2（IL-2）
B. 肿瘤坏死因子-α（TNF-α）
C. 干扰素
D. IL-4
E. IL-1

14. 巨细胞肉芽肿区别于结核结节的要点是
A. 有多核巨细胞
B. 多核巨细胞的细胞核呈马蹄状
C. 多核巨细胞的细胞核呈花环状
D. 无干酪样坏死
E. 以上都是

15. 心身疾病的界定条件是
A. 在发病的原因中心理社会因素是重要的因素
B. 不是神经症和精神病
C. 具有明显的器质性病理改变或病理生理变化
D. 具有由心理因素引起的躯体症状
E. 以上都是

16. 下列不属于行为疗法的是
A. 系统脱敏
B. 前提控制
C. 冲击疗法
D. 自由联想
E. 厌恶疗法

17. 关于颞下颌关节盘的结构特点叙述正确的是
A. 关节盘为厚薄均匀的富有弹性的结构
B. 翼内肌参与关节盘前伸部的组成
C. 关节盘内含神经、不含血管
D. 关节盘的位置固定，不随下颌运动发生改变
E. 关节盘中间带最薄，是关节盘穿孔的好发部位

18. 人本主义疗法有以下特点，但应除外
A. 以询者为中心
B. 放松训练
C. 非指令性治疗的技巧
D. 把心理治疗看成一个转变过程
E. 言语操作性条件试验

19. 骨纤维异常增殖症典型 X 线表现是
A. 骨膜成骨呈日光放射状排列
B. 大小不等的圆形或椭圆形透影区
C. 不规则骨质破坏
D. 单囊透影区
E. 毛玻璃样改变

20. 舍格伦综合征病理检查部位多选择
A. 唇腺
B. 磨牙后腺
C. 舌下腺
D. 下颌下腺
E. 腭腺

21. 慢性阻塞性腮腺炎最常见的病因是
A. 导管较长导致的唾液滞留
B. 导管口黏膜损伤致导管口狭窄
C. 导管异物
D. 导管结石
E. 增龄性改变，导致唾液黏滞

22. 通过经典途径激活补体的是
A. IgA

B. 脂多糖（LPS）
C. IgE
D. IgD
E. IgG

23. 关于颞下颌关节运动特点叙述错误的是
A. 从后退接触位做小开口运动，两侧髁突仅做转动，运动轴心在髁突
B. 从后退接触位做小开口运动，活动发生在关节上腔
C. 最大开口运动时，髁突在关节结节下方转动，活动发生在关节下腔
D. 大开口运动是髁突转动与滑动运动相结合的运动，具有两个运动轴心
E. 大开口运动过程中具有两个运动轴心

24. 心理治疗医生是否成熟称职的重要条件以及心理治疗成败的关键是
A. 医生的技术水平
B. 是否坚持保密原则
C. 心理治疗实施的计划性
D. 建立良好的医患关系
E. 治疗方法的灵活性

25. 玫瑰红染色试验可用于
A. 口腔癌
B. 牙石检查
C. 慢性腮腺炎
D. 舍格伦综合征
E. 口腔癌前病变

26. 不属于舌内肌的是
A. 舌上纵肌
B. 舌下纵肌
C. 舌骨舌肌
D. 舌垂直肌
E. 舌横肌

27. 参与下颌开颌运动收缩的肌肉不包括
A. 二腹肌
B. 下颌舌骨肌
C. 颏舌骨肌
D. 翼外肌
E. 翼内肌

28. 替代学习疗法属于
A. 生物反馈疗法
B. 精神分析疗法
C. 行为疗法
D. 认知疗法
E. 询者中心疗法

29. 翼外肌在下颌骨的附着处为
A. 下颌隆突
B. 下颌切迹
C. 喙突
D. 关节翼肌窝
E. 髁突外侧的粗糙面

30. 咬肌的起始部位为
A. 颞窝和颞深筋膜的深面
B. 翼外板内侧
C. 腭骨锥突和上颌结节
D. 上颌骨颧突及颧弓下缘的前 2/3 和颧弓深面
E. 以上均不对

31. 唾液腺腺样囊性癌筛孔状结构形成的机制是
A. 肿瘤细胞坏死脱落
B. 肿瘤细胞退行性变
C. 肿瘤细胞凋亡
D. 肿瘤性腺上皮细胞分泌
E. 肿瘤性肌上皮细胞分泌

32. 提出治疗过程要信任和依靠来访者自身的潜力，而不是依靠治疗师的指导性工作的心理学派观点是
A. 认知心理
B. 行为主义
C. 人本主义
D. 精神分析
E. 折中主义

33. 颞浅动脉在耳屏前约
A. 0.5cm 处上行

B. 1.0cm 处上行
C. 1.5cm 处上行
D. 2.0cm 处上行
E. 2.5cm 处上行

34. 医生的临床知识和技能患者的依从性，等于
A. 治疗效果
B. 言语交往
C. 非技术交往
D. 技术交往
E. 非言语交往

35. 鳃裂囊肿的病理特征是
A. 纤维囊壁中含有甲状腺样组织
B. 纤维囊壁中含有皮肤附属器
C. 纤维囊壁中不含有皮肤附属器
D. 纤维囊壁中含有淋巴样组织
E. 纤维囊壁中含有较大的神经和血管

36. 根据求医的决定权，可将求医行为分成
A. 主动型、指导型、合作型
B. 主动型、参与型、强制型
C. 主动型、被动型、强制型
D. 参与型、指导型、合作型
E. 参与型、被动型、强制型

37. 翼丛位于
A. 尖牙窝
B. 翼腭窝
C. 颞下窝
D. 翼肌窝
E. 颞窝

38.《医疗事故处理条例》规定，造成患者轻度残疾、器官组织损伤导致一般功能障碍的，属于几级医疗事故
A. 一级甲等
B. 一级乙等
C. 二级
D. 三级
E. 四级

39. 下列关于 DNA 复制特点的叙述错误的是
A. 不需要 RNA 参与
B. 新生 DNA 链沿 5′→3′方向合成
C. DNA 链的合成是不连续的
D. 复制是定点双向进行的
E. 有 DNA 聚合酶参与

40. 人类免疫缺陷病毒（HIV）感染人体后，作用的靶细胞是
A. $CD4^+T$ 淋巴细胞
B. $CD8^+T$ 淋巴细胞
C. B 淋巴细胞
D. 自然杀伤细胞
E. 细胞毒性 T 细胞（CTL）

41. 成熟釉质中的蛋白质主要是
A. 釉原蛋白和非釉原蛋白
B. 釉丛蛋白
C. 釉蛋白
D. 成釉蛋白
E. 釉原蛋白和釉丛蛋白

42. 面神经主干直径约
A. 0.5mm
B. 1.0mm
C. 1.5mm
D. 2.0mm
E. 2.5mm

43. 下列符合处方书写规范的是
A. 处方存在修改现象，在修改处签名但没有注明修改日期
B. 药品用法中写明“遵医嘱”
C. 西药和中药饮片开具在一张处方上
D. 开具处方后的空白处画一斜线以示处方完毕
E. 患者一般情况、临床诊断与病历记载不一致

44. 面神经主干是指面神经出茎乳孔至面神经分叉处的一段，长度约为
A. 1.0cm
B. 1.5cm

C. 2.0cm
D. 2.5cm
E. 3.0cm

45. 不属于抗菌药物临床应用知识和规范化管理培训及考核内容的是
A.《中华人民共和国药品管理法》等相关法律、法规、规章和规范性文件
B. 抗菌药物临床应用及管理制度
C. 常见细菌的耐药趋势与控制方法
D. 常用抗菌药物的药理学特点与注意事项
E. 抗菌药物预防感染的指证

46. 磨片中可见到新生线的牙是
A. 上颌中切牙
B. 下颌中切牙
C. 上颌第一磨牙
D. 下颌第二磨牙
E. 第三磨牙

47. 支配面部表情肌的神经是
A. 面神经
B. 三叉神经
C. 舌下神经
D. 三叉神经和面神经
E. 面神经和舌下神经

48. 关于酶竞争性抑制剂的叙述错误的是
A. 抑制剂与底物结构相似
B. 抑制剂与底物竞争酶的底物结合部位
C. 增加底物浓度也不能达到最大反应速度
D. 当抑制剂存在时 K_m 值变大
E. 抑制剂与酶非共价结合

49. 急性化脓性牙髓炎特异性症状是
A. 冷刺激可缓解疼痛
B. 自发痛，阵发性加重
C. 热刺激可缓解疼痛
D. 疼痛向对侧面部放射
E. 刺激除去后疼痛立即消失

50. 抗菌药物临床应用的分级管理说法错误的是
A. 非限制使用级抗菌药物是指经长期临床应用证明安全、有效，对细菌耐药性影响较小，价格相对较低的抗菌药物
B. 特殊使用级抗菌药物是指具有明显或者严重不良反应，不宜随意使用的抗菌药物
C. 限制使用级抗菌药物是指经长期临床应用证明安全、有效，价格相对较高的抗菌药物
D. 限制使用级抗菌药物是指经长期临床应用证明安全、有效，对细菌耐药性影响较大的抗菌药物
E. 抗菌药物分级管理目录由各省级卫生行政部门制定，报卫健委审批通过

51. 不规则牙本质也称
A. 硬化牙本质
B. 原发性牙本质
C. 继发性牙本质
D. 管间牙本质
E. 修复性牙本质

52. 牙本质钙化过程中，钙化团之间遗留的钙化不全区是
A. 原发性牙本质
B. 罩牙本质
C. 前期牙本质
D. 硬化牙本质
E. 球间牙本质

53. 医疗机构应当对抗菌药物临床应用异常情况开展调查并处理，不是规定药物的是
A. 使用量异常增长的抗菌药物
B. 半年内使用量始终居于前列的抗菌药物
C. 企业违规销售的抗菌药物

D. 经常超适应证、超剂量使用的抗菌药物

E. 发生过严重不良事件的抗菌药物

54. 取消医师抗菌药物处方权的情形不包括

A. 抗菌药物考核不合格的

B. 开具抗菌药物处方牟取不正当利益的

C. 限制处方权后，因特殊原因理由出现超常处方

D. 未按照规定开具抗菌药物处方，造成严重后果的

E. 未按照规定使用抗菌药物，造成严重后果的

55. 下列哪一项不是关于“腮腺鞘”的描述

A.“腮腺鞘”来自颈浅筋膜层

B.“腮腺鞘”与腮腺紧密结合，并发出间隔伸入腺体

C. 鞘的浅层致密，深层薄弱

D. 鞘的上部与外耳道紧密相连，并有纤维束伸入外耳道

E. 在茎突和下颌角之间增厚成茎突下颌韧带

56. 下列含胶原纤维最少的牙本质是

A. 前期牙本质

B. 球间牙本质

C. 管周牙本质

D. 管间牙本质

E. 修复性牙本质

57. 可授予非限制使用级抗菌药物处方权的医生，不包括

A. 在村医疗机构独立从事一般执业活动的执业助理医师

B. 在乡、民族、乡、镇的医疗机构独立从事一般执业活动的执业助理医师

C. 乡村医生

D. 具有初级专业技术职务任职资格的医师

E. 中级以上专业技术职务任职资格

58. 超急性排斥反应发生的主要原因是受者体内存在移植物特异性

A. 抗体

B. 细胞毒性 T 淋巴细胞

C. 自然杀伤细胞

D. 巨噬细胞

E. 辅助性 T 淋巴细胞

59. 下面是窝沟封闭非适应证的是

A. 萌出 5 年后无龋的牙

B. 窝沟深，可以插入探针的牙

C. 对侧同名牙有患龋倾向的牙

D. 窝沟深，可以卡住探针的牙

E. 对侧同名牙有龋的牙

60. 属于牙本质增龄变化的结构是

A. 原发性牙本质

B. 继发性牙本质

C. 修复性牙本质

D. 硬化牙本质

E. 球间牙本质

61. 下列何种因素是导致妊娠早期流产的主要因素

A. 免疫因素

B. 母体全身疾病

C. 遗传基因缺陷

D. 外界因素

E. 生殖器官异常

62. 下列关于下颌下三角的境界，叙述正确的是

A. 位于胸锁乳突肌、二腹肌后腹及肩胛舌骨肌上腹之间

B. 位于两侧二腹肌前腹与舌骨之间

C. 位于胸锁乳突肌、肩胛舌骨肌上腹及颈前正中线之间

D. 位于二腹肌前、后腹与下颌骨下缘之间

E. 以上均不正确

63. 关于牙髓内细胞正确的是

A. 成纤维细胞较少，牙髓细胞较多
B. 成纤维细胞又称牙髓细胞
C. Weil 层细胞丰富
D. 多细胞层主要为成牙本质细胞
E. 乏细胞层主要是未分化的间充质细胞

64. 以下关于冷冻麻醉叙述错误的是
A. 应用药物使局部组织迅速散热，温度骤降，局部感觉，首先是冷热感觉，随后痛觉消失
B. 常用药物为氯乙烷
C. 一般持续时间为 3~5 分钟
D. 麻醉区域浅表
E. 应用氯乙烷时麻醉区域周围的组织应涂凡士林加以保护

65. 贝内特（Bennett）运动是指
A. 下颌的前伸运动
B. 下颌的侧方运动
C. 下颌的边缘运动
D. 下颌的开闭运动
E. 下颌的后退运动

66. 牙髓的细胞间质主要是
A. 胶原纤维
B. 弹力纤维
C. 嗜银纤维
D. 胶原纤维和弹力纤维
E. 胶原纤维和嗜银纤维

67. 不属于硝酸甘油作用机制的是
A. 降低心室壁肌张力
B. 降低心肌氧耗量
C. 扩张心外膜血管
D. 降低左心室舒张末压
E. 降低交感神经活性

68. 边缘运动是指
A. 下颌的最大侧方运动
B. 下颌的最大前伸运动
C. 下颌向各个方向所能做的最大范围运动
D. 下颌的最大开闭运动
E. 以上均不正确

69. 下列妊娠期龈炎的临床特点，不正确的是
A. 牙龈质地松软
B. 全口多个龈乳头泛发
C. 刷牙牙龈易出血
D. 开始于妊娠第 3 个月
E. 分娩后能逐渐缩小

70. 下列因素中，为增生性龈炎直接病因的是
A. 牙菌斑
B. 龋洞
C. 不良卫生习惯
D. 牙石
E. 不良修复体

【A_2 型题】

答 题 说 明

每一道考题是以一个小案例出现的，其下面都有 A、B、C、D、E 五个备选答案，请从中选择一个最佳答案。

71. 某妊娠 8 个月的高龄孕妇，48 近中阻生，近 3 天牙冠周围牙龈红肿，触痛明显。此时比较适宜的治疗方法是
A. 局部冲洗、上药

B. 拔除第三磨牙
C. 切除第三磨牙冠面龈瓣
D. 局部理疗
E. 不做处理

72. 患者，女性，49 岁。既往有乙型肝炎病史 10 余年，2 个月前出现右上腹隐痛不适。检查：右腹膨隆，移动性浊音阳性。腹水为漏出液。内镜检查示食管胃底静脉曲张。最可能的诊断是
A. 肝硬化
B. 原发性肝癌
C. 继发性肝癌
D. 肝脓肿
E. 肝血管瘤

73. 患儿，男，9 岁。右上颌中切牙因外伤致牙折。检查时发现，冠部已完全脱落，根管口暴露，位于龈下。X 线检查近冠 1/3 处根折。不恰当的处理是
A. 拔除残留牙根
B. 根尖诱导成形术
C. 待成年后拔出该牙根
D. 根部覆盖活动义齿
E. 活动式牙间隙保持器

74. 患者，男性，18 岁。昨日与人打斗造成└1 冠折，残根位于龈下 2mm，余留牙正常。最佳修复设计为
A. 残根根管治疗后，将牙根牵引至合适位置后再行桩核冠修复
B. 残根拔除后，固定桥修复
C. 残根根管治疗，桩核冠修复
D. 残根根管治疗后，行根上覆盖基托牙
E. 牙周手术后，桩核冠修复

75. 一研究组在对某地区进行牙周健康的调查时，该组有一成员对社区牙周指数的理解有以下几项，其中错误的是
A. 牙周分为 6 个区段
B. 20 岁以下查 6 颗指数牙
C. 探诊用力不超过 30g
D. 少于 2 颗功能牙为除外区段
E. 20 岁以上查 10 颗指数牙

76. 患者，男性，25 岁。上大学前一直在河北居住，因上前牙有黄黑斑块要求治疗。检查发现：1┘、2┘、└1、└2 牙唇面有黄褐色斑块，牙体无缺损，牙齿表面光滑，质硬，无叩痛，冷测正常，乡亲中亦有相似情况。则该患者最可能的诊断是
A. 龋病
B. 氟斑牙
C. 静止龋
D. 釉质发育不全
E. 四环素牙

77. 患者，男性，56 岁。20 天前心前区剧烈疼痛，随后出现心悸、气促，疑为心肌梗死。最能支持该诊断的酶学检查是
A. 肌钙蛋白 T
B. CPK 同工酶
C. LDH
D. GOT
E. CPK

78. 患者，男性，36 岁。有吸烟、咀嚼槟榔、不认真刷牙等不良嗜好和习惯。若对他进行口腔健康教育，理想的方法是
A. 大众传媒
B. 社区活动
C. 小型讨论会
D. 个别交谈
E. 健康讲座

79. 患者┌7 铸造全冠修复后 1 个月松动脱落。检查：预备体良好，咬合检查发现全冠近中舌尖有明显早接触点。正确的处理是
A. 调磨对𬌗牙牙尖
B. 调磨对𬌗牙早接触点

C. 重新预备基牙
D. 调磨全冠上的早接触点，抛光后重新粘固
E. 重做全冠

80. 患者，男性，48 岁。胃溃疡病史 5 年。突发上腹部剧痛，面色苍白、出冷汗。体格检查：全腹压痛、反跳痛、肌紧张。该患者急需做的检查是
A. 钡餐透视
B. 胃镜
C. 胸部 X 线
D. 腹腔试验性穿刺
E. 立位腹部平片

81. 患者，女性，40 岁。3 个月前出现左下后牙遇冷刺激敏感，近 2 日出现自发性、阵发性痛，放射到左侧面颊部，夜间为甚。检查：⌈8 前倾阻生，⌈7 远中颈部深龋，探诊腐质多，无露髓孔。冷测迟缓反应，热测引起剧痛，叩痛(±)，牙龈正常。最佳的治疗方法是
A. 麻醉下即刻拔除⌈8
B. 麻醉下⌈7 开髓开放
C. 麻醉下⌈7 开髓封失活剂
D. 麻醉下开髓开放
E. 择期拔除⌈8 后再治疗⌈7

82. 某患者拔除 47，2 小时后仍出血不止。检查：47 颊侧牙龈撕裂，渗血明显。最好采用以下哪种方法止血
A. 吸收性明胶海绵+纱球压迫
B. 碘仿纱条填塞
C. 全身应用止血药物
D. 缝合撕裂牙龈
E. 结扎颈外动脉

83. 患者，女性，30 岁。月经周期为（8~10）/（27~28）天，基础体温呈双相，高温相下降迟缓，于月经第 5 天行刮宫术，病理正确的是
A. 增生期子宫内膜
B. 晚期分泌期子宫内膜
C. 增生早期及具有分泌反应的腺体
D. 变性坏死的子宫内膜
E. 蜕膜样组织

84. 患者，女性，18 岁。5 天前出现右下颌智齿冠周炎，已行抗感染治疗 3 天。检查见开口度正常，右下第三磨牙远中龈瓣覆盖部分牙面，右下第三磨牙正位且上颌第三磨牙正位萌出，咬合接触良好。感染控制后应采取的最佳处理方法是
A. 拔除下颌第三磨牙
B. 远中龈瓣切除，牙龈成形术
C. 同时拔除上下颌第三磨牙
D. 牙周治疗
E. 不处理

85. 患者，女性，52 岁。刷牙时牙龈出血 10 余年。检查见下前牙牙石（+++），其他部位牙石（+），牙龈轻度至中度红肿，探诊出血，探诊深度普遍 4~7mm，附着丧失 2~4mm。诊断为
A. 边缘性龈炎
B. 坏死性龈炎
C. 慢性牙周炎
D. 快速进展性牙周炎
E. 白血病的牙龈病损

86. 患者，男性，27 岁。跑步时突发右侧肢体活动不灵活。查体：意识清，失语，二尖瓣区可闻双期杂音，心律不齐，右侧偏瘫，上肢重于下肢，偏身痛觉减退。首先考虑的诊断是
A. 脑栓塞
B. 脑出血
C. 脑血栓形成
D. 蛛网膜下腔出血
E. 短暂性脑缺血发作

87. 对口腔医学、公共卫生医学最有意义的氟浓度是

A. 血浆氟
B. 唾液氯
C. 骨氟
D. 尿氟
E. 菌斑氟

88. 患者，男性，37 岁。牙龈出血 10 余年，近 3 年来自觉下前牙变长。检查：牙周袋探诊普遍 3～4mm，下前牙舌侧牙龈退缩 1～2mm。此患者最可能的诊断是
A. 慢性龈炎
B. 急性坏死性溃疡性龈炎
C. 妊娠期龈炎
D. 侵袭性牙周炎
E. 慢性牙周炎

89. 患者，男性，60 岁。因左下第一磨牙慢性化脓性根尖周炎（有窦型）而行根管治疗，根管预备时见根管感染严重。根管预备后最好选择
A. 樟脑酚髓腔封药
B. 氯己定髓腔封药
C. 甲醛甲酚髓腔封药
D. 碘仿糊剂髓腔封药
E. 氢氧化钙糊剂髓腔封药

90. 患者，男性，66 岁。下颌无牙颌，双侧下颌隆突，伴轻度压痛。行下颌义齿修复前最好应行
A. 局部按摩
B. 局部理疗
C. 观察，无须处理
D. 前庭沟加深术
E. 双侧下颌隆突修整术

91. 5 个月婴儿，体重 6kg，每日需喂 8%糖牛奶量及额外供给温水量为
A. 牛奶量为 450ml，水为 450ml
B. 牛奶量为 550ml，水为 50ml
C. 牛奶量为 600ml，水为 300ml
D. 牛奶量为 700ml，水为 200ml
E. 牛奶量为 800ml，水为 100ml

92. 患者，男性，25 岁。左下颌第三磨牙反复冠周炎。检查见该牙垂直位，大部分牙冠被牙龈覆盖，𬌗面较下颌第二磨牙低。分析其拔除阻力主要是
A. 邻牙阻力
B. 牙根部骨阻力
C. 牙冠部骨阻力
D. 软组织阻力
E. 外斜线处骨阻力

93. 患者，女性，28 岁。近 2 年来刷牙牙龈偶有出血，漱口可止。检查：普遍牙周袋深度 3～5mm，牙龈退缩 0～2mm。最可能的诊断是
A. 慢性龈炎
B. 药物性牙龈肥大
C. 妊娠期龈炎
D. 侵袭性牙周炎
E. 慢性牙周炎

94. 患者，女性，70 岁。下颌为无牙颌，颊系带附着于牙槽嵴顶，义齿固位不佳。此时应行
A. 牙槽嵴加高术
B. 颊系带成形术
C. 牙槽突修整术
D. 调磨义齿，进行缓冲
E. 重新安装义齿

95. 患者，女性，36 岁。右下第一磨牙残冠，拔除时远中根折断约 5mm，与牙槽骨粘连，其余牙根完整。拔除该断根的最好方法是采用
A. 根钳
B. 牙挺
C. 根管扩大器
D. 翻瓣去骨法
E. 涡轮机去牙根间隔法

96. 某同学准备去幼儿园对儿童进行口腔健康教育，在准备口腔健康教育材料时教授提醒他应特别注意内容不包括

A. 准确性
B. 知识性
C. 创新性
D. 趣味性
E. 艺术性

97. 患者，女性，44 岁。$\underline{5|}$缺失，$\underline{64|}$轻度向缺隙侧倾斜，余留牙均健康。如果设计固定义齿修复，应首先考虑
A. 复合固定桥
B. 半固定桥
C. 双端固定桥
D. 增加基牙数目
E. 加强固位力

98. 患儿，男，10 岁。足部刺伤较深，已接受计划性混合疫苗注射，为预防破伤风应采取下列哪项处置
A. 注射破伤风抗毒素（TAT）1000U
B. 注射 TAT 1500U
C. 注射 TAT 2000U
D. 刺伤部切开不予缝合
E. 注射破伤风类毒素 0.5ml

99. 患者，男性，31 岁。右下颌第三磨牙阻生拟拔除。术前拍摄 X 线片的目的中不包括了解
A. 阻生情况
B. 软组织粘连情况
C. 牙根形态
D. 牙根与下颌管的关系
E. 周围骨质情况

100. 患者，男性，47 岁。主诉全口牙齿松动、咀嚼力减弱 2 年。检查发现前牙出现移位。最可能的诊断为
A. 慢性牙周炎
B. 慢性龈炎
C. 多发性牙周脓肿
D. 急性坏死性牙周炎
E. 侵袭性牙周炎

【A_3/A_4 型题】

答题说明

以下提供若干个案例，每个案例下设若干道考题。请根据答案所提供的信息，在每一道考题下面的 A、B、C、D、E 五个备选答案中选择一个最佳答案。

（101～103 题共用题干）

患儿，女，7 岁。乳牙龋坏较多，已充填。六龄牙已萌齐，窝沟深，部分窝沟有着色，无明显龋坏，要求预防。

101. 该患儿首选的龋病预防措施是窝沟封闭，应选用何种浓度的磷酸进行酸蚀
A. 10%～20%
B. 20%～30%
C. 30%～40%
D. 40%～50%
E. 50%～60%

102. 酸蚀后，酸蚀面如果被唾液污染超过多少秒，就必须重新酸蚀牙面
A. 1 秒
B. 5 秒
C. 10 秒
D. 20 秒
E. 60 秒

103. 操作过程中下面哪一项不正确
A. 用不含氟的清洁剂清洁牙面
B. 酸蚀前吹干牙面
C. 用蘸有液体酸蚀剂的棉球反复擦拭

牙面

D. 酸蚀后加压冲洗 10~15 秒

E. 在不影响咬合的情况下尽可能涂厚一点

（104~106 题共用题干）

患者，男性，21 岁。3 天前发热，体温 38℃，后体温下降伴周身乏力、食欲缺乏，恶心、呕吐，近 2 天发现尿色深如豆油样，查体：巩膜及皮肤中度黄染，肝区轻度叩痛，肝肋下 1.0cm，质软，脾侧卧未及，胆囊区无压痛。化验：胆红素定量 80μmol/L，乙型肝炎病毒表面抗体（+），甲型肝炎病毒抗体 IgM（+）。

104. 下列诊断最可能的是

A. 急性黄疸型肝炎

B. 急性重型肝炎

C. 亚急性重型肝炎

D. 胆囊炎伴肝损害

E. 淤胆型肝炎

105. 关于病原学诊断，下列正确的是

A. 急性甲、乙型病毒性肝炎

B. 急性甲型病毒性肝炎

C. 急性乙型病毒性肝炎

D. 急性丁型病毒性肝炎

E. 急性戊型病毒性肝炎

106. 目前主要治疗措施正确的是

A. 保肝治疗

B. 抗病毒治疗

C. 卧床休息

D. 调节免疫功能治疗

E. 支持治疗

（107~109 题共用题干）

患者，女性，40 岁。2 周前发现左下后牙牙龈有小包，平时无明显不适。检查见⌈6 殆面龋，穿髓孔探无感觉，叩痛（±），⌈7 根尖处牙龈有瘘管开口，挤压有少许脓液流出。X 线片见⌈6 近中根尖周不规则透射影，边界模糊。

107. 主诉牙的诊断应为

A. 慢性牙周炎

B. 慢性牙髓炎

C. 慢性牙槽脓肿

D. 根尖周囊肿

E. 根尖肉芽肿

108. 为确诊牙龈瘘管的病源牙，应做

A. X 线检查

B. 瘘管探诊

C. 牙周袋探诊

D. 牙周袋诊断丝 X 线片

E. 瘘管诊断丝 X 线片

109. 主诉牙的治疗是

A. 根管治疗

B. 根尖手术

C. 拔除

D. 充填治疗

E. 塑化治疗

（110~112 题共用题干）

患者，男性，60 岁，体重 50kg，双下肢烫伤。

110. 估计患者的烫伤总面积是

A. 25%

B. 35%

C. 40%

D. 50%

E. 60%

111. 按照国内常用公式，该患者第一个 24 小时输液总量（包括 2000ml 水分在内）为

A. 4000ml

B. 3500ml

C. 5000ml

D. 5750ml

E. 6125ml

112. 如果在第一天休克复苏过程中，患者烦躁、口渴，脉搏增加至 150 次/分，尿量 20ml/h，应进行的处理是

A. 肌内注射镇静药或冬眠疗法
B. 吸氧
C. 加快输液速率
D. 口服饮料解渴
E. 加用广谱抗生素

(113~115 题共用题干)

患者，女性，25 岁。右下后牙区自发痛食物冷热刺激痛 3 日，刷牙后易出血。口内检查见龈乳头鲜红肿胀，探触痛明显，易出血，有轻度叩痛。

113. 若在局部查到刺激物，最可能的诊断是
A. 青春期龈炎
B. 急性牙髓炎
C. 急性龈乳头炎
D. 慢性牙周炎
E. 慢性龈炎

114. 下列不属于该诊断的常见病因的是
A. 食物嵌塞
B. 邻面龋尖锐边缘刺激
C. 充填体悬突
D. 吸烟
E. 不良修复体

115. 治疗方法不包括
A. 去除局部牙石
B. 消除急性炎症
C. 消除食物嵌塞
D. 充填邻面龋
E. 以上都是

(116~118 题共用题干)

患者，女性，55 岁。主诉牙龈增生影响咀嚼 1 年。检查见全口牙龈肥大增生，覆盖牙面约 1/3，探诊时有出血，个别牙龈增生严重处牙齿有移位。

116. 如果患者有癫痫病史，并接受药物治疗，最有可能的诊断是
A. 药物性龈炎
B. 白血病的牙龈病损
C. 牙龈纤维瘤病
D. 坏死性龈炎
E. 快速进展性牙周炎

117. 导致该病的主要原因是
A. 苯妥英钠
B. 白细胞大量浸润
C. 遗传因素
D. 癫痫病史
E. 免疫抑制药环孢素 A

118. 该病的治疗原则是
A. 去除局部刺激因素
B. 手术治疗
C. 菌斑控制
D. 更换药物
E. 以上均是

(119~121 题共用题干)

患者，女性，35 岁。拔除下颌第三磨牙后 4 天，出现持续性疼痛。

119. 病史采集时应注意以下几点，除外的是
A. 发热
B. 开口度
C. 拔牙过程
D. 疼痛特点
E. 咬合关系

120. 除检查拔牙窝外，还应注意检查
A. 邻牙
B. 体温
C. 开口度
D. 颞下颌关节
E. 下颌第一磨牙颊侧

121. 如拔牙窝空虚，拔牙创内有明显腐败坏死物，伴臭味，诊断应考虑
A. 干槽症
B. 拔牙后反应
C. 拔牙窝感染
D. 拔牙创愈合不良
E. 拔牙创慢性感染

(122~124 题共用题干)

患者，女性，38 岁。$\underline{321|12}$ 缺失，前牙区Ⅲ度深覆𬌗，余留牙无异常。拟行可摘局部义齿修复。

122. 义齿的基托最好选用
    A. 铸造基托
    B. 塑料基托
    C. 金属网状基托
    D. 锤造基托
    E. 树脂基托

123. 人工牙可选择
    A. 瓷牙
    B. 铸造牙
    C. 锤造牙
    D. 金属𬌗面牙
    E. 金属舌面牙

124. 与义齿固位关系最密切的因素是
    A. 印模是否准确
    B. 颌位记录是否正确
    C. 排牙位置是否正确
    D. 基托边缘伸展
    E. 人工牙选择

（125~127 题共用题干）

患者，男性，66 岁。全口义齿戴用 5 天，主诉下颌黏膜多个部位压痛。检查：上下颌牙列缺失，下颌牙槽嵴低平，黏膜较薄，上下颌弓位置关系基本正常。下颌义齿承托区未见黏膜红肿、溃疡，义齿基托组织面密合，固位良好，大张口及说话时义齿不松动。基托组织面涂压力指示剂后在后牙𬌗面施加垂直向力检查未见明显压迫部位。

125. 导致该患者黏膜压痛的可能原因是
    A. 基托边缘过度伸展
    B. 前伸𬌗干扰
    C. 正中关系偏斜
    D. 基托组织面在骨隆突处缓冲不足
    E. 垂直距离较低

126. 如果患者诉长时间戴义齿后面部肌肉酸痛、疲惫。此时应注意检查
    A. 基托边缘伸展范围
    B. 基托磨光面形态
    C. 覆𬌗、覆盖关系
    D. 人工牙排列位置
    E. 垂直距离

127. 若检查发现息止𬌗间隙 2mm，侧方𬌗时两侧后牙颊尖𬌗干扰。正确的处置是
    A. 重新义齿修复，降低垂直距离
    B. 重做下颌义齿，重新确定正中关系
    C. 重新确定颌位关系，重排下颌人工牙
    D. 调磨上颌后牙颊尖舌斜面接触点
    E. 调磨下颌后牙颊尖颊斜面接触点

【B 型题】

答 题 说 明

以下提供若干组考题，每组考题共用在考题前列出的 A、B、C、D、E 五个备选答案，请从中选择一个与问题关系最密切的答案。某个备选答案可能被选择一次、多次或不被选择。

（128~129 题共用备选答案）
    A. 单纯随机抽样
    B. 系统抽样
    C. 分层抽样
    D. 整群抽样
    E. 多级抽样

128. 将抽样对象按次序编号，先随机抽取第一个调查对象，然后再按一定间隔

随机抽样的是

129. 先将总体按某种特征分成若干个“层”，在每个层中用随机方式抽取调查对象的是

（130~132 题共用备选答案）

A. 右心室容量负荷过重
B. 心脏舒张受限
C. 左心室容量负荷过重
D. 右心室压力负荷过重
E. 急性肺淤血

130. 患者，男性，19 岁。自幼有心脏杂音。检查：肺动脉瓣区可触及收缩期震颤，闻及收缩期吹风样杂音Ⅳ级，向左上胸部传导。P_2减弱。导致其发生心力衰竭的原因是

131. 青年女性，既往重度二尖瓣狭窄，因与人争吵，突发气急，咳嗽，咳粉红色泡沫痰，大汗淋漓入院急诊。检查：心率 120 次/分。两肺满布哮鸣音及湿啰音。导致其发生心力衰竭的原因是

132. 患者，男性。心脏超声检查示肥厚型心肌病。导致其发生心力衰竭的原因是

（133~136 题共用备选答案）

A. 残髓炎
B. 继发龋
C. 殆创伤性咬合痛
D. 药物性根尖周炎
E. 药物性牙周组织坏死

133. 充填物过高，咬合时出现早接触，可引起

134. 制备窝洞时未去尽龋坏组织，致使充填后龋损继续发展，可引起

135. 置亚硝酸失活剂于邻面洞，由于封闭不严，药物渗漏可引起

136. 上颌第一磨牙根管治疗时遗漏第二根管口（MB_2），可引起

（137~139 题共用备选答案）

A. 及时治疗高级别病变，阻断子宫颈浸润癌的发生
B. 治疗后 2 年内应每 3~6 个月复查 1 次
C. 推广 HPV 预防性疫苗接种
D. 诊断采用“三阶梯”程序
E. 普及、规范子宫颈癌筛查，早期发现 SIL

137. 一级预防

138. 二级预防

139. 三级预防

（140~143 题共用备选答案）

A. 药物性龈炎
B. 妊娠期龈炎
C. 青春期龈炎
D. 牙龈纤维瘤病
E. 白血病牙龈病损

140. 龈乳头呈球样增生、质软，多见于前牙唇侧的是

141. 好发于唇颊侧，表现为呈瘤样突起，有蒂、鲜红、质软的是

142. 龈乳头可呈球状、结节状，增生的牙龈表面可呈桑葚状或呈分叶状，增生的牙龈基底与正常牙龈之间有明显沟状界限的是

143. 牙龈肿大，颜色暗红发绀或苍白，牙龈有明显的出血倾向的是

（144~146 题共用备选答案）

A. 0. 25%~0. 50%普鲁卡因
B. 1%~2%丁卡因
C. 1%~2%利多卡因
D. 0. 5%丁哌卡因和 1∶200 000 肾上腺素
E. 4%利多卡因

144. 费时较长的手术选用

145. 口腔颌面部软组织范围较大的手术选用

146. 心律失常患者首选

（147~148 题共用备选答案）

A. 外展 2°~5°

B. 外展 6°~7°

C. 聚合 2°~5°

D. 聚合 6°~7°

E. 聚合 8°

147. 嵌体箱状洞形的所有轴壁应向𬌗方

148. 全冠基牙的各轴面向𬌗方

（149~150 题共用备选答案）

A. 鸠尾固位形

B. 沟固位形

C. 针道固位形

D. 箱状固位形

E. 片切洞形

149. 邻面缺损范围大而浅的患牙采用嵌体修复时常用的邻面预备形式是

150. 低牙𬌗做嵌体修复时应采用的固位形是

第一单元参考答案与解析

【A_1型题】

1. B 【解析】牙尖交错殆与后退接触位的协调关系有两种情况：一是两者为同一位置，约有10%的人从牙尖交错殆不能向后退，后退接触位与牙尖交错殆为同一位；二是由牙间交错位保持牙接触向后下退达到后退接触位，人群中两位者占90%。协调关系属生理性关系。

2. D 【解析】上颌骨的四突分别称为额突、颧突、腭突和牙槽突。

3. B 【解析】获得性免疫缺陷综合征在口腔的较重要的表现为毛状白斑。除此之外，获得性免疫缺陷综合征患者的口腔易患念珠菌病、人类免疫缺陷病毒（HIV）龈炎、坏死性龈炎、HIV牙周炎、卡波西肉瘤和非霍奇金淋巴瘤等。

4. B 【解析】脂肪酸经β-氧化后生成的少量乙酰CoA在线粒体中可缩合生成酮体。酮体包括乙酰乙酸、β-羟丁酸和丙酮。合成酮体的酶系主要存在于肝脏。

5. D 【解析】成人颏孔多朝向后、上、外方，颏神经麻醉颏孔注射法时应留意此方向。

6. A 【解析】辅酶起运载作用。除单纯由氨基酸残基形成的单纯蛋白质作为酶以外，更多的酶需要辅因子参与作用，通常被称为结合酶，其中酶的蛋白质部分称为酶蛋白。根据辅因子与酶蛋白结合成全酶的牢固程度，又分为辅酶和辅基两类。辅酶为结构复杂的小分子有机物，通过非共价键与酶蛋白疏松结合，可用透析、超滤等方法而分离；辅基则常以共价键与酶蛋白牢固结合，不易与酶蛋白分离。酶的辅因子主要是各种金属离子，如Zn^{2+}、Fe^{2+}、Cu^{2+}、Mn^{2+}、Ca^{2+}、Mg^{2+}、Na^{+}和K^{+}等。

7. B 【解析】新生儿的骨髓炎以血源性感染多见，一般由脐带感染引起，其次为接触或直接损伤感染。故选B。

8. C 【解析】颏结节位于下颌骨的外面。

9. B 【解析】增生型边缘性颌骨骨髓炎的病理组织学表现：①骨密质增生。②骨膜反应活跃。③少量新骨形成。④骨松质硬化。而骨松质溶解破坏是中央性颌骨骨髓炎的病理组织学表现。

10. B 【解析】3-磷酸甘油醛脱氢酶催化3-磷酸甘油脱氢（NAD+>NADH）并磷酸化为1,3-二磷酸甘油酸而消耗无机磷酸。

11. A 【解析】电镜下朗格汉斯细胞胞质内可见棒状或球拍状的Birbeck颗粒。

12. B 【解析】翼肌粗隆为翼内肌附着处。翼内肌起自翼突窝，肌纤维斜向外下，止于下颌支内侧面的翼肌粗隆。

13. B 【解析】TNF-α因它能诱导某些鼠肿瘤发生出血性坏死和对某些肿瘤细胞具有细胞毒作用而得名。

14. D 【解析】结核结节重要病理特征是由上皮样细胞、单核细胞及多核细胞组成特殊的增殖性病理病变，特征性成分有上皮样细胞、朗汉斯巨细胞及干酪样坏死等。

15. E 【解析】心身疾病一般具有以下几个特点：①以躯体症状为主，有明确的病理心理过程。②某种个性特征是疾病发生的易患因素。③疾病的发生和发展与心理社会应激和情绪反应有关。④生物或躯体因素是某些心身疾病的发病基础，心理社会因素往往起“扳机”作用。⑤心身疾病通常发生在自主神经支配的系统或器官。⑥心身综合治疗比单用生物学治疗效果好。

16. D 【解析】行为疗法主要包括系统脱敏疗法、厌恶疗法、满灌或冲击疗法、阳性强化疗法、发泄疗法、逆转意图疗法、阴性强化疗法、模仿疗法、生物反馈疗法等。前提控制法也是一种行为疗法。该技术是指对某些物理或社会环境等前提刺激的调节、控制，促使期望行为的发生，并使对抗行为不易出现。

17. E 【解析】关节盘厚薄不均，中间带最薄，后带最厚。中间带的位置介于关节结节后斜面和髁突前斜面之间，有滑膜覆盖，为关节的负重区，亦是关节盘穿孔的好发部位。A错误，E正确。翼外肌参与关节盘前伸部的组成，B错误。关节盘内含神经和血管，C错误。关节盘随下颌运动改变位置，D错误。

18. B 【解析】人本主义疗法是以人为中心疗法的治疗观，其特点：①以询者为中心。②将治疗作为一个转变过程。③非指令性治疗的技巧。④语言操作性条件试验。

19. E 【解析】骨纤维异常增殖症是较具有特征的骨病变，其X线片表现也有一定的特点，多为边界不甚清晰的毛玻璃状，有时与骨化纤维瘤难以鉴别，但与其他骨病变在X线片表现上较易区分。

20. A 【解析】舍格伦综合征在口腔颌面部的主要表现是大涎腺、泪腺的肿大，其病理学基础是涎腺组织内有大量的淋巴细胞浸润。实际上部分小涎腺（如唇腺）也具有淋巴细胞浸润的病理变化，临床上为明确诊断，往往选择唇腺进行活体组织检查，主要是因为唇腺的位置较表浅，容易切取并可以反映肿大的大涎腺的病理变化。

21. B 【解析】慢性阻塞性腮腺炎最常见的病因是导管口黏膜损伤致导管口狭窄。其他几项也可能是原因之一。

22. E 【解析】经典途径始于IgG、IgM分子与补体C1q的结合。

23. B 【解析】从下颌后退接触位做小开口运动，开口度约2cm，两侧髁突仅做转动，运动轴心在髁突，关节盘基本不动，活动发生在关节下腔。

24. D 【解析】医患关系是指医生与患者在健康与疾病问题上建立起来的真诚、信任、彼此尊重的人际关系，是一种特殊的人际关系。在诊治患者的过程中，医患关系非常重要。

25. D 【解析】玫瑰红染色试验可用于舍格伦综合征的诊断，D正确。玫瑰红染色：用1滴1%四碘四氯荧光素滴入结膜囊内，随即以生理盐水冲洗，可在暴露的睑裂角膜部位发现鲜红的染色，是角膜上皮干燥状态的典型表现。

26. E 【解析】舌肌分为舌内肌和舌外肌两种。舌内肌指舌本身的肌，起止均在舌内，其肌纤维分纵向、横向、垂直三种，收缩时，分别可使舌缩短、变窄、变薄。舌外肌起自舌外，止于舌内，共有四对，其中以颏舌肌在临床上较为重要，其余三对为舌骨舌肌、茎突舌肌、颏舌骨肌。

27. E 【解析】翼外肌为下颌运动的主要肌肉，大开口运动时翼外肌下头收缩，牵引髁突和关节盘向前，使下颌前伸并开口。而二腹肌，下颌舌骨肌，颏舌骨肌均参与下颌开颌运动。

28. C 【解析】替代学习疗法属于行为疗法，后者是建立在行为学习理论基础上的心理治疗方法。行为疗法是依据条件反射学说和社会学习理论，以减轻或改善来访者的症状或不良行为为目标的一类心理治疗技术总称。

29. D 【解析】翼外肌在颞下窝内，有上、下两头，上头起于蝶骨大翼的颞下面和颞下嵴，下头起于翼外板的外侧面，纤维走行向后外，止于髁突颈部的关节翼肌窝、关节囊和关节盘。

30. D 【解析】咬肌属于咀嚼肌，起自颧弓的下缘和内面，止于咬肌粗隆和下颌支的外面，受下颌神经的咬肌神经支配。咬肌与颞肌、翼内肌收缩可上提下颌骨（闭口）。在咀嚼功能上有重要意义。

31. E 【解析】唾液腺腺样囊性癌由肿瘤性腺上皮细胞和肌上皮细胞构成。其中肿瘤性肌上皮细胞有分泌功能，其分泌物的蓄积形成了筛状结构。故选 E。

32. C 【解析】人本主义心理治疗将人看作一个统一体，从人的整体人格去解释其行为，把自我实现看作是一种先天的倾向，认为应该从来访者自身的主观现实角度而不是治疗师的客观角度去分析。由美国著名心理学家罗杰斯所建立的患者中心治疗，被认为是人本主义心理治疗的集中体现。

33. B 【解析】颞浅动脉是颈外动脉终支之一，起自外耳道前下方平下颌角的后方处，自腮腺上缘穿出后，于颞下颌关节与外耳道间垂直上行，在耳屏前约 1.0cm 处上行，在外耳门前方位置表浅，可摸到其搏动。

34. A 【解析】患者总是希望从医生那里得到对自己健康有益的医学专业知识的指导，医生在接受长程训练和教育中，学习了很多专业技术知识并将专业知识传递给患者，帮助患者理解自己的疾病及诊疗过程，使之配合治疗，最后得到康复。依从性是患者认可、接受并执行医生为其制定的诊疗方案的行为。良好的沟通可促进患者的依从性，而良好的依从性是有效治疗的前提。故选 A。

35. D 【解析】鳃裂囊肿纤维囊壁含有大量淋巴样组织；甲状舌管囊肿纤维囊壁含有甲状腺或黏液腺组织；皮样囊肿纤维囊壁含有皮肤附属器；表皮样囊肿纤维囊壁没有皮肤附属器；鼻腭管囊肿纤维囊壁含有粗大的血管和神经。

36. C 【解析】求医行为是人类进行防病、治病和保持身体健康的一种重要行为，可分为主动求医行为、被动求医行为和强制性求医行为。故选 C。

37. C 【解析】翼丛即翼静脉丛，是位于颞下窝内，翼内、外肌与颞肌之间的静脉丛。

38. D 【解析】一级医疗事故：造成患者死亡、重度残疾的；二级医疗事故：造成患者中度残疾、器官组织损伤导致严重功能障碍的；三级医疗事故：造成患者轻度残疾、器官组织损伤导致一般功能障碍的；四级医疗事故：造成患者明显人身损害的其他后果的。

39. A 【解析】DNA 复制具有半保留性和半不连续性等特征。DNA 复制时，母链 DNA 解开为两股单链形成复制叉。两股单链各自作为模板指导合成与模板互补的新生链。复制时先合成 RNA 引物，然后新生链从 $5'\rightarrow3'$方向延伸，需要 DNA 聚合酶参与。故选 A。

40. A 【解析】CD4 分子是 HIV 的主要受体，$CD4^+T$ 淋巴细胞是 HIV 作用的靶细胞。$CD4^+T$ 淋巴细胞在人体免疫中起关键作用，HIV 感染直接杀伤 $CD4^+T$ 淋巴细胞，导致其数量急剧减少，并直接或间接地作用于巨噬细胞、CTL 及 $CD8^+T$ 淋巴细胞、自然杀伤细胞、B 细胞等，使其功能丧失或降低，最终导致人体细胞免疫和体液免疫均崩溃。

41. A 【解析】成熟釉质中的蛋白质主要有釉原蛋白、非釉原蛋白和蛋白酶三大类，其中非釉原蛋白包括釉蛋白、成釉蛋白和釉丛蛋白等。这些蛋白质的主要作用是引导牙釉质晶体的生长，也可能具有黏结晶体和釉柱的作用。此题最佳选项为 A。

42. E 【解析】面神经主干直径约 2. 5mm，长约 2cm。面神经在距茎乳孔 5mm 处，有时可发出一直径 0. 5～1. 0mm 的分支，称为面神经副干。

43. D 【解析】患者一般情况、临床诊断应填写清晰、完整，并与病历记载相一致。每张处方限于书写一名患者的用药。字迹清楚，不得涂改；如需修改，应当在修改处签名并注明修改日期。药品名称应当使用规范的中文名称书写，没有中文名称的可以使用规范的英文名称书写；医疗机构或者医师、药师不得自行编制药品缩写名称或者使用代号；书写药品名称、剂量、规格、用法、用量要准确规范，药品用法可用规范的中文、英文、拉丁文或者缩写体书写，但不得使用“遵医嘱”“自用”等含糊不清的字句。患者年龄应当填写实足年龄，新生儿、婴幼儿写日、月龄，必要时要注明体重。西药和中成药可以分别开具处方，也可以开具一张处方，中药饮片应当单独开具处方。开具西药、中成药处方，每一种药品应当另起一行，每张处方不得超过 5 种药品。中药饮片处方的书写，一般应当按照“君、臣、佐、使”的顺序排列；调剂、煎煮的特殊要求注明在药品右上方，并加括号，如布包、先煎、后下等；对饮片的产地、炮制有特殊要求的，应当在药品名称之前写明。药品用法用量应当按照药品说明书规定的常规用法用量使用，特殊情况需要超剂量使用时，应当注明原因并再次签名。除特殊情况外，应当注明临床诊断。开具处方后的空白处画一斜线以示处方完毕。处方医师的签名式样和专用签章应当与院内药学部门留样备查的式样相一致，不得任意改动，否则应当重新登记留样备案。

44. C 【解析】面神经主干直径约 2. 5mm，长约 2cm。面神经在距茎乳孔 5mm 处，有时可发出一直径约 0. 5～1. 0mm 的分支，称为面神经副干。

45. E 【解析】抗菌药物临床应用知识和规范化管理培训及考核内容有：《中华人民共和国药品管理法》等相关法律、法规、规章和规范性文件；抗菌药物临床应用及管理制度，常用抗菌药物的药理学特点与注意事项，常见细菌的耐药趋势与控制方法，抗菌药物不良反应的防治。故选 E。

46. C 【解析】因为乳牙和第一磨牙的釉质一部分形成于胎儿期，另一部分形成于出生后。

47. A 【解析】面神经是以运动神经为主的混合神经，主要支配面部表情肌，传导舌前 2/3 的味觉，以及支配舌下腺、下颌下腺和泪腺的分泌。

48. C 【解析】竞争性抑制反应中增加底物浓度可达到最大反应速度。可逆性抑制剂通过非共价键与酶结合，因此既能结合又易解离，反应可迅速地达到平衡。酶促反应速度因抑制剂与酶或酶-底物复合物相结合而减慢。

49. A 【解析】急性化脓性牙髓炎特异性症状是冷刺激可缓解疼痛。当牙髓化脓时，患牙可表现为“热痛冷缓解”，即牙髓病变气体产物遇冷刺激体积收缩，髓腔压力减小而表现为疼痛缓解。

50. E 【解析】抗菌药物分级管理目录由各省级卫生行政部门制定，报卫健委备案。

51. E 【解析】当釉质表面遭受破坏，其深部牙本质暴露，成牙本质细胞突起及胞体受到不同程度的损伤。受损的成牙本质细胞部分发生变性，部分细胞可继续形成牙本质。发生变性的细胞可由牙髓中的未分化间充质细胞取代，形成新的成牙本质细胞，在受损处相对的髓腔壁处形成牙本质以保护牙髓，此种牙本质称为修复性牙本质，又称不规则牙本质。

52. E 【解析】牙本质钙化过程中，钙化团之间遗留的钙化不全区是球间牙本质。球形钙化的牙本质中，钙质小球之间遗留的未被钙化的间质称为球间牙本质。

53. E 【解析】属于规定药物的有：使用量异常增长的抗菌药物，半年内使用量始终居于前列的抗菌药物，经常超适应证、超剂量使用的抗菌药物，企业违规销售的抗菌药物，频繁发生严重不良事件的抗菌药物。

54. C 【解析】取消医生抗菌药物处方权的情形包括：抗菌药物考核不合格的；限制处方权后，仍出现超常处方且无正当理由的；未按照规定开具抗菌药物处方，造成严重后果的；未按照规定使用抗菌药物，造成严重后果的；开具抗菌药物处方牟取不正当利益的。

55. A 【解析】腮腺鞘为颈深筋膜浅层向上包裹腮腺形成的筋膜鞘，A 错误；分浅、深两层，浅层致密与腮腺连接紧密，深层薄而不完整，C 正确。腮腺鞘深层前下方形成茎突下颌韧带，E 正确。浅层致密，上附于颧弓，并向腺质发出无数间隔，B 正确。腺鞘上部和外耳道紧密相连，并有索状纤维束通入外耳道前下壁软骨部的垂直裂隙中，因此，来自腮腺的化脓性炎症感染，可沿路蔓延至外耳道，D 正确。

56. C 【解析】在镜下观察牙本质的横剖磨片时，可清楚地见到围绕成牙本质细胞突起的间质与其余部分不同，呈环形的透明带，称为管周牙本质，它构成牙本质小管的壁。管周牙本质矿化程度高，含胶原纤维极少。在观察脱矿切片时，脱矿后该处结构消失，故在成牙本质细胞突起周围呈现一环形的空隙。备选答案中其他的牙本质类型中均含较多的胶原纤维。故答案应选 C。

57. E 【解析】具有初级专业技术职务任职资格的医师，在乡、民族、乡、镇、村的医疗机构独立从事一般执业活动的执业助理医师以及乡村医生，可授予非限制使用级抗菌药物处方权。

58. A 【解析】宿主体内先存有的天然抗体与被移植物中血管内皮表面结合，之后激活补体，引起血管栓塞和组织坏死。

59. A 【解析】窝沟封闭的非适应证：①牙面无深的沟裂点隙，自洁作用好。②患者不能配合进行正常操作。③牙未完全萌出。④已龋坏。

60. B 【解析】牙根发育完成，与对颌牙建立了咬合关系之后形成的牙本质为继发性牙本质。继发性牙本质在本质上是一种牙本质的增龄性改变，其形成的速度较慢。继发性牙本质形成的速率与食物和牙所承受的咬合力有关，一般较原发性者低。报道指出埋伏牙也有继发性牙本质形成。

61. C 【解析】胚胎或胎儿染色体异常是早期流产的最常见原因，占 50%～60%。染色体异常包括数目异常与结构异常，多为数目异常。染色体异常主要与遗传因素有关，此外，感染、药物因素亦可导致胚胎染色体异常。

62. D 【解析】上界为下颌骨下缘，下界为二腹肌的前后腹。其底由下颌舌骨肌、舌骨舌肌和咽上缩肌等构成。

63. B 【解析】牙髓内细胞有成牙本质细胞；成纤维细胞（又称牙髓细胞，是牙髓中的主体细胞）；防御细胞；储备细胞，A 错误，B 正确。牙髓细胞组织学分层从外到内依次为成牙本质细胞层；无细胞层（也称 Weil 层或成牙本质细胞下层），C 和 E 均错误；多细胞层（大量的成纤维细胞和未分化的间质细胞），D 错误；中央区固有牙髓，是牙髓的核心和主体，很有粗大的神经纤维和血管以及成纤维细胞。

64. A 【解析】冷冻麻醉首先是痛觉消失，达到暂时性麻醉的效果。

65. B 【解析】Bennett 运动是指下颌的整体侧方位移。

66. E 【解析】牙髓的间质主要是胶原纤维和嗜银纤维。其中胶原纤维主要为Ⅰ型和Ⅲ型。嗜银纤维即网状纤维，通常的苏木精-伊红染色中不能显示，只能在银染色时才能显示黑色。

67. C 【解析】硝酸甘油松弛平滑肌，降低心脏前负荷，降低心脏氧耗量，并降低心室壁张力，降低左心室舒张末期压力，使心内膜血管阻力减小，利于血液由心外膜流向心内膜缺血区。

68. C 【解析】边缘性运动为下颌向各个方向所能做的最大范围的运动，代表了下颌、颞下颌关节及其韧带和咀嚼肌的功能潜力。

69. B 【解析】妊娠期龈炎多发生于单个牙的牙龈乳头，前牙唇侧龈乳头较为多见。

70. A 【解析】增生性龈炎的直接病因是牙菌斑。牙石、不良修复体、不良卫生习惯及龋洞仅仅属于局部促进因素。

【A_2型题】

71. A 【解析】诊断为智齿冠周炎。急性期应采取局部冲洗，上药的治疗方法。患者妊娠 8 个月，建议妊娠期后拔除 48。

72. A 【解析】慢性乙型病毒性肝炎患者出现肝区疼痛、腹水、食管胃底静脉曲张时考虑肝硬化。

73. A 【解析】近冠 1/3 处根折，如牙根未完全形成的牙齿，可行根尖诱导成形术，并做简单义齿修复牙冠，有助于行使功能，保持牙间隙，防止邻牙移位。保留年轻恒牙牙根，有助于牙槽骨的发育，有利于患儿成年后的修复。

74. A 【解析】患者为年轻人，应尽量选择固定修复。残根位于龈下 2mm，直接桩核冠修复将无法形成足够的牙本质肩领，修复远期效果不理想。因此，将残根根管治疗后，用正畸方法将残根牵引至平齐龈缘或者龈缘以上，可以获得更稳定的冠根比，同时可以提供更美观的正常的牙冠长度。

75. C 【解析】牙周检查探诊用力不超过 20g。

76. B 【解析】浅龋、静止龋牙表面均有缺损，不光滑。四环素牙无地区性，表现为恒牙列全口均发生。釉质发育不全轻症仅有色泽和透明度的改变，形成白垩状釉质；重症牙面有实质性缺损。

77. A 【解析】肌钙蛋白 T 是诊断心肌梗死最敏感或特异的指标。

78. D 【解析】①个别交谈：口腔专业人员就口腔健康问题与预防保健问题与就诊患者、单位领导、儿童家长、社区保健人员等进行交谈、讨论。由于此方式是双向的信息交流，交谈的针对性强，讨论比较深入，效果好。②组织小型讨论会：社区座谈会、专家研讨会、专题讨论会、听取群众意见会等。参加者除口腔专业人员、决策者之外，应广泛吸收不同阶层的群众。③借助大众传播媒介：通过报纸、期刊、杂志、电视、电影、广播、街头展板与宣传橱窗等传播口腔健康信息。大众传媒的优点是覆盖面大。④组织社区活动：城市街道、农村乡镇和社会团体与单位（企业、学校、机关）的有组织活动，使人们提高对口腔健康的认识，强化口腔健康服务资源的利用。

79. D 【解析】题干描述提示全冠脱落原因为近中舌尖有早接触点，因此建议调磨早接触点后，重新粘结全冠。

80. E 【解析】中年男性，突发上腹剧痛。查体可及全腹压痛、反跳痛、肌紧张，为急性腹膜炎的典型表现。结合患者胃溃疡病史，胃溃疡并发穿孔的可能性大，患者急行腹部立位平片，若膈下出现游离气体即可确诊。

81. C 【解析】诊断为第二磨牙慢性牙髓炎急性发作，可在麻醉下行开髓封失活剂处理。

82. D 【解析】题干提示 47 拔牙后牙龈撕裂，导致渗血，止血方法应缝合撕裂牙龈。

83. C 【解析】患者月经周期正常，经期延长，基础体温双相。符合“排卵性功能失调性子宫出血”的诊断，但高温相下降迟缓，提示子宫内膜不规则脱落。月经第 5 天子宫内膜有增生及分泌表现。故选 C。

84. B 【解析】正位智齿且有正位萌出对颌牙，可考虑远中龈瓣切除+牙龈成形术，暴露牙冠。

85. C 【解析】患者年龄大，结合牙周袋形成及附着丧失，诊断为慢性牙周炎。

86. A 【解析】患者为青年男性，有心血管系统疾病，活动中急性起病，无前驱症状，突发右侧肢体活动不灵活，考虑脑栓塞。

87. A 【解析】血浆氟浓度最能反映人体氟水平高低。

88. E 【解析】该患者病程长，临床检查有牙龈退缩、牙周袋形成，符合慢性牙周炎的临床表现，故诊断为慢性牙周炎。故选 E。

89. D 【解析】碘仿糊剂封药可起到控制根管内感染的作用。

90. E 【解析】行活动义齿修复前，应处理有症状的骨突、骨刺等。

91. C 【解析】婴儿需 8%糖牛乳 100ml/（kg · d）。全牛奶喂养时，因蛋白质与矿物质浓度较高，应两次喂哺之间加水，使奶与水量（总液量）达 150ml/（kg · d）。$6\times100=600$ml，$6\times150=900$ml，$900-600=300$ml。故选 C。

92. C 【解析】题干未提示是否拍 X 线片，因此无法判断是否有牙根部骨阻力，排除 B。左下第三磨牙垂直位，排除 A。大部分牙冠被牙龈覆盖，𬌗面较下颌第二磨牙低，因此软组织阻力及牙冠部骨阻力均有，但主要阻力为牙冠部骨阻力，因此 D 错误，选 C。

93. E 【解析】该患者虽为育龄期妇女，但临床表现已出现附着丧失、牙周袋形成、牙龈退缩，故诊断为慢性牙周炎。故选 E。

94. B 【解析】题干提示颊系带附着于牙槽嵴顶，附着位置过低，影响义齿边缘稳定性，应行颊系带成形术。

95. E 【解析】下颌第一磨牙常见近、远中双根，有明显根中隔牙槽骨，因此远中根折断后，考虑磨除根中隔牙槽骨去除阻力。

96. C 【解析】口腔健康教育要求注意准确性，知识型，趣味性和艺术性。

97. C 【解析】双端固定桥不仅可以承受较大的𬌗力，而且两端基牙所承担的𬌗力也比较均匀，是临床应用最为广泛的一种固定桥设计形式。

98. E 【解析】有基础免疫力的患者只需注射类毒素便可迅速强化机体的抗破伤风免疫力。

99. B 【解析】拔牙前拍摄 X 线片的目的：了解牙齿与周围重要解剖结构的关系，周围骨质情况，牙根形态及阻力来源。

100. A 【解析】该患者病程 1~2 年，牙齿松动，出现咀嚼无力，且前牙出现移位，均为附着丧失、牙槽骨吸收造成，并为全口性，符合慢性牙周炎的诊断。故选 A。

【A_3/A_4型题】

101. C 【解析】口腔常用的磷酸酸蚀剂浓度为30%~40%。

102. A 【解析】酸蚀面不应被唾液污染，否则影响黏结效果。

103. C 【解析】酸蚀剂使用时避免涂擦牙面，避免造成牙面损伤。

104. A 【解析】患者起病急，周身乏力，食欲缺乏，恶心、呕吐，尿色加深，皮肤巩膜黄染，肝大可触及，并有轻度叩痛，符合急性黄疸型肝炎的临床表现。故选A。

105. B 【解析】甲型肝炎病毒抗体IgM阳性是新近感染甲型病毒性肝炎的证据。乙型肝炎病毒表面抗体阳性表示对乙型肝炎病毒有免疫力，见于乙型病毒性肝炎恢复期、既往感染及乙肝疫苗接种后。故选B。

106. A 【解析】保肝治疗指的是用一些保肝药物进行护肝、保肝治疗，保肝治疗是临床肝病治疗的一个重要部分。对于肝病的治疗，一般来说要重视综合性的治疗，针对不同的肝病采取不同的治疗方案。首先对于一些急慢性病毒性肝炎，在抗病毒治疗的基础上，联合使用一些保肝、护肝的药物，有利于肝脏炎症的恢复。

107. C 【解析】患牙根尖部瘘管结合X线片表现，可予以诊断。

108. E 【解析】在根尖瘘管内插入诊断丝拍X线片，可明确瘘管来源。

109. A 【解析】对根尖周炎患牙应予以根管治疗。

110. C 【解析】中国新九分法：将成人体表面积分为11个9%的等份，另加1%构成100%的体表面积，其中头面颈部为9%（发部3%、面部3%、颈部3%），双上肢为2个9%（双上臂7%，双前臂6%，双手5%），躯干前后（各占13%）及会阴（占1%）为3个9%，双下肢包括臀部为5个9%+1%=46%（双大腿21%，双小腿13%，双臀和双足在成年男性分别为5%和7%，在成年女性各占6%）。儿童头大，下肢小，可按下法计算：头颈部面积=［9+（12-年龄）］%，双下肢面积=［46-（12-年龄）］%。患者烧伤面积为双大腿+双小腿+双足=21%+13%+7%=41%。

111. C 【解析】烧伤第一个24小时补充晶体液、胶体液=1.5×41×50+2000=5075ml。故选C。

112. C 【解析】对于严重脱水、血容量不足、心肺功能良好的患者，输液速度可以适当加快。

113. C 【解析】牙龈乳头受到机械或化学的刺激，是引起急性龈乳头炎的直接原因。检查可见龈乳头鲜红肿胀，探触痛明显，易出血，有时局部可查到刺激物，牙可有轻度叩痛，这是因为龈乳头下方的牙周膜也有炎症和水肿。

114. D 【解析】急性龈乳头炎的病因包括食物嵌塞造成牙龈乳头的压迫及食物发酵产物的刺激；不适当使用牙签或其他器具剔牙，过硬、过锐的食物的刺伤，邻面龋尖锐边缘的刺激；充填体的悬突、不良修复体的边缘、义齿的卡环臂尖以及不良的松牙固定等刺激。

115. E 【解析】急性龈乳头炎的治疗方法包括去除局部刺激因素、消除急性炎症、彻底去除病因，即待龈乳头的急性炎症消退后彻底去除病因，如消除食物嵌塞的原因，治疗邻面龋和修改不良修复体等。

116. A 【解析】长期服用抗癫痫药苯妥英钠、钙通道阻滞药、免疫抑制药等是药物性龈炎发生的主要原因。

117. A 【解析】苯妥英钠引起的牙龈增生，其病理特点为上皮棘层显著增厚，钉突伸长达到结缔组织深部。结缔组织中有致密的胶原纤维束、大量成纤维细胞和新生的血管，间有多量无定形的基质，炎症细胞较少，常局限于龈沟附近。若继发炎症，就可有炎症细胞浸润于结缔组织中。

118. E 【解析】药物性龈炎的治疗原则包括去除局部刺激因素、局部药物治疗、手术治疗、菌斑控制、更换药物。

119. E 【解析】咬合关系与拔牙后疼痛无关。

120. A 【解析】拔牙后持续性疼痛应排除邻牙问题。

121. A 【解析】干槽症临床上可分为腐败型与非腐败型两类，前者更严重而多见。主要症状发生在术后 3 天后的持续性疼痛，可向耳颞部放射。检查时，腐败型者可见拔牙窝空虚，牙槽骨壁表面有灰白色假膜覆盖，创内有腐败坏死物质，有明显臭味；骨壁有明显触痛，创口周围牙龈略红肿；局部淋巴结可有肿大，压痛。偶有发生张口受限、低热、全身不适等症状者。

122. A 【解析】本题考查基托材料的特点。前牙Ⅲ度深覆𬌗，𬌗力大而间隙小。铸造基托可以提供足够的强度。

123. E 【解析】人工牙处咬合力大，修复间隙小，为了避免人工牙折断，应采用有金属舌面的人工前牙。

124. A 【解析】可摘局部义齿的固位与边缘封闭性密切相关，因而与印模的准确度密切相关。

125. C 【解析】根据临床检查结果，可排除基托边缘过长、骨隆突压迫和前伸𬌗干扰的问题。垂直距离过低不会导致黏膜压痛。导致黏膜压痛的原因考虑为正中关系偏斜。

126. E 【解析】如果有长时间戴义齿后面部肌肉酸痛的现象，应怀疑存在垂直距离过高的情况。垂直距离过高会增加支持组织负担，可导致黏膜广泛压痛。

127. D 【解析】息止𬌗间隙 2mm，说明垂直距离正常。存在侧方𬌗干扰是导致黏膜压痛的原因，应进行调𬌗，去除𬌗干扰。根据选磨调𬌗的原则，只有侧方颊尖干扰时，应调磨作为非支持尖的上颌后牙颊尖。

【B 型题】

128. B 【解析】系统抽样又称间隔抽样、机械抽样。将抽样对象按次序编号，先随机抽取第一个调查对象，然后再按一定间隔随机抽样。

129. C 【解析】先将总体按某种特征分成若干个“层”，再在每个层中用随机方式抽取调查对象，再将每个层所有抽取的调查对象合成一个样本，称为分层抽样。常用的分层因素有年龄、性别、居住地、文化程度、经济条件等，将调查人群分成若干组。还可分成等比例（即按比例）和不等比例（即最优分配）两种分层随机抽样。

130. D 【解析】肺动脉瓣狭窄的主要体征是可在肺动脉瓣区闻及Ⅲ～Ⅳ级响亮粗糙的喷射性吹风样收缩期杂音，向左颈部或左锁骨下区传导，杂音最响亮处可触及收缩期震颤。P_2常减弱、分裂。本患者考虑为肺动脉瓣狭窄，其发生心力衰竭时属于压力负荷（后负荷）过重。故选 D。

131. E 【解析】急性心脏瓣膜功能障碍可导致心肌收缩力明显降低、心脏负荷加重，造成急性心输出量骤降、肺循环压力突然升高、周围循环阻力增加，出现急性肺淤血、肺水肿，表现为急性左心衰竭的症状。故选 E。

132. B 【解析】肥厚型心肌病心室肌的顺应性减退、充盈障碍，当左心室舒张末期压力过高时，肺循环出现高压和淤血，此时心肌的收缩功能尚可保持较好，心室射血分数正常。故选 B。

133. C 【解析】由于充填物过高，咬合时出现早接触，长时间将出现殆创伤导致根尖周炎症，引起咬合痛。

134. B 【解析】龋病治疗后由于充填物边缘或窝洞周围牙体组织破裂，形成牙菌斑滞留区，或者修复材料与牙体组织不密合，形成微渗漏，都可能引起龋病，称继发龋。继发龋也可因治疗时未除净病变组织发展而成。

135. E 【解析】亚砷酸是快失活，腐蚀能力强，封闭不严，药物渗漏易引起药物性牙周组织坏死。

136. A 【解析】残髓炎是根管治疗后残留的少量根髓发炎，命名为残髓炎。临床上经过牙髓治疗的牙齿，又出现冷热刺激痛，自发性隐痛，咬合痛或咬合不适，检查时温度测试阳性，轻微叩痛，诊断为残髓炎。

137. C 【解析】接种 HPV 疫苗是在未患病是针对病因的预防措施，属于一级预防。

138. E 【解析】普及、规范子宫颈癌筛查，早期发现子宫颈柱状上皮异位和子宫颈鳞状上皮内病变（SIL）是早期发现子宫颈癌的预防方式，属于“三早”预防，即二级预防。

139. A 【解析】及时治疗高级别病变，阻断子宫颈浸润癌的发生是在子宫颈癌发生后进行的治疗措施，属于三级预防。

140. C 【解析】青春期龈炎龈乳头呈球样增生、质软，多见于前牙唇侧。

141. D 【解析】牙龈纤维瘤病好发于唇颊侧，表现为呈瘤样突起，有蒂、鲜红、质软。

142. A 【解析】药物性牙龈肥大增生起始于唇颊侧或舌腭侧龈乳头，呈小球状突起于牙龈表面。严重时波及附着龈。龈乳头可呈球状、结节状，增生的牙龈表面可呈桑葚状或呈分叶状，增生的牙龈基底与正常牙龈之间可有明显的沟状界限。

143. E 【解析】白血病牙龈病损可波及龈乳头、龈缘和附着龈，牙龈肿大，颜色暗红发绀或苍白，牙龈有明显的出血倾向。

144. D 【解析】丁哌卡因维持时间最长，加用肾上腺素可进一步减慢局部麻醉药的吸收。

145. C 【解析】利多卡因软组织渗透能力强。

146. C 【解析】利多卡因有迅速而安全的抗室性心律失常作用，因而对心律失常患者常作首选的局部麻醉药物。

147. A 【解析】嵌体箱状洞形的所有轴壁应向殆方外展 2°~5°。

148. C 【解析】全冠基牙的各轴面向殆方聚合小于 6°。

149. E 【解析】片切洞形：用于邻面缺损范围大而浅，或者邻面突度小，邻接不良的患牙。

150. C 【解析】针道固位形：是进入牙体内的一种固位形，固位能力强。深度一般为 2mm，应进入健康的牙本质内。适用于低牙殆。

2024全国口腔执业医师资格考试
模拟试卷与解析（二）

第二单元

中国协和医科大学出版社
北　京

【A_1 型题】

答 题 说 明

每一道考试题下面有 A、B、C、D、E 五个备选答案，请从中选择一个最佳答案。

1. 正常前伸运动的距离为
   A. 8~10mm
   B. 10~12mm
   C. 12~14mm
   D. 5~7mm
   E. 7~9mm
2. 下列哪项不是咀嚼效率的影响因素
   A. 牙周组织的健康状况
   B. 颞下颌关节疾病
   C. 性别
   D. 全身健康状况
   E. 年龄
3. 在生理情况下牙骨质
   A. 只增生而不吸收
   B. 受压侧增生
   C. 只吸收而不增生
   D. 不断地改建
   E. 不断地重塑
4. 关于牙骨质，错误的是
   A. 组织学结构与密质骨相似
   B. 牙骨质细胞有许多细长的细胞质突起
   C. 无细胞牙骨质一般紧贴牙本质表面
   D. 细胞牙骨质常位于牙颈部
   E. 牙骨质内的纤维主要是成牙骨质细胞产生的胶原纤维
5. 正常情况下，牙骨质与骨组织的区别是牙骨质
   A. 层板状排列
   B. 无细胞
   C. 只有增生，没有吸收
   D. 有神经分布
   E. 没有血管
6. 属于非细胞型微生物的是
   A. 钩端螺旋体
   B. 人类免疫缺陷病毒
   C. 沙眼衣原体
   D. 霍乱弧菌
   E. 白假丝酵母菌
7. 医疗机构抗菌药物管理机构应当定期组织相关专业技术人员对抗菌药物处方、医嘱实施点评，点评结果的作用是
   A. 作为医务人员合理用药知识培训和教育的依据
   B. 作为重点抽查外科、内科、儿科、妇产科、急诊科等临床科室专项点评的依据
   C. 是科学抽样、制定细则、及时公示、奖惩制度的依据
   D. 作为医师定期考核、临床科室和医务人员绩效考核依据
   E. 是对医院及科室药事管理、处方管理、临床用药管理考查的依据
8. 多巴胺药理作用不包括
   A. 减少肾血流量，使尿量减少
   B. 对血管平滑肌 β_2受体作用很弱
   C. 直接激动心脏 β_1受体
   D. 激动血管平滑肌多巴胺（DA）受体
   E. 间接促进去甲肾上腺素释放
9. 对病毒核酸的正确叙述是
   A. 决定病毒包膜所有成分的形成
   B. 每个病毒可以有两种类型的核酸
   C. 不可控制病毒的遗传变异

D. 不能决定病毒的感染性
E. RNA 可以携带遗传信息

10. 牙龈的组织学特征是
A. 没有角化层
B. 血管丰富
C. 无黏膜下层
D. 缺乏颗粒层
E. 固有层为疏松结缔组织

11. 多根牙的牙周膜附着面积最大的部位是
A. 牙颈部
B. 根颈 1/3
C. 根分叉处
D. 根中 1/3
E. 根尖 1/3

12. 牙周膜内的上皮剩余来源于
A. 牙板上皮
B. 前庭板上皮
C. 缩余釉上皮
D. 上皮根鞘
E. 口腔黏膜上皮

13. 乳磨牙邻面龋的好发年龄是
A. 1~2 岁
B. 2~3 岁
C. 3~4 岁
D. 4~5 岁
E. 5~8 岁

14. 医疗机构临床用血管理职责说法错误的是
A. 临床用血管理委员会负责本机构临床合理用血管理工作
B. 医疗机构临床用血管理委员会为临床用血管理第一责任人
C. 二级以上医院和妇幼保健院应当设立临床用血管理委员会
D. 医疗机构应当加强组织管理，明确岗位职责，健全管理制度
E. 临床用血管理委员会主任委员由院长或者分管医疗的副院长担任

15. 哪一类杠机械效能低，但利于牙周组织健康
A. Ⅰ类
B. Ⅱ类
C. Ⅲ类
D. A+B+C
E. 以上都不是

16. 关于狂犬病病毒的特点，哪项错误
A. 患病动物是传染源
B. 病毒只有一个血清型
C. 狂犬咬伤后 100%发病
D. 可发生毒力变异
E. 可用病毒固定毒株制备疫苗进行预防

17. 皮肤尼氏征反应阳性的是
A. 血管神经性水肿
B. 盘状红斑狼疮
C. 疱疹样口炎
D. 类天疱疮
E. 天疱疮

18. 牙槽骨吸收处吸收陷窝内的细胞是
A. 破骨细胞
B. 成牙骨质细胞
C. 成纤维细胞
D. 间质细胞
E. 未分化的间充质

19. 固有牙槽骨是
A. 含有穿通纤维的密质骨
B. 含有穿通纤维的松质骨
C. 不含有穿通纤维的密质骨
D. 不含有穿通纤维的松质骨
E. 不含骨单位的密质骨

20. 角化鳞状上皮中，由 2~3 层扁平细胞组成。细胞质内含嗜碱性透明角质颗粒，表面为正角化时，此层明显；表面为不全角化时。此层不明显。该层是
A. 基底层
B. 棘层

C. 粒层
D. 角化层
E. 中间层

21. 以下的说法中错误的是
A. 修复前对错位牙使用牙少量移动的矫治技术，能改善修复的效果
B. 对残根缺损达龈下的患牙，可以考虑用矫治的方法将其牵出
C. 对进行性牙周炎患者，可用正畸治疗解决牙周病造成的牙齿移位
D. 牙列缺损并且有上前牙间隙的病例，可先将间隙关闭后再修复
E. 正确使用牙少量移动的矫治技术可以获得良好的效果

22. 下列哪项不属于磨耗的生理意义
A. 消除早接触点
B. 减少牙周组织所受的侧向力
C. 减小深覆盖程度
D. 避免前牙因后牙推动而拥挤
E. 降低临床牙冠长度

23. 临床用血管理委员会或者临床用血管理工作组应当履行职责说法错误的是
A. 认真贯彻临床用血管理相关法律、法规、规章、技术规范和标准，根据省级卫生行政部门核发的临床用血管理的规章制度监督实施
B. 定期监测、分析和评估临床用血情况，开展临床用血质量评价工作，提高临床合理用血水平
C. 评估确定临床用血的重点科室、关键环节和流程
D. 分析临床用血不良事件，提出处理和改进措施
E. 指导并推动开展自体输血等血液保护及输血新技术

24. 细菌与所致疾病组合错误的是
A. 铜绿假单胞菌—烧伤感染
B. 幽门螺杆菌—慢性胃炎
C. 军团菌—军团菌病
D. 百日咳鲍特菌—百日咳
E. 流感嗜血杆菌—流行性感冒

25. β 受体阻断药药理作用为
A. 心率加快
B. 松弛支气管平滑肌
C. 促进脂肪分解
D. 促进肾素分泌
E. 内在拟交感活性

26. 特殊黏膜是
A. 舌腹黏膜
B. 舌背黏膜
C. 软腭黏膜
D. 牙龈黏膜
E. 硬腭黏膜

27. 固有层内结缔组织乳头狭长，几乎接近上皮表面，乳头中含有许多毛细血管袢的黏膜是
A. 颊
B. 唇红
C. 舌腹
D. 软腭
E. 牙龈

28. 腮腺分泌量占唾液总量的比例是
A. 2% ~4%
B. 7% ~8%
C. 22% ~30%
D. 41% ~55%
E. 60% ~65%

29. 对牙隐裂的诊断无帮助的检查是
A. 叩诊
B. 视诊
C. X 线
D. 碘染色法
E. 咬楔法

30. 下列说法不正确的是
A. 关节翼肌窝为翼外肌附着处
B. 下颌小舌为翼下颌韧带附着处

C. 翼肌粗隆为翼内肌附着处
D. 茎突下颌韧带附着于下颌角处
E. 上颏棘为颏舌肌的附着处

31. 临床用血申请说法错误的是
A. 医疗机构应当建立临床用血申请管理制度
B. 同一患者一天申请备血量少于 800ml 的，由具有中级以上专业技术职务任职资格的医师提出申请，上级医师核准签发后，方可备血
C. 同一患者一天申请备血量达到或超过 1600ml 的，由具有中级以上专业技术职务任职资格的医师提出申请，科室主任核准签发后，报医务部门批准，方可备血
D. 同一患者一天申请备血量在 800ml 至 1600ml 的，由具有中级以上专业技术职务任职资格的医师提出申请，经上级医师审核，科室主任核准签发后，方可备血
E. 急救用血程序需严格参照《医疗机构临床用血管理办法》执行

32. 阿托品的药理作用不包括
A. 使眼睫状肌收缩致易视近物
B. 解除小血管痉挛，扩张外周血管
C. 竞争性拮抗 M 胆碱受体
D. 缓解平滑肌痉挛
E. 减少腺体分泌

33. 口腔健康调查的步骤包括
A. 收集资料、整理资料、总结资料
B. 收集资料、整理资料、分析资料
C. 收集资料、待查资料
D. 收集资料、总结资料、制定措施
E. 收集资料、进行统计学处理

34. 以下属纯浆液腺的小唾液腺是
A. 唇腺
B. 颊腺
C. 味腺
D. 舌后腺
E. 舌前腺

35. 桩核舌侧应为金瓷冠留出的间隙为
A. 0.1mm
B. 0.2mm
C. 0.3mm
D. 0.4mm
E. 0.5mm

36. 上颌骨不参与构成的解剖结构是
A. 翼上颌裂及眶下裂
B. 口腔顶和鼻腔底
C. 鼻腔侧壁
D. 颞窝
E. 颞下窝和翼腭窝

37. 医疗机构应当制定应急用血工作预案。为保证应急用血，医疗机构可以临时采集血液，但必须同时相关条件，以下说法错误的是
A. 危及患者生命，急需输血
B. 所在地血站无法及时提供血液，且无法及时从其他医疗机构调剂血液，而其他医疗措施不能替代输血治疗
C. 遵守采供血相关操作规程和技术标准
D. 具备开展交叉配血及乙型肝炎病毒表面抗原、丙型肝炎病毒抗体、人类免疫缺陷病毒抗体和梅毒螺旋体抗体的检测能力
E. 医疗机构应当在临时采集血液后 7 日内将情况报告县级以上人民政府卫生行政部门

38. 参与形成小口畸形的突起是
A. 球状突与上颌突
B. 球状突与球状突
C. 球状突与侧鼻突
D. 上颌突与下颌突
E. 上颌突与侧鼻突

39. 长期应用激素可能造成以下不良反应，

除了
A. 血压降低
B. 消化道溃疡
C. 念珠菌感染
D. 血钾降低
E. 血糖升高
40. 以下关于眶下孔的叙述中有误的是
A. 眶下孔位于眶下缘中点下方约 0.5cm 处
B. 眶下孔内有眶下神经、血管通过
C. 眶下孔的下方骨面上有尖牙窝
D. 眶下孔向后外上方通入眶下管
E. 眶下孔朝向前内下方，行眶下神经阻滞麻醉时进针方向应为前内下
41. 拔除破坏严重的第一磨牙，由第二磨牙替代的时间是
A. 14~15 岁
B. 6~7 岁
C. 8~9 岁
D. 10~11 岁
E. 12~13 岁
42. 下列有关尿路刺激征的说法，正确的是
A. 尿频指排尿明显增加
B. 均由尿路感染引起
C. 尿痛指排尿时双侧腰部疼痛
D. 尿痛指排尿时膀胱区及尿道疼痛或烧灼感
E. 尿急指一有尿意即要排尿，可以控制
43. 对青霉素无效的病菌为
A. 革兰阳性球菌
B. 革兰阳性杆菌
C. 革兰阴性球菌
D. 铜绿假单胞菌
E. 梅毒螺旋体
44. 国家实行特殊管理的药品不包括
A. 麻醉药品
B. 疫苗
C. 放射性药品
D. 医疗用毒性药品
E. 精神药品
45. 在细菌生长过程中，细菌生长最快，生物学性状最典型的阶段是
A. 迟缓期
B. 对数期
C. 减数期
D. 稳定期
E. 衰退期
46. 属于肯尼迪分类法中第一类牙列缺损的是
A. $\underline{876|678}$ 缺失
B. $\underline{21|12}$ 缺失
C. $\underline{6|456}$ 缺失
D. $\underline{|456}$ 缺失
E. $\underline{876|123456}$ 缺失
47. 主要用扭转力拔除的牙是
A. 上颌第三磨牙
B. 下颌中切牙
C. 上颌尖牙
D. 上颌前磨牙
E. 下颌前磨牙
48. 主要发生于上颌乳前牙唇面和邻面龋坏的年龄是
A. 1~2 岁
B. 2~3 岁
C. 3~4 岁
D. 4~5 岁
E. 5~8 岁
49. 下列关于翼外肌的叙述，正确的是
A. 翼外肌位于翼腭窝
B. 翼外肌分为上下两头，上头起自翼外板的外面
C. 受翼外肌肌纤维方向的影响，当髁突颈部骨折时，常牵拉髁突向前内方移位
D. 左侧翼外肌出现病变，则向左偏颌时患者自觉疼痛剧烈

E. 翼外肌的肌纤维斜向后下止于翼肌粗隆

50. 附着于下颌骨内斜线的肌肉是
A. 二腹肌
B. 颏舌骨肌
C. 下颌舌骨肌
D. 颏舌肌
E. 茎突舌骨肌

51. 下列对影响全口义齿固位力中大气压力作用的主要因素的描述，正确的是
A. 牙槽嵴的形态
B. 黏膜的形态
C. 黏膜的质地
D. 基托边缘封闭
E. 基托的伸展范围

52. 下列关于劣药的说法不正确的是
A. 药品成分的含量不符合国家药品标准的为劣药
B. 药品所含成分与国家药品标准规定的成分不符的为劣药
C. 不注明生产批号的药品按照劣药论处
D. 直接接触药品的包装材料和容器未经批准的药品按照劣药论处
E. 更改生产批号的药品按照劣药论处

53. 口腔颌面部的发育时间起于胚胎
A. 第 1 周
B. 第 3 周
C. 第 6 周
D. 第 2 个月
E. 第 3 个月

54. 医疗机构的负责人收受药品经营企业代理人给予的财物或者其他利益，应承担的法律责任中不包括
A. 卫生行政部门或者本单位给予处分
B. 赔礼道歉
C. 没收违法所得
D. 情节严重的，由卫生行政部门吊销医师执业证书
E. 构成犯罪的，依法追究刑事责任

55. 主要用于预防支气管哮喘的药物是
A. 氨茶碱
B. 肾上腺素
C. 特布他林
D. 色甘酸钠
E. 异丙肾上腺素

56. 以下不属于对釉质发育不全的处理的是
A. 充填缺损
B. 贴面修复
C. 口服钙片
D. 桩冠修复
E. 全冠修复

57. 依照《中华人民共和国医师法》的规定，不予注册的情形不包括
A. 受刑事处罚不满两年的
B. 不具有完全民事行为能力
C. 受吊销医师执业证书行政处罚不满两年的
D. 变更执业地点和范围的
E. 国家卫生行政部门规定的其他不予注册的情形

58. 关于妊娠期乳腺的生理变化正确的是
A. 乳腺发育只需催乳素的作用
B. 胎盘分泌孕激素刺激腺管发育
C. 胎盘分泌雌激素刺激腺泡发育
D. 妊娠期直至胎儿娩出前，挤压乳房没有乳汁溢出
E. 妊娠晚期无乳汁分泌与母体雌激素、孕激素水平高有关

59. 上颌神经依其行程可分为 4 段，其中不包括
A. 颅中窝段
B. 翼腭窝段
C. 眶下管段
D. 面段
E. 翼肌段

60. 下列选项中不会引起继发龋的是
A. 洞形制备不良
B. 未做窝洞消毒
C. 材料调制不当
D. 充填操作不当
E. 腐质未去净
61. 分布于下颌牙齿、牙龈的神经不包括
A. 下牙槽神经
B. 颏神经
C. 舌神经
D. 颊神经
E. 颞深神经
62. 下列关于精神药品的表述不正确的是
A. 精神药品是指列入精神药品目录的药品
B. 精神药品的进出口应当按照有关法律规定办理
C. 精神药品也包括列入精神药品目录的其他物质
D. 精神药品分为第一类精神药品、第二类精神药品、第三类精神药品
E. 精神药品分为第一类精神药品和第二类精神药品
63. 口腔健康促进不包括
A. 调整自来水含氟浓度
B. 采用糖的代用品
C. 保证措施实施的条例、制度与法律
D. 专业人员协助领导合理分配资源
E. 宣传口腔健康知识
64. 颊脂垫尖是下牙槽神经阻滞麻醉的重要标志。在大张口时，此尖相当于
A. 乙状切迹平面
B. 喙突平面
C. 下颌孔平面
D. 髁突颈部平面
E. 下颌神经分出颊神经的平面
65. 下列关于颞下颌关节强直描述错误的是
A. 关节内强直指关节内骨性粘连的强直
B. 关节内强直简称关节强直
C. 关节内强直也称为真性关节强直
D. 关节外强直也称为假性关节强直
E. 关节外强直也可有上、下颌骨的骨性粘连
66.《药品不良反应报告和监测管理办法》是自什么时间起开始施行的
A. 2011 年 5 月 4 日
B. 2011 年 7 月 1 日
C. 2011 年 7 月 4 日
D. 2012 年 7 月 1 日
E. 2013 年 5 月 4 日
67. 舌下腺和下颌下腺导管位于
A. 下颌下区
B. 颏下区
C. 舌下区
D. 眼腺咬肌区
E. 面侧深区
68. 一般情况之下，年轻恒牙的萌出是从牙根形成多少开始
A. 2/5
B. 1/4
C. 1/3
D. 2/3
E. 3/4
69. 下列有关口腔修复应用材料的良好性能中错误的描述是
A. 溶解性能
B. 机械性能
C. 物理性能
D. 化学性能
E. 生物性能
70. 急性多发性龈脓肿与牙周脓肿的不同之处，不正确的是
A. 患者可能为非牙周炎患者
B. 脓肿位于龈乳头
C. 全口泛发

D. 治愈后牙龈可恢复正常

E. 可探及深牙周袋

【A_2 型题】

答 题 说 明

每一道考题是以一个小案例出现的，其下面都有 A、B、C、D、E 五个备选答案，请从中选择一个最佳答案。

71. 患者，女性，30 岁。恶心，厌食、体重下降半年。查体：血压 90/60mmHg，皮肤色黑，口腔黏膜可见蓝褐色色素斑。实验室检查：血糖 3mmol/L，血钾 5.8mmol/L。最可能的诊断是
   A. 血友病
   B. 肝硬化
   C. 消化性溃疡
   D. 甲状腺功能亢进症
   E. 慢性肾上腺皮质功能不全

72. 患者，男性，60 岁。戴用全口义齿 2 年，一直未吃硬性食物，小心谨慎使用，但上颌义齿基托仍开裂。检查：无牙颌，牙槽嵴中度丰满，腭中缝较平。义齿固位好，无翘动。上颌总义齿基托前部正中折裂，腭侧基托厚 2mm。造成义齿折裂的主要原因是
   A. 腭侧基托较薄
   B. 基托前部厚薄不均
   C. 人工牙排列偏唇颊侧
   D. 基托材料老化
   E. 腭中缝处存在基托支点

73. 患者，女性，43 岁。下唇唇红反复糜烂、出血、结痂 2 年余，日晒后加重。检查见下唇唇红、有血痂，周围有白色放射状细小条纹，唇红与皮肤交界侧有弧线色素沉着围绕。首选诊断为
   A. 慢性唇炎
   B. 固定性药疹
   C. 盘状红斑狼疮
   D. 日光性唇炎
   E. 腺性唇炎

74. 患者，女性，25 岁。烦渴、多尿 1 年，不规律胰岛素治疗，食欲缺乏、呕吐 2 天。检查：体温 36.2℃，呼吸深大有异味。血糖 22mmol/L，尿糖（++++），酮体（+++）。最可能的诊断为
   A. 乳酸酸中毒
   B. 代谢性碱中毒
   C. 糖尿病酮症酸中毒
   D. 急性肠炎+代谢性酸中毒
   E. 糖尿病非酮症高渗性昏迷

75. 患儿，男，6 岁。第二乳磨牙早失，X 线显示第一恒磨牙已达龈下，可选择的保持器是
   A. 功能性保持器
   B. 丝圈保持器
   C. 远中导板保持器
   D. 上颌 Nance 弓
   E. 舌弓保持器

76. 患者，女性，19 岁。左侧颞下颌关节区疼痛伴开闭、前伸、侧方运动的任何阶段有多声破碎音 1 个月。根据杂音判断，该患者最可能的诊断是
   A. 左可复性盘前移位
   B. 左翼外肌功能亢进

C. 左关节囊扩张伴关节盘附着松弛
D. 左关节盘穿孔、破裂
E. 以上均不对

77. 患者，女性，22岁。主诉双侧后牙咀嚼无力。检查：6|6 松动Ⅱ度，1|1 松动Ⅰ度，口腔卫生良好。诊断为局限型侵袭性牙周炎。以下治疗方案中，不正确的是
A. 牙周基础治疗
B. 定期复查
C. 全身抗生素疗法，甲硝唑为首选药
D. 拍X线片，决定第一磨牙的治疗方案
E. 可定期做龈下牙菌斑细菌学检查

78. 患者，女性，24岁。因左侧关节开口初、闭口末单声弹响来院治疗。临床检查发现患者在开口过程中下颌有偏斜发生。导致这种下颌开口型不正常的主要原因是
A. 关节内发生器质性病变
B. 左侧颞下颌关节内结构出现紊乱
C. 患者可能有咬合关系不良
D. 右侧咀嚼肌比左侧咀嚼肌力量减小
E. 以上都不是

79. 患者，男性，46岁。因左上后牙遇冷热敏感2周就诊。检查：|7 龋坏，洞底较深、近髓。去腐质过程中患者疼痛明显。则首选的治疗方法是
A. 局部麻醉下开髓做牙髓治疗
B. 氢氧化钙制剂直接盖髓
C. 可进行安抚治疗或间接盖髓
D. 聚羧酸锌粘固剂垫底永久充填
E. 氧化锌丁香油粘固剂垫底永久充填

80. 某山区人群氟牙症流行，经调查饮水氟浓度为0.1~0.3mg/kg，造成该地区氟牙症流行的最可能的原因是
A. 饮酒和吸烟
B. 个体易感
C. 水氟浓度过高
D. 燃煤污染
E. 口腔卫生行为不良

81. 患者，男性，46岁。近3周来感右侧舌根、软腭及扁桃体区域阵发性剧烈疼痛，每次发作持续数秒至两分钟，吞咽、咳嗽、咀嚼均可诱发疼痛，常因夜间疼痛发作而清醒。临床检查以上部位未见明显肿胀，黏膜颜色正常，局部无溃疡，涂布表面麻醉药于疼痛部位可暂时阻止疼痛发作，服用卡马西平有效。最有可能的原因是
A. 三叉神经痛
B. 舌咽神经痛
C. 鼻咽癌
D. 茎突过长综合征
E. 蝶腭神经痛

82. 患者，女性，24岁。要求前牙美观治疗。自诉牙齿从小就有花斑，而且同村居民也有类似表现。检查见全口牙齿釉质表面均可见不同程度的散在黄褐色及白垩状斑，探诊质硬，无实质性缺损。该患者的牙病诊断是
A. 猖獗龋
B. 静止龋
C. 四环素牙
D. 氟牙症
E. 釉质发育不全

83. 患者，男性，63岁。3小时前生气时突然头痛、呕吐和左侧肢体无力，10分钟后昏迷。检查：血压210/120mmHg，中昏迷，右鼻唇沟浅，右侧肢体痛刺激无反应，右巴宾斯基（Babinski）征（+），脑CT示右基底节有一直径为5cm左右类圆形的高密度影，入院2小时后，右瞳孔5mm，对光反应消失；左瞳孔2mm，对光反应存在。最可能的诊断为

A. 蛛网膜下腔出血
B. 脑栓塞合并脑疝
C. 脑出血合并脑疝
D. 脑血栓形成合并脑疝
E. 脑出血

84. 患者，男性，54岁。1年来因右侧后牙痛，多处求治无效。每次发作电击样痛，持续不到1分钟。检查：右上下后牙多个龋坏牙和残根。为鉴别三叉神经痛的诊断首先应问患者的是
A. 服药史
B. “扳机点”
C. 咀嚼痛
D. 治疗史
E. 全身病史

85. 患者，男性，40岁。右上中切牙1/4冠折，未露髓，金属烤瓷冠修复。修复体黏固1个月，近2日遇冷热刺激疼痛明显，持续时间长。其最可能的原因是
A. 牙髓炎
B. 牙周炎
C. 𬌗创伤
D. 根尖周炎
E. 牙本质敏感症

86. 对某患者进行口腔检查时发现其某颗指数牙的龈上牙石覆盖面积为牙面的1/3~2/3。根据简化牙石指数，应记为
A. 0
B. 1
C. 2
D. 3
E. 4

87. 患者，男性，46岁。近1年来反复出现左鼻旁、左颊部、左侧下唇短暂剧烈电灼样疼痛，最近发作次数增多，疼痛难以忍受。起初服用卡马西平有效，但最近服药效果较差。根据患者的病情应选择的最佳治疗方案为
A. 加大卡马西平剂量
B. 2%普鲁卡因三叉神经病变支封闭
C. 95%乙醇三叉神经病变支封闭
D. 行三叉神经病变支射频电凝术
E. 行三叉神经病变支神经切断术

88. 患者，男性，20岁。X线片示$\overline{6|6}$牙槽骨呈弧形吸收至根长的1/2，双侧$\underline{6|6}$及$\overline{1|1}$的牙槽骨吸收为根长的1/3，余牙牙槽骨无明显吸收。诊断为
A. 侵袭性牙周炎
B. 慢性牙周炎
C. 急性坏死性牙周炎
D. 青春期龈炎
E. 慢性龈炎

89. 患者，女性，50岁。近口角处颊黏膜白色斑块近1年，不能擦去。组织学见上皮增生，内有中性粒细胞浸润和散在微脓肿，角化层有垂直于上皮的过碘酸希夫（PAS）染色阳性菌丝，结缔组织内慢性炎症细胞浸润。最可能的病理诊断是
A. 白斑
B. 红斑
C. 结核性口炎
D. 慢性盘状红斑狼疮
E. 念珠菌病

90. 患者，女性，24岁。上前牙2年前不慎折断，未及时处理。现上唇肿胀，检查发现$\underline{|1}$牙冠冠折3/4，叩痛（+++），根管口暴露，探诊（-），牙体变色，前庭沟变浅，并有波动。为缓解疼痛、消除急性炎症，对该患者应及时进行除了以下哪项外的应急处理
A. 根管开放引流
B. 消炎止痛
C. 切开排脓
D. 拔牙引流
E. 根管冲洗上药

91. 患儿，女，5岁，先天Ⅲ度腭裂，于全身麻醉下接受腭裂修复术，为使发音和讲话接近正常，术后应
A. 进行语音训练
B. 长期配戴腭护板
C. 调整饮食习惯
D. 正畸矫治错骀牙
E. 局部理疗

92. 患者，男性，50岁。主诉右上腹部隐痛2周，食欲缺乏并有呕吐。检查：体温37.6℃，神志清晰，皮肤轻度黄染，腹平，肝肋下1指、质软。哪种实验室检查可用于黄疸的鉴别诊断
A. 血清总胆固醇与胆固醇酯
B. 血清总胆红素与1分钟胆红素
C. 血清碱性磷酸酶
D. 血清白蛋白
E. 血清淀粉酶

93. 患者，男性，40岁。主诉颊黏膜白色斑块约1年，检查见左侧颊黏膜处有约1.0cm×1.5cm的白色斑块，界限清楚，微高出黏膜，表面有小结节状突起。此病的诊断可能是
A. 红白斑，上皮单纯增生
B. 白斑，上皮单纯增生
C. 慢性盘状红斑狼疮，伴上皮异常增生
D. 白斑，伴上皮异常增生
E. 扁平苔藓，伴上皮异常增生

94. 某一社区居民的龋病患病率高，拟对他们进行龋活性试验，检测变异链球菌数量的方法是
A. Synder 试验
B. Dentocult-LB 试验
C. Cariostat 试验
D. Dentocult-SM 试验
E. Deutobuff-Strip 试验

95. 患儿，4岁半，腭裂修复术后，如腭咽闭合良好，多长时间可开始语音训练
A. 术后2周
B. 术后3周
C. 术后1个月
D. 术后3个月
E. 术后6个月

96. 患者，女性，22岁，诊断为侵袭性牙周炎，如果应用抗生素治疗，最佳选择是
A. 四环素
B. 甲硝唑
C. 红霉素
D. 非甾体抗炎药
E. 青霉素

97. 患儿因发热3日到县医院就诊，接诊医师林某检查后拟诊断为流行性出血热。因县医院不具备隔离治疗条件，按照传染病防治法的规定，林某应当如何嘱患儿去市传染病医院就诊
A. 请上级医师会诊，确诊后再转诊
B. 请上级医师会诊，确诊后隔离治疗
C. 向医院领导报告，确诊后对于某就地隔离
D. 向当地疾病控制机构报告，由疾病控制机构转诊
E. 向当地疾病控制机构报告，并复印病历资料转诊

98. 患儿，女，13岁。主诉右下后牙隐隐疼痛半年。检查：$\overline{6|}$骀面深龋洞，探诊不敏感，去腐质无疼痛反应，叩痛(+)，冷测疼痛持续。此牙的治疗方法是
A. 直接盖髓术
B. 安抚治疗
C. 活髓切断术
D. 根管治疗
E. 干髓术

99. 患者，男性，40岁。因下前牙急性根尖周炎行根管治疗。第一次的处理必须做

A. 麻醉下拔除
B. 开髓开放
C. 局部麻醉
D. 开髓拔髓开放
E. 开髓封失活剂

100. 患儿，男性，2 岁。Ⅳ┘Ⅱ┘Ⅰ┘、└Ⅰ└Ⅱ└Ⅳ、┌Ⅰ、Ⅰ┐唇颊面龋洞，腐质黄软，┌Ⅲ┌Ⅱ、Ⅱ┐Ⅲ┐。唇面牙颈部白垩色脱矿斑。患儿夜里吃 2 次母乳，未予刷牙。诊断是
A. 多发龋
B. 奶瓶龋
C. 猖獗龋
D. 忽视性龋
E. 急性龋

【A_3/A_4 型题】

答题说明

以下提供若干个案例，每个案例下设若干道考题。请根据答案所提供的信息，在每一道考题下面的 A、B、C、D、E 五个备选答案中选择一个最佳答案。

（101～103 题共用题干）

患者，男性，65 岁。既往高血压、哮喘病史，1 天前突发神志不清，左侧肢体瘫痪，血压 200/120mmHg、血糖 14mmol/L、血胆固醇 8.0mmol/L

101. 目前患者的主要诊断是
A. 高血压脑病
B. 高血压病 1 级
C. 高血压病 2 级
D. 高血压病 3 级
E. 高血压危象

102. 此时药物控制血压最理想为
A. 150/90mmHg
B. 180/105mmHg
C. 130/90mmHg
D. 120/85mmHg
E. 170/105mmHg

103. 将血压降至上述水平的原因是
A. 患者平时服用抗高血压药亦应控制在此水平
B. 防止患者出现血压降低过速的头晕等临床症状
C. 防止重要脏器灌注不足，出现功能障碍
D. 防止出现冠状动脉痉挛
E. 以上都不是

（104～106 题共用题干）

患者，男性，20 岁。因右下后牙咬合不适就诊。检查：47 桩冠修复良好，根尖周见暗影，叩痛（+），无松动。诊断为 47 慢性根尖周炎（根管治疗后）。

104. 该牙适用的治疗措施是
A. 根管再治疗
B. 拔除
C. 切开引流
D. 使用氟化物
E. 根尖手术

105. 下列材料中，根尖倒充填的首选材料是
A. 银汞合金
B. 复合树脂
C. MTA

D. 牙胶

E. VITA

106. 下列情况不属于该治疗禁忌症的是

A. 服用双膦酸盐或大量激素

B. 根尖周炎急性期

C. 严重的根管解剖变异

D. 牙周炎晚期

E. 患牙根尖与下牙槽神经管关系密切

（107～109 题共用题干）

患者，男性，30 岁。因 5 天来左下后牙肿痛，今日全身不适来就诊。检查：痛苦面容，左面颊部肿胀较明显。⌈6 远中颈部龋深穿髓，无探痛，松动Ⅲ度，叩痛（+++），龈红肿明显，移行沟变平。

107. 该患牙最可能的诊断为

A. 急性颌骨骨髓炎

B. 急性牙周脓肿

C. 急性牙槽脓肿

D. 急性间隙感染

E. 急性化脓性牙髓炎

108. 还应做如下检查，不包括

A. 测体温

B. X 线检查

C. 牙髓活力温度测验

D. 血常规检查

E. 触诊下颌下淋巴结

109. 可明确牙龈肿胀部位有无波动感的检查方法是

A. 二指口内触诊

B. 二指口外触诊

C. 双手口外触诊

D. 棉球口内触诊

E. 单指口内触诊

（110～112 题共用题干）

患者，女性，29 岁。主诉全口牙龈逐渐肿大 1 年，刷牙出血。

110. 收集病史时，对鉴别诊断有意义的项目如下，除外的是

A. 家族史

B. 吸烟史

C. 全身状况

D. 妊娠史

E. 服药史

111. 如诊断为妊娠期龈炎，临床检查最有可能的发现是

A. 牙龈色鲜红、肿大

B. 龈乳头出现溃疡

C. 牙龈疼痛、出血伴恶臭

D. 牙龈化脓、疼痛

E. 牙龈质地坚韧

112. 对患者的治疗措施不正确的是

A. 牙周基础治疗

B. 全身应用抗生素

C. 去除局部刺激因素

D. 尽量在分娩后切除

E. 必要时在妊娠 4～6 个月进行手术

（113～119 题共用题干）

患者，女性，24 岁。因左上第三磨牙颊侧错位，需局部麻醉下拔除。

113. 拔除该牙需要麻醉的神经是同侧的

A. 上牙槽后神经+腭后神经

B. 上牙槽后神经+腭前神经

C. 上牙槽后神经+鼻腭神经

D. 上牙槽中神经+腭前神经

E. 上牙槽中神经+上牙槽后神经+腭前神经

114. 如果在注射麻醉药后，拔出注射针时，左颊部随即出现肿胀，最可能的原因是发生了

A. 血肿

B. 水肿

C. 变态反应

D. 感染

E. 肌肉痉挛

115. 如果在注射麻醉药 1 分钟后，患者感到恶心，无其他不适或异常。最可能

的原因是
A. 发生了肾上腺素反应
B. 发生了中毒反应
C. 发生了变态反应
D. 麻醉了上牙槽后神经
E. 麻醉了腭中、腭后神经

116. 如果在麻醉过程中，患者出现头晕、胸闷、恶心、出汗，继而发生晕厥，以下处理措施中，哪项是错误的
A. 立即停止麻醉药注射
B. 置患者于头高足低位，松解衣领，保持呼吸通畅
C. 芳香胺乙醇或氨水刺激呼吸
D. 吸氧和静脉注射高渗葡萄糖
E. 针刺人中穴

117. 如果在麻醉过程中出现血肿，应立刻采取的措施是
A. 切开引流，放出积血
B. 粗针穿刺，抽出积血
C. 压迫止血，并予冷敷
D. 全身应用抗感染及止血药物
E. 不予处理

118. 为避免在麻醉过程中出现血肿，其防治原则中不包括以下哪项
A. 选择正确进针点、进针角度和进针方向
B. 进针不能超过规定深度
C. 避免反复多方向穿刺
D. 注射针尖不能粗钝或有倒钩
E. 局部麻醉药中加入肾上腺素

119. 为避免局部麻醉药中毒，其防治原则中不包括以下哪项
A. 注意局部麻醉药用药总量
B. 注意局部麻醉药浓度
C. 注意局部麻醉药推注速度
D. 注意避免将局部麻醉药直接注入血管
E. 用药前做药物过敏试验

（120~122 题共用题干）

患者，女性，72 岁。$\overline{8765|567}$ 缺失，⌈8 颌面浅龋、近中舌向倾斜、不松动，余留牙牙石（++），左侧下倾隆凸明显、倒凹大，上颌牙基本正常。

120. 患者在开始修复治疗前需进行的口腔处理是
A. 拔除⌈8
B. 拔除⌈8，牙周洁治剩余牙
C. 充填⌈8 颌面龋坏，牙周洁治剩余牙
D. 拔除⌈8，牙周洁治剩余牙，手术去除左侧下颌隆凸
E. 充填⌈8 牙龋坏，牙周洁治余留牙，手术去除左侧下倾隆凸

121. 可摘局部义齿的支持类型为
A. 牙支持式
B. 牙槽骨支持式
C. 黏膜支持式
D. 混合支持式
E. 游离端支持式

122. ⌈8 如果设计铸造环形卡环，卡臂尖位于
A. 颊面远中
B. 颊面近中
C. 远中面
D. 舌面远中
E. 舌面近中

（123~124 题共用题干）

患者，男性，60 岁。戴全口义齿 1 周，休息状态时义齿固位好，但说话和大张口时义齿容易脱落。

123. 下列对导致义齿脱落的最可能的原因中描述恰当的一项是
A. 基托边缘伸展不足
B. 系带缓冲不够
C. 基托边缘过厚
D. 颌不平衡，有颌干扰

E. 基托边缘过长

124. 下一步正确的处理方法应该是

A. 加长基托边缘

B. 调磨磨光面呈凹形

C. 缓冲系带处基托

D. 调𬌗

E. 磨除过长基托边缘

（125～127 题共用题干）

患者，女性，51 岁。右侧下颌第二磨牙残冠，局部无炎症，拟行拔除。

125. 分离牙龈时错误的是

A. 分离应达牙槽嵴顶

B. 分龈器械可与骨面接触

C. 目的是避免安放牙钳时损伤牙龈

D. 能够减少术后出血

E. 分龈前无需核对牙位

126. 拔除该牙时，下列说法正确的是

A. 从根断面较低的一侧插入牙槽骨与牙根之间

B. 用颊舌向的摇动力量

C. 用近远中向的摇动力量

D. 用扭转力

E. 向上、向舌侧拔出

127. 若发生拔牙后出血，主要原因不可能是

A. 牙槽窝内残留炎性肉芽组织

B. 软组织撕裂

C. 术后感染

D. 牙槽骨骨折

E. 牙槽内小血管破裂

【B 型题】

答 题 说 明

以下提供若干组考题，每组考题共用在考题前列出的 A、B、C、D、E 五个备选答案，请从中选择一个与问题关系最密切的答案。某个备选答案可能被选择一次、多次或不被选择。

（128～130 题共用备选答案）

A. 无应答偏倚

B. 回忆偏倚

C. 报告偏倚

D. 选择性偏倚

E. 信息偏倚

128. 在调查过程中样本人群的选择不是按照抽样设计的方案进行，使调查结果与总体人群患病情况之间产生的误差，属于

129. 在随机抽样时，属于样本人群中的受检者，由于主观或客观原因未能接受检查产生的误差，属于

130. 因检查器械等产生的误差属于

（131～134 题共用备选答案）

A. 氟牙症

B. 畸形舌侧窝

C. 畸形中央尖

D. 釉质发育不全

E. 先天性梅毒牙

131. 前磨牙好发

132. 上侧切牙好发

133. 同时期发育的牙好发

134. 上中切牙和第一磨牙好发

（135～136 题共用备选答案）

A. 磷酸锌水门汀

B. 玻璃离子水门汀
C. 氢氧化钙制剂
D. 复合树脂
E. 氧化锌丁香油糊剂
135. 深龋备洞近髓时选用
136. 乳尖牙唇面龋洞可选用
（137～139 题共用备选答案）
A. 青春期少年
B. 老年
C. 青少年
D. 青壮年
E. 幼儿
以下疾病的好发年龄是
137. 急性坏死性溃疡性龈炎
138. 青春期龈炎
139. 牙龈纤维瘤病
（140～142 题共用备选答案）
A. 颞下间隙感染
B. 眶下间隙感染
C. 颞间隙感染
D. 口底多间隙感染
E. 咬肌间隙感染
140. 上颌尖牙及前磨牙区口腔前庭黏膜转折处切口引流的是
141. 下颌支后缘绕过下颌角，距下颌下缘 2cm 处切开，切口长 3～5cm 引流的是
142. 沿下颌角下做弧形切口引流的是
（143～145 题共用备选答案）
A. 三臂卡环
B. 联合卡环
C. 圈形卡环
D. 回力卡环
E. 连续卡环
143. 远中孤立的磨牙上，上颌磨牙向近中颊侧倾斜、下颌磨牙向近中舌侧倾斜者选择
144. 健康的、牙冠外形好的基牙选择
145. 后牙游离端缺失的末端基牙（前磨牙）选择
（146～147 题共用备选答案）
A. 牙冠形态
B. 牙根形态
C. 桥体殆面形态
D. 连接体形态
E. 桥体龈面形态
146. 与固定义齿自洁作用有关的形态是
147. 与固定义齿的咀嚼功能有关的形态是
（148～150 题共用备选答案）
A. 前伸殆不平衡
B. 系带区基托缓冲不够
C. 基托边缘伸展不够
D. 侧方殆不平衡
E. 义齿磨光面外形不良
148. 切咬食物时，全口义齿容易松动脱落是因为
149. 单侧咀嚼食物时，全口义齿对侧翘起是因为
150. 当口腔处于休息状态时，义齿固位尚好，张口、说话、打呵欠时义齿脱位是因为

第二单元参考答案与解析

【A_1型题】

1. A 【解析】下颌做前伸运动时，下颌切牙可以向前超过上颌切牙，运动距离 8～10mm。

2. C 【解析】影响咀嚼效率的因素如下。①缺牙的位置：前牙缺失对咀嚼效率的影响小于后牙缺失。②牙的功能性接触面积：在咀嚼系统功能正常的情况下，上下颌牙齿的功能性接触面积可以代表牙齿分裂或咀嚼食物的潜在能力，接触面积越大，咀嚼效率越高。③牙周组织：任何疾病或原因导致牙周组织受损，引起牙周组织耐受力下降，从而使咀嚼效率降低。④颞下颌关节疾病：影响咀嚼运动，导致咀嚼功能不能充分发挥，使咀嚼效率降低。⑤口腔内软组织缺损、炎症、外伤后遗症可影响咀嚼效率。⑥全身的健康状态：全身性疾病或老年体弱者，可引起肌肉的退行性改变，从而影响咀嚼效率。⑦其他因素：过度疲劳、精神紧张和不良咀嚼习惯等，也可影响咀嚼效率。

3. A 【解析】牙骨质在生理状态下一般只有新生而无吸收，其临床意义：①正畸治疗时牙移动的基础。②不断增生的牙骨质可补偿牙齿磨耗被动萌出所形成的空隙。③修复根尖部的病变，病理情况或特殊情况时，牙骨质发生吸收。

4. D 【解析】牙骨质内的纤维主要是成牙骨质细胞产生的胶原纤维及来自牙周膜的穿通纤维，E 正确。细胞牙骨质常位于无细胞牙骨质的表面，但在根尖部可以全部为细胞牙骨质，牙颈部则常常全部为无细胞牙骨质，D 错误。

5. C 【解析】生理情况下，牙骨质不像骨组织可以不断地改建和重塑。牙骨质可通过不断的增生沉积而形成继发性牙骨质。

6. B 【解析】非细胞型微生物是结构最简单和最小的微生物，它体积微小，没有典型的细胞结构，只能在宿主活细胞内生长增殖的微生物。非细胞型微生物包括病毒和噬菌体。

7. D 【解析】来源于《抗菌药物临床应用管理办法》第四十四条。

8. A 【解析】多巴胺直接兴奋 DA、α_1和 β_1受体，所以引起心脏兴奋、血管收缩，还能促进去甲肾上腺素的释放、兴奋肾 DA 受体，使肾血管扩张、肾血流量增加、肾小球滤过率增加，产生排 Na^+利尿作用，增加尿量，改善肾功能。

9. E 【解析】病毒只含有一种核酸，为 DNA 或 RNA，B 错误。病毒核酸最重要的功能是决定病毒感染、增殖、遗传和变异的物质基础，C 和 D 均错误。病毒包膜由脂质、糖类和蛋白质等成分组成。脂质来自宿主细胞，但包膜的蛋白（包括糖蛋白）则由病毒编码，A 错误。

10. C 【解析】牙龈是口腔黏膜的一部分，由上皮层和固有层组成，无黏膜下层，C 正确。牙龈上皮暴露于口腔的部分，为复层鳞状上皮，表面有角化或不全角化，A 错误。

11. B 【解析】牙根颈1/3段的周径大，又包括根分叉部位，此段牙周膜面积最大，而根中和根尖部位周径逐渐减小，牙周膜面积相应减小。此题正确答案是B。牙周膜附着在牙根表面，而不是在牙颈部。

12. D 【解析】在牙根部发育时，来自成釉器内釉上皮和外釉上皮交界处的上皮形成桶状结构，称为上皮根鞘。上皮根鞘诱导牙乳头细胞分化为成牙本质细胞，形成根部的牙本质，此后上皮根鞘断裂并被吸收。部分断裂的上皮根鞘未被吸收而残留在牙周膜中，称上皮剩余，因此应选D。

13. D 【解析】1~2岁时，龋病好发于上颌乳前牙的唇面和邻面，3~4岁时，乳磨牙的𬌗面窝沟好发龋，4~5岁时，乳磨牙的邻面好发龋。

14. B 【解析】医疗机构应当加强组织管理，明确岗位职责，健全管理制度。医疗机构法定代表人为临床用血管理第一责任人。

15. C 【解析】在切割运动中，以前牙切咬的食物为重点，颞下颌关节为支点，升颌肌群以咬肌和颞肌为主要动力点，形成第Ⅲ类杠杆，阻力臂长于动力臂，机械效能较低，但前牙所承受的咀嚼力较小，有利于维护狭小的单根前牙和其牙周组织健康。

16. C 【解析】人受感染后并非全部发病，被病犬咬伤而未作预防注射者中有15%~20%发病，被病狼咬伤者中有50%~60%发病，其发病因素与咬伤部位、创伤程度、伤口处理情况、衣着薄厚及注射疫苗与否有关。

17. E 【解析】皮肤尼氏征指用手指侧向推压外表正常的皮肤或黏膜，即可迅速形成水疱，推赶水疱能使其在皮肤上移动，在口腔内，用舌舐及黏膜可使外观正常的黏膜表层脱落或撕去，尼氏征常出现于急性期的寻常型和落叶型天疱疮，故选E；类天疱疮多为尼氏征阴性，血管神经性水肿、盘状红斑狼疮、疱疹样口炎不存在皮肤水疱表现，故排除其余选项。

18. A 【解析】在骨吸收区，骨表面有蚕食状凹陷，称为吸收陷窝，又称豪希普（Howship）陷窝。凹陷处可见多核巨细胞即破骨细胞，故选A正确。

19. A 【解析】固有牙槽骨属于密质骨，其中含有大量牙周膜纤维（穿通纤维）。固有牙槽骨是牙槽窝的内壁，包绕牙根与牙周膜相邻。固有牙槽骨是一层多孔的骨板，牙周膜的血管和神经穿过小孔进入骨髓腔。在X线牙片上固有牙槽骨表现为阻射的影像，形成环绕牙根的白线。组织学上固有牙槽骨为密质骨，由平行骨板和骨单位组成。在紧靠牙周膜一侧的固有牙槽骨由平行骨板和来自牙周膜的穿通纤维组成，这些含穿通纤维的骨板称束状骨。

20. C 【解析】角化的鳞状上皮主要由角质形成细胞构成，由表层至深层共分为四层。①角化层：上皮的最表浅层，由角化或不全角化的扁平细胞组成。②粒层：由2~3层扁平细胞组成，胞质中嗜碱性透明角质颗粒。③棘细胞层：细胞体积大，多边形，由增生的基底细胞发育而来，胞浆常伸出许多小的刺状突起，称细胞间桥。在透射电镜下观察，细胞间桥的突起相连为桥粒。④基底层：位于上皮层的最深面，是一层立方形或矮柱状的细胞。借基底膜与其下方的结缔组织相连。基底细胞和深部棘层细胞亦称生发层，有分裂繁殖能力，能不断分裂增殖，可补充表层脱落的细胞。

21. C 【解析】对于进行性牙周病患者，应先处理牙周炎症。如不正确使用牙矫治技术，可能加重牙周炎症。

22. C 【解析】磨耗的生理意义：①有利于平衡𬌗的建立：上下颌牙在建立初期，往往没有正常而平衡的𬌗关系，可能出现少数早接触点，通过牙的磨耗，消除早接触点，使𬌗面广泛接触。②降低牙尖高度，减少侧向力：随着年龄增长，牙周组织对外力的抵抗力逐渐减弱。磨耗使牙尖高度降低，可减少咀嚼时牙周组织所受的侧向压力，使牙尖形态与牙周组织功能相适应。③协调临床冠根比例：高龄者，牙周组织发生老年性退缩，临床牙冠增长，甚至牙根部分暴露。牙冠磨耗可减少临床牙冠的长度，保持冠根比例协调，从而不会因杠杆作用引起牙周组织负担过重。

23. A 【解析】认真贯彻临床用血管理相关法律、法规、规章、技术规范和标准，制定本机构临床用血管理的规章制度并监督实施；评估确定临床用血的重点科室、关键环节和流程；定期监测、分析和评估临床用血情况，开展临床用血质量评价工作，提高临床合理用血水平；分析临床用血不良事件，提出处理和改进措施；指导并推动开展自体输血等血液保护及输血新技术；承担医疗机构交办的有关临床用血的其他任务。故选 A。

24. E 【解析】流感嗜血杆菌是嗜血杆菌属中最常见的对人有致病性的细菌，可以引起原发性化脓性感染和呼吸道的继发感染，在儿童中主要是引起三个月到三岁的肺炎或细菌性肺炎的主要致病菌。另外，也可以引起中耳炎、鼻窦炎、乳突炎和皮肤软组织感染等，严重的还可以出现化脓性脑膜炎。

25. E 【解析】β 受体阻断药的药理作用：①β 受体阻断作用，表现为减慢心率、收缩支气管平滑肌、抑制糖原及脂肪分解、抑制肾上腺素引起的高血糖反应。②内在拟交感活性。③膜稳定作用。

26. B 【解析】咀嚼黏膜包括牙龈和硬腭黏膜，特殊黏膜即舌背黏膜，口腔黏膜中除咀嚼黏膜和舌背黏膜以外均为被覆黏膜。故选 B。

27. B 【解析】唇红的上皮有角化，透明度大。固有层内结缔组织乳头狭长，几乎接近上皮表面，乳头中含有许多毛细血管袢是唇红的组织学特点，血色可透露于上皮表面，使唇部呈朱红色。其他备选答案中的黏膜上皮不具备这些特点，因此选 B。

28. C 【解析】下颌下腺静止时分泌量最大，占 60%～65%，E 错误。腮腺占 22%～30%，但对于进食等刺激的反应大于下颌下腺，C 正确。舌下腺占 2%～4%，A 错误。小唾液腺占 7%～8%，B 错误。

29. C 【解析】隐裂牙为一种细微不易发现的牙齿裂缝，多见于恒磨牙，其次为前磨牙。它可引起牙体、牙髓、根尖周和牙周一系列病变。在怀疑有隐裂的部位涂上碘酒染色，用乙醇溶液擦拭，然后进行观察，如果观察到染色的裂纹，可以初步诊断为隐裂牙。局部叩诊疼痛可以帮助诊断。也可以用疑似隐裂的牙齿咬牙签，出现短暂的撕裂样疼痛，表示牙已有隐裂。X 线检查无明显异常表现。

30. B 【解析】翼下颌韧带上端起始于蝶骨翼突，下端止于下颌磨牙后垫后缘内侧，B 错误。

31. E 【解析】医疗机构应当建立临床用血申请管理制度。①同一患者一天申请备血量少于 800ml 的，由具有中级以上专业技术职务任职资格的医师提出申请，上级医师核准签发后，方可备血。②同一患者一天申请备血量在 800～1600ml 的，由具有中级以上专业技术职务任职资格的医师提出申请，经上级医师审核，科室主任核准签发后，方可备血。③同一患者一天申请备血量达到或超过 1600ml 的，由具有中级以上专业技术职务任职资格的医师提出申请，科室主任核准签发后，报医务部门批准，方可备血。以上三条内容的规定不适用于急救用血。

32. A 【解析】阿托品使睫状肌松弛，致晶状体折光度降低，只能看远处物体。

33. B 【解析】收集、整理、分析三者缺一不可。

34. C 【解析】小唾液腺包括唇腺、颊腺、舌腺、腭腺、舌腭腺和磨牙后腺等。其中唇腺、颊腺、磨牙后腺均属混合性腺体。舌腭腺、腭腺、根部和舌边缘区有舌后腺均属纯黏液腺。轮廓乳头环沟下方的味腺是浆液腺。

35. E 【解析】前牙金属烤瓷冠牙体预备，舌侧在只有金属的部位应磨除 0.5mm，在有瓷覆盖的部位应磨除 1.0mm。

36. D 【解析】颞窝位于颅的外侧部，外下界为颧弓，前壁为颧骨及额骨颧突，下方与颞下窝相邻，底由蝶骨大翼及颞骨鳞部构成。颞窝下界平颅底。

37. E 【解析】医疗机构应当制订应急用血工作预案。为保证应急用血，医疗机构可以临时采集血液，但必须同时符合以下条件：危及患者生命，急需输血；所在地血站无法及时提供血液，且无法及时从其他医疗机构调剂血液，而其他医疗措施不能替代输血治疗；具备开展交叉配血及乙型肝炎病 毒表面抗原、丙型肝炎病毒抗体、人类免疫缺陷病毒抗体和梅毒螺旋体抗体的检测能力；遵守采供血相关操作规程和技术标准。医疗机构应当在临时采集血液后 10 日内将情况报告县级以上人民政府卫生行政部门。

38. D 【解析】参与形成小口畸形的突起是上颌突与下颌突。胚胎第 3 周，额鼻突、上颌突和下颌突的中央凹陷形成原始口腔。

39. A 【解析】长期使用糖皮质激素要注意防止和减轻各种并发症，常见的有消化道溃疡、糖尿病、高血压、骨质疏松、库欣综合征、各种感染和中枢神经系统的毒性等。

40. E 【解析】眶下神经阻滞麻醉口内注射法：牵引上唇向前向上，注射针与上颌中线成 45°，于侧切牙根尖相应部位的口腔前庭沟顶刺入，向上后外进针，即可到达眶下孔，但不易进入眶下管。

41. C 【解析】若第一磨牙不能保留，可在 8～9 岁将其拔除让第二磨牙近中移动代替。

42. D 【解析】尿路刺激征包括尿频、尿急、尿痛。尿频指单位时间内排尿次数明显增加。尿急指一有尿意即要排尿，不能控制。尿痛指排尿时膀胱区及尿道受刺激产生疼痛或烧灼感。

43. D 【解析】铜绿假单胞菌不是对青霉素敏感的细菌，此菌对妥布霉素、庆大霉素和头孢匹罗较敏感。

44. B 【解析】国家对麻醉药品、精神药品、医疗用毒性药品、放射性药品，实行特殊管理。

45. B 【解析】细菌的生长繁殖的4个时期：迟缓期、对数期、稳定期、衰亡期。迟缓期：又称调整期。细菌接种至培养基后，对新环境有一个短暂适应过程。此期生长曲线平坦稳定，因为细菌繁殖极少。对数期：又称指数期。此期生长曲线上活菌数直线上升。细菌以稳定的几何级数极快增长，可持续几小时至几天不等。此期细菌形态、染色、生物活性都很典型，因此研究细菌性状以此期细菌最好。稳定期：该期的生长菌群总数处于平坦阶段，但细菌群体活力变化较大。在培养基中营养物质消耗、毒性产物积累 pH 下降等不利因素的影响下，细菌繁殖速度渐趋下降。衰亡期：随着稳定期发展，细菌繁殖越来越慢，死亡菌数明显增多。活菌数与培养时间呈反比关系，此期细菌变长肿胀或畸形衰变，甚至菌体自溶，难以辨认其形。生理代谢活动趋于停滞。

46. A 【解析】肯尼迪分类法中第一类牙弓两侧后部牙缺失，远中无天然牙存在。肯尼迪分类法根据牙列缺损者缺牙间隙所在部位，结合可摘局部义齿鞍基与余留天然牙的关系，将牙列缺损分为四类。第一类：双侧缺隙位于余留牙的远中，即双侧远中游离缺失。第二类：单侧缺隙位于一侧余留牙的远中，即单侧远中游离缺失。第三类：缺隙位于牙弓一侧，缺隙前后均有余留牙，即单侧非游离缺失。第四类：单个越过中线的缺隙，位于所有余留牙的近中。应用肯尼迪分类法的 Applegate 法则：①分类应该在拔牙后进行，以免因拔牙改变分类。②如果第三磨牙缺失而不修复，则分类时不考虑。③如果第三磨牙存在并作为基牙，则分类时应考虑。④如果第二磨牙缺失而不修复（如对殆第二磨牙同时缺失），则分类时不考虑。⑤以最后部缺隙作为主要缺隙决定分类。⑥决定分类的主要缺隙以外的其他缺隙以其数目命名为亚类。⑦只计数亚类缺隙的数目，不考虑缺隙的长度。⑧第四类无亚类。如果存在位于单个跨中线的前方缺隙之后的缺隙，该缺隙将决定分类（法则5）

47. C 【解析】上颌中切牙和尖牙可主要使用扭转力拔除，因为其牙根接近圆三角形。

48. A 【解析】1~2岁时，龋病主要好发于上颌乳前牙的唇面和邻面，3~4岁时，乳磨牙的殆面窝沟好发龋，4~5岁时，乳磨牙的邻面好发龋。

49. C 【解析】受附着于髁突的翼外肌牵拉，髁突颈部骨折时，伤侧髁突将向前内移位，C正确。翼外肌在颞下窝内，A错误。翼外肌有上、下两头，上头起于蝶骨大翼的颞下面和颞下嵴，B错误。左侧翼外肌功能受损时，右偏疼痛，D错误。翼外肌纤维止于髁突颈部的关节翼肌窝、关节囊和关节盘。

50. C 【解析】下颌舌骨肌的起点是下颌骨内斜线。

51. D 【解析】大气压力是使义齿固位的最重要的力，而义齿基托边缘与周围组织的密合即边缘封闭是大气压力固位的前提条件，边缘封闭越好，大气压力作用越强。

52. B 【解析】药品成分的含量不符合国家药品标准的为劣药。有下列情形之一的药品，按劣药论处：未标明有效期或者更改有效期的；不注明或者更改生产批号的；超过有效期的；直接接触药品的包装材料和容器未经批准的；擅自添加着色剂、防腐剂、香料、矫味剂及辅料的。故选B。

53. B 【解析】口腔颌面部的发育时间起于胚胎第3周。此时额鼻突和上下颌突形成。

54. B 【解析】由卫生行政部门或本单位给予处分，没收违法所得；对违法行为情节严重的执业医师，由卫生行政部门吊销其执业证书；构成犯罪的，依法追究刑事责任。故选 B。

55. D 【解析】色甘酸钠稳定肥大细胞膜，阻止肥大细胞释放生物活性介质，用于各种类型哮喘的预防性治疗。

56. C 【解析】釉质发育不全病损发生在牙釉质发育时期，牙萌出后才显示，是釉质发育不全遗留的一种后遗症。口服钙片已无任何作用。该题考的知识点是釉质发育不全的治疗。

57. D 【解析】《中华人民共和国医师法》第十六条规定，有下列情形之一的，不予注册：无民事行为能力或者限制民事行为能力；受刑事处罚，刑罚执行完毕不满二年或者被依法禁止从事医师职业的期限未满；被吊销医师执业证书不满二年；因医师定期考核不合格被注销注册不满一年；法律、行政法规规定不得从事医疗卫生服务的其他情形。受理申请的卫生健康主管部门对不予注册的，应当自受理申请之日起二十个工作日内书面通知申请人和其所在医疗卫生机构，并说明理由。

58. E 【解析】乳腺细胞膜有催乳素受体，细胞质内有雌激素和孕激素受体，胎盘形成后大量雌激素、孕激素、人胎盘催乳素产生，刺激乳腺腺管和腺泡发育，催乳素、胰岛素、皮质醇、甲状腺激素等也参与其中。妊娠晚期接近分娩时挤压乳房可有少量淡黄色稀薄液体溢出，称为初乳。产前无乳汁分泌可能与大量雌、孕激素抑制乳汁生成有关。分娩后新生儿频繁吸吮乳头，乳汁开始分泌。故选 E。

59. E 【解析】上颌神经是感觉性神经，一般经过圆孔出颅，基本上可以分为 4 个段，包括翼腭窝段、颅中窝段、眶下管段和面段，颅中窝段分布于硬脑膜，而翼腭窝一般会发出颧神经，面段于眶下孔处发出，而眶内段进入眶下裂后，可以改成眶下神经，一般发出上牙槽中神经和上牙槽前神经。

60. B 【解析】“未做窝洞消毒”与继发龋的发生无关，因为在腐质已去净的情况下，是否用窝洞消毒剂与洞壁是否存留细菌无关。

61. E 【解析】颞深神经是下颌神经的分支，支配颞肌，未分布于下颌牙齿、牙龈。

62. D 【解析】麻醉药品和精神药品是指列入麻醉药品目录、精神药品目录的药品和其他物质。精神药品分为第一类精神药品和第二类精神药品。故选 D。

63. E 【解析】口腔健康促进是人体健康的组成部分，指的是为改善环境使之适合于保护健康或使行为有利于健康所采取的各种行政干预、经济支持和保证等措施。选项 E 则是口腔健康教育的内容。

64. C 【解析】颊脂垫尖是下牙槽神经阻滞麻醉的重要标志。下牙槽神经阻滞麻醉是将麻醉药注射到翼下颌间隙内，针尖一般应达到下牙槽神经进入下颌孔前，在下颌小舌平面以上的下颌神经沟附近，麻醉药可顺沟流至下颌孔，以麻醉下牙槽神经。患者大张口时，可见磨牙后方，腭舌弓（前柱）之前，有一索条样黏膜皱襞，即翼下颌皱襞。另在颊部有一由脂肪组织突起形成的三角形颊脂垫，其尖端正居翼下颌韧带中点而稍偏外处。此两者均为下牙槽神经阻滞麻醉的进针点。

65. A 【解析】关节内强直临床上可分为纤维性强直和骨性强直，是一侧或两侧关节内发生病变，最后造成关节内的纤维性或骨性粘连，也称真性关节强直；关节外强直病变发生在关节外上下颌皮肤黏膜或深层组织，甚至发生上下颌骨的骨性粘连。

66. B 【解析】为加强药品的上市后监管，规范药品不良反应报告和监测，及时、有效控制药品风险，保障公众用药安全，2011 年 5 月 4 日卫生部发布了《 药品不良反应报告和监测管理办法》，自 2011 年 7 月 1 日起施行。

67. C 【解析】舌下腺和下颌下腺导管位于舌下区。

68. D 【解析】恒牙一般在牙根形成 2/3 左右时开始萌出，D 正确，萌出后牙根继续发育，于萌出后 2~3 年牙根才达到应有的长度，3~5 年根尖才发育完成。

69. A 【解析】某些口腔材料在口腔中会吸附唾液或其他生理性液体，同时还会有部分材料被溶解。过量的吸水和溶解都会使其性能降低直至其功能丧失，故选 A。因为修复材料要承受咀嚼，因此必须保证良好的机械和物理性能，故不选 B、C。而且口腔材料位于人口腔中，要求其具有良好的化学稳定性及良好的生物性能，故不选 D、E。

70. E 【解析】急性多发性龈脓肿，指一种比较少见的临床症状较重的牙龈急性炎症，局限于龈乳头，主要发生于青壮年男性。患病前大多已有慢性龈炎，在身体抵抗力降低，如感冒发热、过度疲劳、睡眠不足等情况下，局部细菌大量繁殖和毒力增强，便可发生本病。龈脓肿与牙周脓肿的鉴别主要是本病发生于非牙周炎患者的龈乳头。脓肿位于龈乳头内，并可波及同一牙的内外侧乳头。全口多个牙同时或先后累及。治愈后牙龈恢复正常，无明显的组织破坏。

【A_2型题】

71. E 【解析】患者恶心、厌食、体重下降半年，血压较低，皮肤色黑，口腔黏膜可见蓝褐色色素斑，且有低血糖和高钾血症，这些不符合慢性肾上腺皮质功能不全的表现。

72. C 【解析】该义齿折裂主要原因是人工牙排列位于牙槽嵴顶外，此时的牙槽嵴形成了义齿受力的支点，基托前部中央处的横向拉应力过大，造成义齿折裂。该患者腭中缝较平，所以腭中缝不是造成义齿折裂的支点。而腭侧基托未描述有厚薄不均，基托厚 2mm 也属正常，基托使用 2 年不会出现材料老化、变脆。

73. C 【解析】白色放射状条纹，波及唇红皮肤界限，为盘状红斑狼疮表现。

74. C 【解析】血糖控制不佳、胰岛素不规律治疗是发生糖尿病急性并发症的基础，如果血糖控制稳定、规律治疗，绝大多数患者不会发生糖尿病酮症酸中毒。

75. C 【解析】远中导板保持器可协助第一恒磨牙保持在适当位置，适用于第一恒磨牙尚未萌出或萌出中时期。

76. D 【解析】关节盘穿孔破裂临床表现为开闭口的破碎音及摩擦音，有时伴长期的颞下颌关节区疼痛。

77. E 【解析】侵袭性牙周炎的治疗：①早期治疗，防止复发。一般采用洁治、刮治、根面平整等基础治疗。②抗菌药物的应用。③调整机体防御功能。④牙移位的矫正治疗。⑤疗效维护。

78. B 【解析】颞下颌关节紊乱综合征三大临床表现：关节局部酸胀或疼痛、关节弹响和下颌运动障碍。常见的运动阻碍为张口受限，张口时下颌偏斜，下颌左右侧运动受限等。

79. C 【解析】去腐过程疼痛明显者，不宜一次性永久充填，可行安抚治疗或间接盖髓。

80. D 【解析】氟牙症的病因为过多的氟在牙发育矿化期进入机体，氟主要损害牙釉质发育期牙胚的造釉细胞。饮酒和吸烟及口腔卫生不良均与氟牙症无关，故 A、B 和 E 错误。按照我国现行水质标准氟浓度为 0.5~1.0mg/kg 来看，题干中饮水氟浓度是适宜的，故 C 错误。排除法选 D。

81. B 【解析】舌咽神经痛是一种出现于舌咽神经分布区域的阵发性剧痛。疼痛性质与三叉神经痛很相似，亦分为原发性和继发性两大类。疼痛发生在一侧舌根、咽喉、扁桃体、耳根部及下颌后部，有时以耳根部疼痛为主要表现。

82. D 【解析】患者全口牙从小就有散在的黄褐色及白垩状斑，而且同村居民也有类似表现，因此牙病的诊断是氟牙症。病损探硬，无实质性缺损，表明不是龋病。题中未提供四环素牙和釉质发育不全的诊断依据。

83. C 【解析】CT 是高密度影，提出脑出血，双侧瞳孔不等大，右侧光反射消失，提示脑疝发生。

84. B 【解析】扳机点为诊断三叉神经痛的重要临床标志，扳机点亦称“触发点”，常位于上唇、鼻翼、齿龈、口角、舌、眉等处。轻触或刺激扳机点可激发疼痛发作。

85. A 【解析】粘固已 1 个多月，自诉遇冷热刺激的疼痛明显，持续时间长，说明牙髓受激惹严重，或已发展为牙髓炎。

86. C 【解析】某颗指数牙的龈上牙石覆盖面积为牙面的 1/3~2/3，根据简化牙石指数，应记为 2。牙石指数（CI）的记分标准：0=龈上、龈下无牙石；1=龈上石覆盖面积占牙面的 1/3 以下；2=龈上石覆盖面积占牙面的 1/3~2/3，或在牙颈部有散在龈下石；3=龈上石覆盖面积占牙面的 2/3 以上，或在牙颈部有连续而厚的龈下石。

87. D 【解析】卡马西平对 70%的三叉神经痛患者止痛有效，当药物治疗效果欠佳时，可选用三叉神经节经皮射频热凝治疗。三叉神经节经皮射频热凝治疗是一种安全、简单、患者易于接受的治疗方法，疗效可达 90%。其理论依据是可选择性破坏三叉神经内的痛觉纤维，而保留触觉纤维。

88. A 【解析】患者年龄为 21 岁，牙槽骨吸收程度严重，X 线片表现为双侧下颌第一磨牙为弧形吸收至根长的 1/2，上颌第一磨牙及下切牙的牙槽骨吸收为根长的 1/3，病变程度与年龄不符，符合侵袭性牙周炎的表现。故选 A。

89. E 【解析】口腔念珠菌病有多种表现形式，常见的有急性假膜性、慢性增殖性和慢性萎缩性。其中慢性增殖性念珠菌病又称念珠菌白斑，常发生在近口角的颊黏膜和舌背，表现为非均质性的白色斑块。病理变化较具特征性，有上皮增厚、表层中性粒细胞浸润和微脓肿形成、PAS 染色阳性菌丝侵入上皮、固有层炎症细胞浸润，故选 D。

90. D 【解析】此患者符合慢性根尖周炎急性发作的表现。因此，处理原则为建立引流，抗菌止痛。虽然5个选项都符合这个原则，但是治疗中还应注意尽量保存患牙的原则，只有在患牙无法保住或有中心性颌骨骨髓炎时才进行拔牙引流。

91. A 【解析】唇腭裂是一种常见的先天性畸形，说话含糊不清，可能导致患儿心理、智力、生活质量都受到影响，所以行外科手术修补后，语音训练对唇腭裂患儿语音语言的改善同等重要。

92. B 【解析】正常人胆红素的生成与排泄维持动态平衡，使得血浆中胆红素含量甚微。肝脏对该平衡的维持起重要作用。任何原因引起胆红素生成过多和/或肝摄取、转化、排泄胆红素过程发生障碍均可导致高胆红素血症。正常人血浆胆红素总量为3.4~17.1μmol/L，其中约80%是未结合胆红素，其余为结合胆红素。1分钟胆红素是指血中结合胆红素与重氮试剂迅速产生颜色反应。血清总胆固醇与胆固醇酯、血清白蛋白、血清碱性磷酸酶和血清淀粉酶的测定与黄疸的鉴别诊断没有直接的关系。故选B。

93. D 【解析】白斑的临床表现为灰白色或白色的斑块，边界清楚，与黏膜平齐或略为高起。口腔白斑可分为均质性与非均质性两大类。非均质性白斑表现为白色病损中夹杂有疣状、结节、溃疡或红斑样成分，常与上皮的异常增生相关。

94. D 【解析】Dentocult-SM 试验目的是观察唾液中每毫升菌落形成单位（CFU/ml）的变异链球菌数量来判断龋的活性。

95. C 【解析】一般情况下唇腭裂术后语音训练的介入时间是术后4~6周开始，经临床证明语音矫治效果越早越好。

96. A 【解析】四环素类药物对多种牙周可疑致病菌有抑制作用，特别对伴放线聚集杆菌（Aa）具有较强的抑制作用。故选A。

97. A 【解析】《中华人民共和国传染病防治法》第五十二条指出，医疗机构应当对传染病患者或者疑似传染病患者提供医疗救护、现场救援和接诊治疗，书写病历记录以及其他有关资料，并妥善保管。医疗机构应当实行传染病预检、分诊制度；对传染病患者、疑似传染病患者，应当引导至相对隔离的分诊点进行初诊。医疗机构不具备相应救治能力的，应当将患者及其病历记录复印件一并转至具备相应救治能力的医疗机构。具体办法由国务院卫生行政部门规定。《医疗机构传染病预检分诊管理办法》第六条指出，医疗机构不具备传染病救治能力时，应当及时将患者转诊到具备救治能力的医疗机构诊疗，并将病历资料复印件转至相应的医疗机构。

98. D 【解析】患者有自发痛病史，患牙深龋洞探诊不敏感，叩痛（+），冷测疼痛持续均提示主诉牙的诊断为慢性牙髓炎，叩痛（+）说明根髓已有感染，无法进行活髓切断术。13岁牙根已发育完成，因此选择根管治疗。

99. D 【解析】因下前牙急性根尖周炎行根管治疗，第一次的处理必须做开髓、拔髓、开放。开髓拔髓后建立根尖孔-根管引流通道为急性根尖周炎的急症处理措施。

100. C 【解析】由于不好发龋齿的下前牙也受累及，符合猖獗龋的定义。奶瓶龋好发于上颌前牙。急性龋、多发龋都不确切。

【A_3/A_4型题】

101. E 【解析】老年男性患者，既往高血压病史多年，此次突然出现意识障碍及偏侧肢体瘫痪，应考虑为高血压的并发症急性脑血管病，为急性脑出血的可能性大，进一步应行头颅 CT 以明确诊断。

102. A 【解析】急性脑出血属于高血压急症。高血压急症时短时间内血压急骤下降，有可能使重要器官的血流灌注明显减少，应采取逐步控制性降压，初始阶段（数分钟至 1 小时）血压控制的目标为平均动脉压的降低幅度不超过治疗前水平的 25%。患者治疗前平均动脉压约为 150mmHg ［（200+2×120）/3］，降低 25%后平均动脉压约为 110mmHg，推算血压应为 150/90mmHg。

103. C 【解析】高血压治疗的主要目标是血压达标，降压治疗的最终目的是最大限度地减少高血压患者心、脑血管病的发生率和死亡率，防止脏器灌注不足，出现功能障碍。

104. E 【解析】根尖手术适用于根管治疗或根管再治疗失败，不适合再行根管治疗的患牙。包括良好的桩冠修复体、无法取出的分离器械或超充物等。

105. C 【解析】首选 iROOT，其次是 MTA，复合树脂适用于特殊情况下。

106. C 【解析】严重的根管解剖变异，如牙根重度弯曲、根管重度钙化和根管分叉等解剖因素使根管治疗器械和充填材料无法到达根尖止点，属于根尖手术的适应症。严重的全身疾病、根尖周炎急性期、牙周炎晚期、患牙与重要解剖结构关系密切和服用双膦酸盐或大量激素等均为根尖周手术禁忌症。

107. D 【解析】根据患者体征，病程 5 天且局部症状明显，可探及穿髓孔，检查患牙松动Ⅲ度，叩痛明显为急性根尖周炎症所致，牙龈及面部肿胀说明炎症处于急性期且有化脓表现。故应诊断为急性根尖周炎。

108. C 【解析】血常规异常不是急性根尖周炎的典型表现，可在测体温发现异常且患者有全身症状后再行血常规检查，如有异常再对症治疗。

109. E 【解析】单指口内触诊有助于明确牙龈肿胀部位有无波动感。

110. B 【解析】通过问病史给鉴别诊断提供重要信息，有牙龈肥大表现的疾病包括药物性牙龈增生、妊娠期龈炎、遗传性纤维瘤病、系统性疾病在牙龈的表现如白血病等。吸烟是牙周疾病的危因素，应注意询问，但在此对鉴别诊断的意义不大。

111. A 【解析】妊娠期龈炎可发生于个别牙或全口牙龈，通常以前牙区为重。牙龈边缘呈现鲜红色或暗红色，质地松软、光亮，可见显著的炎症性肿胀，轻触牙龈极易出血。一般没有明显疼痛，但严重时可以看到牙龈局部存在白色膜状物或溃疡，有轻度疼痛。

112. B 【解析】妊娠期龈炎治疗：①细致认真的口腔卫生指导。②控制牙菌斑，进行洁治（洗牙），除去一切局部刺激因素（如牙石、不良修复体等）。③一般认为分娩后病变可退缩。妊娠期龈炎如果在分娩后仍不消退则需要手术切除，对一些较大的妨碍进食的妊娠期龈炎可以在妊娠 4~6 个月时切除。手术时注意止血。④定期复查，进行口腔维护治疗。

113. B 【解析】上颌第三磨牙颊侧由上牙槽后神经支配，腭侧由腭前神经支配。

114. A 【解析】在施行上颌结节阻滞麻醉时，若不熟悉解剖位置，易刺伤翼丛，发生组织内出血，在黏膜下或皮下出现紫红色瘀斑或肿块，即血肿。

115. E 【解析】上颌阻滞麻醉若进针位置过于靠后，可能麻醉腭中、腭后神经造成恶心。

116. B 【解析】口腔局部麻醉过程一旦出现晕厥的症状，应立即停止注射，放平椅位，使患者呈头低位。

117. C 【解析】口腔局部麻醉时治疗血肿的方法：首先发生血肿后应立即压迫止血，并给以冷敷；48 小时后热敷，促使血肿吸收消散，并可酌情给予抗生素及止血药物。

118. E 【解析】口腔局部麻醉时防治血肿的方法：保证注射针针尖光滑锐利无倒钩，注射方法正确，不要反复穿刺，以免增加刺破血管的机会。

119. E 【解析】局部麻醉药用药之前应了解其毒性大小及最大用药量。口腔颌面部血管丰富，药物吸收较快，应减少局部麻醉药用量或在局部麻醉药中加入血管收缩药，延缓麻醉药吸收。要坚持回抽无血后，再缓慢注射麻醉药。机体耐受力差者或儿童应酌情减少局部麻醉药的用量。一旦出现中毒症状，应立即停止注射麻醉药。中毒症状轻者不需特殊处理，患者平卧，头低位，呼吸道通畅，待局部麻醉药在体内分解而症状自行缓解；重者采取给氧、补液、抗惊厥、应用激素及升压药等抢救措施。

120. E 【解析】⌈8 牙龋坏提示充填治疗。余留牙牙石（++）提示需要牙周基础治疗。左侧下倾隆凸明显、倒凹大，提示影响义齿修复，因下颌固位力一般相对较弱，需要争取较多的黏膜覆盖面积，所以需要手术去除左侧下倾隆凸。

121. D 【解析】可摘局部义齿的支持方式包括以下三种。①牙支持式义齿：牙支持式指缺隙两端均有余留天然牙，两端基牙均设置𬌗支托，义齿所承受的𬌗力主要由天然牙承担。适用于缺牙少、基牙稳固的病例，其修复效果较好。②黏膜支持式义齿：黏膜支持式指义齿所承受的𬌗力主要由黏膜及其下的牙槽骨负担。虽然缺隙的一端或两端有余留天然牙存在，但因余留牙松动或因咬合过紧而不设置𬌗支托，常用于缺牙多、余留牙条件差，或者咬合关系差的病例。③混合支持式义齿：混合支持式指义齿承受的𬌗力由天然牙和黏膜、牙槽嵴共同负担，基牙上设𬌗支托，基托适当伸展，其修复效果介于前两者之间。适用于各类牙列缺损，尤其是游离端缺牙病例，此为临床上最常用的形式。

122. E 【解析】多用于远中孤立的磨牙上，上颌磨牙向近中颊侧倾斜、下颌磨牙向近中舌侧倾斜者。卡环臂的尖端在上颌磨牙的颊侧和下颌磨牙的舌侧。铸造的圈形卡有近、远中两个支托。远中支托有增加支持，防止基牙进一步倾斜移位作用。非倒凹一侧卡环臂有辅助臂与支架相连，可增加卡环臂的强度。

123. E 【解析】休息状态义齿固位好，而说话及大张口义齿易脱落说明基托边缘过长；若咀嚼时义齿易脱落，说明𬌗不平衡，有𬌗干扰。

124. E 【解析】非功能状态下固位力可，则不可能是基托不密合、边缘封闭不好。说话和大张口脱落的原因可能是基托边缘缓冲不够，功能状态下黏膜的运动脱位，人工牙位置排列不当、磨光面外形不良会影响组织的运动。

125. E 【解析】麻醉前、分龈前、牙齿拔除前均应核对牙位。余说法正确。

126. B 【解析】拔除残根残冠时，对牢固的牙先用牙挺挺松，一般从根断面较高的一侧插入牙槽骨与牙根之间下挺，然后用颊舌向的摇动力量，最后向上、向颊侧拔出。

127. C 【解析】拔除后半小时，如仍有明显出血，称拔牙后出血。出血原因绝大多数为局部因素，包括牙槽窝内残留炎性肉芽组织、软组织撕裂、牙槽骨骨折、牙槽内小血管破裂、较大知名血管破损、血块脱落。偶有全身因素引起的拔牙后出血。

【B 型题】

128. D 【解析】在调查过程中样本人群的选择不是按照抽样设计的方案进行，而是随意选择（不是随机选择），由于调查对象的代表性很差，破坏了同质性，使调查结果与总体人群患病情况之间产生误差，称为选择性偏倚。

129. A 【解析】在随机抽样时，属于样本人群中的受检者，由于主观或客观原因未能接受检查产生的偏倚属于无应答偏倚。

130. E 【解析】因检查器械等造成的测量偏倚属于信息偏倚。

131. C 【解析】畸形中央尖前磨牙多见，故答案是 C。

132. B 【解析】畸形舌侧窝多见于上侧切牙，故答案是 B。

133. D 【解析】釉质发育不全发生于同时期发育的牙，常为成组的和对称的牙，故答案是 D。

134. E 【解析】先天性梅毒牙侵犯中切牙和第一磨牙，故答案是 E。

135. C 【解析】深龋应该选氢氧化钙护髓后进行充填。

136. B 【解析】复合树脂和玻璃离子水门汀都可以充填唇面窝洞，但是玻璃离子水门汀可以释放氟，有预防龋齿的作用，因此选玻璃离子水门汀充填唇面洞。

137. D 【解析】本病好发于 18~30 岁的年轻人，男性多见，儿童较少见，但在较贫困地区和国家可发生于营养不良或患传染病（如麻疹、疟疾）的儿童。

138. A 【解析】青春期龈炎见于一部分处于青春期的人群，男女均可患病。一项包括 127 名 11 岁至 17 岁少年儿童的研究表明，青春期龈炎的发生率随着年龄增长降低，每位少年儿童平均发病牙龈数与炎症持续时间和牙龈发炎时口腔卫生情况有关，但炎症的严重程度与口腔卫生因素没有明显相关性。另一项包括 11 岁至 14 岁少年儿童的研究表明，青春期龈炎患者牙龈中存在的与临床指标相关的细菌主要为二氧化碳噬纤维菌。

139. E 【解析】牙龈纤维瘤病发生于萌牙以后，可波及全口牙龈。多见于儿童，但也见于成人。

140. B 【解析】按低位引流原则，眶下间隙感染常在口内上颌尖牙及前磨牙区口腔前庭黏膜转折处做切口。

141. E 【解析】咬肌间隙感染临床常用口外途径切开引流。口外切口从下颌支后缘绕过下颌角，距下颌下缘 2cm 处切开，切口长 3~5cm。

142. A 【解析】颞下间隙感染口外沿下颌角下做弧形切口引流。

143. C 【解析】圈形卡环适用于远中孤立的磨牙上，上颌磨牙向近中颊侧倾斜、下颌磨牙向近中舌侧倾斜者。

144. A 【解析】三臂卡环适用于健康的、牙冠外形好的基牙，应用最为广泛，固位、支持和稳定作用均好。

145. D 【解析】回力卡环适用于后牙游离端缺失的末端基牙。

146. E 【解析】桥体与黏膜不接触，留有至少 3mm 的间隙，此间隙便于食物通过而不积聚，有较好的自洁作用，故称为卫生桥。

147. C 【解析】应根据缺牙的解剖形态，参照邻牙的磨损程度以及对殆牙的咬合关系来恢复，以恢复咀嚼功能。

148. A 【解析】切咬食物时主要为切牙受力，因此若前伸殆不平衡，会导致全口义齿易松动脱落。

149. D 【解析】单侧咀嚼食物时，主要为单侧磨牙受力，因此侧方殆不平衡，会导致全口义齿朝对侧翘起。

150. B 【解析】义齿休息状态固位尚好，张口、说话等脱位与义齿边缘基托过长或系带区缓冲不够有关。

2024全国口腔执业医师资格考试
模拟试卷与解析（二）

第三单元

中国协和医科大学出版社
北　京

【A_1 型题】

答题说明

每一道考试题下面有 A、B、C、D、E 五个备选答案，请从中选择一个最佳答案。

1. 以下属于根尖切除术适应证的是
   A. 牙周病变累及根尖周组织
   B. 根管治疗器械折断于根管内，根管堵塞不通
   C. 根管充填不完善，根尖周病变久治不愈
   D. 慢性根尖周肉芽肿
   E. 慢性根尖周脓肿
2. 充填前牙楔状缺损的材料如下，除外
   A. 复合体
   B. 玻璃离子黏固剂
   C. 光固化复合树脂
   D. 银汞合金
   E. 流动树脂
3. 使用明尼苏达多项人格调查表（MMPI）测查某人的人格特征，并计算各人格因子得分，这属于
   A. 心理评估
   B. 心理测量
   C. 心理测验
   D. 心理治疗
   E. 心理诊断
4. 在急性化脓性牙髓炎临床症状中有特点的症状是
   A. 痛向对侧面部放散
   B. 热刺激可缓解疼痛
   C. 冷刺激可缓解疼痛
   D. 自发痛阵发性加重
   E. 刺激除去痛立即消失
5. 在调查过程中样本人群的选择是随意选择，破坏了同质性，使调查结果与总体人群患病情况之间产生的误差，称为
   A. 无应答偏倚
   B. 标准误差
   C. 选择性偏倚
   D. 决定性偏倚
   E. 测量误差
6. 乳牙龋病及并发症对恒牙无影响的是
   A. 恒牙釉质发育不全
   B. 恒牙先天缺失
   C. 恒牙早萌
   D. 萌出位置异常
   E. 恒牙迟萌
7. 根据《医疗事故处理条例》的规定，下列属于二级医疗事故的情形是
   A. 轻度残疾或者器官组织损伤导致严重功能障碍
   B. 轻度残疾或者器官组织损伤导致一般功能障碍
   C. 中度残疾或者器官组织损伤导致一般功能障碍
   D. 中度残疾或者器官组织损伤导致严重功能障碍
   E. 造成明显人身损害的其他后果
8. 关于儿童龋病预防中窝沟封闭的操作，下列说法不正确的是
   A. 恒牙酸蚀的时间为 20~30 秒
   B. 乳牙酸蚀的时间为 60 秒
   C. 干燥牙面使用压缩空气吹干 10~15 秒
   D. 光固化封闭剂的照射时间一般为 60 秒
   E. 自凝封闭剂涂布后 1~2 分钟自行固化

9. 对食物中毒的正确描述是
A. 一种食源性肠道传染病的总称
B. 摄入含有毒有害物质的食品而引起的非传染性急性、亚急性疾病
C. 长期摄入过量食物后引起的非传染性急性、亚急性疾病
D. 长期摄入某些有毒有害食品引起的慢性毒害性疫病
E. 由致病性细菌引起的食品性疾病的总称
10. 易于为年幼儿童学习和掌握的刷牙方法是
A. 巴斯刷牙法（Bass 刷牙法）
B. 水平颤动拂刷法（改良 Bass 刷牙法）
C. Smith 刷牙法
D. 圆弧刷牙法（Fones 刷牙法）
E. 改良 Smith 刷牙法
11. 心理治疗的目标是促进求助者的成长和自立；不能代替患者作出任何选择与决定。这符合心理治疗的
A. 真诚原则
B. 耐心原则
C. 回避原则
D. 中立原则
E. 保密原则
12. 医疗机构临床用血应遵循的原则是
A. 科学、合理
B. 公平、公正
C. 慎用、节约
D. 慎用、准确
E. 勤查、深究
13. 医疗机构用血应符合以下规定，除外
A. 医疗机构在供血充足的情况下，可以将无偿献血者的血液出售给血液制品生产单位
B. 医疗机构临床用血应当制订用血计划，由县级以上人民政府卫生行政部门指定的血站供给
C. 医疗机构对临床用血必须进行核查，不得将不符合国家规定标准的血液用于临床
D. 医疗机构应当积极推行按血液成分针对医疗实际需要输血
E. 临床用血的包装、储存、运输，必须符合国家规定的卫生标准和要求
14. 与普鲁卡因相比，以下哪项不是利多卡因的特点
A. 麻醉作用强，用量应比普鲁卡因小
B. 有较强组织穿透性和扩散性
C. 药物过敏反应常见
D. 可用作表面麻醉
E. 有抗室性心律失常的作用
15. 关于牙周脓肿和牙槽脓肿的鉴别，最具有诊断价值的是
A. 牙髓活力
B. 病程
C. 脓肿部位
D. 牙有龋洞
E. 叩痛
16. 乳牙牙髓炎特点是
A. 上下乳磨牙好发
B. 炎症局限，不易扩散
C. 急性炎症为主
D. 龋源性感染为主
E. 症状较重，定位明确
17. 拔除上颌第一磨牙需要麻醉的神经是
A. 鼻腭神经、腭前神经、腭后神经
B. 上牙槽后神经、上牙槽中神经、腭前神经
C. 上牙槽后神经、上牙槽中神经、鼻腭神经
D. 上牙槽后神经、上牙槽中神经、上牙槽前神经
E. 上牙槽中神经、鼻腭神经、腭前神经

18. 两样本均数比较的 t 检验，其目的是检验
A. 两样本均数是否相等
B. 两样本所属的总体均数是否相等
C. 两样本所属总体的均数相差有多大
D. 两样本所属总体的均数为多大
E. 两样本均数相差有多大
19. 使用面弓转移的目的是
A. 固定和转移上颌牙殆托到架上
B. 将髁道斜度转移到殆架上
C. 将下颌对上颌的关系转移到殆架上
D. 记录上、下殆托的关系
E. 转移上颌相对颞下颌关节的三维位置关系
20. 下牙槽神经阻滞麻醉失败的原因分析中，哪项可除外
A. 下颌支的宽度
B. 下颌骨弓的宽度
C. 下颌角的角度
D. 局部麻醉药中未加肾上腺素
E. 进针点，进针方向
21. 为了解小学生龋病的自然变化情况，研究人员制订了一项为期三年的研究计划，每年对学生进行一次口腔健康检查。该研究方法属于
A. 现况调查
B. 群组研究
C. 常规资料分析
D. 纵向研究
E. 现场实验
22. 关于上颌结节麻醉的特点，错误的是
A. 适用于上颌磨牙的拔除
B. 麻醉的是上牙槽后神经
C. 进针点一般在上颌第二磨牙远中颊侧前庭沟
D. 注射针与上颌牙的长轴约成 40°角
E. 进针方向为向上后外方刺入
23. 以下属于固定桥冠内固位体的是
A. 金属全冠
B. 开面冠
C. 3/4 冠
D. 嵌体
E. 桩冠
24. 全口义齿初戴，侧方殆选磨，通常应调整
A. 上前牙
B. 上尖牙
C. 下尖牙
D. 上后牙
E. 下前牙
25. 去除牙本质玷污层的方法中，最有效的是
A. 弱酸类的清洁剂涂擦
B. 氰基丙烯酸酯涂擦
C. 有机苯磷脂涂擦
D. 过氧化氢和生理盐水交替冲洗
E. 30%~50%磷酸做酸蚀剂
26. 医疗事故的行为主体在医疗活动中违反了
A. 法律、行政规章
B. 行政法规和规章
C. 医疗卫生管理法律、行政法规、部门规章和诊疗护理规范、常规
D. 部门规章
E. 卫生国际条约
27. 麻醉两侧舌神经后将出现
A. 舌不能伸出
B. 舌部诸肌松弛
C. 舌后 1/3 味觉消失
D. 舌后 1/3 感觉消失
E. 舌前 2/3 感觉及味觉消失
28. 腭前神经阻滞麻醉时进针点在
A. 腭侧龈缘至腭中线的 1/2 交界处
B. 在上颌第一磨牙内侧 2cm
C. 在上颌两中切牙腭侧缘 0.5cm 处
D. 在上颌第二磨牙腭侧龈缘与腭中线连线的中外 1/3 处

E. 在上颌第二磨牙颊侧前庭沟顶部

29. 高科技在医学中应用所产生的伦理正效应集中体现在

A. 使临床诊断质量不断提高

B. 使医学目的及其道德本质得到越来越充分的实现

C. 使临床治疗质量不断提高

D. 对医务人员的医德素质提出了许多新的要求

E. 使医务人员必须面对许多医德问题

30. 眶下神经阻滞麻醉时，进针方向是

A. 垂直向后

B. 向后外

C. 向后内

D. 向后上外

E. 向后上内

31. 下面对于复发性口腔溃疡临床特点的描述不正确的是

A. 溃疡表现为孤立的、圆形或椭圆形的浅表性溃疡

B. 呈周期性复发且有自限性

C. 先出现密集分布的针头大小的小水疱，后破溃形成溃疡

D. 好发于中青年

E. 病程一般为 7~14 天

32. 以下不是常用的咀嚼功能检查方法为

A. 殆力检查

B. 咀嚼效能检测

C. 开口型检查

D. 下颌运动轨迹检查

E. 肌电图检查

33. 下列可指导排列义齿人工牙的是

A. 切牙乳突

B. 磨牙后垫

C. 上颌结节

D. 颊棚区

E. 远中颊角区

34. 局部麻醉时，如将局部麻醉药注入血管中可发生

A. 休克

B. 晕厥

C. 药物过敏

D. 药物中毒

E. 中枢神经麻醉

35. 人工后牙的牙尖斜度过大会导致

A. 咀嚼效率降低

B. 殆力过大

C. 殆力过小

D. 侧向力过大

E. 早接触

36. 一种比较持久，微弱、具有渲染性的情绪状态是

A. 心境

B. 激情

C. 热情

D. 心情

E. 应激

37. 当局部麻醉注射后出现血肿时，错误的处理方法是

A. 立即压迫止血

B. 24 小时内热敷

C. 24 小时后热敷

D. 给予止血药

E. 给予抗生素

38. 对重度伸长牙的处理原则，以下除哪项以外都是正确的

A. 对修复治疗有妨碍时可调磨

B. 为保存健康牙，应避免磨除健康牙体组织

C. 对下颌运动有妨碍时可调磨

D. 可拔除无对殆的第三磨牙

E. 严重者可行根管治疗后截冠修复

39. 全冠戴用几天后出现咬合痛，处理的方法为

A. 调磨早接触和干扰点

B. 进行根管治疗

C. 药物治疗
D. 拔除患牙
E. 重新制作牙冠

40. 临床上对局部麻醉药中毒的抢救措施不包括
A. 给氧
B. 补液
C. 抗惊厥
D. 应用激素
E. 应用抗高血压药

41. 以下不属于固定桥适应证的是
A. 单颗前牙缺失
B. 单颗后牙缺失
C. 前牙缺失，浅覆𬌗
D. 前牙缺失伴大量骨缺损
E. 对颌牙有树脂充填体

42. 我国进行第二次全国口腔流行病学抽样调查属于
A. 横断面研究
B. 纵向研究
C. 常规资料分析
D. 病例-对照研究
E. 群组研究

43. 局部麻醉过程中，为了预防医源性感染，不包括哪项措施
A. 注射点擦干后，用2%碘酊消毒
B. 使用一次性注射器
C. 避免注射针头被污染
D. 麻醉前嘱患者使用氯己定漱口
E. 术前半小时预防性使用抗生素

44. 颞下颌关节区检查的内容有
A. 下颌侧方运动
B. 外耳道前壁检查
C. 开口度及开口型
D. 颞下颌关节是否有弹响
E. 以上都对

45. 关于镇静的特点描述不正确的是
A. 患者存在意识，生理反射基本正常
B. 用药后呼吸、循环等生命体征变化小
C. 几乎没有镇痛作用，但能加强局部麻醉药物的镇痛效果
D. 深度镇静或过度镇静时，呼吸、循环功能受到干扰，临床风险增大
E. 深度镇静或过度镇静时，呼吸、循环功能不受干扰，临床风险不变

46. 下列对于磨牙后垫在排列人工牙时的标志作用描述不正确的是
A. 下颌第二磨牙应位于磨牙后垫前缘
B. 下颌第一磨牙的𬌗面应与磨牙后垫的1/2等高
C. 人工牙后牙的颊尖应位于磨牙后垫颊、舌面向前与下颌尖牙近中面连线所形成的三角形内
D. 人工牙后牙的舌尖应位于磨牙后垫颊、舌面向前与下颌尖牙近中面连线所形成的三角形内
E. 下颌全口义齿后缘应盖过磨牙后垫1/2或全部

47. 下颌总义齿基托后缘应盖过磨牙后垫
A. 末端人工牙远中1cm
B. 磨牙后垫前1/3
C. 磨牙后垫的1/3~1/2
D. 磨牙后垫的1/2或全部
E. 磨牙后垫的2/3

48. 对原有修复体的检查包括
A. 原义齿与口腔组织的密合情况
B. 咬合关系是否正常
C. 外形是否合适
D. 义齿行使功能的效率
E. 以上都对

49. 不属于口腔颌面部常用镇痛方法的是
A. 神经阻滞
B. 药物镇痛
C. 针刺镇痛
D. 射频温控热凝术

E. 吸氧

50. 牙列缺损最常见的病因是
A. 龋病、牙周病
B. 牙及牙槽骨外伤
C. 颌骨骨髓炎
D. 颌面部肿瘤
E. 发育障碍

51. 在对一名强迫症患者的治疗中，医生鼓励患者回忆从童年起所遭受的精神创伤与挫折，帮助他重新认识这些经历，使其建立起现实性的健康心理。这种疗法属于
A. 梦的分析
B. 移情
C. 自由联想
D. 自我调节
E. 系统脱敏

52. 哪项不是腺样囊腺癌的临床病理特点
A. 浸润性极强，易沿神经扩散
B. 易侵入血管，早期发生远处转移
C. 极易发生颈部淋巴结转移
D. 单纯放疗不能达到根治的目的
E. 可沿骨髓腔扩散

53. 制取下颌前伸颌位记录的目的是
A. 确定颌间的距离
B. 确定前伸髁道斜度
C. 确定侧方髁道斜度
D. 确定切道斜度
E. 使上下𬌗堤均匀接触

54. 应用根管预备逐步后退法时，根尖部预备的最后一支锉称
A. 初锉
B. 主锉
C. 回锉
D. 末锉
E. 通畅锉

55. 前牙3/4冠邻面轴沟预备，正确的是
A. 轴沟的深度为1mm，由龈端向切端逐渐变浅
B. 轴沟与𬌗面的切2/3平行
C. 两侧轴沟微向切方聚合
D. 龈端在边缘线1.0mm以上
E. 轴沟位于邻面舌1/3与中1/3交界处

56. 全口义齿的磨光面形成浅凹斜面的考虑出于以下哪种目的
A. 稳定
B. 固位
C. 美观
D. 支持
E. 使患者佩戴舒适

57. 使用1：213的碘伏作为表面消毒剂时推荐接触时间是
A. 45~50分钟
B. 35~40分钟
C. 25~30分钟
D. 15~20分钟
E. 5~10分钟

58. 自我意识和自然人成为社会人标志着
A. 情绪成熟
B. 人格形成
C. 性格成熟
D. 自我实现
E. 理想我的形成

59. 局部麻醉术后麻木症状仍未恢复的可能原因是
A. 注射区有血肿
B. 注射区有感染
C. 注射区有神经损伤
D. 注射针折断
E. 注射区有水肿

60. 属于口腔健康教育方法的是
A. 举办小型讨论会
B. 传递最新的科学信息
C. 扩大口腔健康教育面
D. 争取卫生行政领导的支持

E. 口腔健康教育应因地制宜

61. 对于固定桥破损后的处理，错误的是
A. 检查咬合，排除𬌗干扰问题
B. 对于树脂少量破损，可在口内用光固化树脂修补
C. 对于瓷少量缺损而未暴露金属底冠者，可在口内用专用树脂修补
D. 对于瓷裂和崩瓷者，必要时可拆除后重新制作
E. 对于咬合力较大导致破损需重做时，可以适当增加桥体的颊舌径

62. 关于普鲁卡因的特点，错误的是
A. 过敏体质的患者慎用
B. 目前临床上使用较少
C. 偶发变态反应
D. 为酯类药物
E. 适用于表面麻醉

63. 手术前患者最常见的情绪反应是
A. 抑郁
B. 焦虑
C. 愤怒
D. 敌意
E. 绝望

64. 主要用于表面麻醉的药物是
A. 丁卡因
B. 普鲁卡因
C. 苯妥英钠
D. 利多卡因
E. 奎尼丁

65. 利多卡因一次最大用量为
A. 10~50mg
B. 80~100mg
C. 300~400mg
D. 800~1000mg
E. 1500mg

66. 关于氟的代谢和分布，说法错误的是
A. 食品氟的吸收率主要取决于食品无机氟的溶解度与钙含量
B. 人体99%的氟沉积在钙化组织中
C. 牙本质的氟含量较牙釉质深层低
D. 肾是氟的主要排泄器官
E. 尿氟与饮水氟关系密切

67. 塑料甲冠不可用于
A. 暂时性修复体
B. 诊断性修复体
C. 修复前牙过小牙
D. 修复前牙切角缺损
E. 修复磨牙牙体缺损

68. 关于上颌结节注射法说法错误的是
A. 注射针进入3~5mm
B. 注射方向向上后内
C. 用于上颌磨牙拔除
D. 注入2ml
E. 麻醉上牙槽后神经

69. 下列不属于义齿重衬的适用情况的是
A. 全口义齿戴用一段时间后，由于组织的吸收所致的固位不好
B. 义齿折断修理后的义齿基托的重衬
C. 义齿初戴时发现基托不密合
D. 适用于全口或局部义齿的修理
E. 对义齿基托组织面调磨缓冲后做处理

70. 下颌向前运动时，髁突的运动是
A. 双侧滑动、双侧转动、双侧转动、双侧滑动
B. 双侧转动、双侧滑动、双侧转动
C. 双侧转动、双制滑动
D. 一侧滑动、一侧转动
E. 双侧滑动、双侧转动

【A_2 型题】

答题说明

每一道考题是以一个小案例出现的，其下面都有 A、B、C、D、E 五个备选答案，请从中选择一个最佳答案。

71. 患者，男性，22 岁。与他人相撞致上前牙外伤。检查发现 2⌋位置低于殆面，牙冠缩短，松动Ⅰ度，龈有少许撕裂。牙外伤的诊断是
    A. 牙挫伤
    B. 牙脱位
    C. 冠折
    D. 牙震荡
    E. 冠根折
72. 患者，女性，45 岁。2 年来牙痛反复发作，外院曾诊断为“三叉神经痛”，服药无效。3 天来右下后牙自发痛，进冷热食时加重，夜间痛不能入睡，疼痛可放射至耳后。该患者主诉疾病最可能是
    A. 急性牙髓炎
    B. 慢性牙髓炎急性发作
    C. 急性根尖炎
    D. 急性中耳炎
    E. 三叉神经痛
73. 患者，男性，23 岁。近来右下后牙于吃糖或遇冷、热水时酸痛，对温度刺激敏感，无自发痛。检查发现 7⌉殆面深龋，未发现穿髓点，无叩痛。在治疗过程中最需要判明的是
    A. 根尖周的状况
    B. 软龋颜色的深浅
    C. 软龋的软硬度
    D. 牙周状况
    E. 牙髓状况
74. 患者，女性，64 岁。高血压病史 10 年。口腔科医生建议拔除 6⌋，拔除时麻醉剂量适合选用
    A. 2%不含肾上腺素利多卡因
    B. 2%含肾上腺素普鲁卡因
    C. 2%丁卡因
    D. 2%丁哌卡因
    E. 2%普鲁卡因
75. 患者，女性，29 岁。左下后牙进食嵌塞痛 3 周，偶有喝冷水疼痛，无自发痛。检查发现⌈6 殆面深龋洞，冷测反应正常，冷刺激入洞出现一过性敏感，叩痛(-)，去净腐质后洞底无穿髓孔。该患牙应进行的治疗是
    A. 活髓切断
    B. 直接盖髓
    C. 双层垫底后充填
    D. 安抚治疗以消除症状
    E. 根管治疗
76. 牙槽骨硬骨板消失，骨小梁改建，改建后的骨小梁分布与受力方向一致、牙周膜间隙增宽，固有牙槽骨吸收，张力侧受牵引的硬骨板出现成层的增生，受压侧的牙周膜组织可有变性、坏死及钙化发生。下列哪种疾病会出现此种病理改变
    A. 静止期牙周炎
    B. 活动期牙周炎
    C. 牙周变性
    D. 牙周萎缩
    E. 牙周创伤

77. 患者，男性，30 岁。双手烧伤呈黑色，无水疱和痛感，拔毛试验无疼痛。进行初期局部创面处理时，下列哪种是最佳的
A. 碘伏
B. 紫草油
C. 湿润烧伤膏
D. 2%碘酊
E. 75%乙醇
78.《红楼梦》中的林黛玉，其动作稳定缓慢，观察事物细致入微，敏感多疑，孤独多虑，情感体验深刻且持久。林黛玉的气质类型属于
A. 兴奋质
B. 黏液质
C. 胆汁质
D. 抑郁质
E. 多血质
79. 患者，男性，20 岁。左上第三磨牙高位阻生，建议局部麻醉下拔除。需要麻醉左侧的
A. 颊神经、腭后神经
B. 上牙槽中神经、腭后神经
C. 上牙槽后神经、腭前神经
D. 上牙槽中神经、腭前神经
E. 上牙槽后神经、颊神经
80. 患儿，男，4 岁。上颌乳中切牙邻接面浅龋，拟用氟化物进行浅龋治疗。其主要作用机制是
A. 与牙齿表面细菌蛋白结合，杀灭细菌
B. 中和致龋菌所产生的酸
C. 凝固有机质，堵塞牙本质小管
D. 与釉质的羟基磷灰石作用，生成氟磷灰石
E. 刺激修复性牙本质形成
81. 一患者开口中度受限，开口、前伸运动时，左侧颞下深区疼痛，开口型偏左。应考虑为
A. 右侧关节盘移位
B. 右侧翼外肌功能亢进
C. 右侧翼外肌痉挛
D. 左侧关节盘穿孔
E. 左侧翼外肌痉挛
82. 患者，男性，35 岁。体胖，平素食欲佳。近 1 个月饮水量逐渐增多，每日 1500ml 左右，尿量多，空腹血糖 6.7mmol/L，尿糖（+）。确诊糖尿病应检测
A. 葡萄糖耐量试验
B. 24 小时尿 C 肽测定
C. 24 小时尿糖定量
D. 24 小时尿糖定量
E. 可的松葡萄糖耐量试验
83. 某男性，某省厅干部，平时不嗜烟酒，生活规律；但性情急躁，易激动，工作认真，争强好胜，雄心勃勃。1 年前单位减员时调入某厂工作，常因小事上火，发脾气。2 日前因心绞痛入院，诊断为冠状动脉粥样硬化性心脏病。病前患者的人格类型是
A. A 型
B. B 型
C. C 型
D. AB 混合型
E. BC 混合型
84. 患者，男性，19 岁。外伤致⌊1 冠折伴牙周膜撕裂伤，断面位于龈上。行根管治疗后要求桩冠修复，一般开始修复的时间是
A. 即刻备牙取模
B. 观察 1 周后复诊
C. 观察 2 周后复诊
D. 观察 1 月后复诊
E. 观察 3 月后复诊
85. 患者，男性，58 岁。舌部出现白色病损 3 年，加重半年。检查：舌背两侧各有

一块约 1.0cm ×1.2cm 白色斑块，双颊白色斑存在。临床诊断应与下列哪种疾病鉴别

A. 白念珠菌病
B. 口腔扁平苔藓
C. 盘状红斑狼疮
D. 单纯疱疹
E. 以上均不是

86. 患者，女性，50 岁。重症急性胰腺炎，感染性休克 1 天，经抗休克治疗后行胰腺和其周围坏死组织清除、腹腔引流术。检查：术后心率 106 次/分，血压 96/60mmHg，中心静脉压 0.98kPa（$10cmH_2O$），呼吸 22 次/分，动脉血氧分压 66mmHg，尿量每小时少于 20ml，尿比重 1.002。考虑患者已发生

A. 呼吸衰竭
B. 心功能不全
C. 肾衰竭
D. 体内抗利尿激素分泌过多
E. 血容量不足

87. 患者，女性，78 岁。主诉吃饭咀嚼无力，要求修复。检查；$\lceil 567$ 缺失，$\overline{8|8}$ 未萌，此患者牙列缺损类型为肯尼迪（Kennedy）分类法中的几类

A. 第一类
B. 第二类第一亚类
C. 第二类
D. 第四类
E. 第一类第一亚类

88. 2018 年，某省内某县医疗机构发现该县发生重大食物中毒事件。该县级人民政府卫生行政部门在接到医疗机构的报告后，应做到下列事项，除外

A. 向本级人民政府报告
B. 立即组织力量对报告事项调查核实、确证
C. 采取必要的控制措施
D. 及时报告调查情况
E. 向毗邻的省市人民政府卫生行政部门通报

89. 某患者曾有坏疽性口炎病史，现开口受限，在上颌结节与下颌升支之间可触及条索状区域，X 线片显示颞下颌关节结构正常。最可能的诊断是

A. 咀嚼肌痉挛
B. 颞下颌关节强直
C. 破伤风牙关紧闭
D. 颌间瘢痕挛缩
E. 癔症性牙关紧闭

90. 全口义齿初戴做前伸检查时，发现前牙接触后牙不接触。以下哪种做法可达到前殆伸平衡

A. 减小切道斜度
B. 增加切道斜度
C. 磨低后牙牙尖
D. 减少补偿由线曲度
E. 减小牙尖斜度

91. 某患者曾有颏部受力外伤史，后出现进行性开口困难，逐渐发展到完全不能开口，下颌发育不足，左侧髁突无动度。可能出现的其他表现应该是

A. 颏部偏向右侧，右侧面部外观丰满
B. 左侧下颌体、下颌支短小，外观丰满
C. 颏部偏向左侧，左侧面部扁平、狭长
D. 颏部偏向右侧，右侧面部扁平、狭长
E. 左侧下颌体、下颌支长，外观丰满

92. 患者，女性，23 岁。因停经 10 周就诊，诊断为“难免流产”。下列病史及体检不支持诊断的是

A. 宫口闭，阴道出血少于经量
B. 宫口扩张，宫体如孕 9 周大小
C. 多由先兆流产发展而来

D. 阴道多量出血伴腹痛
E. 宫颈口可见羊膜囊

93. 患者，男性，69 岁。左下后牙咀嚼疼痛半年。检查：⎡6 牙体无明显病变，颊侧牙周袋深 8mm，牙龈退缩可见根分叉区完全开放，探针能水平通过分叉区，X 线片示根分叉区完全开放。此根分叉病变分度属于
A. Ⅰ度
B. Ⅱ度
C. Ⅲ度
D. Ⅳ度
E. 正常

94. 患者，女性，54 岁。丧偶 8 年，现独居，嗜烟酒，不爱运动。平时性情抑郁，过分容忍，办事无主见，常顺从别人。1 个月前行胃癌切除，术中及术后情绪低落，兴趣下降，常独自流泪，有轻生之念。患者病前的行为特征为
A. A 型
B. B 型
C. C 型
D. 混合型
E. 以上都不是

95. 患者，女性，40 岁。左颞下颌关节运动时可闻及磨砂玻璃样杂音，伴关节区持续疼痛。X 线片示髁突表面骨皮质不连续。该患者首先考虑的诊断是
A. 颞肌痉挛
B. 翼外肌痉挛
C. 翼外肌功能亢进
D. 关节盘穿孔
E. 骨关节病

96. 患者，男性，57 岁。左下后牙龈肿痛 1 周。检查：左下第一磨牙颊侧牙龈处有局限性肿胀、隆起，触有波动感，该牙未见龋坏，温度测有感觉，反应与对照牙相同，颊侧近中及中央处探诊深度 8mm。最可能的诊断为
A. 急性牙龈脓肿
B. 急性坏死性龈炎
C. 急性牙周脓肿
D. 急性根尖周脓肿
E. 急性龈乳头炎

97. 患者，男性，62 岁。陈旧性心肌梗死 2 年，高血压病史 6 年，检查：血压 146/84mmHg，心率 89/分。最适宜的抗高血压药是
A. α 受体阻断药
B. β 受体阻断药
C. 利尿药
D. 二氢吡啶类钙通道阻滞药
E. 神经节阻滞药

98. 患者，女性，27 岁。左颞下颌关节弹响半年。弹响发生于开口初和闭口末期，左侧髁突后区及乙状切迹中点压痛。关节许勒位见左髁突向后移位。该患者的诊断是
A. 左可复性盘前移位
B. 左不可复性盘前移位
C. 左翼外肌痉挛
D. 左关节盘后区损伤
E. 左翼外肌亢进

99. 患者，男性，38 岁。1 周前右上磨牙颊侧牙龈突然肿大，医生诊断为急性牙周脓肿。脓肿可触及波动感，若需在脓肿表面切开引流，则切口是
A. 与牙龈缘平行的水平切口
B. 与牙龈缘垂直的纵向切口，但不破坏龈缘连续性
C. 与牙龈缘平行的水平切口，直至龈乳头
D. 与牙龈缘垂直的纵向切口，直至龈乳头
E. 与牙龈缘垂直的纵向切口，直至龈缘

100. 患儿，女，6岁，先天性唇腭裂术后，伴牙槽突裂，什么时间修复牙槽裂最适宜
A. 7岁
B. 8岁
C. 9~11岁
D. 12~14岁
E. 16岁以后

【A_3/A_4型题】

答题说明

以下提供若干个案例，每个案例下设若干道考题。请根据答案所提供的信息，在每一道考题下面的A、B、C、D、E五个备选答案中选择一个最佳答案。

（101~103题共用题干）

口腔预防科在某学校人群中验证一种含氟牙膏的防龋效果，对于研究方案的几个问题经讨论后确定下来。

101. 以学生为研究对象验证含氟牙膏的防龋效果，属于
A. 横断面研究
B. 病例-对照研究
C. 干预试验
D. 群组研究
E. 资料分析

102. 研究者培训时，冠龋的诊断标准是
A. 用探针大弯端探到牙的窝沟或光滑面有底部发软的病损，釉质潜在损害或沟壁软化者
B. 用CPI探针探到牙的窝沟或光滑面有底部发软的病损，釉质潜在损害或沟壁软化者
C. 用探针三弯端探到牙的窝沟或光滑面有底部发软的病损，釉质潜在损害或沟壁软化者
D. 用CPI探针在牙根面探及软的或皮革样的损害
E. 以上都不是

103. 研究者计划从全校120个班中，随机抽取10个班，然后调查这些班中的所有学生，此种抽样方法属于
A. 系统抽样
B. 随机抽样
C. 分层抽样
D. 整群抽样
E. 顺序抽样

（104~107题共用题干）

患者，男性，18岁。上前牙牙龈时常流脓1个月。检查：$\underline{1|}$远中舌面深龋，探无反应，无穿髓孔，松动Ⅰ°，叩痛（+），冷热测无反应，唇侧牙龈近根尖处有一窦道口。

104. 为确定诊断，临床需做的检查是
A. 穿刺
B. X线检查
C. 涂片
D. 牙髓活力电测验
E. 局部麻醉

105. 临床诊断考虑为
A. 深龋
B. 牙周脓肿
C. 慢性牙髓炎
D. 急性根尖周炎
E. 慢性根尖周炎

106. 临床治疗应选择
A. 拔除
B. 塑化治疗
C. 干髓术
D. 活髓切断术
E. 根管治疗

107. 若完善的根管治疗后，1 年后复查 X 线片，根尖周暗影消失，但牙冠变色明显，可采用的治疗措施是
A. 内漂白
B. 外漂白
C. 根管再治疗
D. 铸瓷贴面修复
E. 烤瓷全冠修复

（108～110 题共用题干）

患者，男性，32 岁。2 天前，因牙痛服用氨酚待因后，唇、颊黏膜突然肿胀，出现水疱、糜烂。检查：上下唇糜烂，形成红褐色痂皮。

108. 如要明确诊断，需要了解的病史是
A. 药物过敏史
B. 遗传史
C. 外伤史
D. 吸烟史
E. 放射治疗史

109. 根据病史和临床表现，可能的诊断是
A. 贝赫切特综合征
B. 盘状红斑狼疮
C. 类天疱疮
D. 药物过敏性口炎
E. 带状疱疹

110. 确定诊断应注意鉴别的是
A. 盘状红斑狼疮
B. 扁平苔藓
C. 多形渗出性红斑
D. 白色角化病
E. 白色水肿

（111～112 题共用题干）

患者，女性，65 岁。戴全口义齿 1 周，主诉休息时固位尚好，说话、打哈欠时义齿容易脱位。

111. 导致义齿脱位可能的原因为
A. 基托边缘过长，系带缓冲不足
B. 基托边缘过短，系带缓冲过度
C. 殆不平衡
D. 基托后缘过长
E. 垂直距离过低

112. 正确的处置是
A. 磨除过长基托，缓冲系带处基托
B. 重新取模
C. 调整平衡殆
D. 磨短基托后缘
E. 适当增加垂直距离

（113～115 题共用题干）

患者，男性，53 岁。上颌牙列缺损，下颌为天然牙列，曾做上颌可摘局部义齿修复，但义齿反复折断，此次要求重新修复。口腔检查：上颌仅余留 $\underline{7|}$；$\underline{7|}$殆面大面积银汞充填物，殆面低于殆平面约 1mm，不松动；$\overline{76|}$过长，高于殆平面约 1.5mm，$\overline{|5}$舌尖较锐，$\overline{3|3}$高于殆平面约 2mm，下颌牙均不松动，下颌弓宽于上颌弓，颌间距离正常。

113. 在修复前准备时，采取的措施不包括
A. 调磨下前牙切缘
B. 拔除$\overline{76|}$
C. 调低$\overline{76|}$
D. 调磨$\overline{|5}$高锐舌尖
E. 形成良好的殆曲线

114. 在义齿设计时，以下做法错误的是
A. 选择耐磨的瓷牙
B. 尽量增加基托的厚度
C. 尽量伸展基托范围，分散殆力
D. 将后牙排在牙槽嵴顶
E. 将人工牙排成正常的覆盖

115. 此患者加强上颌义齿强度的最佳方

案是

A. 将上颌基托加厚

B. 在塑料托内包埋铸网

C. 基托内加铸杆

D. 选择铸造支架式义齿

E. 基托内加钢丝

（116～118 题共用题干）

患儿，男，2 个月。出生后就发现上唇左侧一裂隙。出生后患儿喂养情况一般。临床检查见患儿左侧整个上唇至鼻底完全裂开，口内牙槽突裂开，腭部未见裂开。

116. 该患儿的诊断是

A. 左侧Ⅰ度唇裂

B. 左侧Ⅱ度唇裂

C. 左侧Ⅲ度唇裂

D. 左侧完全性唇裂

E. 混合性唇裂

117. 这种疾病的首次手术时机一般在出生后

A. 1 个月

B. 6～12 个月

C. 3～6 个月

D. 1 岁

E. 2 岁

118. 牙槽突植骨术时机一般在

A. 1 岁

B. 3～6 岁

C. 6～9 岁

D. 9～11 岁

E. 12～15 岁

（119～121 题共用题干）

患者，女性，18 岁。前天运动时，突然出现左侧胸痛伴呼吸困难。检查发现气管向右移位。

119. 造成该患者胸痛、呼吸困难的原因可能是

A. 急性心肌梗死

B. 急性渗出性胸膜炎

C. 左侧大叶性肺炎

D. 急性左心功能不全

E. 左侧自发性气胸

120. 视诊时可见的阳性体征是

A. 左侧胸廓饱满

B. 左侧胸廓塌陷

C. 双侧胸廓对称

D. 扁平胸

E. 桶状胸

121. 查体时，左肺叩诊音最可能出现

A. 清音

B. 浊音

C. 鼓音

D. 实音

E. 过清音

（122～124 题共用题干）

患者，女性，23 岁。主诉咬苹果和馒头时牙龈出血半年。检查：下前牙舌侧牙石（+++），其他牙牙石（+～++），龈缘颜色红，龈缘及龈乳头圆钝，探诊后出血较明显，探诊深度 2～3mm，未见牙龈退缩，未探查到附着丧失。

122. 最可能的诊断是

A. 妊娠期龈炎

B. 慢性龈炎

C. 坏死性龈炎

D. 侵袭性牙周炎

E. 慢性牙周炎

123. 此时对该患者的治疗应为

A. 刮治

B. 根面平整

C. 口服替硝唑

D. 洁治

E. 袋壁搔刮

124. 该患者治疗后 5 年又来就诊，自述治疗后牙龈出血消失，但近 3 年来又有牙龈出血，因工作忙一直未就诊。检查发现牙龈暗红色、质地松软，探诊

后出血，后牙邻面探诊深度4~5mm，不能肯定是否探到釉质牙骨质界。为明确诊断，最应进行的检查是

A. 检查出血指数
B. 探查龈下石
C. 进行牙菌斑染色
D. 探查根分叉
E. 拍摄X线片

（125~127题共用题干）

患儿，女性，13岁。正畸需要减数拔牙，术中误将左下尖牙认为第一前磨牙拔除。

125. 立即将误拔牙放入原牙窝内并作适当固定称为
A. 即刻再植
B. 延期再植
C. 自体移位
D. 异体移植
E. 牙种植术

126. 进行上述处理，应满足的条件中不包括
A. 根尖无病变
B. 牙周无病变
C. 牙根尚未发育完全
D. 唇面牙釉质在拔除中脱落
E. 患者年龄小

127. 该治疗方法成功的标准不包括
A. 疼痛消失，无感染
B. 不松动，咀嚼功能正常
C. 牙龈附着正常
D. X线片示牙根无异常透射影
E. 行使功能3年以上

【B型题】

答题说明

以下提供若干组考题，每组考题共用在考题前列出的A、B、C、D、E五个备选答案，请从中选择一个与问题关系最密切的答案。某个备选答案可能被选择一次、多次或不被选择。

（128~129题共用备选答案）

A. 乳胶手套
B. 消毒乳胶手套
C. 外科手套
D. 乙烯基手套
E. 厚橡皮手套

128. 洁牙时用
129. 清洁消毒时用

（130~132题共用备选答案）

A. 消化道传播
B. 蚊虫传播
C. 血液传播
D. 母婴传播
E. 直接接触传播

130. 甲型病毒性肝炎传播途径
131. 我国慢性乙型病毒性肝炎主要传播途径
132. 丙型病毒性肝炎传播途径

（133~134题共用备选答案）

A. 四环素
B. 螺旋霉素
C. 甲硝唑
D. 青霉素
E. 罗红霉素

133. 治疗急性牙周脓肿的首选抗菌药物是
134. 治疗急性坏死性溃疡性龈炎的首选抗菌药物是

（135～137 题共用备选答案）

A. 面瘫
B. 面瘫+味觉丧失
C. 面瘫+味觉丧失+唾液腺分泌障碍
D. 面瘫+味觉丧失+唾液腺分泌障碍+听觉改变
E. 面瘫+味觉丧失+唾液腺、泪腺分泌障碍+听觉改变

135. 茎乳孔以外损伤，会造成
136. 鼓索与镫骨肌神经节之间损伤，会造成
137. 镫骨肌与膝状神经节之间损伤，会造成

（138～141 题共用备选答案）

A. 慢性阻塞性腮腺炎
B. 急性化脓性腮腺炎
C. 慢性复发性腮腺炎
D. 涎瘘
E. 舍格伦综合征

138. 腮腺造影显示主导管变粗呈腊肠状，有的边缘不整齐，呈羽毛状、花边样、葱皮状，末梢导管点球状扩张，属于
139. 造影剂自主导管破损处外漏，瘘口狭窄或继发感染时可见其远心段导管扩张，属于
140. 腮腺造影显示末梢导管呈点状、球状扩张，排空迟缓，主导管及腺内导管无明显异常，属于
141. 腮腺造影显示主导管、叶间、小叶间导管部分狭窄、部分扩张，呈腊肠样改变，属于

（142～144 题共用备选答案）

A. 腭杆
B. 腭板
C. 舌杆
D. 舌板
E. 树脂基托

142. $\underline{7631|67}$ 缺失，可选择的连接体是
143. $\overline{8765|678}$ 缺失，基牙稳固，口底较浅，可选择的连接体是
144. $\underline{|12345}$ 因颌骨手术拔除，伴有牙槽骨缺损，基牙稍松动，可选择的连接体是

（145～146 题共用备选答案）

A. 3～4 年
B. 5～6 年
C. 7～8 年
D. 9～10 年
E. 10 年以上

145. 全口义齿使用多久后应修改、重衬
146. 一副全口义齿的使用寿命应是

（147～150 题共用备选答案）

A. 固定桥黏固于基牙上并与桥体相连的部分
B. 固定桥恢复缺失牙的形态和功能部分
C. 基牙
D. 固定桥的应力集中部分
E. 具有一定应力缓冲作用

147. 桥体
148. 固位体
149. 活动连接体
150. 连接体

第三单元参考答案与解析

【A_1型题】

1. B 【解析】根尖周手术是根管治疗的补充和辅助治疗，根管堵塞不通时难达到完善的根管治疗，因此有根尖周炎的患牙可选择根尖切除术加根尖倒充术。

2. D 【解析】由于美观原因，银汞合金不适用于充填前牙楔状缺损。其他的材料均可选用。

3. B 【解析】A 选项，心理评估是综合运用谈话、观察、测验的方法，对个体或团体的心理现象进行全面、系统的和深入分析的总称，俗称心理体检。B 选项，心理测量指根据一定的心理学理论和操作程序，采用某种方法将个体的特定行为反应数量化，并据此推论与这些行为相应的心理水平的过程。C 选项，心理测验对个体某种代表性的行为、对贯穿在个体的全部行为活动中的心理特点做出推论和进行数量化测量分析的程序。心理测验是心理测量的具体工具，运用工具测量的过程称为心理测量。通常心理测量依据测验的功能，可以分为能力测验、智力测验和人格测验。因此选 B。D 选项，心理治疗是双方互动的一个正式的过程，其目的是经由精通人格源起、发展、维持与改变之理论的治疗者，在专业与法律认可下，使用逻辑上与该理论有关的治疗方法，来改善另一方在任一或所有领域的无能或功能不良带来的苦恼。E 选项，心理诊断主要对就诊患者的心理症状和人格特点进行临床判断，以找到引起精神障碍和行为心理问题的原因，为心理治疗提供方向性支持。

4. C 【解析】急性牙髓炎到了化脓阶段，牙髓病变产物中有气体出现，气体受热体积膨胀，受冷体积收缩，表现为热痛冷缓解。

5. C 【解析】在调查过程中样本人群的选择不是按照抽样设计的方案进行，而是随意选择，调查对象的代表性差，破坏了同质性，使调查结果与总体人群患病情况之间产生的误差，称为选择性偏倚。

6. B 【解析】乳牙疾病与下方继承恒牙胚先天缺失无关。

7. D 【解析】医疗事故是指医疗机构及其医务人员在医疗活动中，违反医疗卫生管理法律、行政法规、部门规章和诊疗护理规范、常规，过失造成患者人身损害的事故。医疗事故根据对患者人身造成的损害程度分为如下四级。一级医疗事故：造成患者死亡、重度残疾的；二级医疗事故：造成患者中度残疾、器官组织损伤导致严重功能障碍的；三级医疗事故：造成患者轻度残疾、器官组织损伤导致一般功能障碍的；四级医疗事故：造成患者明显人身损害的其他后果的。

8. D 【解析】恒牙酸蚀的时间一般为 20~30 秒，A 正确，乳牙酸蚀 60 秒，B 正确。随后用无油无水的压缩空气吹干牙面约 15 秒，C 正确。自凝封闭剂固化时间一般为 1~2 分钟，E 正确。照射时间要根据采用的产品类型与可见光源性能决定，一般为 20~40 秒，D 错误，为正确答案。

9. B 【解析】食物中毒是指患者所进食物被细菌或细菌毒素污染，或者食物含有毒素而引起的急性中毒性疾病。

10. D 【解析】①水平颤动拂刷法（改良 Bass 刷牙法）：水平颤动拂刷法是一种有效清除龈沟内和牙面牙菌斑的刷牙方法，B 选项错误。②圆弧刷牙法：圆弧刷牙法又称 Fones 刷牙法，这种方法最易为年幼儿童学习理解和掌握，D 选项正确。

11. D 【解析】心理治疗八大原则如下。①信任原则：患者对医生要有信任感。②保密原则：医生不得将患者的具体材料公布于众。③计划原则：实施某种心理治疗之前，应根据详细收集到的有关患者的具体资料，事先设计治疗程序。④针对性原则：针对性是取得疗效的必要保证。⑤综合原则：人类疾病是各种生物、心理与社会因素相互作用的结果，因而在决定对某一疾病采用某一治疗方法的同时，要综合考虑利用其他各种可利用的方法和手段。⑥灵活原则：在心理治疗过程中，医生应密切注意患者的身心变化过程。⑦“中立”原则：在心理治疗过程中，不能替患者作任何选择，而应保持某种程度的“中立”。⑧回避原则：亲人与熟人均应在治疗中回避。

12. A 【解析】临床用血应科学、合理，以更好地利用、保护血液资源。

13. A 【解析】《中华人民共和国献血法》规定，血站、医疗机构出售无偿献血的血液违反献血法。

14. C 【解析】利多卡因与普鲁卡因相比，药物过敏反应罕见。

15. A 【解析】鉴别牙周脓肿和牙槽脓肿时最具有诊断价值的是牙髓活力。牙周脓肿时患牙牙髓可有活力，而牙槽脓肿时牙髓处于坏死状态。

16. D 【解析】牙髓炎多由龋病发展而来，炎症扩展迅速，慢性炎症多见。乳牙牙髓炎特点如下。①早期症状不明显，疼痛史的有无不能作为乳牙牙髓炎的绝对诊断标准。一旦出现自发痛，说明牙髓可有广泛的炎症，甚至牙髓坏死，无疼痛史不能说明无牙髓炎的存在。②乳牙具有乳牙髓腔大，髓腔壁薄、髓角高的解剖特点，导致乳牙牙髓炎具有以下临床特点：a. 真正的龋源性露髓总伴有牙髓炎的存在。b. 针尖大的露髓孔，牙髓炎的范围可能为针尖大小，也可能为广泛的炎症，甚至是牙髓坏死。c. 一般露髓处有较多的出血时，牙髓有广泛的炎症。③乳牙牙髓炎多为慢性过程，出现急性症状时，常为慢性炎症急性发作。④X 线片上应无病变。

17. B 【解析】上颌第一磨牙受上牙槽后神经、上牙槽中神经和腭前神经 3 支神经支配。

18. B 【解析】在调查研究时通过随机抽样或实验研究时随机分组得到两个样本的资料，通过两样本均数比较的 t 检验推断两个样本所代表的两个总体均数是否相等。

19. E 【解析】面弓是一种工具，用于将患者上颌对颞下颌关节的位置关系转移至架上，从而使上颌模型固定在架的适当位置，这个位置与人体情况是一致的。

20. D 【解析】肾上腺素是血管收缩药，可延长麻醉时间，但是与下牙槽神经阻滞麻醉失败无关。

21. D 【解析】D 选项正确，纵向研究是指在比较长的时间内，对人的心理发展进行系统、定性的研究。A 选项，现况调查是在一个确定的人群中或在某一时点，同时评价暴露与疾病的状况。B 选项，群组研究是指大多数慢性病形成期间发生的许多事件都可能起致病作用。对一群人在某种病尚未明显发生前，对某些可能起病因作用或保护作用的事件的后果进行随访监测，是一种从“因”观“果”的研究方法。E 选项，现场实验法指在实际的工作场所进行的实验研究。

22. E 【解析】上牙槽后神经阻滞麻醉的方向为后上内，沿着上颌结节弧形表面滑动。

23. D 【解析】金属全冠、开面冠即 3/4 冠属于冠外固位体，嵌体属于冠内固位体，桩冠属于根内固位体。

24. C 【解析】侧方殆选磨时要特别注意上、下尖牙的干扰，妨碍侧方运动的进行。选磨部位为下尖牙的唇斜面或上尖牙的舌斜面，通常以选磨下尖牙为主，选磨上尖牙时不可选磨过多而使尖牙短于上切牙。

25. A 【解析】去除牙本质玷污层最好的方法是使用弱酸类的清洁剂涂擦。用弱酸处理牙本质表面，可去除牙本质玷污层，同时使牙本质表层脱矿。

26. C 【解析】根据 2002 年新通过的《医疗事故处理条例》第二条指出：医疗事故是指医疗机构及其医务人员在医疗活动中，违反医疗卫生管理法律、行政法规、部门规章和诊疗护理规范、常规，过失造成患者人身损害的事故。

27. E 【解析】舌神经系下颌神经的分支之一。舌神经属于感觉神经，在下牙槽神经的前方，向下呈弓状沿舌骨舌肌的外面至舌尖。分布于舌前 2/3 的黏膜，接受黏膜的一般感觉。来自鼓索的味觉纤维，也经此神经至菌状乳头，接受舌前 2/3 的味觉。

28. D 【解析】注射标志为腭大孔，腭大孔解剖位置位于上颌第二磨牙腭侧龈缘与腭中缝连线的中外 1/3 交界处。

29. B 【解析】高科技进入医学领域是历史的必然。这一必然性，从根本上来说，是植根于医学领域为更好地实现医学目的而产生的对高科技的巨大的内在需要，而日新月异的高科技恰恰能够极大地满足这一需要。

30. D 【解析】眶下孔的开口方向为下内，进针方向与之相对。

31. C 【解析】复发性口腔溃疡分为以下 3 种。①轻型复发性口腔溃疡：最常见，约占复发性口腔溃疡的 80%。每次 1~5 个溃疡孤立散在，一般直径 2~4mm，圆或椭圆形，边界清晰，溃疡中央凹陷，基底软，外周有约 1mm 的充血红晕带，表面覆有浅黄色假膜，灼痛感明显。②重型复发性口腔溃疡：溃疡大而深，“似弹坑”，周边红肿隆起，基底较硬，但边缘整齐清晰。溃疡疼痛较重，愈后可留瘢痕。③疱疹样复发性口腔溃疡：溃疡小而多，散在分布于黏膜任何部位。综上所述，C 不符合复发性口腔溃疡的临床特点。

32. C 【解析】口腔修复临床较常用的功能检查方法有咀嚼效能的检测、下颌运动轨迹检查、肌电图检查、殆力检查。

33. B 【解析】远中颊角区位于颊棚区的后方，磨牙后垫的颊侧，与咬肌前缘相对应的部位。磨牙后垫位置稳定，是确定殆平面和排列人工后牙的重要参考标志。下颌后部牙槽嵴颊侧的颊棚区趋于水平，由于其表面骨质致密，能承受较大的垂直向压力，可作为下颌义齿的主承托区。缓冲区指无牙颌的骨性隆突部位，如上颌隆突、颧突、上颌结节的颊侧（A 错误）、下颌隆突、下颌舌骨嵴，以及牙槽嵴上的骨尖、骨棱等部位，表面被覆黏膜较薄，切牙乳突内有神经和血管。

34. D 【解析】局部麻醉药中毒是在单位时间内进入血液循环的局部麻醉药量超过分解速度的情况下，血内浓度升高，达到一定的浓度时就会出现中毒症状，引发药物中毒反应的主要原因：①用药量过大。②局部麻醉药快速注入血管。D 正确。

35. D 【解析】人工后牙的牙尖斜度过大会导致侧向力过大。无尖牙𬌗面无高起的牙尖，仅有外展隙，食物溢出沟等。无尖牙可减小侧向力，使𬌗力主要以垂直方向向牙槽嵴传导。可减少由侧向力造成的义齿不稳定，但咀嚼效能不如解剖式牙。

36. A 【解析】按照情绪状态可将情绪分为心境、激情和应激三种。心境是一种微弱、弥散和持久的情绪，也即平时说的心情。激情是一种猛烈、迅疾和短暂的情绪，类似于平时说的激动。应激是机体在各种内外环境因素及社会、心理因素刺激的情况下所出现的全身性非特异性适应反应，又称为应激反应。

37. B 【解析】24 小时内冷敷可收缩血管，减少出血。24 小时后热敷促进血肿吸收。

38. B 【解析】重度伸长牙可适度调磨，以适应于修复治疗。

39. A 【解析】全冠戴用几天即出现咬合痛，首先考虑早接触及干扰点。

40. E 【解析】发生休克时往往需要使用升压药升压抗休克。

41. D 【解析】前牙缺失伴大量骨缺损不属于固定桥修复适应证，美学效果差。固定桥修复对缺牙区牙槽嵴的要求是如下。①缺牙区伤口愈合：一般在拔牙后 3 个月，待拔牙创口完全愈合，牙槽嵴吸收基本稳定后制作固定义齿。如因特殊原因必须立刻修复者，先进行固定桥基牙牙体制备，采用树脂暂时固定桥修复缺失牙，待伤口完全愈合，再作永久固定桥修复。如拔牙创口未愈合，牙槽嵴吸收未稳定，立即作固定桥修复，修复后容易在桥体龈端与黏膜之间形成间隙，从而影响自洁作用和美观。②缺牙区牙槽嵴吸收：缺牙区牙槽嵴吸收不宜过多，特别是前牙区。如果牙槽嵴吸收过多，制作固定桥，桥体外形塑形比较困难，会影响美观。牙槽嵴吸收过多的后牙区，可设计卫生桥。总之对缺牙区牙槽嵴吸收过多者，选择固定桥修复时，需慎重考虑。必要时采用特殊外形塑形处理，如桥体面或切缘至缺牙区黏膜距离过长，桥体牙颈部可采用牙龈色，通过视觉差来缩短桥体长度，与邻牙颈部协调。

42. A 【解析】横断面研究是在某一特定时间对某一定范围内的人群，以个人为单位收集和描述人群的特征以及疾病或健康状况的研究方法。它是描述流行病学中应用最为广泛的方法。

43. E 【解析】预防性使用抗生素多用于一些特殊系统疾病的患者，如糖尿病患者或进行过心脏瓣膜置换的患者，不属于预防医源性感染的使用范围。其他选项均属于操作过程中避免医源性感染的范畴。

44. E 【解析】颞下颌关节区的检查指让患者做开闭口、侧方、前伸等运动，进行视诊、触诊和听诊，并检查以下内容：①颞下颌关节活动度的检查。②颞下颌关节弹响的检查。③外耳道前壁检查。④开口度及开口型。⑤下颌侧方运动。故选 E。

45. E 【解析】深度镇静或过度镇静时可达到全身麻醉的程度，患者的呼吸和循环功能可受到明显干扰，没有适当的准备时，临床风险也随即增大。

46. C 【解析】后牙舌尖应位于磨牙后垫颊、舌面向前与下颌尖牙近中面连线所形成的三角内。

47. D 【解析】下颌远中游离端基托后缘应覆盖磨牙后垫的 1/3~1/2，舌侧远中进入下颌舌骨后窝。下颌总义齿基托后缘应盖过磨牙后垫的 1/2 或全部。

48. E 【解析】原有修复体的检查：患者如佩戴有修复体，应了解患者要求重做的原因，检查原义齿与口腔组织的密合情况，咬合关系是否正确，外形是否合适，义齿对牙龈、黏膜有无刺激以及该义齿行使功能的效率如何等。分析评价原修复体的成功与失败之处，并作为重新制作时的参考。

49. D 【解析】吸氧不具有镇痛作用。

50. A 【解析】造成牙列缺损的病因是龋病、牙周病、根尖周病、颌骨和牙槽骨外伤、颌骨疾患、发育障碍等。目前常见原因仍然是龋病和牙周病。

51. C 【解析】自由联想，联想实验的基本方法之一，1897 年由 F. 高尔顿开创。按形式不同可分为不连续的自由联想和连续的自由联想。自由联想是当主试呈现一个刺激（一般为词或图片，以听觉或视觉方式呈现）后，要求被试尽快地说出他头脑中浮现的词或事实。可以测定人的能力和情绪等，也是精神分析学家使用的一种诊断技术和治疗方式。自由联想与控制联想相对应。在应用自由联想时，事前对被试的反应与刺激之间的关系，不加任何限制，但反应一般约定只以语言方式（单词形式）。

52. C 【解析】腺样囊腺癌的临床病理特点是肿瘤易沿神经扩散，浸润性极强，与周围组织无界限；肿瘤易侵入血管，造成血行转移，但发生颈淋巴结转移率很低。

53. B 【解析】下颌前伸运动时，髁突向前向下运动，这个运动中形成了一条曲线，曲线从初始的位置到最低点的位置形成了一条弧线，弧线的起始点相连形成了一条线，这条线反向延长与眶耳平面线形成了一个夹角，这个夹角就是前伸髁导斜度。

54. B 【解析】根管预备逐步后退法中将用于根尖部预备的最后一支锉称为主锉。主锉又称为主尖锉，代表根尖部预备的最大程度。

55. C 【解析】前牙 3/4 冠：在预备好的邻面内尽可能靠近唇侧，预备出两个相互平行的轴沟，深约 1mm，与唇面切 2/3 及舌隆突下的轴壁平行，龈端在边缘线 0.5mm 以上。

56. B 【解析】全口义齿的磨光面形成浅凹斜面的主要目的是有利于固位。磨光面外形应形成凹斜面，使软组织的作用能对义齿形成夹持力，增强义齿的稳定，而磨光面为突面则软组织会对义齿形成脱位力。

57. E 【解析】使用 1∶213 的碘伏作为表面消毒剂时，推荐接触 5~10 分钟。

58. B 【解析】人格形成的标志是自我意识的确立和社会化的完善。前者标志着形成了个体有别于他人的心理内涵；后者标志着完成了社会角色的认同。

59. C 【解析】注射区有神经损伤，可出现感觉异常、麻木和神经痛症状。注射区血肿的表现是黏膜下或皮下出现紫红色瘀斑或肿块。

60. A 【解析】属于口腔健康教育方法的是举办小型讨论会。常见的 4 种口腔健康教育方法包括个别交谈、组织小型讨论会、借助大众传播渠道和组织社区活动。

61. E 【解析】对于咬合力较大导致破损需重做时，应适当减少桥体的颊舌径。

62. E 【解析】普鲁卡因穿透性和弥散性差不适用于表面麻醉。

63. B 【解析】手术前患者最常见的情绪反应是焦虑和恐惧，患者会对疾病的病因、转归和预后担忧。

64. A 【解析】丁卡因穿透力较强，使黏膜下神经末梢麻醉，主要用于表面麻醉，但也可用于传导麻醉、蛛网膜下腔阻滞和硬膜外麻醉。

65. C 【解析】利多卡因一次最大用量为 300~400mg。

66. C 【解析】牙本质氟浓度较釉质深层高，但低于釉质表层。

67. E 【解析】由于磨牙主要行使咀嚼功能，咬合力较大，塑料甲冠强度不足以承担，不适于作为后牙永久修复体。

68. A 【解析】上牙槽后神经阻滞麻醉又称上颌结节注射法，E 正确。本法适用于上颌磨牙的拔除，C 正确。向上后内方刺入，B 正确。深 15~16mm，A 错误，为本题答案，回抽无血，即可注入麻醉药液 1.5~2.0mL，D 正确。

69. E 【解析】义齿硬衬材料适用于牙槽嵴及黏膜无异常，仅在义齿与黏膜之间出现间隙的患者，义齿软衬材料适用于牙槽嵴吸收严重，骨性突起锐利，黏膜过薄且伴咬合疼痛的患者。而选项 E 对义齿基托组织面调磨缓冲后，不需要再做义齿重衬。

70. E 【解析】下颌向前运动时，髁突的运动是双侧滑动、双侧转动。

【A_2型题】

71. B 【解析】正确答案是牙脱位，A 选项有一定的迷惑性。牙损伤分为牙挫伤、牙脱位和牙折 3 类。牙脱位是较严重的暴力撞击所致，其中包括移位、半脱位和嵌入深部。此案例是1|位置低于牙合面，牙冠缩短，松动Ⅰ度，说明此牙向牙槽窝深部嵌入，故应诊断为部分脱位。牙挫伤临床上表现为患牙不同程度松动、叩痛、无移位。

72. B 【解析】病史较长，近期出现急性自发痛、温度刺激痛及夜间痛等急性牙髓炎症状，可明确慢性牙髓炎急性发作的诊断。

73. E 【解析】明确牙髓状况是进行患牙牙髓炎诊断及鉴别诊断的核心。

74. A 【解析】高血压患者建议使用不含肾上腺素利多卡因进行口腔局部麻醉。

75. C 【解析】诊断为“深龋”，双层垫底直接充填为最佳治疗方法。去净腐质后洞底无穿髓孔，不是直接盖髓的适应证。

76. E 【解析】牙周创伤的病理改变：①牙槽骨的硬骨板消失，骨小梁改建。②牙周膜间隙增宽。③受牵引的硬骨板出现成层的增生，受压侧的牙周膜组织可有变性，坏死及钙化发生。

77. D 【解析】Ⅲ度烧伤后涂碘酊有利于焦痂干透，干燥的焦痂可暂时保护创面，减少渗出，减轻细菌侵入。

78. D 【解析】抑郁质的人对事物体验深刻，善于觉察他人难以发现的细小环节，对事物和他人羞怯、孤僻内向。动作迟钝，多愁善感。林黛玉属于典型的抑郁质。

79. C 【解析】根据三叉神经在口腔内的分布，上颌神经分支中，腭前神经支配上颌3~8 腭侧牙龈及黏骨膜，上牙槽中神经支配上颌 4、5 的牙髓及 6 的近中颊根髓及颊侧牙龈，上牙槽后神经支配上颌 7、8 的牙髓及 6 的远中颊根及腭根髓、颊侧牙龈。颊神经为下颌神经的分支，与上颌牙无关，腭后神经分布于软腭。选项 C 正确。

80. D 【解析】氟化物进行药物治疗，氟可与羟基磷灰石作用，形成难溶于水的氟磷灰石，增强了釉质的抗酸性。

81. E 【解析】翼外肌痉挛临床特征：患侧关节区或关节周围开口及咀嚼痛，一般无自发痛。检查时可见开口中度受限，开口型偏向患侧，被动开口度大于自然开口度。一般无关节弹响，但髁突动度明显减小。可以出现急性关系紊乱。

82. A 【解析】糖尿病的诊断标准：糖尿病症状加任意时间血浆葡萄糖≥11.1mmol/L，或空腹血糖（FPG）≥7.0mmol/L，或口服葡萄糖耐量试验（OGTT）中 2 小时血糖值

（2hPG）≥ 11.1mmol/L。需重复一次确认，诊断才能成立。

83. A 【解析】A 型人格者属于较具进取心、侵略性、自信心、成就感，并且容易紧张。A 型人格者总愿意从事高强度的竞争活动，不断驱动自己要在最短的时间里干最多的事，并对阻碍自己努力的其他人或其他事进行攻击。A 型人格者由于一系列的紧张积累，极易导致心血管病，甚至可随时发生心肌梗死而猝死。

84. B 【解析】牙根无炎症的牙，行根管治疗后一般为观察 1~2 周即可以行桩冠修复。

85. B 【解析】通过病损的描述为白色斑块可考虑的疾病有可能为白色角化症、口腔白斑病、口腔扁平苔藓，需相鉴别诊断。

86. C 【解析】因为此患者急性胰腺炎并发休克，尿量低于 25ml/h，所以可以判断此患者出现了急性肾衰竭。

87. C 【解析】肯尼迪（Kennedy）分类法中第二类牙列缺损是指单侧缺隙位于一侧余留牙的远中，即单侧远中游离缺失。

88. E 【解析】县级人民政府应当在接到报告后 2 小时内向设区的市级人民政府或者上一级人民政府报告；设区的市级人民政府应当在接到报告后 2 小时内向省、自治区、直辖市人民政府报告。县级以上地方人民政府卫生行政主管部门应当对突发事件现场等采取控制措施，宣传突发事件防治知识，及时对易受感染的人群和其他易受损害的人群采取应急接种、预防性投药、群体防护等措施。

89. D 【解析】X 线提示颞下颌关节结构正常，但有张口受限临床症状提示关节外病变，即关节外强直。关节外强直多由坏疽性口炎，外伤或放疗后局部瘢痕挛缩引起。

90. A 【解析】下颌前伸运动时，下前牙切缘沿上前牙舌面向前滑动的轨迹叫切道。切道斜度是指在前伸咬合运动过程中，下颌切牙运行的轨迹与眶耳平面所成的角度。切道斜度的大小与覆盖成反变关系，与覆𬌗成正变关系。当出现前伸𬌗干扰时，应选磨下前牙唇斜面，在不影响美观的前提下，上前牙舌侧面也可以选磨成舌斜面，相当于减小切道斜度，一直磨导至少两侧第二磨牙都有接触为止。

91. B 【解析】诊断为颞下颌关节内强直，多发生在 15 岁以内的儿童，最多见的病因是颞下颌关节损伤。临床表现为开口困难，面下部发育障碍畸形，𬌗关系紊乱，髁突活动减弱或消失，X 线检查显示髁突、关节窝和关节间隙影像模糊或消失。

92. A 【解析】难免流产阴道流血量增多，下腹部阵发性疼痛加剧或出现阴道流液（胎膜破裂）。妇科检查：宫颈口已扩张，有时可见胚胎组织堵塞宫颈口内，子宫大小与停经周数相符或稍小。

93. D 【解析】根据该患者的根分叉病变表现，符合 Glickman 根分叉病变分度法中的Ⅳ度病变，即颊舌侧贯通，且分叉部位暴露，无牙龈覆盖。

94. C 【解析】C 型性格指情绪受压抑的抑郁性格，表现为害怕竞争、逆来顺受、爱生闷气的性格。C 就是取 Cancer 的第一个字母，预示具有这种性格特征的人易患癌症。

95. E 【解析】X 线片可见髁突骨皮质不连续，提示颞下颌骨关节病。

96. C 【解析】患者的临床表现中没有坏死性龈炎的特征性表现，可排除 A；患牙有附着丧失，可排除 B；患牙无龋坏，温度测验反应正常，说明牙龈活力正常，故可排除 D；主要表现为颊侧有脓肿，且有波动感、有牙周袋，为急性牙周脓肿的表现，而不是龈乳头炎的表现，因此，正确答案为 C，排除 E。

97. B 【解析】高血压合并稳定型心绞痛的降压治疗，应选择 β 受体阻断药和长效钙通道阻滞药；发生过心肌梗死者，应选择血管紧张素转化酶抑制药（ACEI）和 β 受体阻断药，可预防心室重塑。该患者心率偏快，对于心率偏快的高血压患者是 β 受体阻断药的适应证。

98. A 【解析】以关节弹响为主要症状，病变早期关节弹响发生在开口初、闭口末。关节无疼痛也无张口受限、口异常。开口型异常表现为开口初期偏向患侧，当髁突越过前移位的关节盘后带时，关节回到髁突后方出现关节弹响，下颌回到中线甚至超越中线，此时开口度可略大于正常。以上均为可复性盘前移位的症状。

99. B 【解析】在脓肿表面切开引流时，如做与牙龈缘平行的水平切口，切口下方脓液会引流不畅，应做与牙龈缘垂直的纵行切口，但不破坏龈缘连续性，以免脓肿愈合后易产生龈裂。

100. C 【解析】牙槽突裂手术的最佳修复时间以 9~11 岁最佳。

【A_3/A_4型题】

101. C 【解析】干预试验指在研究者的控制下对人群采取某项干预措施以观察其对人群疾病或健康状态的影响。是实验法而非观察法，有干预措施。要求设立严格的对照组进行观察。本研究中使用含氟牙膏是干预措施。

102. B 【解析】冠龋的诊断标准是用 CPI 探针探到牙的窝沟或光滑面有底部发软的病损，釉质潜在损害或沟壁软化者。

103. D 【解析】从总体中随机抽取若干群为调查单位，然后对每个群内所有对象进行检查，属于整群抽样。

104. B 【解析】X 线检查用于慢性根尖周炎的诊断及鉴别诊断。

105. E 【解析】牙髓无活力结合牙龈根尖部窦道，可明确诊断。

106. E 【解析】对慢性根尖炎患牙可予根管治疗。塑化治疗和干髓术目前已经临床淘汰。

107. A 【解析】针对根管后变色的牙齿，首先遵循无创的原则，进行内漂白是优选，其原因是内部牙胶和变色物质导致牙齿变色，外漂白作用不大。根管内没有感染，故不考虑根管再治疗。需要进行鉴别诊断的是，因为铸瓷贴面通透性较强，不适合变色牙齿的治疗，烤瓷全冠修复是针对内漂白失败的牙齿采取的一种替代方案。

108. A 【解析】该患者服用氨酚待因后出现唇颊黏膜肿胀等药物过敏反应表现，因此首先应了解其药物过敏史。

109. D 【解析】考题知识点为药物过敏性口腔炎的病因和临床表现，题干提供了明确的用药史，即服用氨酚待因后和典型的药物过敏的临床特征：唇、颊黏膜突然肿胀，出现水疱、糜烂，很容易确立诊断。

110. C 【解析】多形渗出性红斑是以皮肤及黏膜多样化损害为特征的急性炎症性疾病。皮肤病变发生于表皮和真皮交界处，先见血管扩张和局部水肿，血管周围有淋巴细胞浸润。继而红细胞渗出至血管外。黏膜病变与皮肤病变相似。皮疹的特征呈多样性，而先为红斑，故取名为多形性红斑。病因不明确，可能与病毒感染，食物及药物过敏或病灶感染等有关。

111. A 【解析】当口腔处于休息状态时，义齿固位尚好，但张口、说话、打呵欠时义齿易脱位，这是由于基托边缘过长、过厚；也可能是唇、颊、舌系带区基托边缘缓冲不够，影响系带活动。

112. A 【解析】对于上述情况，应磨除过长基托，缓冲系带处基托。

113. B 【解析】76| 过长超过殆平面 1. 5mm，应考虑行调磨。

114. E 【解析】义齿设计时应考虑将人工牙排成浅覆殆及浅覆盖。

115. D 【解析】铸造支架式义齿的强度高，体积小，覆盖组织面积小，舒适性好，易于自洁。

116. C 【解析】Ⅲ度唇裂的定义是整个上唇至鼻底完全裂开。

117. C 【解析】唇裂的修复时间：单侧 3~6 个月，双侧 6~12 个月。

118. D 【解析】牙槽突植骨术一般是在 9~11 岁时进行，即尖牙未萌、根形成 1/2~2/3 时。

119. E 【解析】气胸表现为突发持续性胸痛、呼吸困难。除胸膜炎外其他疾病不可能出现气管右移。胸膜炎与活动关系不大，且临床表现不符合常见的结核性胸膜炎或肿瘤性胸膜炎特点。

120. A 【解析】气胸查体时出现的胸腔积气征包括患侧胸部隆起、呼吸运动和语音震颤减弱、呼吸音消失、气管向健侧移位。

121. E 【解析】气胸叩诊过清音。

122. B 【解析】从题干中可看到，患者的临床表现中没有妊娠期龈炎和坏死性龈炎的特征性表现，可排除 A 和 C；无附着丧失，可排除 2 个牙周炎的诊断；而主要表现为有局部刺激因素——牙龈炎症，且局限于边缘龈，符合慢性龈炎的表现。故选 B。

123. D 【解析】慢性龈炎的治疗原则为去除病因和防止复发，主要是通过洁治术以彻底清除牙菌斑和牙石。

124. E 【解析】牙周炎与龈炎的鉴别点有两点：牙周炎有附着丧失和牙槽骨吸收。从本题给出的条件中看出，该患者此时通过探诊的方法不能确定是否有附着丧失，那就需要看牙槽骨是否吸收，因此需要拍摄 X 线片。

125. A 【解析】术中即再植入原牙窝称为即刻再植。

126. D 【解析】唇面牙釉质有无与即刻再植无关。

127. E 【解析】再植牙成功标准为行使功能 5 年以上 。

【B 型题】

128. A 【解析】未经消毒的乳胶手套主要用于检查、常规充填手术、修复及根管治疗、洁治等工作，是未经消毒的手套。

129. E 【解析】消毒乳胶手套主要用于外科和牙周手术。外科手套主要在长时间进行复杂的口腔外科和种植手术时使用。乙烯基手套用于对乳胶手套过敏者。厚橡皮手套用于清洁或包装器械、进行消毒或处理其他刺激性化学物品。

130. A 【解析】甲型病毒性肝炎以粪口途径为主要传播途径。

131. D 【解析】乙型病毒性肝炎的主要传播途径：母婴传播，体液传播，其他途径传播。故选 D。

132. C 【解析】丙型病毒性肝炎主要传播途径有：输血及血制品；注射、针刺、器官移植、骨髓移植、血液透析；生活密切接触传播；性传播；母婴传播。故选 C。

133. C 【解析】急性牙周脓肿主要为厌氧菌感染，故首选甲硝唑。

134. C 【解析】急性坏死性溃疡性龈炎和急性牙周脓肿的患者皆可口服甲硝唑或替硝唑等抗厌氧菌药物 2~3 天，有利于疾病的控制。

135. A 【解析】茎乳孔以外：面瘫。鼓索与镫骨肌神经节之间：面瘫+味觉丧失+唾液腺分泌障碍。镫骨肌与膝状神经节之间：面瘫+味觉丧失+唾液腺分泌障碍+听觉改变。膝状神经节：面瘫+味觉丧失+唾液腺、泪腺分泌障碍+听觉改变。脑桥与膝状神经节之间：除面瘫外，感觉与分泌功能障碍一般均较轻；如损害影响听神经时，尚可发生耳鸣、眩晕。

136. C 【解析】参见 B 型题 135 题解析。

137. D 【解析】参见 B 型题 135 题解析。

138. E 【解析】舍格伦综合征腮腺造影显示主导管变粗呈腊肠状，有的边缘不整齐，呈羽毛状、花边样、葱皮状，末梢导管点球状扩张。

139. D 【解析】涎瘘分为腺体瘘和导管瘘。题干为导管瘘造影表现。

140. C 【解析】慢性复发性腮腺炎腮腺造影显示末梢导管呈点状、球状扩张，排空迟缓，主导管及腺内导管无明显异常。

141. A 【解析】慢性阻塞性腮腺炎腮腺造影显示主导管、叶间、小叶间导管部分狭窄、部分扩张，呈腊肠样改变。

142. A 【解析】上颌腭部大连接体常选择腭杆，体积小，易清洁，舒适度好。由前腭杆向前伸展至前牙舌隆突之上而形成前腭板；如果覆盖全腭区，则形成全腭板。

143. D 【解析】下颌后牙缺失选择大连接体舌板，舌板是金属铸造而成的舌侧高基托，覆盖在下前牙的舌隆突区之上，进入牙间舌外展隙，舌板上缘呈扇形波纹状。舌板常用于口底浅、舌侧软组织附着过高、舌隆突明显者，尤其适用于前牙松动需夹板固定者，舌系带附着高不能容纳舌杆者，以及倒凹过大等不宜使用舌杆者。

144. E 【解析】游离端牙列缺失，尤其伴牙槽骨、颌骨和软组织缺损者应选用树脂基托做连接体。

145. A 【解析】全口义齿使用 3 年后就应该重衬或重新制作，因为随着年龄的增长和义齿使用时间的延长，牙龈会不断地萎缩，软组织也会有相应的变化，从而导致密合度会降低，佩戴时会出现松动，不稳定的情况。

146. C 【解析】全口义齿一般使用 7~8 年应该重新制作。

147. B 【解析】桥体是固定桥恢复缺失牙的形态和功能部分。

148. A 【解析】固位体是固定桥黏固于基牙上并与桥体相连的部分。

149. E 【解析】活动连接体具有一定应力缓冲作用。是将固位体与桥体通过栓道式连接体相连接，活动连接体适用于半固定桥的活动连接端。

150. D 【解析】连接体分为活动连接体和固定连接体，是固定桥的应力集中部分。

2024全国口腔执业医师资格考试模拟试卷与解析（二）

第四单元

中国协和医科大学出版社
北　京

【A_1 型题】

答题说明

每一道考试题下面有 A、B、C、D、E 五个备选答案，请从中选择一个最佳答案。

1. 急性根尖周炎疼痛缓解时的病理特点是脓肿
   A. 位于牙槽窝内
   B. 位于牙槽窝和牙槽骨
   C. 达黏膜下
   D. 达骨膜下
   E. 位于牙周膜内
2. 乳磨牙根尖周组织严重感染导致的继承恒牙牙釉质发育不全，又称为
   A. 蕾状牙
   B. 桑葚状磨牙
   C. 特纳牙
   D. 牙内陷
   E. 哈钦森牙
3. 氟牙症临床表现的特点不包括
   A. 釉质呈白垩或褐色斑块
   B. 釉质的实质性缺损
   C. 发生于同一时期萌出的牙
   D. 重症有骨骼的增生性变化
   E. 恒牙和乳牙均受累
4. 窝沟龋进展快是因为
   A. 刷牙难使窝沟清洁
   B. 窝沟龋致龋菌多产酸多
   C. 窝沟底部距离牙髓较近
   D. 窝沟釉质较光滑面釉质薄
   E. 龋向邻近釉质和釉质牙本质界发展
5. 人对客观现实稳定的态度和与之相适应的习惯化的行为方式是指
   A. 态度
   B. 行为
   C. 性格
   D. 能力
   E. 气质
6. 引起疱疹性龈口腔炎的病原体是
   A. 细菌
   B. 真菌
   C. 病毒
   D. 衣原体
   E. 立克次体
7. 不替换的牙是
   A. 侧切牙
   B. 中切牙
   C. 尖牙
   D. 前磨牙
   E. 磨牙
8. 如欲刮治磨牙和前磨牙的近中面，应选用的 Gracey 刮治器编号是
   A. #7/8
   B. #5/6
   C. #11/12
   D. #13/14
   E. #9/10
9. 在牙齿发育期间，全身疾病、营养障碍或严重的乳牙根尖周感染导致的釉质结构异常称为
   A. 牙内陷
   B. 四环素牙
   C. 牙本质发育不全
   D. 釉质发育不全
   E. 桑葚状磨牙
10. 一个易患龋病者，为了减少龋病的发生，可以选用的化学杀菌剂应是

A. 丁香油
B. 麝香草酚乙醇
C. 氯己定
D. 75%的乙醇
E. 三聚甲醛

11. 乳磨牙慢性根尖周炎瘘管最常出现于
A. 龈沟
B. 根尖区黏膜
C. 根分叉
D. 舌侧黏膜
E. 颊侧皮肤

12. 目前已知效果最确切的抗牙菌斑的药物是
A. 2%盐水
B. 1%过氧化氢液
C. 0.01%甲硝唑液
D. 0.05%依沙吖啶液
E. 0.12%氯己定液

13. 复发性口腔溃疡发作时，溃疡的一般表现特征是
A. 深、大、黄、痛
B. 黄、红、凹、痛
C. 浅、小、黄、痛
D. 深、大、凹、痛
E. 浅、红、凹、痛

14. 乳牙根尖周病的主要病因是
A. 乳牙外伤
B. 重度磨耗
C. 化学烧伤
D. 髓腔感染
E. 先天畸形

15. 牙周疾病的二级预防不包括
A. 口腔健康教育
B. 专业性洁治
C. 去除牙菌斑、牙石
D. 牙周刮治
E. 根面平整

16. 下列关于乳牙牙髓炎临床表现特点的叙述，不正确的是
A. 乳牙牙髓病以慢性炎症为主
B. 深龋感染是引起乳牙牙髓病的唯一原因
C. 临床上往往见到深龋洞
D. 龋蚀未去净露髓，往往说明牙髓已经感染
E. 乳牙牙髓感染可伴发牙根吸收

17. 急性牙髓炎的疼痛性质中，最具诊断特点的是
A. 痛向颌面部放射
B. 冷刺激引起疼痛
C. 热刺激引起疼痛
D. 自发痛阵发性加重
E. 持续性痛和叩痛

18. 最常见的颞下颌关节脱位类型是
A. 急性上方脱位
B. 复发性后方脱位
C. 陈旧性侧方脱位
D. 急性前方脱位
E. 陈旧性前方脱位

19. 用氯己定控制牙菌斑，长期使用会产生
A. 口腔黏膜糜烂
B. 牙釉质脱矿
C. 舌背部溃疡
D. 牙本质敏感
E. 舌背部着色

20. 轻型复发性口腔溃疡好发部位是
A. 舌背
B. 口角
C. 牙龈
D. 硬腭
E. 唇颊黏膜

21. 关于颞下颌关节脱位的诊断哪一项是错误的
A. 开、闭口在关节窝内均不能触及髁突
B. 大开口运动后能自行闭合

C. 双侧脱位可能出现疼痛
D. 殆关系紊乱
E. 关节 X 线片示髁突位于关节结节前方

22. 急性根尖周炎应急处理措施是
A. 开髓
B. 建立引流
C. 切开排脓
D. 给予抗菌药物的全身治疗
E. 以上都是

23. 实验流行病学的主要用途不包括
A. 探讨疾病的病因
B. 预防措施的效果与安全性评价
C. 了解疾病的情况和分布特点
D. 评价某种新药、新方法或新制剂的效果
E. 医疗保健措施质量成本效果、成本效益评价

24. 下列有关牙 X 线影像说法不正确的是
A. 牙骨质 X 线片显示的密度与牙本质不易区别
B. 牙釉质 X 线片显示的影像密度最高
C. 牙本质 X 线片显示的影像密度较釉质稍低
D. 牙髓 X 线片显示为密度低的影像
E. 老年人的根管和髓室较年轻人大而粗

25. 受理执业医师注册申请的卫生健康主管部门，对应当准予注册的，准予注册的期限是自收到申请之日起多少个工作日内
A. 5
B. 10
C. 15
D. 20
E. 60

26. 下列哪项最适合用牙髓血管再生术进行治疗
A. 年轻恒牙和乳牙
B. 成人磨牙
C. 成人前磨牙
D. 老年人下前牙
E. 成人上颌磨牙

27. 根管预备辅助药物中，抑菌作用最弱的是
A. 0.5%次氯酸钠
B. 5.25%次氯酸钠
C. 3%过氧化氢
D. 17%乙二胺四乙酸（EDTA）
E. 2%氯胺-T

28. 疑有上颌骨骨折时，最常用的 X 线检查方法是
A. 上颌前部片
B. 许勒位片
C. 华特位片
D. 颅底位片
E. 曲面体层片

29. 颞下颌关节复发性脱位手法复位，颅颌绷带固定后效果欠佳的治疗原则不包括
A. 关节囊内硬化剂治疗
B. 关节囊及韧带加固术
C. 关节结节切除术
D. 关节结节增高术
E. 髁突切除术

30. 下列不是舍格伦综合征的唾液腺造影表现的为
A. 唾液腺末梢导管扩张
B. 导管及腺体形态正常，排空功能正常
C. 腺体向心性萎缩
D. 肿瘤样改变
E. 造影剂外溢

31. 综合治疗台表面消毒使用的方法是
A. 一次性纸巾覆盖
B. 毛巾覆盖
C. 消毒液擦拭

D. 塑料布覆盖
E. 治疗巾覆盖

32. 骨纤维异常增殖症常见的典型 X 线表现是
A. 毛玻璃样阴影
B. 呈日光放射状排列的骨刺
C. 大小不等的圆形齿状阴影
D. 不规则骨质破坏
E. 单囊状阴影

33. 颞下颌关节复发性脱位的病因，哪一项是错误的
A. 急性前脱位治疗不当
B. 长期咀嚼肌痉挛
C. 老年人
D. 慢性长期消耗性疾病
E. 韧带及关节囊松弛

34. 导致人体摄取氟过多的氟来源中，可能性最小的是
A. 食品氟
B. 饮水氟
C. 含氟牙膏
D. 空气氟
E. 含氟涂膜

35. 流行病学实验中，需要确定实验观察期限，若欲观察氟防龋的效果，至少应观察
A. 2 周
B. 半年
C. 1 年
D. 1 年半
E. 2 年

36. 更易患口腔念珠菌病的人群为
A. 嗜烟者
B. 嗜酒者
C. 更年期妇女
D. 长期大量应用抗生素者
E. 患有胆道疾病者

37.《中华人民共和国基本医疗卫生与健康促进法》的施行日期是
A. 2019 年 1 月 1 日
B. 2019 年 12 月 31 日
C. 2020 年 1 月 1 日
D. 2020 年 5 月 1 日
E. 2020 年 6 月 1 日

38. 氟的防龋机制是氟能抑制
A. 葡糖基转移酶
B. 果糖基转移酶
C. 碳水化合物酶
D. 琥珀酸脱氢酶
E. 磷酸酯酶

39. 对口腔健康教育不正确的看法是
A. 口腔预防保健项目
B. 口腔公共卫生的基础
C. 传递科学信息的途径
D. 争取领导支持的方法
E. 提高健康意识的措施

40. 某患者的 X 线片示左下第一磨牙近中邻面阴影，探诊不敏感，冷测一过性敏感，叩痛（-），医生将该牙腐质去净，制备Ⅱ类洞型，单层垫底后银汞合金充填，该医生的做法属于
A. 龋病的一级预防
B. 龋病的二级预防
C. 龋病的三级预防
D. 防止龋病的并发症
E. 易感人群的特殊防护

41. 单纯的刷牙能清除牙菌斑的
A. 40%左右
B. 50%左右
C. 60%左右
D. 70%左右
E. 80%左右

42. 急性颞下颌关节前脱位复位后，限制下颌运动最为简便适用的方法为
A. 颅颌绷带
B. 牙弓夹板颌间固定

C. 仅需避免大开口和大口咬硬食物
D. 简单颌间结扎固定
E. 头颏石膏绷带固定

43. 人体氟摄入的主要来源为
A. 粮食
B. 蔬菜
C. 饮水
D. 燃料
E. 空气

44. 我国 12 岁儿童龋均为 0.68，世界卫生组织龋病流行程度评价为
A. 很低
B. 低
C. 中
D. 高
E. 很高

45. 器质性病变导致的开口度逐渐变小，以致于完全不能开口，称为
A. 关节盘移位
B. 咀嚼肌群痉挛
C. 癔症性牙关紧闭
D. 破伤风后牙关紧闭
E. 颞下颌关节强直

46. 关于口腔检查的顺序，以下错误的是
A. 先整体后局部
B. 先内后外
C. 先一般后特殊
D. 先上后下
E. 先右后左

47.《中华人民共和国基本医疗卫生与健康促进法》指出：医疗卫生与健康事业应当坚持以人民为中心，为人民健康服务。医疗卫生事业应当坚持
A. 利益性原则
B. 公益性原则
C. 社会性原则
D. 强制性原则
E. 效益性原则

48. 下列关于颞下颌关节强直的治疗方法中哪一项是正确的
A. 早期药物治疗，晚期手术治疗
B. 抗炎为主
C. 镇痛药辅助下的开口训练
D. 早期手术治疗为主
E. 理疗结合开口训练

49. 全冠粘固后出现龈缘炎，可能的原因除外
A. 全冠的轴壁凸度不良
B. 冠边缘过长
C. 冠边缘悬突
D. 试冠时损伤牙龈
E. 冠边缘位于龈下

50. 念珠菌性口炎临床上可分为以下四型
A. 慢性肥厚型、慢性增殖性、急性红斑型、溃疡型
B. 急性假膜型、急性红斑型、充血型、慢性增殖性
C. 急性假膜型、急性红斑型、慢性红斑型、慢性增殖性
D. 急性假膜型、急性红斑型、坏死型、慢性增殖性
E. 急性假膜型、急性红斑型、慢性增殖性、慢性肥厚型

51. 一个测验工具中对于对象可以测量到的程序，是指该工具的
A. 常模
B. 信度
C. 效度
D. 样本
E. 标准

52. 不可复性盘前移位早期的主要表现是
A. 开口末期关节弹响
B. 开口初期关节弹响
C. 开口受限，开口时下颌偏向患侧，患者曾有关节弹响史
D. 开口过度

E. 关节摩擦音

53. 如果固定桥桥体的厚度减半，其余条件不变，则其挠曲变形量变为
A. 增加至原来的 9 倍
B. 增加至原来的 8 倍
C. 增加至原来的 6 倍
D. 增加至原来的 4 倍
E. 增加至原来的 2 倍

54. 窝沟封闭剂的组成成分中没有
A. 树脂基质
B. 硫酸
C. 稀释剂
D. 引发剂
E. 填料

55. 关节内强直与关节外强直最有诊断意义的鉴别点是
A. 完全不能开口
B. 髁突活动减弱或消失
C. 咬合关系变化
D. 口腔和面部畸形
E. X 线片示关节正常解剖形态的变化或消失

56. 某地区某种病的发病率明显超过历年的散发发病率水平，则认为该病
A. 大流行
B. 散发
C. 有季节性
D. 暴发
E. 流行

57. 下列关于嵌体洞斜面的描述中错误的是
A. 增加密合度
B. 去除洞缘无基釉
C. 防止粘结剂被唾液溶解
D. 位于釉质牙本质界
E. 位于牙本质内

58. 关于不可复性盘前移位临床特征的描述，错误的是
A. 关节弹响史继而出现间断性关节绞锁史
B. 弹响消失而开口受限
C. 开口时下颌偏向患侧
D. 检查被动张口度时开口度不能增大
E. 开口度过大伴闭口末弹响

59. 青春期牙周炎，首选的抗生素是
A. 糠甾醇
B. 青霉素
C. 甲硝唑
D. 四环素
E. 头孢他啶

60. 影响全口义齿固位力中大气压力作用的主要因素是
A. 颌骨的形态
B. 牙槽嵴的形态
C. 基托的面积
D. 基托边缘封闭
E. 黏膜的性质

61. 属于特殊固定桥类型的是
A. 粘接固定桥
B. 双端固定桥
C. 半固定桥
D. 复合固定桥
E. 单端固定桥

62. 可复性盘前移位的主要症状为
A. 关节摩擦音
B. 开口受限
C. 关节破碎音
D. 开口初、闭口末期关节弹响，开口型改变
E. 急性关节前脱位

63. 下列选项中，不属于医疗卫生人员的是
A. 执业医师
B. 执业助理医师
C. 药师
D. 注册护士
E. 护工

64. 没有去除牙菌斑作用的口腔卫生方法是

A. 使用牙签
B. 使用牙间刷
C. 清水漱口
D. 使用牙线
E. 使用牙刷

65. 使用电刀切龈时严禁触及牙面及根面，因为
A. 造成牙周组织破坏
B. 造成骨坏死
C. 造成软组织坏死
D. 引起牙槽骨坏死
E. 刺激牙髓造成牙髓病变

66. 研究某食物与另外一种事物的关系及其密切程度，用
A. 回归系数
B. 相关系数
C. 相对比
D. 截距
E. 率

67. 免疫组织化学染色，淀粉酶阳性的涎腺肿瘤是
A. 多形性腺瘤
B. 腺样囊性癌
C. 嗜酸性腺瘤
D. 腺泡细胞癌
E. 黏液表皮样癌

68. 因紧急抢救未能及时填写病历的，应当在抢救结束后据实补记，并加以注明，其时限是
A. 6 小时
B. 9 小时
C. 12 小时
D. 24 小时
E. 48 小时

69. 涎腺腺泡破坏，腺导管增生，有时易与黏液表皮样癌相混淆的疾病是
A. 慢性硬化性涎腺炎
B. 坏死性涎腺化生
C. 涎瘘
D. 舍格伦综合征
E. 涎腺结核

70. 具有公共卫生特征的全身氟防龋措施是
A. 自来水氟化
B. 含氟牙膏
C. 牛奶氟化
D. 氟片
E. 氟滴剂

【A_2 型题】

答 题 说 明

每一道考题是以一个小案例出现的，其下面都有 A、B、C、D、E 五个备选答案，请从中选择一个最佳答案。

71. 患儿，男，3 个月。出生后即发现上唇左侧浅凹陷，哭闹时明显，但皮肤和黏膜完整。可能的诊断是
A. Ⅰ度唇裂
B. Ⅱ度唇裂
C. Ⅲ度唇裂
D. 唇隐裂
E. 混合性唇裂

72. 患者，男性，55 岁。半年前左下后牙龋病做充填治疗后一直食物嵌塞，近 1 周

来出现持续性自发性钝痛及牙龈出血。最可能的原因是

A. 深龋使用刺激性较强的消毒药物
B. 备洞时产热过多
C. 充填时接触点恢复不良
D. 充填时未垫底
E. 备洞时意外穿髓

73. 患者，女性，60 岁。右下后牙充填后 1 周出现自发性钝痛，可以定位。疼痛与温度无关。咀嚼时可加重疼痛。X 线片示 7| 近中殆面中龋，已做了复合树脂充填。则能引起上述症状的原因中最不可能的是

A. 邻面接触点恢复过凸
B. 接触不良引起食物嵌塞
C. 充填物形成颈部悬突
D. 备洞时意外穿髓
E. 充填体过高

74. 患者，女性，30 岁。左上后牙龈肿痛 1 周，口服抗菌药物治疗无效。检查：|6 牙体颊侧牙周脓肿形成，叩痛（+），冷测反应同对照牙，牙周袋 8mm。应急处理应是

A. 龈上洁治
B. 局部麻醉下开髓
C. 龈下刮治
D. 脓肿切开引流
E. 全身药物治疗

75. 某地一位司机在车祸中受重伤，被同行的人送到附近一家医院抢救。检查：患者多发性骨折，多脏器破裂，不及时手术会使患者死亡。手术需要亲属签协议书。可患者的同行者谁也不敢代替家属签名。这时，主刀医师的上级医师签了协议书，表示承担责任。经过医务人员的全力抢救，患者脱险。对该上级医师的做法作出的正确伦理评价应该是

A. 正确，医师在医患关系中居主导地位，最有权力决策
B. 正确，权威医师在任何时候都可以代替患者做主
C. 正确，医师既已受到患者信托，必要时必须承担责任
D. 错误，医师本人和医院承担的风险太大
E. 错误，未经家属委托

76. 患者，男性，50 岁。因下颌不能闭合来口腔急诊就诊。患者在晚间打哈欠时（大张口）感到两侧颞下颌关节区疼痛，随后不能闭口。临床检查可见前牙呈开、反殆。下颌前伸，两颊变平，耳屏前方触诊有凹陷。患者为何种类型的颞下颌关节脱位，髁突位于何处

A. 前脱位，髁突位于关节结节的下方
B. 前脱位，髁突位于关节结节的前上方
C. 后脱位，髁突位于关节结节的后上方
D. 后脱位，髁突位于关节窝的后方
E. 后脱位，髁突位于关节窝的后下方

77. 患儿，男，2 岁。双侧完全性腭裂，其临床表现不包括

A. 常与双侧唇裂同时发生
B. 前颌部分向两侧裂开
C. 双侧牙槽嵴裂
D. 腭垂缺失
E. 前颌骨孤立于中央

78. 患儿，男，1 岁半。4 个上切牙唇面龋坏深，上颌第一乳磨牙颊面和殆面龋浅，患儿有夜里喝奶习惯。应考虑为

A. 猖獗龋
B. 婴幼儿龋
C. 多发龋
D. 奶瓶龋
E. 忽视性龋

79. 患者，女性，44 岁。主诉左下牙龈肿

胀、牙松动1年余。检查：⌈4 牙龈肿胀、溢脓，探近中袋深，松动Ⅱ度，叩痛（+），龋深，牙髓无活力，X线片示根端骨吸收区与近中侧牙槽骨吸收相通，远中侧牙槽骨无吸收。该病应诊断为

A. 牙周-牙髓联合病变

B. 慢性牙周炎

C. 根分叉区病变

D. 青少年牙周炎

E. 牙周脓肿

80. 修复前口腔的一般处理不包括

A. 选择合适的修复材料

B. 保证良好的口腔卫生

C. 拆除不良修复体

D. 治疗和控制龋病及牙周病

E. 处理急性症状

81. 患者，女性，47岁。诊断为慢性牙周炎。基础治疗1个月后，⌈6 牙周袋探诊深度仍然为6mm，可探入颊侧根分叉区，牙龈无退缩，X线检查见根分叉处牙槽骨密度减低。适宜的手术方法为

A. 翻瓣术

B. 袋壁刮治术

C. 隧道成形术

D. 分根术

E. 引导性组织再生术

82. 某患者上颌第三磨牙废用伸长，经常咬颊，欲拔除。在行上牙槽后神经阻滞麻醉时，正确的进针点为

A. 上颌第一磨牙远中颊侧前庭沟处

B. 上颌第三磨牙远中前庭沟底

C. 上颌第二磨牙远中颊侧前庭沟处

D. 上颌第二磨牙腭侧龈缘与腭中线连线的中外1/3处

E. 翼下颌韧带中点外3~4mm处

83. 患者，男性，16岁。左下后牙遇冷、热、甜、酸痛，无自发痛。检查发现⌈7 深龋，去腐时敏感，未穿髓，无叩痛。则宜选择哪种治疗方法

A. 洞底用磷酸锌粘固剂垫底

B. 窝洞制备要求做成壁直底平

C. 用球钻去软龋比挖匙去软龋安全

D. 可酌情保留少许软龋，用药物处理

E. 用挖匙以先中央后四周的方式去除腐质

84. 患者，男性，70岁。初戴全口义齿1周复诊，主诉咀嚼费力，面部肌肉疲劳，黏膜压痛且位置不确定，每天戴用时间越长症状越明显，且心情烦躁、表情僵硬。最可能的原因是

A. 初戴不适应

B. 义齿固位差

C. 咬合不平衡

D. 义齿垂直距离过高

E. 义齿组织面在骨突处缓冲不足

85. 某研究者，为了验证氯霉素对伤寒的疗效，在409例伤寒患者中进行对照试验，其中251例用氯霉素治疗，其余158例不用。结果使用组251人中死亡20人，死亡率7.97%，未用组158人中死亡36人，病死率22.8%，已有结论被亲自证实。下面哪种说法是错误的

A. 涉及人的生物医学研究在临床医学中的价值和伦理意义是无可非议的

B. 无伦理代价的试验，在医学科学方面并非都能做到

C. 在临床医学研究中使用安慰剂是心理试验，但要付出伦理代价

D. 无伦理代价的试验，在医学科学方面是可以全部做到的

E. 安慰剂虽没有药理作用，但确有一定的效果

86. 患者，女性，25岁。右侧上颌侧切牙为锥形牙，与邻牙之间有约2mm间隙。以下修复方式中不合适的是

A. 全瓷冠
B. 瓷贴面
C. 树脂贴面
D. 金属烤瓷冠
E. 3/4 冠

87. 患者，男性，40 岁。诉左上颌后牙出现咬合痛 7 天，求治。口腔检查；左上第一磨牙近远中向纵折，松动 I 度，叩诊（+），牙龈稍红肿。拟局部麻醉下拔除，采用的麻醉方法是
A. 上牙槽后神经阻滞麻醉+眶下神经阻滞麻醉
B. 上牙槽后神经阻滞麻醉+腭前神经阻滞麻醉
C. 上牙槽后神经阻滞麻醉+近中颊根局部浸润麻醉
D. 上牙槽后神经阻滞麻醉+近中颊根局部浸润麻醉+眶下神经阻滞麻醉
E. 上牙槽后神经阻滞麻醉+近中颊根局部浸润麻醉+腭前神经阻滞麻醉

88. 某患者左上中切牙牙冠 3/4 缺损，无叩痛、无松动，牙龈无红肿，X 线示该牙已经过完善的根管治疗、根尖无阴影。以下方案中除哪项以外都是不适合的
A. 嵌体
B. 3/4 冠
C. 桩核+全冠
D. 开面冠
E. 全冠

89. 患者，男性，44 岁。主诉左下后牙牙龈肿痛 1 周。检查见⌈7 颊侧牙龈卵圆形肿胀，触诊可查及波动感，牙体组织完整，牙周袋深 9mm，探诊溢脓。X 线片示牙槽骨吸收达根长 1/2，根尖区无骨吸收暗影，以下最可能的诊断是
A. 急性牙周脓肿
B. 急性牙龈脓肿
C. 急性牙槽脓肿
D. 急性根尖周脓肿
E. 以上都不是

90. 患者，男性，65 岁。右上第一和第二磨牙仅剩残根，不松动。拔除该两残根时应麻醉的神经是
A. 眶下神经+腭后神经
B. 上牙槽前神经+上牙槽后神经+腭前神经
C. 上牙槽后神经+上牙槽中神经+鼻腭神经
D. 上牙槽中神经+上牙槽后神经+腭前神经
E. 上牙槽后神经+腭前神经

91. 某医师甲从 2019 年 10 月起，离开医院岗位转而从事推销工作。若甲至 2021 年 9 月 30 日仍不回岗位，其所在医院向准予甲注册的卫生健康主管部门报告的期限是
A. 7 天内
B. 10 天内
C. 15 天内
D. 30 天内
E. 2 个月

92. 患者⌊1 大面积树脂充填物，现自觉美观性较差，要求修复。检查：MO 树脂充填物，边缘密合，无松动，无叩痛，其余无明显异常情况。拟行金瓷冠修复，关于牙体预备要求正确的是
A. 切端磨除 1mm
B. 唇侧磨除 1mm
C. 唇侧龈边缘应放龈上
D. 切缘预备成与牙长轴成 45°的面向腭侧小斜面
E. 牙体预备分次磨除

93. 患者，男性，28 岁。于左下颌第三磨牙拔除过程中因疼痛紧张，而出现胸闷、心悸、面色苍白、四肢湿冷、脉快而

弱。此情况属于

A. 晕厥

B. 肾上腺素反应

C. 麻醉药中毒

D. 休克

E. 麻醉药过敏

94. 患者，女性，60岁。8765|缺失，行可摘局部义齿修复1周后诉义齿咀嚼时咬颊黏膜。关于原因的推测，以下错误的是

A. 人工牙过于偏向颊侧

B. 殆平面过高

C. 上下颌覆盖不够

D. 颊部组织因为长期缺牙变肥厚

E. 可加厚颊侧基托以撑开颊侧组织

95. 某县医院收治了数名高热伴头痛、鼻塞、流涕、全身酸痛等症状的患者，后被确诊为人感染H7N9型流感。为了防止疾病传播，该医院严格按照有关规定立即对患者予以隔离和治疗，同时在规定的时限内报告当地卫生计生行政部门。该规定时限是

A. 6小时

B. 5小时

C. 4小时

D. 3小时

E. 2小时

96. 患者，女性，22岁。因病情需要行下牙槽神经口内阻滞麻醉，麻醉后出现暂时性牙关紧闭。其发生的原因是麻醉药注射不准确，实际注射的部位是

A. 翼内肌或咬肌内

B. 翼外肌内

C. 翼下颌皱襞

D. 腭大孔

E. 腭前孔

97. 患者，女性，70岁。无牙颌，要求全口义齿修复。患者端坐治疗椅上，全身自然放松，头颈部直立，两眼平视，口唇轻轻闭合，下颌处于生理休息状态。测得鼻底至颏底距离为71mm。则颌位关系记录的咬合垂直距离应为

A. 65mm

B. 68mm

C. 70mm

D. 71mm

E. 74mm

98. 患者，男性，20岁。右下颌中位水平阻生第三磨牙拔除术后4小时，伤口仍出血，否认全身疾病史。分析出血原因，不包括

A. 未完全缝合软组织切口

B. 损伤下牙槽动脉

C. 牙槽骨内小血管破裂

D. 拔牙伤口感染后出血

E. 患者未遵医嘱

99. 患者，女性，28岁。自诉左下后牙近1个月来进食时有时有疼痛感，经口腔内科诊断为⌈6隐裂牙，来口腔修复治疗会诊。请问该患者暂时性修复的最佳治疗方案是

A. 铸造金属全冠诊断性暂时修复

B. 塑料全冠诊断性暂时修复

C. 烤瓷全冠诊断性暂时修复

D. 根管治疗+冠修复

E. 磨除隐裂线后充填

100. 患者，男性，50岁。拔除下颌第一磨牙后，新鲜血液充盈牙槽窝，但不能淹没牙根间隔。正确的处理是

A. 缝合拔牙创

B. 咬除根间隔

C. 碘仿纱布覆盖

D. 明胶海绵覆盖

E. 任其吸收

【A_3/A_4 型题】

答 题 说 明

以下提供若干个案例，每个案例下设若干道考题。请根据答案所提供的信息，在每一道考题下面的 A、B、C、D、E 五个备选答案中选择一个最佳答案。

（101～103 题共用题干）

患儿，女，8 岁。主诉：左上前牙肿物 3 天。现病史：近半年来左侧经常冷热刺激痛，咀嚼痛，偶有自发痛，不用左侧吃饭。1 周前左上前牙疼痛加重，3 天前牙龈肿痛。检查：⌊2 舌隆突处有内陷窝，腐质较软，探窄深。叩诊（+），松动Ⅰ度。牙龈充血，根尖区牙龈有一小脓包，刺破有脓液溢出。X 线片显示⌊2 根周膜不连续，根尖区边缘低密度影，根尖呈大喇叭口状。⌊6 䫓面龋洞深，探诊无反应，不松动，叩痛（－）。⌈V 邻䫓面大面积龋坏，髓腔暴露，叩痛（+），松动Ⅰ度。牙颈部有瘘管，牙龈充血。X 线片显示⌈V 根分叉及近中根处有低密度影，根周骨硬板消失。⌈5 牙根形成 1/3，牙囊不连续，上方骨板破坏。

101. ⌊2 感染来源是
  A. 隐裂
  B. 畸形舌窝感染
  C. 龋病
  D. 牙周感染
  E. 䫓创伤

102. ⌊2 的治疗方法是
  A. 根尖诱导成形术
  B. 根管治疗
  C. 塑化治疗
  D. 瘘管搔刮术
  E. 冠髓切断术

103. ⌈V 进行诊断的重要依据是
  A. X 线表现
  B. 叩诊松动度
  C. 疼痛史
  D. 髓腔暴露
  E. 牙龈瘘管

（104～106 题共用题干）

患者，男性，25 岁。5 周来，牙龈乳头坏死，坏死形成溃疡处凹陷，表面灰白色伪膜，触之出血明显，口腔有腐性口臭。体温 39℃，颏下淋巴结肿大伴疼痛。既往未出现全身明显异常现象。

104. 本病的病因不包括
  A. 微生物
  B. 吸烟
  C. 口腔卫生习惯
  D. 服用药物
  E. 免疫因素

105. 本病最可能的病程是
  A. 起病缓，病程短
  B. 起病缓，病程长
  C. 起病急，病程短
  D. 起病急，病程长
  E. 以上都不是

106. 本病最可能出现的牙位是
  A. 上前牙
  B. 下前牙
  C. 上颌磨牙
  D. 下颌磨牙
  E. 上颌前磨牙

（107～108 题共用题干）

患儿，男，4 岁。诉发音不清求治。口

腔检查：舌不能自由前伸，伸舌时舌尖部呈“W”形，智力发育正常。

107. 引起发音不清的可能原因是
   A. 智力发育迟缓
   B. 舌系带过短
   C. 心理障碍
   D. 发音教育不明确
   E. 地方方言过重

108. 根据诊断，合适的治疗是
   A. 请儿科医生诊治智力发育问题
   B. 舌系带修整术
   C. 进行儿童心理辅导
   D. 纠正不正确的发音
   E. 搬舌速疗法

（109~112 题共用题干）

患者，男性，47 岁。右上第一磨牙残冠，拔除术中发生折断。

109. 断根的原因最可能是
   A. 牙钳喙长轴与牙长轴平行
   B. 牙根外形变异
   C. 牙钳喙紧贴牙面
   D. 牙槽骨未能与牙根固连
   E. 牙冠龋坏，牙的脆性大

110. 若根折断位置较深，拟使用牙挺拔除，拔除中的要求不包括
   A. 牙挺应能达到一定的深度
   B. 挺刃应与牙根相适应
   C. 拔除支点可在颊侧骨板
   D. 支点也可选择牙槽间隔
   E. 牙挺应从断面较高处进入

111. 在拔除断根之前应进行的准备工作中，错误的是
   A. 考虑患者全身情况及手术复杂程度
   B. 仔细检查断根的数目、大小、部位等
   C. 配置良好的照明并仔细止血
   D. 应拍摄必要的 X 线片，准备合适的器械
   E. 暂不向患者做解释

112. 若患者术后感觉创口不适、疼痛，检查见创口肉芽组织充血、炎性肉芽增生，则可能发生了
   A. 干槽症
   B. 口腔上颌窦瘘
   C. 牙源性上颌窦炎
   D. 拔牙创感染
   E. 牙槽骨骨折，错位愈合

（113~114 题共用题干）

患者，男性，65 岁。无牙颌患者，牙槽嵴欠丰满，上下颌弓后部宽度不协调，下颌弓明显宽于上颌弓。

113. 下列对于人工后牙排成反𬌗的目的描述恰当的一项是
   A. 美观
   B. 提高咀嚼效率
   C. 易于达到平衡𬌗
   D. 避免咬颊
   E. 使人工牙排在牙槽嵴顶

114. 全口义齿人工后牙需要排成反𬌗关系的指征是上下颌牙槽嵴的连线与𬌗平面交角小于
   A. 90°
   B. 80°
   C. 70°
   D. 60°
   E. 50°

（115~118 题共用题干）

患者，男性，65 岁。$\overline{654|678}$ 缺失。$\overline{|45}$ 间有约 1.5mm 的间隙，不松动。$\overline{8|}$ 近中舌向倾斜，$\overline{7|}$ 稳固。下颌前牙区舌侧牙槽骨为斜坡形。

115. 所取印模应为
   A. 弹性印模
   B. 开口式印模
   C. 功能性印模
   D. 解剖印模

E. 一次性印模

116. 防止食物嵌塞，下颌左侧卡环的最佳设计是

A. ⌈4 三臂卡，⌈5 隙卡

B. ⌈45 联合卡环

C. ⌈4 RPI 卡环组

D. ⌈45 延伸卡环

E. ⌈5 回力卡环

117. 若用舌杆连接，舌杆组织面应

A. 紧密接触牙槽骨黏膜

B. 离开黏膜 0.3mm

C. 离开黏膜 0.8mm

D. 离开黏膜 1.0mm

E. 离开黏膜 1.5mm

118. 该义齿戴入后，需要检查的内容不包括

A. 支架是否完全就位

B. 基托是否与黏膜贴合

C. 唇齿音是否改变

D. 基托伸展是否适中

E. 咬合是否平衡

（119~121 题共用题干）

患者，女性，27 岁。近 2 周前牙咀嚼疼痛，且牙龈肿胀有脓液流出。1 年前该牙曾因龋坏而疼痛，未曾治疗。检查：⌊2 残冠，近中邻面探及深龋洞，牙变色，叩痛（±），唇侧牙龈见一瘘管，有脓液溢出，X 线片显示⌊2 根尖阴影 4mm×4mm。

119. 如该牙缺损达龈下，行桩核冠修复需要的重要条件是，经正畸牵引或冠延长术后能暴露出断面以下至少

A. 1.0mm

B. 1.5mm

C. 2.0mm

D. 2.5mm

E. 3.0mm

120. 如用桩核冠修复该牙，肩台应设计为

A. 龈上边缘

B. 齐龈边缘

C. 龈下边缘，与龈沟底平齐

D. 龈下边缘，龈沟底以上 0.2mm

E. 龈下边缘，龈沟底以上 0.5mm

121. 若根尖周手术后该牙最终仍反复感染，无法保留，为保持美观和维持修复间隙，在拔牙和种植手术期间，可采用下列哪种修复方式

A. 压膜保持器式临时修复体

B. 弹性义齿修复

C. 固定桥修复

D. 不行修复

E. 以上均不是

（122~124 题共用题干）

某主治医师为患者拔除上颌第一磨牙，先用钳拔，致其牙根折断，后改用挺拔法，在护士助力时，突感牙挺阻力消失。检查见牙窝内空虚并有明显出血，鼻腔鼓气时，牙窝内有气泡冒出。

122. 最有可能的诊断为

A. 牙根移位

B. 牙根溢出牙槽窝以外

C. 牙根骑在上颌窦底黏膜上

D. 牙根进入上颌窦内

E. 牙根再次折断

123. 最有可能的错误操作是

A. 使用牙挺的楔力不当

B. 使用牙艇的轮轴原理不当

C. 使用牙挺的杠杆原理不当

D. 牙挺放在了牙根断面上

E. 护士助力不当

124. 此时首选的治疗步骤是

A. 翻瓣去骨法取出断根

B. 冲洗法取出断根

C. 影像学检查牙根位置及深度

D. 留在窦内待其自行吸收

E. 先用冲洗法，如不能取出，再用翻瓣去骨法

（125～127 题共用题干）

患者，女性，53 岁。右上颌后牙食物嵌塞，要求行全冠修复。检查：$\underline{6|}$近远中殆面大面积银汞合金充填，死髓牙，牙稳固，叩诊（-），近中与$\underline{5|}$接触较差。

125. 该病例的最佳修复设计方案是

A. 直接树脂修复

B. 根管治疗后铸造桩核+全冠修复

C. 根管治疗后嵌体修复

D. 行烤瓷熔附金属全冠修复

E. 根管治疗后银汞合金充填+全冠修复

126. 在临床上，造成食物嵌塞现象的常见原因不包括

A. 对殆牙有充填式牙尖

B. 殆平面与邻牙一致

C. 殆面解剖外形不良

D. 牙间龈乳头萎缩

E. 邻间接触不良

127. 若采用预制桩核，与铸造桩核比较，其最大优点是

A. 固位好

B. 抗力好

C. 强度合适

D. 操作简便

E. 生物相容性佳

【B 型题】

答 题 说 明

以下提供若干组考题，每组考题共用在考题前列出的 A、B、C、D、E 五个备选答案，请从中选择一个与问题关系最密切的答案。某个备选答案可能被选择一次、多次或不被选择。

（128～133 题共用备选答案）

A. 0.25%～0.50%

B. 0.5%～1.0%

C. 1%～2%

D. 2%

E. 2%～4%

128. 普鲁卡因用于浸润麻醉时的常用浓度为

129. 利多卡因用于浸润麻醉时的常用浓度为

130. 丁卡因用于表面麻醉时的常用浓度为

131. 利多卡因用于阻滞麻醉时的常用浓度为

132. 利多卡因用于表面麻醉时的常用浓度为

133. 普鲁卡因用于阻滞麻醉时的常用浓度为

（134～137 题共用备选答案）

A. 普鲁卡因

B. 利多卡因

C. 丁卡因

D. 可卡因

E. 氯乙烷

134. 比较理想的阻滞麻醉药是

135. 比较理想的表面麻醉药是

136. 比较理想的冷冻麻醉药是

137. 心律失常患者首选的局部麻醉药是

（138～141 题共用备选答案）

A. 0mm

B. 0.5mm

C. 1.0mm

D. 1.5mm

E. 2.0mm

138. 上颌第一磨牙近中颊尖离开𬌗平面的距离是

139. 下前牙切缘高于𬌗平面的距离是

140. 上颌第二磨牙近中颊尖离开𬌗平面的距离是

141. 上颌第一前磨牙颊尖离开𬌗平面的距离是

(142~145 题共用备选答案)

A. 3~4mm

B. 7mm

C. 6mm

D. 1~2mm

E. 4~6mm

142. 前腭杆离开龈缘至少

143. 侧腭杆离开龈缘

144. 舌杆距龈缘

145. 舌板设计要求口底距离系带小于

(146~150 题共用备选答案)

A. 垂直距离恢复不当

B. 卡环体与基牙不贴合

C. 骨突、骨尖处未作缓冲或缓冲不够

D. 卡环臂尖抵住邻牙

E. 基托和组织不密合

146. 可摘局部义齿弹跳的原因是

147. 义齿翘动、摆动、下沉的原因是

148. 明确软组织点位疼痛的原因是

149. 食物嵌塞的原因是

150. 颞下颌关节区不适的原因是

第四单元参考答案与解析

【A_1型题】

1. C 【解析】急性根尖周炎当脓肿穿破牙槽骨聚集在骨膜下时，由于骨膜致密坚韧，张力大，疼痛达到峰值，脓液一旦突破骨膜达黏膜下，疼痛立即缓解。

2. C 【解析】乳磨牙根尖周组织严重感染导致的继承恒牙牙釉质发育不全，又称为特纳牙。

3. E 【解析】氟牙症临床表现的特点不包括恒牙和乳牙均受累。乳牙的发育分别在胚胎期和婴儿期，胎盘具有屏障保护作用，一般不发生氟牙症。

4. D 【解析】由于窝沟底部釉质厚度较平滑面薄，窝沟龋发生后较平滑面龋发展迅速，窝沟底部与牙本质非常接近，当窝沟患龋病时，容易迅速波及牙本质，形成临床上可探查到的损害。而发生在平滑面的龋损要达到牙本质则需要较长时间，在这段时间里可以采取预防措施以便病损过程停止。

5. C 【解析】性格是一个人对现实的稳定的态度，以及与这种态度相应的，习惯化了的行为方式中表现出来的人格特征。

6. C 【解析】引起疱疹性龈口腔炎的病原体是病毒。

7. E 【解析】不替换的牙是磨牙。切牙、尖牙、前磨牙（双尖牙）都发生替换，只有磨牙在前磨牙后直接萌出。

8. C 【解析】#5/6 用于前牙与尖牙，#7/8 用于前磨牙与磨牙的颊面和舌面，#11/12 号用于后牙的近中，#13/14 号用于后牙的远中。

9. D 【解析】在牙齿发育期间，全身疾病、营养障碍或严重的乳牙根尖周感染导致的釉质结构异常称釉质发育不全，D 正确。

10. C 【解析】可选用的化学杀菌剂是氯己定。氯己定是二价阳离子表面活性剂，对革兰阳性、阴性菌有强的抑菌作用，对变异链球菌、放线菌作用显著。

11. C 【解析】乳磨牙髓室底薄，副根管多，炎症易从此处感染根尖周组织，因此，根分叉处黏膜可出现瘘管。慢性根尖周炎也可通过龈沟排脓，不要误认为是牙龈脓肿。

12. E 【解析】0. 12%氯己定是目前已知的效果最确切的抗牙菌斑药物，它可吸附于细菌表面，改变细胞膜的结构，破坏其渗透平衡从而达到杀菌效果，具有高效、广谱杀菌的作用。

13. B 【解析】一般表现为反复发作的圆形或椭圆形溃疡，具有“黄、红、凹、痛”的临床特征，即溃疡表面覆盖黄色假膜，周围有红晕带，中央凹陷，疼痛明显。

14. D 【解析】根尖周病是指发生在根尖周组织的炎症性疾病。常继发于牙髓炎。牙髓内的细菌、毒素及牙髓坏死产物等通过根尖孔作用于根尖周组织，导致根尖周炎性病变。

15. A 【解析】一级预防主要是口腔健康教育和指导，以清除牙菌斑和其他有害刺激为目的。二级预防包括牙周疾病临床常用治疗方法。三级预防以恢复和重建功能为主。显然 A 选项不属于二级预防的范畴。

16. B 【解析】乳牙牙髓病多为深龋感染引起，为龋病的并发症。除龋病感染以外，牙齿外伤也可引起，B 错误，为正确答案）。乳牙牙髓病临床症状不明显，以慢性炎症为主，A 正确。临床上往往见到深龋洞，C 正确。龋蚀未去净露髓，往往说明牙髓已经感染，D 正确。乳牙牙髓感染可伴发牙根吸收，E 正确。

17. D 【解析】急性牙髓炎的疼痛性质中，最具诊断特点的是自发痛阵发性加重。而其他干扰答案均可见于其他类型牙髓炎的患牙。

18. D 【解析】颞下颌关节脱位可依据不同标准进行如下分类。①外力原因：根据方向不同分为前脱位、后脱位、上脱位、侧脱位。②病情的急慢性：颌关节急性前脱位、颞下颌关节复发性脱位又叫习惯性脱位、颞下颌关节陈旧性脱位。其中急性前脱位是最常见的。

19. E 【解析】口腔黏膜着色是氯已定含漱的副作用。

20. E 【解析】溃疡好发于唇、舌、颊、软腭等无角化或角化较差的黏膜，附着龈及硬腭等角化黏膜很少发病。

21. B 【解析】颞下颌关节脱位后，开口运动后无法自行闭合。

22. E 【解析】急性根尖周炎的应急处理措施如下。①开髓、建立髓腔引流：消除髓室和根管内感染坏死组织，开放髓腔，使炎性渗出物或脓液通过根管引流，以缓解根尖部压力和疼痛。②切开排脓：已经形成黏膜下脓肿者应在局部麻醉下进行肿胀部位的局部切开排脓。③给予抗菌药物的全身治疗：可采用口腔或注射途径给予抗菌药物，加速炎症消退。

23. C 【解析】了解疾病的急病情况和分布特点属于观察性流行病学的用途。

24. E 【解析】牙釉质是机体中钙化最高和最坚硬的组织，X 线片显示的影像密度最高，B 正确。牙本质围绕牙髓构成牙的主体，X 线显示的影像密度较牙釉质稍低，C 正确。牙骨质被覆于牙根表面，是一层很薄的组织，X 线片显示的密度与牙本质不易区别，A 正确。牙髓腔内含牙髓软组织，X 线片显示为密度低的影像，D 正确。在 X 线片上老年人的根管和髓室较年轻人小而细，E 错误，为正确答案。

25. D 【解析】受理执业医师注册申请的卫生健康主管部门，对应当准予注册的，准予注册的期限是自收到申请之日起 20 个工作日内 。

26. A 【解析】年轻恒牙和乳牙根尖牙乳头再生能力强，进行牙髓血管再生术预后较好。

27. A 【解析】次氯酸钠的有效抑菌浓度为 2. 00%～5. 25%，2%氯胺-T 可用于伤口消毒，临床常用 3%过氧化氢消毒，17%乙二胺四乙酸（EDTA）是常用的根管清洁剂。

28. C 【解析】华特位片主要用来观察鼻窦、眼眶、颧骨和颧弓，亦可观察上颌骨，故上颌骨骨折时了解骨折部位、上颌窦情况，以及颧骨与颧弓有无伴发骨折，华特位片是最佳选择，其余上颌前部片、许勒位片、颅底位片、曲面体层片等均不能对上颌骨骨折作出最好诊断。

29. E 【解析】髁突切除术是一种手术名称，适用于髁突肥大致下颌骨伸长，引起开、偏及反殆者。

30. B 【解析】舍格伦综合征的涎腺造影表现：腺体形态正常，排空功能迟缓；涎腺末梢导管扩张，局部断裂，造影剂外溢；腺体向心性萎缩；肿瘤样改变。故选 B。

31. D 【解析】综合治疗台表面难以清洁，常用消毒液会引起损坏，需考虑使用铝箔、塑料板或塑料布将其覆盖。

32. A 【解析】骨纤维异常增殖症是比较具有特征性的骨病变，其 X 线表现也有一定的特点，多为边界不甚清晰的毛玻璃状影，有时难以与骨化纤维瘤鉴别，但同其他骨病变在 X 线表现上较易区分，所以 A 正确。因骨纤维异常增殖症表现为骨质增生，故可排除 C、D、E。而呈日光放射状排列的骨刺是成骨性骨肉瘤的表现，故 B 不正确。

33. B 【解析】颞下颌关节复发性脱位，往往是由于急性脱位没有得到正确的治疗，或者复位后制动时间不够，造成颞下颌关节周围的韧带没有得到很好的修复。

34. E 【解析】导致人体摄取氟过多的氟来源中，可能性最小的是含氟涂膜。其余途径均存在氟摄入过量的危险。

35. E 【解析】应用氟化物后，至少经过 2 年才可观察到氟对已萌牙的防龋效果。

36. D 【解析】口腔念珠菌病与宿主有关，易感人群为婴幼儿、衰弱者、长期使用激素者、人类免疫缺陷病毒（HIV）感染者、免疫缺陷者、戴义齿者等。长期大量应用抗生素出现菌群失调者更易患口腔念珠菌病，故本题选 D。

37. E 【解析】《中华人民共和国基本医疗卫生与健康促进法》的施行日期是 2020 年 6 月 1 日。

38. D 【解析】氟防龋机制中氟化物对致龋菌糖酵解的影响体现在氟化物能够抑制与糖酵解和细胞氧化有关的酶。答案中只有琥珀酸脱氢酶属此类，故选 D。

39. A 【解析】口腔健康教育可以是口腔预防保健的基础、途径、方法和措施，可以是口腔预防保健项目的组成部分，但其本身不能单独成为口腔预防保健项目。

40. B 【解析】龋病的三级预防。一级预防：病因性预防，是以消除龋病病因为主的一种预防措施。二级预防：早期诊断，早期治疗。三级预防：进行龋病的功能修复。

41. B 【解析】单纯的刷牙通常只能清除口内 50%左右的牙菌斑，而难以消除邻面牙菌斑。

42. A 【解析】颞下颌关节急性脱位后，应及时复位，否则在脱位周围逐渐形成有纤维组织增生后，则难以复位。复位后应限制下颌运动，临床上最常用的是颅颌绷带。固定下颌 20 天左右，限制开口运动，开口度不宜超过 1cm。

43. C 【解析】饮水是人体氟摄入的主要来源。其他答案在特定的条件下也可以成为人体氟摄入的主要来源，而一般情况下为人体氟摄入量的非主要来源。

44. A 【解析】世界卫生组织龋病流行程度的评价指标（12 岁）：龋均 0~1.1，等级很低（A 正确）；龋均 1.2~2.6，等级低（B 错误）；龋均 2.7~4.4，等级中（C 错误）；龋均

4.5~6.5，等级高（D错误）；龋均6.6以上，等级很高（E错误）。

45. E 【解析】颞下颌关节强直是指器质性病变导致的长期开口困难或完全不能开口者。可分为关节内强直和关节外强直。

46. B 【解析】口腔检查一般按先外后内的顺序进行。

47. B 【解析】《中华人民共和国基本医疗卫生与健康促进法》第三条指出：医疗卫生与健康事业应当坚持以人民为中心，为人民健康服务。医疗卫生事业应当坚持公益性原则。

48. D 【解析】颞下颌关节强直的治疗，主要是进行手术。

49. E 【解析】冠边缘位于龈下合适位置不会造成龈缘炎。可能原因有粘接剂没有去除干净、牙菌斑附着、牙龈组织受压、接触点不正确等。

50. C 【解析】口腔念珠菌病分型尚不统一，可按病损特征及病变部位等分型，目前普遍采用Lehner（1966）提出的分型标准，即将口腔念珠菌病分为假膜型、萎缩型、增殖型念珠菌病，以及与念珠菌感染有关的疾病如正中菱形舌炎、念珠菌唇炎等。

51. C 【解析】一个测验工具中对于对象可以测量到的程序，是指该工具的效度。

52. C 【解析】不可复性盘前移位的主要症状是患者曾有关节弹响史，关节弹响消失后出现开口受限，开口时下颌偏向患侧。在早期开口受限明显，随病程发展，开口受限逐渐改善，开口度略有好转，但无弹响。

53. B 【解析】在相同条件下，桥体的挠曲变形量与桥体厚度的立方成反比，与桥体长度的立方成正比，与桥体的宽度成正比。

54. B 【解析】硫酸是强酸，强烈的腐蚀性是不能用于窝沟封闭的酸蚀步骤的，更不可能是窝沟封闭剂的组成成分。

55. E 【解析】关节内强直与关节外强直具有相似的临床表现，影像学表现截然不同。关节内强直由炎症、关节损伤等引起，造成关节内的纤维或骨性粘连，影像学表现为关节间隙模糊或消失，髁突和关节结节融合成很大的致密团块。关节外强直也称颌间挛缩，炎症、创伤、放射治疗等导致上下颌间皮肤、黏膜或深层组织形成挛缩瘢痕，影像学表现为髁突、关节窝、关节间隙清晰可见，有时可见上颌支与下颌支之间的颌间间隙变窄，密度增高。

56. E 【解析】某病在某地区发病率显著超过该病历年的散发发病率水平时称为流行。

57. E 【解析】嵌体洞缘斜面应位于修复于牙釉质内，预备洞缘斜面的目的主要是去除无支持的牙釉质边缘以防止折裂；增加密合度，防止微渗漏的发生；使边缘位置选择性的避开咬合接触点。

58. E 【解析】不可复性盘前移位临床表现主要是有关节弹响史，继而有间断性关节绞锁史，进一步发展为弹响消失而开口受限，开口时下颌偏向患侧，被动开口检查时，开口度不能增大。本题正确答案为E，开口度过大伴开口末弹响是翼外肌功能亢进的临床特点。

59. D 【解析】全身服用抗生素可作为青春期龈炎的辅助治疗，首选药物为四环素，但由于其副作用较大，已较少使用。目前常使用的合成长效四环素米诺环素和多西环素，已成为药物治疗牙周病尤其是青少年牙周炎的主要趋势。该药除普通的广谱抗菌作用以外，还有阻止胶原破坏、抑制骨吸收及促进细胞附着和克隆化等作用，有利于牙周组织的再生。此外还可同时使用甲硝唑、螺旋霉素等药物。

60. D 【解析】大气压力是使义齿固位的最重要的力，而义齿基托边缘与周围组织的密合即边缘封闭是大气压力固位的前提条件，边缘封闭越好，大气压力作用越强。

61. A 【解析】特殊固定桥包括种植固定桥、固定-可摘联合桥、粘接固定桥。

62. D 【解析】可复性盘前移位以关节弹响为主要症状，临床特征为开口初、闭口末有弹响。开口型异常表现为开口初期偏向患侧，当髁突越过前移位的关节盘后带时，关节盘回到髁突后方出现关节弹响，下颌回到中线甚至超越中线，此时开口度可略大于正常。

63. E 【解析】护工不属于医疗卫生人员。

64. C 【解析】通常的漱口方法只是利用水流的冲刷作用，清除口腔内滞留的食物残渣和牙面软垢，但对牙面附着牢固的牙菌斑是无法清除的。牙刷、牙线和牙签则是用机械方法清除牙菌斑。一些化学漱口液如氯己定可以去除牙菌斑，但本题是清水漱口，因此没有去除牙菌斑的作用。故选 C。

65. E 【解析】使用电刀切龈时严禁触及牙面及根面，避免刺激牙髓造成牙髓病变。

66. B 【解析】研究某食物与另外一种事物的关系及其密切程度，属于两变量间的相关关系及相关密切程度的问题，应用相关系数表示。

67. D 【解析】唾液中含淀粉酶，而淀粉酶是由涎腺的腺泡细胞分泌的，其组织学基础是腺泡细胞的胞质中含嗜碱性酶原颗粒，淀粉酶含于其中。腺泡细胞癌是腺泡细胞发生的低度恶性肿瘤，其细胞中仍含有淀粉酶阳性的颗粒，所以本题应选 D，而本题中其他肿瘤并非来自腺泡细胞，因此不含有淀粉酶的颗粒。

68. A 【解析】因紧急抢救未能及时填写病历的，应当在抢救结束后 6 小时内据实补记，并加以注明。

69. B 【解析】坏死性涎腺化生在临床上常表现为黏膜溃疡，溃疡周围的表面上皮呈假上皮瘤样增生，腺小叶坏死，腺泡壁溶解消失，黏液外溢形成黏液池；腺导管上皮呈明显的鳞状化生，形成大小不等的上皮岛或上皮条索。有的腺小叶完全被鳞状细胞团片取，易误认为分化好的鳞状细胞癌或黏液表皮样癌。故选 B。

70. A 【解析】具有公共卫生特征的全身氟防龋措施是自来水氟化。自来水氟化是一种有效、安全、经济、可行的全身防龋措施，具有典型的公共卫生特征。

【A_2型题】

71. D 【解析】唇隐裂又叫微小型唇裂，在常规分裂上属于不全唇裂的范畴。

72. C 【解析】持续性自发性钝痛并有牙龈出血，最可能的原因是充填时接触点恢复不良。因为接触点恢复不良导致长期食物嵌塞，造成急性龈乳头炎。

73. A 【解析】不适症状可由牙髓炎、咬合创伤或食物嵌塞所致的龈乳头炎引起。

74. D 【解析】患者表现为牙周脓肿，且已有 1 周时间，但病变局限，此时的脓肿应已有较多脓液，处理原则应是引流，选项 D 是符合治疗原则的方法。由于病变局限，不需用全身药物治疗，因此可排除 E。由于是牙周脓肿，选项 A 显然错误。其他备选答案描述的处理方法不适宜在急性期进行，可排除。

75. C 【解析】在急危重患者抢救中，医务人员的道德要求包括争分夺秒、勇担风险等。该上级医师很好地做到了这一点。故选 C。

76. B 【解析】在盘突复合体滑行过程中，髁突继续向前方旋转，此时翼外肌下头处于紧张状态，二腹肌出现强烈收缩，牵引下颌向下后方增大开口度至极限，导致髁突位于关节结节的前上方不能自行回到关节窝中。

77. D 【解析】双侧完全性腭裂常与双侧唇裂同时发生。裂隙在前颌骨部分，各向两侧斜裂，直达牙槽突；鼻中隔、前颌突及前唇部分孤立于中央。

78. D 【解析】龋坏与用奶瓶喂养有关，考虑为奶瓶龋。

79. A 【解析】牙髓无活力，深牙周袋，结合 X 线表现，可明确诊断为牙周-牙髓联合病变。

80. A 【解析】修复前准备：①处理急性症状。②保证良好的口腔卫生。③拆除不良修复体。④治疗和控制龋病及牙周病。

81. E 【解析】根据临床表现，该牙患有Ⅱ度根分叉病变，经过牙周基础治疗后仍有深袋和病变，对这种病变的最佳手术治疗方案是再生治疗，因此 E 是正确答案。

82. C 【解析】上牙槽后神经阻滞麻醉进针点为上颌第二磨牙远中颊侧前庭沟处 。

83. D 【解析】左下后牙遇冷、热、甜、酸痛，无自发痛。检查发现⌈7 深龋，去腐时敏感，未穿髓，无叩痛。在治疗过程中正确的方法是可酌情保留少许软龋，用药物处理。年轻恒牙修复能力强，必要时考虑间接盖髓治疗术，可在最易露髓处留少许腐质，之后表面用生物相容性材料覆盖，进行过渡性充填。6 周后，因相应的修复性牙本质形成，可将残余的腐质去净，进行永久充填。

84. D 【解析】初戴不适应常表现为恶心、不适、咀嚼效率低等，但表现较轻微，且逐渐好转。咬合不平衡可表现为义齿易松动，咀嚼效率低，定位不明确，黏膜压痛等。基托压迫骨突时疼痛明显，且定位明确。该患者的临床表现符合垂直距离恢复过高的症状。

85. D 【解析】本题中由于伤寒患者未接受氯霉素（或其他有效的治疗方案）治疗，导致病死率畸高，形成了一定的道德代价。D 选项说法错误。

86. E 【解析】3/4 冠适应证为咬合紧、𬌗力大、深覆𬌗、超𬌗小的前牙邻面或切牙范围不大的缺损，不能或不适合做烤瓷冠或光固化贴面等修复者；前牙固定桥的固位体，基牙为活髓牙或不宜做其他固位体者；需要做固定夹板或咬合重建者。在患者不愿意多磨牙体组织，希望保留唇、颊面牙体本色的情况下，可以考虑作为固定修复固位体。

87. E 【解析】上颌第一磨牙远颊根感觉由上牙槽后神经支配，腭根感觉由腭前神经支配，近颊根需单独浸润麻醉。

88. C 【解析】该患者左上中切牙牙体缺损大，建议桩核+全冠修复。

89. A 【解析】急性牙龈脓肿，仅局限于龈乳头及龈缘，无牙周炎的病史，无牙周袋，X 线片无牙槽骨吸收。而牙周脓肿是指牙周支持组织的局限性化脓性炎症，有较深的牙周袋，X 线片可显示牙槽骨吸收。本病例根尖区无骨吸收暗影，排除急性根尖周脓肿。且牙周袋深 8mm，探诊溢脓。X 线片示牙槽骨吸收达根长 1/2，因此考虑为急性牙周脓肿。

90. D 【解析】上颌第一磨牙近颊根感觉由上牙槽中神经支配，而上颌第一磨牙远颊根及上颌第二磨牙颊根感觉由上牙槽后神经支配，腭根感觉均由腭前神经支配。

91. D 【解析】本题考查的是卫生法规执业医师注册制度中注销注册的内容，属于记忆性题。医师注册后有下列情形之一的，其所在的医疗、预防、保健机构应当在三十日内报告准予注册的卫生行政部门，卫生行政部门应当注销注册，收回医师执业证书。①死亡或者被宣告失踪的。②受刑事处罚的。③受吊销医师执业证书行政处罚的。④因考核不合格，暂停执业活动期满，经培训后再次考核仍不合格的。⑤中止医师执业活动满二年的。⑥有国务院卫生行政部门规定不宜从事医疗、预防、保健业务的其他情形的。被注销注册的当事人有异议的，可以自收到注销注册通知之日起十五日内，依法申请复议或者向人民法院提起诉讼。

92. C 【解析】牙体预备应一次完成，E 错误。金瓷冠修复备牙量：前牙切端应至少预备出 1.5mm 的间隙；牙体各轴壁预备出金属厚度的间隙约 0.5mm，以及瓷的厚度 0.85~1.20mm，A 和 B 牙体预备量都不够，错误。前牙唇侧龈边缘应放龈下 0.5mm，避免金瓷冠边缘暴露，C 错误。上前牙切斜面斜向舌侧，预备成与牙长轴成 45°角的面向腭侧小斜面，故选 D。

93. A 【解析】口腔局部麻醉后引起晕厥的症状为头晕、眼花、胸闷、心悸、无力、面色苍白、全身冷汗，如不及时处理，进而可出现短暂意识丧失，脉搏缓慢无力，血压下降等。

94. B 【解析】戴用义齿后出现咬颊、咬唇或咬舌时的原因：①后牙缺失时间过长，两颊部内陷，或者舌体变大而造成咬颊或咬舌的现象。②上下牙列覆盖过小或呈对刃时易出现咬颊咬唇现象。③颌间距离后部过小，第二磨牙后基托磨光面间有一间隙引起咬颊。

95. E 【解析】防控方案要求，各级各类医疗机构发现符合监测定义的病例后，必须于 24 小时内进行网络直报。各级各类医疗机构发现人感染 H7N9 禽流感疑似病例、确诊病例后，应当于 2 小时内进行网络直报。

96. A 【解析】暂时性牙关紧闭比较罕见，在下牙槽神经口内阻滞麻醉时，错误操作，将麻醉药注入翼内肌或咬肌内，可使肌肉停滞于收缩状态而出现牙关紧闭，但大多在 2~3 小时可自行复原。

97. B 【解析】此时，测得的鼻底至颏底的距离称为息止颌位垂直距离。颌位关系记录的咬合垂直距离应是息止颌位垂直距离减去 2~3mm 的息止𬌗间隙。

98. D 【解析】拔牙后 4 小时伤口仍出血，不应考虑感染。拔牙后感染一般发生于术后数天。

99. B 【解析】患牙有进食时疼痛感，无牙髓炎根尖周炎症状，建议先行诊断性全冠临时修复，应选择塑料全冠为宜，若后期出现牙髓炎根尖周炎症状，建议及时根管治疗+冠修复。

100. B 【解析】拔牙术中拔牙创的处理既很关键，又是容易被忽略的步骤。牙槽间隔过高的处理办法，只有咬除之，否则会影响拔牙创的愈合过程。其他备选答案都于事无补。

【A_3/A_4型题】

101. B 【解析】发育异常如畸形舌窝发生龋病导致牙髓感染、根尖周感染多见。

102. A 【解析】牙根未发育完全应该尽量保护牙乳头和上皮根鞘活性，因此只能采取根尖诱导成形术消除炎症封闭根尖孔。患者牙髓已经坏死，不是冠髓切断术的适应证。牙根发育完全后的成人恒牙才选择根管治疗和塑化治疗。瘘管搔刮术只是辅助治疗。

103. A 【解析】诊断乳牙根尖周病主要依据 X 线表现。

104. D 【解析】急性坏死性溃疡性龈炎（ANUG）的病因包括以螺旋体和梭形杆菌等为主的微生物的作用；吸烟；心身因素；免疫因素；已存在的慢性龈炎或牙周炎是本病的重要条件。

105. C 【解析】ANUG 起病急，病程较短。

106. B 【解析】ANUG 以下前牙多见，病损一般不波及附着龈。

107. B 【解析】根据题干描述患儿伸舌时舌尖部呈“W”形，提示其舌系带过短。

108. B 【解析】舌系带过短的治疗方法为舌系带修整术。

109. E 【解析】患牙为残冠，牙脆易折。

110. C 【解析】使用牙挺时注意事项绝不能以邻牙做支点，除非邻牙需同时拔出；除拔除阻生牙或颊侧需去骨者以外，龈缘水平处的颊侧骨板一般不做支点；龈缘水平处的舌侧骨板也不应做支点。

111. E 【解析】口腔治疗前均应与患者进行病情、治疗方案、费用及预后的沟通。

112. D 【解析】题干描述提示可能出现了拔牙创感染。

113. E 【解析】上颌骨牙槽骨吸收速率快于下颌骨，导致下颌弓明显宽于上颌弓，因此人工牙需要排列于牙槽嵴顶，即出现人工后牙呈反𬌗的情况。

114. B 【解析】全口义齿人工后牙需要排成反𬌗关系的指征是上下颌牙槽嵴的连线与𬌗平面交角小于 80°，即下颌弓明显宽于上颌弓。

115. C 【解析】游离端缺失，义齿应为混合支持式。应制取功能性印模或压力式印模。

116. B 【解析】本体考查卡环的种类。联合卡环有防止食物嵌塞的作用。

117. B 【解析】为了防止义齿游离端翘动时压迫黏膜，舌杆组织面不能与黏膜紧密贴合，而应做适当缓冲，组织面离开黏膜约 0. 3mm。但是舌杆离开黏膜过多会与黏膜不贴合。

118. C 【解析】可摘局部义齿初戴时应检查义齿各部分是否就位、贴合，基托边缘伸展有无过长或过短，咬合关系有无异常，义齿的同位和稳定情况，发音、外观等。因该患者无前牙缺失，义齿修复不会影响上下前牙和上下唇的位置关系，因此不会影响患者发唇齿音，此项不必检查。

119. B 【解析】牙冠缺损达龈下，经正畸牵引或冠延长术后能暴露出断面以下至少 1. 5mm 的根面，可行桩核冠修复。

120. E 【解析】对于上颌前牙美学区的修复，一般设计龈下边缘，修复体的边缘也要尽可能离开龈沟底的结合上皮，减少对牙龈的刺激。一般要求龈边缘距龈沟底至少0.5mm。

121. A 【解析】压膜保持器式临时修复体起到维持上前牙区美观和修复空间的作用。弹性义齿修复可能压迫伤口造成骨吸收，影响后期种植手术骨量。固定桥修复影响邻牙。不行修复则影响美观和修复空间。

122. D 【解析】拔牙窝内空虚且鼻腔鼓气时有气泡，提示牙根进入上颌窦内。

123. D 【解析】牙挺放置于牙根断面上可能给予牙根向上颌窦内进入的不当力量。

124. C 【解析】取出上颌窦内断根前首先要明确断根的位置，因此第一步进行影像学检查。

125. B 【解析】患牙为邻牙体缺损，考虑根管治疗后，行铸造桩核+全冠修复。

126. B 【解析】食物嵌塞分为水平性及垂直性食物嵌塞。如果两牙之间的龈乳头退缩等原因造成两牙之间下方出现空隙，食物易在唇、颊及舌部的力量下水平进入此间隙，造成水平性食物嵌塞。垂直性食物嵌塞的原因：两邻牙之间失去正常的接触关系，出现缝隙；来自相对牙齿的异常咬合力或楔力将食物压向两牙之间；正常的牙齿接触区域周围有特殊形态的空隙，食物可顺此通道溢出而不会嵌入两牙之间。

127. D 【解析】采用预制桩核的优点是可省去桩道取模、送加工厂加工的步骤。

【B型题】

128. B 【解析】普鲁卡因用于浸润麻醉时常用浓度为0.5%~1.0%。

129. A 【解析】利多卡因用于浸润麻醉时常用浓度为0.25%~0.50%。

130. D 【解析】丁卡因用于表面麻醉时的常用浓度为2%。

131. C 【解析】利多卡因用于阻滞麻醉时常用浓度为1%~2%。

132. E 【解析】利多卡因用于表面麻醉时常用浓度为2%~4%。

133. D 【解析】普鲁卡因用于阻滞麻醉时常用浓度为2%。

134. B 【解析】理想的阻滞麻醉药物为利多卡因。利多卡因是应用广泛的中效酰胺类局部麻醉药，因其脂溶性、蛋白结合率都比普鲁卡因高，穿透细胞的能力强，所以它比普鲁卡因起效快、作用时间长，作用强度是普鲁卡因的4倍。

135. C 【解析】丁卡因局部麻醉作用比普鲁卡因强10倍，毒性则大20倍，能透过黏膜，主要用于黏膜麻醉。作用迅速，1~3分钟即生效，效果维持20~40分钟，对黏膜上皮损伤少。

136. E 【解析】临床上常用的冷冻麻醉剂是氯己烷。冷冻麻醉方法简便，持续时间3~5分钟，麻醉表浅，适用于黏膜下和皮下浅表脓肿的切开以及松动乳牙的拔除。

137. B 【解析】利多卡因有抗心律失常的作用。

138. C 【解析】上颌第一磨牙近中颊尖离开𬌗平面的距离是1.0mm。

139. C 【解析】下前牙切缘高于𬌗平面的距离是1.0mm。

140. E 【解析】上颌第二磨牙近中颊尖离开𬌗平面的距离是2.0mm。

141. A 【解析】上颌第一前磨牙颊尖在𬌗平面上。

142. C 【解析】前腭杆离开龈缘至少6mm。

143. E 【解析】侧腭杆离开龈缘 4~6mm。

144. A 【解析】舌杆距龈缘 3~4mm。

145. B 【解析】舌板设计要求口底距离系带小于 7mm。

146. D 【解析】义齿弹跳的原因是卡环臂尖抵住邻牙，只要修改卡环臂即可纠正。

147. B 【解析】义齿不稳定的原因是卡环体与基牙不贴合，间接固位体放置的位置不当，支托、卡环在牙面形成支点，卡环无固位力等。需要修改支托和卡环。

148. C 【解析】明确软组织点位疼痛的原因是牙槽嵴部位有骨尖或骨突等，应在红肿、溃疡位置基托组织面进行缓冲处理。

149. E 【解析】食物嵌塞的原因是基托和组织或基牙不密合。应调整就位道，减小不良倒凹；不影响就位的情况下，重衬减小间隙。

150. A 【解析】颞下颌关节区不适的原因是垂直距离恢复得过低或过高，可通过加高或降低垂直距离和调𬌗来解决。

2024全国口腔执业医师资格考试
模拟试卷与解析（三）

第一单元

中国协和医科大学出版社
北　京

【A_1 型题】

答 题 说 明

每一道考试题下面有 A、B、C、D、E 五个备选答案，请从中选择一个最佳答案。

1. 口腔的后界
   A. 腭垂
   B. 腭舌弓
   C. 腭咽弓
   D. 舌根
   E. 咽门
2. 关于下颌骨的解剖特点及其临床意义，说法错误的是
   A. 下颌骨的解剖薄弱部位在遭遇外力时易发生骨折
   B. 下颌骨的血供较差且骨皮质致密
   C. 下颌骨的周围有肌和筋膜包绕，当炎症化脓时不易得到引流
   D. 下矜骨骨折时易发生骨折错位
   E. 下颌骨有 3 条薄弱线
3. 侧腭突来自
   A. 中鼻突
   B. 侧鼻突
   C. 上颌突
   D. 球状突
   E. 联合突
4. 合成血红素的原料有
   A. 苏氨酸、甘氨酸、天冬氨酸
   B. 甘氨酸、琥珀酰 CoA、Fe^{2+}
   C. 甘氨酸、天冬氨酸、Fe^{2+}
   D. 甘氨酸、辅酶 A、Fe^{2+}
   E. 丝氨酸、乙酰 CoA、Fe^{2+}
5. 舌骨上肌群不包括
   A. 颏舌骨肌
   B. 颏舌肌
   C. 茎突舌骨肌
   D. 下颌舌骨肌
   E. 二腹肌
6. 下列对蛋白质变性的描述合适的是
   A. 变性蛋白质的溶液黏度下降
   B. 变性的蛋白质不易被消化
   C. 蛋白质沉淀不一定就是变性
   D. 蛋白质变性后容易形成结晶
   E. 蛋白质变性不涉及二硫键破坏
7. 舌弓指
   A. 第 1 鳃弓
   B. 第 2 鳃弓
   C. 第 3 鳃弓
   D. 第 4 鳃弓
   E. 第 5 鳃弓
8. 以下参与颞下颌关节盘前伸部组成的肌肉是
   A. 咬肌
   B. 颞肌
   C. 翼内肌
   D. 二腹肌
   E. 翼外肌
9. 关于牙齿发育，错误的是
   A. 牙胚由牙板及邻近的外胚间充质发育而来
   B. 帽状期成釉器细胞分化为三层
   C. 多根牙的形成由上皮隔的发育决定
   D. 最早形成的牙体组织为釉基质
   E. 牙胚是在成釉器的帽状期形成的
10. 下列有关酶的叙述，正确的是
    A. 生物体内的无机催化剂
    B. 催化活性都需要特异的辅酶
    C. 对底物都有绝对专一性

D. 能显著地降低反应活化能

E. 在体内发挥催化作用而不受任何调控

11. 牙板的发生始于

A. 胚胎第 2 周

B. 胚胎第 3 周

C. 胚胎第 4 周

D. 胚胎第 5 周

E. 胚胎第 6 周

12. 颈总动脉分为颈内动脉和颈外动脉的部位是

A. 与胸锁关节齐平

B. 与甲状软骨下缘齐平

C. 与甲状软骨上缘齐平

D. 与舌骨大角尖齐平

E. 与下颌角处齐平

13. 固有免疫应答是

A. 病原体感染 2 周后诱导的免疫应答

B. αβT 细胞参与的免疫应答

C. 先天具有的、感染早期发生的非特异性免疫应答

D. 进化上不保守的免疫应答

E. 依赖 T 淋巴细胞受体（TCR）激活的免疫应答

14. 关于牙本质的形成，正确的是

A. 其矿化形态是层板状钙化

B. 先形成牙釉质，后形成牙本质

C. 其矿化是由牙乳头细胞完成的

D. 牙本质基质主要是Ⅲ型胶原

E. 在成牙本质细胞层和矿化牙本质之间总有一层有机基质

15. 知觉是人脑对客观事物

A. 个别属性的反映

B. 整体属性的反映

C. 本质属性的反映

D. 发展属性的反映

E. 特殊属性的反映

16. 确定口腔流行病学调查样本含量的依据是

A. 分组情况

B. 患病率大小

C. 能否双盲

D. 干预实验因素

E. 受教育程度

17. 下列关于唇的解剖层次，描述错误的是

A. 最外层为皮肤，有丰富的毛囊、皮脂腺和汗腺

B. 皮肤下为浅筋膜，较疏松

C. 中间为肌层，主要是口轮匝肌

D. 黏膜上有黏液腺开口

E. 肌层内侧紧贴黏膜

18. 医师在执业活动中除正当治疗外，不得使用

A. 保健药品

B. 消毒药剂

C. 副作用大的药品

D. 有禁忌证的药品

E. 麻醉药品

19. 牙乳头形成

A. 釉质

B. 牙髓

C. 牙骨质

D. 牙周膜

E. 牙槽骨

20. 牙本质发育不全的组织学表现是

A. 牙髓腔增大

B. 牙本质小管细小

C. 牙本质小管致密

D. 球间牙本质明显增多

E. 釉牙本质界凹凸不平明显

21. 釉柱的柱间区发育不全甚至消失主要见于

A. 轻症釉质发育不全

B. 重症釉质发育不全

C. 四环素牙

D. 氟牙症

E. 牙本质发育不全

22. 属于Ⅲ型变态反应的是

A. 休克
B. 溶血
C. 变应性鼻炎
D. 血清病
E. 荨麻疹

23. 关于舌的解剖，以下说法正确的是
A. 舌的运动完全由舌下神经支配
B. 舌前 1/3 的一般感觉由舌咽神经管理，味觉由导入舌神经的鼓索味觉纤维支配
C. 舌后 1/3 的味觉由舌咽神经管理
D. 在舌下三角区，由中线向外排列有舌深动脉、舌神经、舌深静脉
E. 舌的动脉供给主要来自舌动脉，舌后 1/3 还有咽升动脉及腭升动脉供血

24. 在执业活动中违反法律、法规、规章或执业规范，造成严重后果的，给予警告或者责令暂停执业活动，暂停时限是
A. 3 个月至 6 个月
B. 6 个月至 1 年
C. 6 个月至 1 年半
D. 1 年至 1 年半
E. 1 年半至 2 年

25. 釉质发育不全与浅龋鉴别的临床表现是
A. 无自觉症状
B. 白垩状牙釉质
C. 牙釉质呈棕褐色
D. 牙面有实质性缺损
E. 受累牙呈对称性

26. 产生周期性咀嚼运动的神经系统具体结构是
A. 三叉神经运动核
B. 三叉神经感觉运动联合体
C. 外周感受器
D. 脑干所有运动神经核
E. 中枢模式发生器

27. 以下含味蕾的组织
A. 硬腭黏膜
B. 舌腹黏膜
C. 舌背黏膜
D. 颊黏膜
E. 唇黏膜

28. 最有利于医务人员进行创新，从而体现出自身正效应的市场经济固有属性是
A. 自主性
B. 开放性
C. 平等性
D. 竞争性
E. 可控性

29. 以下关于颈部层次结构说法错误的是
A. 颈深筋膜浅层组成腮腺鞘包被腮腺
B. 颈深筋膜中层包被舌骨上肌群形成其鞘
C. 颈脏器筋膜包被颈内动静脉及迷走神经形成颈鞘
D. 颈淋巴结清扫术一般在椎前筋膜外进行
E. 颈深筋膜各层之间可形成潜在间隙，成为牙源性感染向下侵入纵隔的途径

30. 上颌神经属
A. 运动神经
B. 交感神经
C. 副交感神经
D. 感觉神经
E. 混合性神经

31. 早期龋是指
A. 牙菌斑下方牙釉质白垩状脱矿
B. 牙釉质表面粗糙，呈蜂窝状缺损
C. 窝沟色泽变黑，卡探针
D. 龋洞口小、底大，呈潜掘形
E. 龋洞洞底位于釉质层内

32. 马斯洛认为需要的最高层次为
A. 安全
B. 自我实现

C. 尊重
D. 归属与爱
E. 生理

33. 组成颧弓的结构是
A. 喙突
B. 额突
C. 翼突
D. 颞突
E. 锥突

34.《中华人民共和国基本医疗卫生与健康促进法》规定公民依法享有从国家和社会获得的权利是
A. 基本医疗卫生服务
B. 预防保健服务
C. 公共卫生服务
D. 医疗保健服务
E. 医药卫生服务

35. 乳牙易患龋的因素不包括
A. 乳牙相邻牙之间为面接触，容易导致食物残留，成为不洁区
B. 乳牙釉质矿化程度低，抗酸力弱
C. 儿童饮食含糖量高，黏性大，容易附着在牙面上并发酵产酸
D. 儿童乳牙龋无明显自觉症状，家长容易忽视
E. 儿童刷牙禁忌使用含氟牙膏，导致乳牙患龋率增加

36. 医疗机构使用非卫生技术人员从事医疗卫生技术工作，应给予罚款，其最高金额是
A. 5 000 元
B. 8 000 元
C. 20 000 元
D. 10 000 元
E. 30 000 元

37. 翼突支柱将咀嚼压力传导至颅底，通过的结构是
A. 上颌骨腭突，腭骨垂直部
B. 蝶骨翼突，上颌牙槽突的后端
C. 颧牙槽嵴，上颌牙槽突的后端
D. 腭骨垂直部，颧牙槽嵴
E. 蝶骨翼突，上颌骨腭突

38. 受血者配血试验的血标本必须是输血前
A. 1 天之内的
B. 3 天之内的
C. 4 天之内的
D. 5 天之内的
E. 6 天之内的

39. 下列关于肽键性质和组成的叙述正确的是
A. 由 C_{α} 和 C-COOH 组成
B. 由 $C_{\alpha1}$ 和 $C_{\alpha2}$ 组成
C. 由 C_{α} 和 N 组成
D. 肽键有一定程度的双键性质
E. 肽键可以自由旋转

40. 人类免疫缺陷病毒（HIV）感染人体后，作用的靶细胞是
A. $CD4^{+}T$ 淋巴细胞
B. $CD8^{+}T$ 淋巴细胞
C. B 淋巴细胞
D. 自然杀伤（NK）细胞
E. 细胞毒性 T 细胞（CTL）

41. 以下关于牙周翻瓣术后牙周组织愈合说法错误的是
A. 再附着是指在未暴露于牙周袋的正常牙根面上正常的牙周附着结构因为手术破坏后重新与牙根面的结合
B. 长结合上皮与牙根面之间以桥粒相连接
C. 翻瓣术后正常邻牙牙槽嵴顶也会有少量吸收
D. 术后 3~4 周龈沟内形成结合上皮
E. 全厚瓣可使骨面暴露，从而出现骨吸收

42. 汇合形成面后静脉的部分是
A. 面静脉，颞浅静脉

B. 翼静脉丛，上颌静脉
C. 颞浅静脉，上颌静脉
D. 面静脉，耳后静脉
E. 翼静脉丛，耳后静脉

43. 医患双方当事人对患者死因有异议的，应当尸检。当地不具备尸体冻存条件的，尸检的期限是
A. 在患者死亡后 12 小时内进行
B. 在患者死亡后 24 小时内进行
C. 在患着死亡后 36 小时内进行
D. 在患者死亡后 48 小时内进行
E. 在患者死亡后 72 小时内进行

44. 在开口运动中，以下说法正确的是
A. 小张口时，髁突的主要运动形式是转动，主要发生在关节盘下腔
B. 小张口时，髁突的主要运动形式是转动，主要发生在关节盘上腔
C. 小张口时，髁突的主要运动形式是滑动，主要发生在关节盘下腔
D. 小张口时，髁突的主要运动形式是滑动，主要发生于关节盘上腔
E. 以上都不对

45. 医患沟通中的非语言沟通形式包括
A. 面部表情
B. 人际距离
C. 引导话题
D. 目光接触
E. 身段姿态

46. 牙体组织切片中，见牙髓中有一周围有纤维组织包绕的脓肿，其诊断应为
A. 急性浆液性牙髓炎
B. 急性化脓性牙髓炎
C. 慢性闭锁性牙髓炎
D. 慢性溃疡性牙髓炎
E. 慢性增生性牙髓炎

47. 乳突是下列哪一骨的结构部分
A. 颞骨
B. 颧骨
C. 蝶骨
D. 舌骨
E. 枕骨

48. 水溶性维生素的特点是
A. 它们都是异戊二烯的衍生物
B. 在食物中与脂类共存
C. 吸收后以维生素-白蛋白结合形式运输
D. 可储备于肝备用
E. 容易随尿排出

49. 下列哪项不是疣状白斑的病理变化
A. 上皮表面呈乳头状增生
B. 上皮棘层增生
C. 上皮钉突增生延长
D. 上皮不典型增生
E. 上皮基膜清晰

50. 关于涉及人的生物医学研究的国际性著名文件是
A.《夏威夷宣言》
B.《赫尔辛基宣言》
C.《东京宣言》
D.《希波克拉底誓言》
E.《悉尼宣言》

51. 红斑的病理变化不包括
A. 上皮萎缩
B. 原位癌
C. 早期浸润癌
D. 上皮异常增生
E. 基底细胞液化

52. 扁平苔藓的病理变化不包括
A. 基底细胞液化变性
B. 淋巴细胞在固有层内带状浸润
C. 上皮表面过度角化
D. 不可见胶样小体
E. 上皮细胞没有非典型性

53. 医学伦理学的特征之一是
A. 灵活性
B. 集体性

C. 继承性
D. 非规范性
E. 组织性

54. 身心疾病的治疗原则，不包括
A. 不间断发泄
B. 药物缓解症状
C. 自我心理调节
D. 纠正不良习惯
E. 心理护理

55. 咀嚼肌（颞肌、咬肌、翼内肌）的肌力大小排列是
A. 颞肌>咬肌>翼内肌
B. 咬肌>颞肌>翼内肌
C. 颞肌>翼内肌>咬肌
D. 咬肌>翼内肌>颞肌
E. 翼内肌>咬肌>颞肌

56. 诊断体内缺铁、初期最可靠的依据是
A. 骨髓贮存铁减少或缺乏
B. 血清转运铁蛋白饱和度下降
C. 血清铁减少
D. 血清总铁结合力增高
E. 典型小细胞低色素性贫血血常规表现

57. 在医患关系中，高于契约关系的是
A. 商品关系
B. 主从关系
C. 信托关系
D. 并列关系
E. 以上都不是

58. 可释放组胺引起哮喘反应的白细胞是
A. 单核细胞
B. 嗜酸性粒细胞
C. 中性粒细胞
D. 淋巴细胞
E. 嗜碱性粒细胞

59. 检测致龋菌时 MSBB 法结果判断为（+）是
A. 无菌落附着
B. 菌落为 20 个以下
C. 菌落为 20~100 个
D. 菌落>100 个
E. 龋活性显著

60. 成釉细胞瘤的主要病理改变是
A. 肿瘤组织中可见到影细胞
B. 肿瘤主要由各种牙体组织构成
C. 肿瘤主要为牙乳头样组织
D. 细胞主要排列成玫瑰样构造
E. 细胞主要排列成成釉器样构造

61. 下列哪种疾病最常见库斯莫尔（Kussmaul）呼吸
A. 重度贫血
B. 巴比妥类药物中毒
C. 尿毒症
D. 脑出血
E. 急性传染病

62. 下颌牙齿的血液供应来自
A. 下唇动脉
B. 舌动脉
C. 面动脉
D. 颞浅动脉
E. 上颌动脉

63. 舍格伦综合征的病理表现正确的是
A. 涎腺小叶间隔消失
B. 涎腺导管萎缩
C. 导管周围淋巴细胞浸润
D. 可有上皮成分、黏液样组织和软骨样组织
E. 几乎不可见到上皮岛的形成

64. 体位试验阳性的肿瘤是
A. 神经鞘瘤
B. 牙龈瘤
C. 角化囊肿
D. 成釉细胞瘤
E. 静脉畸形

65. 舌的运动是由什么神经支配的
A. 三叉神经分支

B. 舌下神经
C. 舌咽神经
D. 面神经分支
E. 舌神经

66. 对唾液腺基底细胞腺瘤中肿瘤细胞的排列方式的说法不正确是
A. 筛状型
B. 膜性型
C. 管状型
D. 小梁型
E. 实性型

67. NK 细胞所不具备的生物学功能是
A. 非特异杀伤肿瘤靶细胞
B. 非特异杀伤某些病毒感染的靶细胞
C. 通过抗体依赖细胞介导的细胞毒作用（ADCC）作用杀伤肿瘤和病毒感染的靶细胞
D. 通过释放穿孔素杀伤肿瘤靶细胞
E. 通过释放蛋白水解酶杀伤病毒感染的靶细胞

68. 翼腭间隙向下通口腔的途径是
A. 眶下裂
B. 蝶腭孔
C. 翼腭管
D. 圆孔
E. 翼上颌裂

69. 下列由局部刺激因素引起的牙周疾病中不包括
A. 慢性牙周炎
B. 单纯性龈炎
C. 多发性龈脓肿
D. 急性龈乳头炎
E. 肥大性龈炎

70. 急性坏死性溃疡性龈炎组织学的分区不包括
A. 修复区
B. 带状充血区
C. 多形核白细胞浸润区
D. 慢性炎症浸润区
E. 坏死区

【A_2 型题】

答 题 说 明

每一道考题是以一个小案例出现的，其下面都有 A、B、C、D、E 五个备选答案，请从中选择一个最佳答案。

71. 患者，男性，60 岁。左侧颊部红白色斑块半年不消失，擦不掉。镜下见上皮分层消失，病变细胞充满上皮全层，细胞形态不一，核分裂象易见，基底膜完整。上述表现符合
A. 鳞状细胞癌
B. 基底细胞癌
C. 原位癌
D. 中度上皮异常增殖
E. 上皮增生

72. 患者，女性，25 岁。腹痛、腹泻伴里急后重 2 天。发病前 1 天刚从外地出差回来。体格检查：体温 39℃，血压 130/85mmHg，神志清楚，心肺无异常，腹软，脐周有压痛，无反跳痛。血常规：WBC 20×10^9/L，中性粒细胞占比 0.88，淋巴细胞占比 0.12。粪便镜检：WBC 100 个/高倍视野，RBC 12 个/高

倍视野。下列最诊断可能的是

A. 伤寒

B. 霍乱

C. 急性细菌性痢疾

D. 肾综合征出血热

E. 急性肠炎

73. 患者，男性，30 岁。2 周前因左上第一前磨牙颊侧颈部楔状缺损引起可复性牙髓炎就诊，行安抚治疗，术后已无症状。此次选用的修复材料应是

A. 玻璃离子水门汀

B. 银汞合金

C. 氧化锌丁香油水门汀

D. 复合树脂（自酸蚀）

E. 磷酸锌水门汀

74. 患者，女性，56 岁。$\lceil 6$ 残根，牙周组织支持条件好，已做过根管治疗。最好的修复方法是

A. 拔除残根，固定桥修复

B. 高嵌体修复

C. 铸造桩核+烤瓷熔附金属全冠修复

D. 拔除残根，可摘义齿修复

E. 覆盖义齿修复

75. 为了研究某电动牙刷对菌斑控制的效果，抽取 30 人使用该电动牙刷，1 个月后进行临床评估。该研究方法是

A. 现场试验

B. 准试验

C. 社区干预试验

D. 随机对照临床试验

E. 群组研究

76. 患者，男性，48 岁。临床检查：$\underline{1|}$ 唇侧颈部有深楔状缺损，可探及露髓孔，探无感觉。X 线检查发现根尖有大面积阴影。根管治疗时，开髓部位应选择

A. 能进入髓腔的任何一个部位都可以

B. 由于楔状缺损部位已通髓腔，可以从楔状缺损处制备进入髓腔的洞形

C. 由于切牙的髓腔形态与切牙的外形基本一致，可以从切端开始向牙根方向钻入

D. 由于切牙的舌面窝髓壁薄，可以从舌面窝向牙颈部方向钻入

E. 以上都不是

77. 患者，女性，57 岁。因头晕、乏力、恶心呕吐就诊。实验室检查：血清钠 130mmol/L，血清钾 4.6mmol/L，尿比密 1.010。该患者存在哪种电解质失调

A. 高钾血症

B. 低钾血症

C. 高渗性脱水

D. 低渗性脱水

E. 等渗性脱水

78. 检查某班 15 岁学生 50 名，其中患龋病者 10 名，龋失补牙数：D=50，M=5，F=10。这班学生的患龋率为

A. 10%

B. 20%

C. 30%

D. 40%

E. 50%

79. 某患者，$\underline{2|}$ 的近中邻面浅龋，且该牙牙冠短小，切端较厚。在 3/4 冠修复中为增加固位作用和加强阻挡舌向脱位作用，除邻沟外可考虑预备

A. 切沟

B. 预备倒凹

C. 轴壁龈端的肩台

D. 两邻面保持聚合度 2°~5°

E. 舌侧制成两个斜面

80. 患者，女性，50 岁。发热伴左颈淋巴结肿大。检查：弥漫性混合性细胞淋巴瘤，左腹股沟淋巴结 3cm×2cm 大小，无压痛，脾肋下 2cm。骨髓：淋巴瘤细胞占比 0.12，该患者最可能的分期是

A. Ⅰ

B. Ⅱ

C. ⅢS

D. ⅢE

E. Ⅳ

81. 患者，女性，43 岁。右上后牙不敢碰触 1 天。检查见 $\underline{6|}$ 远中殆面深龋洞，牙髓无活力，叩痛（+++），牙龈轻微红肿，扪痛不明显。则当日的主要治疗是

A. 备洞充填

B. 根管预备

C. 抗炎镇痛药

D. 开髓开放

E. 开髓拔髓

82. 患者，男性，38 岁。右下颌角及升支处无痛性、渐进性下颌骨膨大 8 年。X 线片见多囊性骨损害，有受累牙的根吸收。镜下见病变由孤立的上皮岛组成上皮岛的中心部细胞呈星形，排列疏松，其周边部围绕一层柱状细胞，核远离基底膜呈栅栏状排列。最可能的病理诊断是

A. 滤泡型成釉细胞瘤

B. 丛状型成釉细胞瘤

C. 牙源性钙化上皮瘤

D. 牙源性腺样瘤

E. 牙源性鳞状细胞瘤

83. 患者，女性，64 岁。反复咳嗽、咳痰 18 年，心悸、气急 3 年。体格检查：双肺叩诊呈过清音，肺底听诊有湿啰音，剑突下心尖搏动明显，可闻及收缩期杂音，肺动脉瓣区第二心音亢进。该患者可诊断为

A. 慢性支气管炎（慢支）

B. 慢支+肺气肿

C. 慢支+肺气肿+肺源性心脏病

D. 支气管扩张

E. 慢支+支气管扩张

84. 患者，女性，16 岁。右侧下颌骨逐渐膨大 8 年，近来增大速度减慢。检查见下颌骨体部弥漫性膨大，但以颊侧更明显，质硬。X 线片示右下颌骨体部呈磨砂玻璃样，与骨皮质相移行。术后标本病理检查发现纤维组织代替正常骨组织，其中有较多的纤细骨小梁。诊断为

A. 牙骨质纤维瘤

B. 骨化纤维瘤

C. 骨纤维异常增殖症

D. 巨颌症

E. 牙源性纤维瘤

85. 患者，女性，32 岁。刷牙时牙龈出血半年，伴咬物出血。口腔检查：口腔卫生差，CI（++），软垢大量，色素大量，龈乳头水肿明显。为与早期牙周炎鉴别，最重要的临床检查是

A. 有无附着丧失

B. 探诊深度

C. 曲面体层片

D. 牙齿松动度

E. 龈沟液量

86. 患者，女性，30 岁。患糖尿病 4 年，消瘦，血糖常在 16.7mmol/L 以上，易出现酮症，胰岛素释放试验低平型，目前较好的治疗方案是

A. 饮食疗法+胰岛素

B. 单纯胰岛素治疗

C. 饮食疗法+胰岛素+格列吡嗪

D. 运动疗法+饮食疗法+胰岛素

E. 二甲双胍+饮食疗法，必要时加胰岛素

87. 某 6 岁儿童，第一恒磨牙完全萌出，检查发现殆面窝沟深，窝沟点隙似有初期龋损。此时适宜采取的防治措施是

A. 应该做窝沟封闭

B. 应做充填

C. 应做预防性充填

D. 尚不能做窝沟封闭

E. 口服氟片

88. 在牙周检查中，某患者，Turesky 改良的 Q-H 菌斑指数记录为 5，是指

A. 牙颈部龈缘处有散在的点状菌斑

B. 牙颈部菌斑宽度不超过 1mn

C. 牙颈部菌斑宽度超过 1mm，但占牙面 1/3 以下

D. 菌斑覆盖面积占牙面 1/3 与 2/3 之间

E. 菌斑覆盖面积占牙面 2/3 以上

89. 患者，男性，30 岁。左上后牙冷饮痛 5 天，无其他不适。检查：$\underline{|4}$ 殆面龋深达牙本质中层，叩痛（-），冷测敏感，刺激去除后疼痛持续 10 余秒。最可能的诊断是

A. 深龋

B. 急性牙髓炎

C. 慢性牙髓炎

D. 牙本质敏感症

E. 可复性牙髓炎

90. 患儿，16 岁。左腮腺肿大 3 年。观察切除标本的病理切片见除较多的淋巴细胞浸润外，腺体内纤维组织增生明显，特别是在腺导管周围。最可能的病理诊断是

A. 慢性涎腺炎

B. 坏死性涎腺化生

C. 涎腺症

D. 舍格伦综合征

E. 涎腺结核

91. 患儿，4 岁。体重 16kg，身高 104cm，上臂围 13cm，出牙 20 个。该小儿

A. 体重、身高略低

B. 肥胖

C. 营养不良

D. 身材高大

E. 正常范围

92. 患者，男性，36 岁。左面部肿胀 3 年，无任何不适。近期面部畸形，牙齿移位，咬合错乱。X 线片示左上颌骨局限性膨胀、骨密度降低，其中可见不规则钙化。最可能的诊断是

A. 成釉细胞瘤

B. 牙骨质瘤

C. 牙瘤

D. 颌骨囊肿

E. 骨化纤维瘤

93. 患者，男性，28 岁。口腔内上下前牙龈乳头消失并凹陷，呈反波浪状，牙龈乳头颊舌侧分离，下方有牙石、牙垢，无龈坏死。可能的原因是

A. 疱疹性龈口炎

B. 中性粒细胞缺乏引起龈坏死

C. 慢性龈缘炎

D. 坏死性溃疡性龈炎

E. 龈乳头炎

94. 患者，男性，21 岁。7 岁开始左面颊肿胀畸形，表面皮肤可见咖啡色斑。检查见左右面部不对称，左面颊可扪及多发性结节，质软，皮肤松弛下垂；面部、胸部与背部可见大片棕褐色色素斑。最可能的诊断是

A. 淋巴管瘤

B. 血管瘤

C. 神经鞘瘤

D. 神经纤维瘤

E. 脂肪瘤

95. 某患者患下颌骨恶性肿物，进行性张口困难，下唇麻木，出现这些症状的可能原因为

A. 颊长神经及颞下颌关节受累

B. 下颌缘支及升颌肌群受累

C. 下牙槽神经及升颌肌群受累

D. 颊长神经及升颌肌群受累

E. 下颌缘支及颞下颌关节受累

96. 关于口腔健康调查目的的描述哪项是不正确的
   A. 查明口腔疾病特定时间内的发生频率和分布特征及流行规律
   B. 了解和分析影响口腔健康的有关因素
   C. 为探索病因，建立和验证病因假说，并为指导和改进临床治疗提供依据
   D. 选择预防保健措施和评价预防保健措施的效果
   E. 估价治疗与人力需要

97. 患者，女性，45 岁。$\underline{87654|678}$ 缺失，戴用可摘局部义齿 1 周后，主诉基托压痛、咀嚼不适。口腔检查：义齿固位及稳定性好，密合，咬合无高点，缺隙黏膜无明显压痛点、红肿或溃疡。造成义齿压痛最可能的原因是
   A. 卡环固位力太大
   B. 基托下沉
   C. 基托翘动
   D. 牙槽嵴负担过重
   E. 使用不当

98. 初孕妇，26 岁。停经 48 日，阴道少量流血伴右下腹隐痛。今晨起床时突然右下腹剧痛。检查：血压 90/60mmHg，面色苍白，下腹稍膨隆，右下腹明显压痛，无肌紧张，移动性浊音（±）。妇科检查：子宫稍大稍软，右附件区触及包块，有压痛。下列诊断正确的是
   A. 右侧卵巢肿瘤蒂扭转
   B. 输卵管间质部妊娠破裂
   C. 急性阑尾炎
   D. 输卵管妊娠流产
   E. 急性输卵管炎

99. 患者，女性，25 岁。口底肿胀。肉眼观囊腔内充满豆腐渣样物质。镜下见角化复层扁平上皮衬里，囊壁内未见皮肤附属器。最可能的病理诊断是
   A. 表皮样囊肿
   B. 皮样囊肿
   C. 牙源性角化囊性瘤
   D. 皮脂腺囊肿
   E. 皮脂腺腺瘤

100. 患者，女，63 岁。自诉后牙松动来诊要求检查，检查发现 26 跟分叉完全暴露，水平方向可以穿通。X 线片示：牙根周围明显骨丧失，对其根分叉病变分类正确的是
   A. Ⅰ度根分叉病变
   B. Ⅲ度根分叉病变
   C. Ⅳ度根分叉病变
   D. A 级根分叉病变
   E. D 级根分叉病变

【A_3/A_4 型题】

答 题 说 明

以下提供若干个案例，每个案例下设若干道考题。请根据答案所提供的信息，在每一道考题下面的 A、B、C、D、E 五个备选答案中选择一个最佳答案。

（101~103 题共用题干）

一位孕妇想了解，如果生活社区的水氟浓度很低（小于 0.3mg/L），应如何给孩子补充。

101. 出生后开始补充氟滴剂的年龄是
A. 从出生开始
B. 从 3 个月开始
C. 从 4 个月开始
D. 从 5 个月开始
E. 从 6 个月开始

102. 开始补充氟滴剂的剂量是
A. 0.20mg/d
B. 0.23mg/d
C. 0.25mg/d
D. 0.30mg/d
E. 0.33mg/d

103. 此后，开始增加（调整）氟片或氟滴剂剂量的年龄是
A. 1 岁
B. 2 岁
C. 3 岁
D. 4 岁
E. 5 岁

（104~106 题共用题干）

患者，男性，48 岁。因大量进食红烧肉后出现右上腹阵发性绞痛，伴恶心、呕吐就诊。体格检查：右上腹压痛、反跳痛、肌紧张，Murphy 征阳性。

104. 首先应考虑的诊断是
A. 胆囊炎
B. 阑尾炎
C. 胃溃疡
D. 十二指肠球部溃疡
E. 肝癌

105. 为明确诊断，最应做的检查是
A. 腹部 B 超
B. 心电图
C. 腹部透视
D. 血常规
E. 电解质

106. 该患者的治疗原则不包括
A. 全身支持治疗
B. 抗生素治疗
C. 必要时手术治疗
D. 纠正水、电解质紊乱
E. 鼓励进食，以增强营养

（107~109 题共用题干）

患儿，女，7 岁。左下后牙疼痛 1 周，脸肿 3 天。检查：$\overline{|Ⅳ}$ 大面积龋坏，Ⅱ度松动，叩痛（++），龈颊沟变浅，可扪及波动感，扪痛（+），近中面深龋洞，探诊（-），温度测试无反应。X 线显示 $\overline{|Ⅳ}$ 龋近髓，根分叉大面积低密度影，远中根吸收 2/3，恒牙胚牙囊不连续，上方骨板模糊不清。

107. 初诊时可采用的治疗方法是
A. 根管开放，脓肿切开
B. 开髓开放，口服抗菌药物
C. 根管开放，口服抗菌药物
D. 拔除引流
E. 脓肿切开

108. 经过初诊治疗后，还应该选择的治疗方法是
A. 拔除，制作间隙保持器
B. 完善根管治疗
C. 制作间隙保持器
D. 观察间隙
E. 氢氧化钙充填根管，暂时行使功能

109. 该患牙的诊断是
A. 中龋
B. 慢性根尖周炎急性发作
C. 可复性牙髓炎
D. 牙髓充血
E. 深龋

（110~112 题共用题干）

患者，男性，70 岁。8 年前曾患有广泛前壁心肌梗死，2 年前出现活动后胸闷、心悸，近 3 天出现夜间阵发性呼吸困难。查体：端坐呼吸不能平卧，BP 160/90mmHg，P118 次/分。P_2 亢进，心脏各瓣膜区未闻

及杂音。双肺底可闻及细湿啰音，双肺散在哮鸣音。腹平软，肝脾肋下未触及，双下肢无水肿。空腹血糖正常范围内，心电图：$V_1 \sim V_6$导联 ST 段压低 0.05～0.10mV。血清肌钙蛋白正常。

110. 该患者目前最可能的诊断是
   A. 气道梗阻
   B. 肺动脉栓塞
   C. 支气管哮喘
   D. 急性心肌梗死
   E. 急性左心衰竭

111. 该患者暂不宜立即使用
   A. 毛花苷 C
   B. 卡维地洛
   C. 硝普钠
   D. 硝酸甘油
   E. 呋塞米

112. 该患者心功能分级为
   A. Killip 分级Ⅱ级
   B. Killip 分级Ⅲ级
   C. Killip 分级Ⅳ级
   D. NYHA 分级Ⅲ级
   E. NYHA 分级Ⅳ级

（113～115 题共用题干）

患者，女性，23 岁。刷牙时牙龈出血 5 年。检查：全口牙石（+～++），牙龈缘轻度红，探诊出血，探诊深度 2～3mm，未见牙龈退缩及附着丧失。

113. 最可能的诊断是
   A. 慢性龈炎
   B. 妊娠期龈炎
   C. 坏死性龈炎
   D. 侵袭性牙周炎
   E. 慢性牙周炎

114. 此时对该患者的治疗方法应为
   A. 龈上洁治术
   B. 龈下刮治术
   C. 根面平整
   D. 袋壁搔刮
   E. 口服替硝唑

115. 如果 6 个月后，该患者再来就诊时，牙龈出血明显，牙龈呈鲜红色，松软光亮，轻探易出血。此时应考虑到的最可能的诊断是
   A. 慢性龈炎
   B. 妊娠期龈炎
   C. 坏死性龈炎
   D. 侵袭性牙周炎
   E. 慢性牙周炎

（116～118 题共用题干）

患者，男性，67 岁。高血压病史 12 年，服药史 8 年。检查：龈缘肥厚，龈乳头呈球状、结节状，牙龈增生覆盖牙冠的 1/3～1/2，探诊深度：4～7mm，前牙出现松动移位。

116. 以下最有可能的诊断是
   A. 糖尿病性牙周炎
   B. 牙龈纤维瘤病
   C. 慢性龈炎
   D. 药物性牙龈肥大
   E. 维生素 C 缺乏症

117. 此患者牙龈肥大最可能的药物是
   A. 苯妥英钠
   B. 环孢素
   C. 异山梨酯
   D. 利血平
   E. 硝苯地平

118. 该患者的治疗方案，错误的是
   A. 控制血糖
   B. 停止使用或更换引起牙龈肥大的药物
   C. 牙周洁、刮治，口腔卫生宣教
   D. 定期复查
   E. 必要时可做牙周手术

（119～121 题共用题干）

患儿，男，8 岁。因舌根部血管瘤拟行

手术切除。

119. 麻醉方法应为
   A. 局部麻醉
   B. 针刺麻醉
   C. 氯胺酮分离麻醉
   D. 静脉麻醉
   E. 气管内插管全身麻醉

120. 选择该麻醉方式的优点是
   A. 操作方便
   B. 麻醉与手术互不干扰
   C. 保证呼吸道畅通，避免误吸的危险
   D. 患者镇静作用好，但意识未全丧失
   E. 减少手术的出血量

121. 术后最易出现的并发症是
   A. 出血
   B. 恶心、呕吐
   C. 感染
   D. 水肿致窒息
   E. 创口裂开

（122~124 题共用题干）

患者，男性，60 岁。因工作需要，拔牙后 2 周即行全口义齿修复。戴牙后半年，因进食时食物经常塞入基托组织面无法忍受而就诊。

122. 全口义齿修复最适宜的修复时机是在拔牙后
   A. 1 个月
   B. 3 个月
   C. 5 个月
   D. 7 个月
   E. 9 个月

123. 进食时食物塞入基托与黏膜间的原因是
   A. 人工牙颊舌径过小
   B. 基托过厚
   C. 基托过薄
   D. 牙槽骨吸收，使基托与黏膜不密贴
   E. 基托伸展过度

124. 基托与黏膜不密贴的最佳处理方法是
   A. 自凝塑料重衬
   B. 热凝塑料加大基托
   C. 自凝塑料加厚基托
   D. 热凝塑料加厚基托
   E. 热凝塑料重衬

（125~127 题共用题干）

患者，女性，70 岁。无牙颌 10 年，新义齿修复 1 个月，主诉咀嚼无力。检查：上下无牙颌牙槽嵴较低平，黏膜未见红肿溃疡；义齿基托贴合，边缘伸展合适；牙尖交错𬌗咬合时，外耳道触诊双侧髁突明显撞击感，咬合关系良好，息止𬌗间隙为 5mm。

125. 下列对该义齿存在的问题描述正确的是
   A. 义齿固位不良
   B. 垂直距离较高
   C. 垂直距离较低
   D. 正中关系错误
   E. 义齿人工牙开𬌗

126. 患者戴用该义齿还可能出现的临床表现是
   A. 面部肌肉紧张
   B. 口角下垂
   C. 说话时有义齿撞击音
   D. 义齿不稳定
   E. 黏膜广泛压痛

127. 针对该患者的正确处置方法是
   A. 义齿重新上𬌗架调𬌗
   B. 基托组织面缓冲
   C. 基托组织面重衬
   D. 重新排列后牙人工牙
   E. 重新修复义齿

【B 型题】

答 题 说 明

以下提供若干组考题，每组考题共用在考题前列出的 A、B、C、D、E 五个备选答案，请从中选择一个与问题关系最密切的答案。某个备选答案可能被选择一次、多次或不被选择。

（128～129 题共用备选答案）

A. Dentobuff Strip 试验

B. Cariostat 试验

C. Dentocult LB 试验

D. Dentocult SM 试验

E. 刃天青纸片法

128. 用于检测牙表面菌斑内产酸菌产酸能力的龋活性试验是

129. 了解唾液缓冲能力的龋活性试验是

（130～132 题共用备选答案）

A. 骨髓增生低下，造血细胞减少

B. 红细胞大小不等，中心淡染区扩大

C. 细胞中含粗大嗜天青颗粒比例≥30%

D. 可见 Auer 小体

E. 红细胞中有染色质小体

130. 再生障碍性贫血可出现

131. 急性髓系白血病可出现

132. 急性早幼粒细胞白血病可出现

（133～135 题共用备选答案）

A. 牙数目异常

B. 牙形态异常

C. 牙发育和结构异常

D. 牙萌出异常

E. 着色牙

133. 四环素牙属于

134. 双生牙属于

135. 遗传性乳光牙本质属于

（136～139 题共用备选答案）

A. 自身免疫性疾病

B. 细菌感染性疾病

C. 病毒感染性疾病

D. 遗传相关性疾病

E. 碘缺乏性疾病

136. 甲状腺结节是

137. 亚急性甲状腺炎的病因是

138. 结节性甲状腺肿并发甲状腺功能亢进症的病因是

139. Graves 病是

（140～141 题共用备选答案）

患者，女性，21 岁。诉近 2 个月来发现全口牙龈普遍增生。检查：全口牙龈增生肥大，覆盖牙面的 1/3～1/2 左右，质地中等，颜色呈暗灰色，探诊易出血，可见少量牙石。

140. 采集病史时，应最重点询问下列各项，除外

A. 服药史

B. 癫痫发作史

C. 肝炎活动期

D. 妊娠史

E. 近来全身状况

141. 若患者否认长期服药史，最可能的诊断是

A. 急性白血病

B. 药物性牙龈肥大

C. 牙龈纤维瘤病

D. 慢性龈炎引起的牙龈增生

E. 急性坏死性溃疡性龈炎

（142～144 题共用备选答案）

A. 牙冠或牙根形成之后

B. 埋伏牙

C. 根尖肉芽肿

D. 牙板残余

E. 成釉器发育的早期

142. 与角化囊肿发生有关的是

143. 与始基囊肿发生有关的是

144. 与含牙囊肿发生有关的是

（145～147 题共用备选答案）

A. 冠黏固后，出现食物嵌塞

B. 冠黏固后，出现食物滞留

C. 冠黏固后，出现食物不易嚼碎

D. 冠黏固后，出现龈缘变黑

E. 冠黏固后，出现龈缘苍白

145. 边缘过长可产生

146. 接触点恢复不良可产生

147. 轴面外形恢复不良可产生

（148～150 题共用备选答案）

A. $\underline{1|}$锥形牙

B. $\underline{1|}$横形冠折，达牙槽骨以下

C. $\underline{1|}$切角大范围缺损

D. $\underline{1|}$横形冠折，达牙槽骨以上

E. $\underline{1|}$近中邻面龋

148. 烤瓷熔附金属全冠适用于

149. 贴面适用于

150. 桩核冠适用于

第一单元参考答案与解析

【A_1型题】

1. E 【解析】口腔前界为上下唇，后界为咽门，两侧为颊，上界为腭，下以舌下区为界。由上下牙列、牙龈和牙槽骨弓将口腔分为两部分，牙列的唇颊侧部分称为口腔前庭，牙列的舌侧部分称为固有口腔。

2. E 【解析】上颌骨有 3 条薄弱线，发生骨折时表现为三种类型的勒福（Le Fort）骨折。

3. C 【解析】腭部主要由前腭突和两个侧腭突发育而来。前腭突来自中鼻突的球状突，侧腭突来自上颌突。至胎儿第 9 周时，左右侧腭突与前腭突自外向内、向后方逐渐联合。前腭突和两个侧腭突联合的中心处，留下切牙管，为鼻腭神经的通道。因此，正确答案应选 C。

4. B 【解析】血红素由琥珀酰 CoA、甘氨酸和 Fe^{2+} 为原料合成。

5. B 【解析】舌骨上肌群的一块肌肉，又叫二腹肌，此肌的前腹起自下颌骨的二腹肌窝，肌纤维向后下方移行于中间腱，中间腱借坚韧的结缔组织，固定于舌骨体和舌骨大角的分界处；后腹止于颞骨的乳突内面。其作用是当下颌骨被固定时，上提舌骨；舌骨被固定时，下拉下颌骨协助咀嚼。此肌前腹受下颌神经的下颌舌骨肌神经支配；后腹由面神经的二腹肌支支配。

6. C 【解析】在某些理化因素的作用下，蛋白质的空间结构（但不包括一级结构）遭到破坏，导致蛋白质若干理化性质和生物学活性的改变，称为蛋白质的变性作用。引起蛋白质变性的常见理化因素有加热、高压、紫外线、X 线、有机溶剂、强酸、强碱等。球状蛋白质变性后其溶解度降低，容易发生沉淀。蛋白质变性理论在医疗工作中的应用很广，如高温高压灭菌和低温保存生物活性蛋白等。蛋白质沉淀不一定就是变性。变性蛋白质的溶液黏度升高。变性的蛋白质易被消化。蛋白质变性后不易形成结晶。蛋白质变性可以涉及二硫键破坏。

7. B 【解析】胚胎发育到第 4 周时，在胚体头部两侧出现 6 对柱状弓形隆起，称为鳃弓。鳃弓之间有鳃沟。6 对鳃弓中，第 1 对最大，称为下颌弓，第 2 对称舌弓，第 3 对称舌咽弓，其余 3 对无特别的名称。故选 B。

8. E 【解析】翼外肌上头参与关节盘的前伸。

9. D 【解析】最早形成的牙体组织为牙本质。在成釉细胞的诱导下，牙乳头的间充质细胞分化为成牙本质细胞。随后，成牙本质细胞分泌牙本质基质，并合成 I 型胶原。最早形成的牙本质基质称为罩牙本质。罩牙本质基质的胶原纤维粗大。牙本质的矿化形态是球形矿化，形成钙质小球。球形矿化遗留的未矿化的基质称为球间牙本质。除罩牙本质外，其余大部分的原发性生理性牙本质成为髓周牙本质。髓周牙本质的胶原纤维比较少，并相互交织与小管垂直。

10. D 【解析】酶是由活细胞合成的生物催化剂，从结构组成上可分为“单纯蛋白质的酶”和“结合蛋白质的酶”两类，结合蛋白质的酶除蛋白质部分外尚有非蛋白质成分——辅基或辅酶。酶催化底物反应具有绝对、相对和立体异构特异性（专一性），视酶的不同而定。酶通过酶-底物复合物形成，降低反应活化能，从而缩短达到反应平衡点的时间，来加速化学反应。对照上述知识，A 答案突出了“无机催化剂”显然是错误选择。体内代谢调节最终多是通过酶调节的，因此 E 也显然是错误的。较容易混淆的是 B（催化活性都需要特异的辅酶）和 C（对底物都有绝对专一性），但两个备选答案均有绝对化词“都”，还是容易引起考生注意而予以排除的。

11. E 【解析】牙板发生在胚胎的第 6 周，此时覆盖在原口腔的上皮由两层细胞组成，外层为扁平的上皮细胞，内层为矮柱状的基底细胞。在相当于将来的唇（颊）沟或牙槽嵴区，深层的外胚间充质组织诱导上皮增生。开始仅在上下颌弓的特定点上，上皮局部增生，很快增厚的上皮相互连接，依照颌骨的外形形成一马蹄形上皮带，称为原发性上皮板。

12. C 【解析】颈总动脉是头颈部的主要动脉干。右侧发自头臂干，左侧直接发自主动脉弓。两侧总动脉均经过胸锁关节后方，沿气管和喉外侧上升，至平对甲状软骨上缘分为颈内动脉和颈外动脉。头面部、颈部出血时压迫颈总动脉，临时急救出血。

13. C 【解析】固有免疫亦称非特异性免疫，是生物在长期种系进化过程中形成的一系列防御机制。参与固有免疫的细胞主要包括树突状细胞、单核-巨噬细胞等，因此 B 错误。固有免疫先天具有，进化保守，选项 D 亦错误。固有免疫对侵入的病原体迅速（96 小时内）产生应答，发挥非特异抗感染效应，即不通过 TCR、B 淋巴细胞受体（BCR）识别病原体，因此 A、E 均错误；固有免疫还通过提呈抗原参与适应性免疫应答。

14. E 【解析】牙本质的形成是一个有序的过程，即成牙本质细胞分泌基质并进一步矿化。牙本质一生中始终在形成，因此在成牙本质细胞层和矿化牙本质之间总有一层有机基质。

15. B 【解析】知觉是人脑对直接作用于感官的客观事物的整体反映。是一种基本的心理过程，它比感觉要复杂，并常常和感觉交织在一起，也被称为感知活动。知觉是一系列组织并解释外界客体和事件的产生的感觉信息的加工过程。对客观事物的个别属性的认识是感觉，对同一事物的各种感觉的结合，就形成了对这一物体的整体的认识，也就是形成了对这一物体的知觉。知觉是直接作用于感觉器官的客观物体在人脑中的反映。

16. B 【解析】研究对象的数量即为样本含量。流行病学调查中，样本含量过小，不能代表总体，样本含量太大则造成浪费，因此调查前需要根据拟用的研究方法，研究对象的患病率，以及要求的精确度和把握度等确定样本含量。为使调查结果具有可靠性，要求调查具有一定数量的样本含量，以减少抽样误差。样本含量愈大，可靠性愈大，抽样误差小，但需花费的人力、物力和时间愈多。

17. E 【解析】唇部由外向内可分为五层：皮肤、浅筋膜、肌层、黏膜下层、黏膜。皮肤与浅筋膜及表情肌紧密结合。浅筋膜较疏松。肌层主要为口轮匝肌。黏膜下层较厚，深部附着于口轮匝肌，内含上、下唇动脉及唇腺。唇黏膜属被覆黏膜，并含有唇腺开口。

18. E 【解析】《中华人民共和国医师法》第二十五条指出，医师应当使用经国家有关部门批准使用的药品、消毒药剂和医疗器械。除正当诊断治疗外，不得使用麻醉药品、医疗用毒性药品、精神药品和放射性药品 。

19. B 【解析】牙乳头形成牙髓和牙本质。

20. D 【解析】牙本质发育不全的组织学表现是球间牙本质明显增多。牙本质发育不全在镜下可见牙本质小管稀疏、粗细不均、排列紊乱，球间牙本质明显增多，髓腔狭窄，釉质牙本质界变得平直。

21. D 【解析】氟牙症的患牙釉柱的柱间区发育不全甚至消失。

22. D 【解析】血清病是Ⅲ型变态反应。A、C、E 项属于Ⅰ型变态反应，B 属于Ⅱ型变态反应。

23. D 【解析】支配舌运动的主要是舌下神经，但腭舌肌由迷走神经的咽支支配，选项 A 错误。舌前 1/3 的一般感觉由舌神经管理，味觉由导入舌神经的鼓索味觉纤维支配，选项 B 错误。舌后 1/3 两侧的一般感觉和味觉由舌咽神经管理，舌根的中间部分由迷走神经管理，选项 C 错误。在舌下三角区，由中线向外排列有舌深动脉、舌神经、舌深静脉，选项 D 正确。舌的动脉供给主要来自舌动脉，舌后 1/3 还有咽升动脉及面动脉的扁桃体支供血，选项 E 错误。

24. B 【解析】《中华人民共和国执业医师法》第三十七条指出，医师在执业活动中，违反本法规定，有下列行为之一的，由县级以上人民政府卫生行政部门给予警告或者责令暂停六个月以上一年以下执业活动；情节严重的，吊销其执业证书；构成犯罪的，依法追究刑事责任。（一）违反卫生行政规章制度或者技术操作规范，造成严重后果的；（二）由于不负责任延误急危患者的抢救和诊治，造成严重后果的；（三）造成医疗责任事故的；（四）未经亲自诊查、调查，签署诊断、治疗、流行病学等证明文件或者有关出生、死亡等证明文件的；（五）隐匿、伪造或者擅自销毁医学文书及有关资料的；（六）使用未经批准使用的药品、消毒药剂和医疗器械的；（七）不按照规定使用麻醉药品、医疗用毒性药品、精神药品和放射性药品的；（八）未经患者或者其家属同意，对患者进行实验性临床医疗的；（九）泄露患者隐私，造成严重后果的；（十）利用职务之便，索取、非法收受患者财物或者牟取其他不正当利益的；（十一）发生自然灾害、传染病流行、突发重大伤亡事故以及其他严重威胁人民生命健康的紧急情况时，不服从卫生行政部门调遣的；（十二）发生医疗事故或者发现传染病疫情，患者涉嫌伤害事件或者非正常死亡，不按照规定报告的。

25. E 【解析】釉质发育不全为牙体发育缺陷，常对称发生。

26. E 【解析】中枢模式发生器是产生动物节律运动行为的生物神经环路，它由一系列神经振荡器组成，是神经振荡器与多重反射回路系统集成在一起组成的一个复杂的分布式神经网络。是周期性咀嚼运动的神经系统具体结构。

27. C 【解析】味蕾是味觉感受器，主要位于舌上，尤其是舌背黏膜。味觉感受器是由味觉细胞和支持细胞所组成的卵圆形小体，主要分布于轮廓、菌状和叶状乳头中，软腭、会厌和咽的上皮内也有少量存在。味蕾分布于舌乳头、软腭、会厌及咽部黏膜上皮内，呈卵圆形，顶端有味孔，由味细胞和支柱细胞组成，能感觉甜、苦、酸、咸等味觉刺激。味孔与口腔相通，当溶解的食物进入小孔时，味觉细胞受刺激而兴奋，经神经传到大脑而产生味觉。

28. D 【解析】竞争性是最有利于医务人员进行创新，从而体现出自身正效应的市场经济固有属性。

29. B 【解析】颈深筋膜浅层在腮腺、下颌下腺、胸锁乳突肌及斜方肌四处分为两层包被上述结构，分别形成腮腺鞘、下颌下腺鞘、胸锁乳突肌鞘及斜方肌鞘，其余地方均为一层，选项 A 正确。颈深筋膜中层呈梯形，向上附着于舌骨，向下附着于锁骨和胸骨柄后缘，两侧至肩胛舌骨肌外缘，包被舌骨下肌群形成其鞘，选项 B 错误。颈脏器筋膜壁层包被颈内静脉、颈内动脉或颈总动脉及迷走神经，形成颈鞘，选项 C 正确。颈淋巴结清扫术时，通常以椎前筋膜为底，以避免伤及该筋膜深层的重要神经血管，包括膈神经、颈交感干、颈丛及臂丛神经根，选项 D 正确。颈深筋膜各层之间可形成潜在间隙，气管前间隙与前纵隔相通，食管后间隙与后纵隔相同，选项 E 正确。本题需要考生熟悉颈部各层次结构。

30. D 【解析】上颌神经为感觉神经，起于半月节前缘中份，向前沿海绵窦侧自蝶骨圆孔出颅，经翼腭窝上份，向外过上颌骨颞面上份，经眶下裂入眶，穿过眶下管，自眶下孔穿出至面部，一般将上颌神经分为颅中窝段（发出脑膜神经）、翼腭窝段（发出颧神经、神经节后支及上牙槽后神经）、眶下管段（发出上牙槽前神经及上牙槽中神经）和面段（发出睑支、鼻支及上唇支）等四段。

31. A 【解析】早期龋是指牙菌斑下方牙釉质白垩状脱矿。

32. B 【解析】马斯洛需求层次理论是心理学中的激励理论，包括人类需求的五级模型，通常被描绘成金字塔内的等级。从层次结构的底部向上，需求分别为：生理（食物和衣服），安全（工作保障），社交需要（友谊），尊重和自我实现。这种五阶段模式可分为不足需求和增长需求。前四个级别通常称为缺陷需求，而最高级别称为增长需求（B 正确）。1943 年马斯洛指出，人们需要动力实现某些需要，有些需求优先于其他需求。

33. D 【解析】颧弓由颞骨颧突和颧骨颞突组成，选项 D 正确。喙突是下颌骨的结构，额突是上颌骨的结构，另外颧骨有额蝶突，翼突是翼骨的结构，锥突是腭骨的结构。

34. A 【解析】该法规定的公民权利：①健康权。②获得健康教育的权利。③从国家和社会获得基本医疗卫生服务的权利。④依法接种免疫规划疫苗的权利。⑤对病情、诊疗方案、医疗风险、医疗费用等事项依法享有知情同意的权利。⑥依法参加基本医疗保险的权利。⑦对违反本法规定的行为，向有关部门投诉、举报的权利。

35. E 【解析】选项 A、B、C、D 均为乳牙易患龋的因素，儿童刷牙也提倡使用含氟牙膏，但应控制牙膏的量。1~3 岁儿童使用小豌豆粒大小的牙膏；3~6 岁的儿童如不能吐出泡沫，需要使用豌豆粒大小的牙膏；6~12 岁的儿童则必须使用含氟牙膏了。

36. A 【解析】《医疗机构管理条例》（1994 年 2 月 26 日中华人民共和国国务院令第 149 号公布，自 1994 年 9 月 1 日起施行）第四十八条指出，违反本条例第二十八条规定，使用非卫生技术人员从事医疗卫生技术工作的，由县级以上人民政府卫生行政部门责令其限期改正，并可以处以 5000 元以下的罚款；情节严重的，吊销其《医疗机构执业许可证》。

37. B 【解析】翼突支柱主要传导磨牙区的咀嚼压力，该支柱由蝶骨翼突与上颌骨牙槽突的后端相互连接而构成，将咀嚼压力传至颅底。

38. B 【解析】所用血样要能够恰当地反映受血者当前的免疫学状态，《临床输血技术规范》规定受血者配血试验的血标本必须是输血前 3 天之内的。

39. D 【解析】肽键的一般通式为—CO—NH—。一分子氨基酸的 α-羧基和一分子氨基酸的 α-氨基脱水缩合形成的酰胺键称为肽链。氨基酸借肽键联结成多肽链。肽链是蛋白质分子中的主要共价键，性质比较稳定。它虽是单键，但具有部分双键的性质，难以自由旋转而有一定的刚性，因而形成肽键平面，即包括连接肽键两端的 C＝O、N—H 和 2 个 C_α 共 6 个原子的空间位置处在一个相对接近的平面上。而相邻 2 个氨基酸的侧链 R 又形成反式构型，从而形成肽键与肽链复杂的空间结构。因此 C 错误 D 正确。

40. A 【解析】CD4 分子是 HIV 的主要受体，$CD4^+$ T 淋巴细胞是 HIV 感染后作用的靶细胞。$CD4^+$T 淋巴细胞在人体免疫中起关键作用，HIV 感染直接杀伤 $CD4^+$ T 淋巴细胞，导致其数量急剧减少，并直接或间接地作用于巨噬细胞、CTL 及 $CD8^+$ T 淋巴细胞、自然杀伤细胞、B 细胞等，使其功能丧失或降低，最终导致人体细胞免疫和体液免疫均崩溃。

41. B 【解析】再附着是指在原来并未暴露于牙周袋内的正常牙根上，因手术或创伤等使正常的牙周附着结构被急性破坏，胶原纤维与牙骨质、牙槽骨重新附着的过程，选项 A 正确。长结合上皮与牙根面之间以半桥粒和基板的方式相连接，选项 B 错误。在翻瓣术中，为了扩大视野和操作，常需将切口延伸到正常的邻牙，当龈瓣复位后的愈合过程中，这些原本正常的邻牙处可发生再附着，但牙槽嵴顶也会有少量吸收，选项 C 正确。术后 3~4 周，龈沟内已有上皮衬里，结合上皮形成，选项 D 正确。全厚瓣可使骨面暴露，术后 1~3 日骨表面出现坏死，随后有骨吸收，选项 E 正确。

42. C 【解析】下颌后静脉又称为面后静脉，由颞浅静脉和上颌静脉在腮腺实质内于下颌骨髁突颈部后方合成。下颌后静脉在腮腺内下行于颈外动脉的浅面或外侧，并在腮腺下极穿出，继续下行至下颌角处分为前后两支，前支向前下与面静脉合成为面总静脉，后支向下与耳后静脉合成为颈外静脉。

43. D 【解析】《医疗纠纷预防和处理条例》第二十六条指出，患者死亡，医患双方对死因有异议的，应当在患者死亡后 48 小时内进行尸检，具备尸体冻存条件的，可以延长至 7 日。尸检应当经死者近亲属同意并签字，拒绝签字的，视为死者近亲属不同意进行尸检。不同意或者拖延尸检，超过规定时间，影响对死因判定的，由不同意或者拖延的一方承担责任。

44. A 【解析】在开口运动时，颞下颌关节有两种形式的运动，即转动和滑动。在小张口时，髁突的主要运动形式是转动，主要发生在关节盘下腔，这一阶段关节盘不活动，髁突转动平均为 12°。在大张口运动时，髁突在转动的同时还会沿关节结节后斜面向前滑动，滑动主要发生在关节盘上腔。

45. C 【解析】引导话题是语言沟通形式。

46. C 【解析】牙体组织切片中，见牙髓中有一周围有纤维组织包绕的脓肿，其诊断应为慢性闭锁性牙髓炎。慢性闭锁性牙髓炎的病理表现为牙髓中有纤维组织包绕的脓肿。

47. A 【解析】乳突是解剖学名词，乳突从颞骨乳突部的底面突出的圆锥形突出，位于外耳道的后面和茎突的外面，体表可以触及。颞骨乳突部为颞骨的组成成分之一，位于颞骨的后部。颞骨乳突部内的许多含气小腔隙，称为乳突气房（或称乳突小房）。

48. E 【解析】水溶性维生素是可溶于水而不溶于非极性有机溶剂的一类维生素，包括维生素 B 族和维生素 C。这类维生素除碳、氢氧元素外，有的还含有氮硫等元素。与脂溶性维生素不同，水溶性维生素在人体内储存较少，从肠道吸收后进入人体的多余的水溶性维生素大多从尿中排出。水溶性维生素几乎无毒性，摄入量偏高一般不会引起中毒现象，若摄入量过少则较快出现缺乏症状。选项 A 中，维生素 A 是由 β-白芷酮环和两分子异戊二烯构成的不饱和一元醇，维生素 A 是脂溶性维生素。选项 B 中，脂溶性维生素可以与脂类共存。选项 C 中，脂溶性维生素吸收后可与脂蛋白或特异性结合蛋白结合而运输。选项 D 中，脂溶性维生素可储存于肝脏备用。因此本题选 E。

49. D 【解析】疣状白斑的主要病理改变为上皮增生，有过度正角化或过度不全角化，两者同时出现为混合角化。非典型性增生主要指上皮细胞异乎常态的增生，表现为增生的细胞大小不一，形态多样，核大而浓染，核浆比例增大，核分裂可增多但多呈正常核分裂象。细胞排列较乱，细胞层次增多，极向消失。疣状白斑也属于白斑，遵循白斑的病理表现。但是没有细胞的异型性。

50. B 【解析】2000 年爱丁堡版的《赫尔辛基宣言》具体规定了涉及人的生物医学研究的正当目的：涉及人类受试者的医学研究的主要目的在于提高疾病的诊断、治疗和预防方法，进一步了解疾病病因及其发病机制。即便是已充分被证明了的预防、诊断和治疗措施也必须接受对其效力、功效、可提供度及质量不断研究的挑战。故选 B。

51. E 【解析】红斑的病理变化：上皮萎缩、上皮异常增生、原位癌或早期浸润癌。故选 E。

52. D 【解析】扁平苔藓最具特征的病理特点包括基底细胞液化变性和淋巴细胞在紧邻上皮的固有层内带状密集浸润，选项 A、B 正确。上皮表面过度角化，以不全角化多见，选项 C 正确。在交界区的基底层和固有层可见散在或成簇的嗜酸性圆形小体，称胶样小体，在红斑狼疮中亦可见到，选项 D 错误。上皮细胞没有非典型性，选项 E 正确。

53. C 【解析】医学伦理学具有以下特征。①实践性：医学伦理学的理论、规范来源于医学实践，是对医学道德关系、道德意识、道德行为的概括和说明，而且，它们是在长期的医疗活动中形成、发展的。来源于医学实践的医学伦理学理论、规范又对医学实践起着重大指导作用。医学实践既是医学伦理学产生和发展的基础、动力，又是医学伦理学创立和建设的目的以及检验医学伦理学理论正确性的唯一标准。②继承性：作为医学伦理学的研究对象，医学道德具有继承性，也就是说，弘扬医学道德是医学进步的基本条件和重要标志，是贯穿医学发展史的一条主线。医学伦理学的主要内容，例如“救死扶伤”、“为医者仁”等伦理原则为医者自觉地继承、恪守，并在医学发展中不断发扬光大。③时代性：作为医学伦理学的研究对象，医学道德具有时代性，也就是说，医学道德伴随着医学和社会进步而不断发展。医学的进步，不仅是诊治疾病手段的进步，而且是医学道德的进步。制定与新的预防、诊断、治疗方法相适应的伦理原则，是医学道德进步的重要标志。作为某一种医学伦理学的基本内容，医德原则、医德规范，以及医德评价、医德教育、医德修养都是特定时代的产物，都不能脱离特定的时代。任何一种医学伦理学的任务都反映和满足特定时代和社会对医学的需求，为医学发展进行导向，为符合道德的医学行为进行辩护。

54. A 【解析】身心疾病的治疗要考虑到身体和心理两方面，在治疗躯体疾病、减轻躯体症状的同时，更重要的是治疗患者心理方面的问题。只有患者心理方面的问题得到了解决，躯体症状才能根治。心理方面的问题主要通过认知疗法 、行为治疗、精神分析等心理治疗方法进行干预。

55. A 【解析】咀嚼肌中颞肌肌力最大，咬肌次之，翼内肌最小。

56. A 【解析】缺铁患者早期即会动员体内铁贮存、致体内骨贮存铁减少或缺乏。

57. C 【解析】一般来说，医患关系是一种契约关系，但是医生掌握着更多的医学知识和诊治疾病的能力，患者在医疗决策中处于弱势或依赖地位，因此在患者的求医行为中包含着对医生的信任与托付。同时医学的人道主义性质和医生的信誉感也促使医生应维护患者的利益，甚至敢冒风险和牺牲个人的利益，医患之间的这种关系是高于契约关系的，所以 C 正确。

58. E 【解析】参与Ⅰ型变态反应的细胞包括肥大细胞、嗜碱性粒细胞，以及在 Th2 细胞辅助下产生 IgE 的 B 细胞。肥大细胞和嗜碱性粒细胞（E 正确）中的嗜碱性颗粒储存有肝素、白三烯、组胺和嗜酸性粒细胞趋化因子（B 错误）等生物活性介质。常见的呼吸道变应性疾病包括变应性鼻炎和哮喘。抗组胺药可缓解其临床症状。

59. B 【解析】MSBB 为一种试管附着方法，用于变异链球菌的检测。当试管壁上附着菌落数在 20 个以下时，结果以（+）表示。

60. E 【解析】影细胞是牙源性钙化囊性瘤的病理诊断要点，玫瑰花样结构见于牙源性腺样瘤，成釉细胞瘤中，细胞可排列成成釉器样构造。

61. C 【解析】代谢性酸中毒可导致血中代谢产物增多，刺激颈动脉窦、主动脉体化学受体或直接兴奋刺激呼吸中枢引起呼吸困难。其主要表现：①有引起代谢性酸中毒的基础疾病，如尿毒症、糖尿病酮症等。②出现深长而规则的呼吸，可伴有鼾音，称为库斯莫尔（Kussmaul）呼吸。

62. E 【解析】下颌骨的血液供应主要来自下牙槽动脉，下牙槽动脉来源于上颌动脉。下牙槽动脉是由上颌动脉发出的一个分支，分布于下颌牙齿，其末端出颏孔，分布于颏部，主要营养下牙槽的牙及牙龈。

63. C 【解析】舍格伦综合征的主要组织学特征是密集的多灶性、进展性淋巴细胞浸润、腺泡萎缩、残存的导管增生形成特征性的淋巴上皮病变（即上皮肌上皮岛，E 选项错误），不同的腺小叶病变严重程度不同，早期病变中，小淋巴细胞的浸润局限在小叶内的导管周围（C 选项正确），以后淋巴细胞浸润不断增加而取代腺实质，导致明显的腺泡丧失或萎缩。严重的病变腺实质绝大部分丧失，只剩下残存的、增生的导管上皮（B 选项错误），像大海中的岛屿。尽管病变的程度可能很重，但是正常腺小叶的结构和小叶间隔结缔组织仍保持（A 选项错误）。D 选项中，上皮成分、黏液样组织和软骨样组织是多形性腺瘤的典型组织学特征。

64. E 【解析】静脉畸形体位试验阳性，静脉压力小，受重力影响大。

65. B 【解析】舌的运动是由舌下神经支配。考生需要鉴别舌的感觉是什么神经支配的：舌前 2/3 的感觉由舌神经传递，味觉由参与舌神经的鼓索味觉纤维支配，舌后 1/3 两侧的感觉及味觉是舌咽神经支配，舌根中部由迷走神经支配。

66. A 【解析】唾液腺基底细胞腺瘤分为实性型、小梁型、膜性型和管状型。故选 A。

67. E 【解析】自然杀伤细胞来源于骨髓淋巴样干细胞，其分化、发育依赖于骨髓及胸腺微环境，主要分布于骨髓、外周血、肝、脾、肺和淋巴结。NK 细胞不同于 T、B 细胞，是一类无须预先致敏就能非特异性杀伤肿瘤细胞和病毒感染细胞的淋巴细胞。考生要记住除选项 E 以外的功能，NK 细胞的杀伤作用不是通过蛋白水解酶作用的。ADCC 是指抗体的抗原结合片段结合病毒感染的细胞或肿瘤细胞的抗原决定簇，其 Fc 段与杀伤细胞（NK 细胞、巨噬细胞等）表面的 Fc 受体结合，介导杀伤细胞直接杀伤靶细胞。

68. C 【解析】翼腭窝向下经翼腭管出腭大孔通口腔，向外经翼上颌裂通颞下窝，向后经翼管通破裂孔，向前经眶下裂通眼眶。

69. C 【解析】在备选答案中 A、B、D、E 提及的疾病一般都有明显的局部刺激因素，只有多发性龈脓肿的病因尚不清楚，不能确定是由局部刺激因素引起的，故正确答案选 C。肥大性龈炎是牙龈组织长期受到局部刺激所引起的慢性炎症。以牙龈明显炎性肿胀、增生为特征性表现。病变可累及附着龈。多发生于青春期，以上下颌前牙唇侧牙龈为好发部位。

70. A 【解析】急性坏死性溃疡性龈炎组织学的分区包括坏死区、带状充血区、慢性炎症浸润区。其中带状充血区可见多形核白细胞密集浸润。

【A_2型题】

71. C 【解析】原位癌是从正常组织转化为肿瘤细胞发展的第一个阶段。是指黏膜上皮细胞层内的非典型增生至癌变，基底层完整，细胞尚未突破基底膜，因而不会发生转移，切除后不会复发。注意题干提示的细胞不典型增生。典型增生主要指上皮细胞异乎常态的增生，表现为增生的细胞大小不一，形态多样，核大而浓染，核浆比例增大，核分裂可增多但多呈正常核分裂象。细胞排列较乱，细胞层次增多，极向消失。但一般不见病理性核分裂。可发生于皮肤或黏膜表面的被覆上皮，也可发生于腺体上皮。

72. C 【解析】该患者最可能的诊断为急性细菌性痢疾，诊断依据：①流行病学有外出史，提示有不洁饮食史的可能。②急性起病，病程短，临床有腹痛、腹泻、里急后重。③体格检查有发热，脐周压痛（+）。④实验室检查：血 WBC 20×10^9/L，中性粒细胞占比 0.88（提示有细菌感染）；大便镜检见 WBC 100 个/高倍视野，RBC 12 个/高倍视野。符合细菌性痢疾的诊断。

73. D 【解析】可复性牙髓炎恢复后可以做充填，应尽量减少操作对牙髓的刺激，修复材料要耐用美观，故选用的材料应是复合树脂。

74. C 【解析】残根修复方式的最低限度是铸造桩核修复。

75. B 【解析】这个研究属于前瞻性研究中的试验流行病学。但试验流行病学方法要求设立严格的对照组，本题没有设立对照组，所以不是严格意义上的试验流行病学，只能将其归入“类试验”或“准试验”一类中，因此选项 B 正确。

76. D 【解析】前牙髓腔形态特点为唇舌方向在颈部最宽，且舌侧根管壁比唇侧根管壁薄。

77. D 【解析】该患者血钠小于 135mmol/L，故属于低渗性脱水。

78. B 【解析】通过本班学生总数 50 名及患龋病者 10 名即可得出，注意题目的干扰信息。

79. A 【解析】切沟可以减少 3/4 冠舌侧脱位的可能。

80. E 【解析】Ⅰ期：病变限于单个淋巴结（Ⅰ）或淋巴结以外的单个器官或部位（ⅠE）。Ⅱ期：病变侵犯横膈同一侧的 2 个或更多的淋巴结区（Ⅱ）；或限局侵犯淋巴结以外的单个器官或部位，伴横膈同一侧的 1 个或更多的淋巴结区（ⅡE）。Ⅲ期：病变侵犯两侧淋巴结（Ⅲ）；或同时侵犯淋巴结以外的单个限局器官或部位（ⅢE）；或侵犯脾（ⅢS）；或两者都受侵犯（ⅢE+S）。Ⅳ期：弥漫性病变，侵及 1 个或多个淋巴结以外的器官或部位，伴有或不伴有淋巴结受侵犯。每个分期可按症状分为 A、B 两组。A 组：无 B 组所述症状。B 组：发热（38°C 以上）、盗汗、6 个月内体重下降>10%。

81. E 【解析】根尖周炎时，对周围组织破坏最小的引流通道是根管，因此，治疗时不仅要打开髓腔，而且要拔髓以通畅引流通路，方可达到抗炎镇痛的目的。抗炎镇痛药只能作为辅助治疗。而且，根尖周急性炎症期间，不宜做根管预备。

82. A 【解析】主要需要鉴别选项 A 和选项 B。滤泡型成釉细胞瘤：由纤维间质中的牙源性上皮岛构成，其特征为上皮岛的基底细胞为高柱状、核深染，并呈极性排列，其细胞核远离基底膜，细胞质常呈空泡状。上皮岛中央的细胞疏松排列，类似星网状层，该区域常发生囊性变，且时有相互融合。丛状型成釉细胞瘤：由排列成条索、并交织成网状的基底细胞构成，星网状层不明显，间质通常很纤细，常呈囊性变。建议考生看一下对应的病理图片，便于记忆。

83. C 【解析】慢性咳嗽、咳痰病史 18 年，叩诊呈过清音，据此可诊断为慢支+肺气肿。再加上心尖区搏动明显，可闻及收缩期杂音、P_2 亢进等体征，还应考虑有肺心病。

84. C 【解析】骨纤维异常增殖症（骨纤维结构不良）病理特征的关键词：X 线片呈磨砂玻璃样、纤维组织代替正常骨组织、纤细骨小梁、呈“W”形或“C”形。纤维组织把骨组织的位置全部抢占，导致骨发育不良。

85. B 【解析】牙龈炎与牙周炎鉴别的重要依据是是否有附着丧失。

86. A 【解析】饮食治疗是糖尿病一项重要的基础治疗措施，应长期严格执行。患者胰岛素释放试验低平型，提示内源性胰岛素分泌不足，应给予胰岛素治疗，此时用格列吡嗪效果差。患者血糖常在 16.7mmol/L 以上，易出现酮症，胰岛素释放试验低平型，其产生酮症的原因是缺乏内源性胰岛素促使骨骼肌吸收利用葡萄糖，导致机体所需能量由脂肪动员和分解的方式产生，大量脂肪酸在肝脏经 β 氧化产生大量酮体。所以易产生酮症的患者在进行运动前，必须使血糖在 16.7mmol/L 以下，血酮、尿酮阴性方可适当运动。故选 A。

87. A 【解析】深窝沟，包括可疑龋为窝沟封闭适应证。

88. E 【解析】Quigley 和 Hein 在 1962 年提出了 0~5 级的菌斑指数记分标准。1970 年 Turesky 等对 Quigley 和 Hein 的这个菌斑指数作了修改，改良后的记分标准称为 Turesky 改良的 Q-H 菌斑指数。检查方法：检查除第三磨牙以外的所有牙的唇舌面，也可以按照 1959 年 Ramfjord 提出的方法，只检查指定的六颗牙，即 16、21、24、36、41、44，称为 Ramfjord 指数牙。先用菌斑染色剂使菌斑染色，再根据牙面菌斑面积记分。记分标准：0=牙面无菌斑；1=牙颈部龈缘处有散在的点状菌斑；2=牙颈部菌斑宽度不超过 1mm；3=牙颈部菌斑覆盖宽度超过 1mm，但在牙面 1/3 以下；4=菌斑覆盖面积占牙面 1/3 与 2/3 之间；5=菌斑覆盖面积占牙面 2/3 以上。

89. E 【解析】温度测验后一过性敏感，无自发痛及叩痛，可明确可复性牙髓炎的诊断。

90. A 【解析】慢性涎腺炎的主要病理变化是淋巴细胞或者浆细胞浸润，部分腺泡破坏，纤维组织修复性增生。这种增生在腺管周围更明显。舍格伦综合征、坏死性涎腺化生和涎腺症中一般无纤维性修复变化。涎腺结核以肉芽肿样病变为主要表现。

91. E 【解析】正常 4 岁小儿身高为 4×7+75=103（cm）；体重为 4×2+8=16（kg）。有人认为在无条件测量体重和身高的地方，可用测量左上臂围来筛查 1~5 岁儿童营养状况：大于 13.5cm 为营养良好；12.5~13.5cm 为营养中等；小于 12.5cm 为营养不良。此小儿体重、身高符合正常小儿的发育规律，上臂围 13cm 为营养中等。故选 E。

92. E 【解析】骨化纤维瘤，由富含细胞的纤维组织和表现多样的矿化组织构成。根据肿瘤中所含纤维成分和骨质成分比例的多寡，可分别命名为骨化纤维瘤及纤维骨瘤。镜下肿瘤由富含胶原的结缔组织构成，含有不成熟骨形成的骨小梁以及无细胞的嗜碱性类牙骨质沉积物。结缔组织中，细胞数量差异较大，胶原纤维排列紊乱。肿瘤中的钙化结构多样，骨小梁可相互连接成网，小梁状编织骨周围围绕成排的成骨细胞。类牙骨质沉积物呈圆形或卵圆形，周界光滑，类似于牙骨质小体。注意和骨纤维异常增殖症鉴别。

93. D 【解析】慢性龈缘炎及龈乳头炎不会出现龈乳头消失及反波浪形龈外形。考生会因对慢性坏死性龈炎的特点掌握不牢而失分。该病例的表现是慢性坏死性龈炎的典型表现：龈乳头消失、凹陷，反波浪形，龈乳头颊舌侧分离，可从牙面翻开，而无龈坏死。

94. D 【解析】几乎所有神经纤维瘤病例出生时可见皮肤咖啡牛奶斑，形状大小不一，边缘不整，不凸出皮面，好发于躯干非暴露部位；青春期前 6 个以上>5mm 皮肤咖啡牛奶斑（青春期后>15mm）具有高度诊断价值，全身和腋窝雀斑也是特征之一。

95. C 【解析】进行性张口困难，下唇麻木强烈提示下牙槽神经及升颌肌群受累。

96. C 【解析】口腔健康调查是横断面调查，只能提供病因假说，不能为改进临床治疗提供依据。

97. D 【解析】题干已经明确强调义齿固位及稳定性好，所以首先考虑牙槽嵴负担过重。

98. B 【解析】输卵管妊娠一般停经 6~8 周，阴道流血常表现为短暂停经后出现不规则流血，未破裂时患侧下腹出现隐痛、胀痛，破裂时突感患侧下腹部撕裂样剧痛。部分患者由于腹腔内急性出血及剧烈腹痛而出现休克，休克程度取决于内出血速度及出血量，而与阴道流血量不成比例。腹部体征为患侧下腹明显压痛、反跳痛，轻度肌紧张；出血较多时可出现全腹压痛及反跳痛，但压痛仍以输卵管妊娠处为甚，移动性浊音阳性。可见阴道少量血液，后穹隆饱满、触痛；宫颈举痛明显，子宫略增大、变软，内出血多时检查子宫有漂浮感；子宫后方或患侧附件扪及压痛性包块。输卵管妊娠流产多发生于妊娠 8~12 周的输卵管壶腹部妊娠。故选择 B。

99. A 【解析】注意区别的重点，表皮样囊肿是无皮肤附属器，皮样囊肿是有皮肤附属器的。

100. C 【解析】根分叉病变可以根据探诊和 X 线片分为四度，具体如下。Ⅰ度病变：形成表浅的牙周袋，骨质轻度吸收，探针能够探测根分叉的外形，但不能穿透根分叉。Ⅱ度病变：根分叉出现骨质吸收，没有形成对侧贯通，还存留部分牙槽骨和牙周膜，有时可发生牙周组织的垂直性吸收。Ⅲ度病变：根分叉，牙槽骨全部吸收，探针可以通过根分叉，周围被软组织覆盖，只暴露在牙周袋内。Ⅳ度病变：根分叉区的骨质全部破坏，伴有牙龈重度萎缩，到达根分叉以下，根分叉区完全暴露在口腔内。

【A_3/A_4型题】

101. E 【解析】从出生后 6 个月开始补充氟滴剂。

102. C 【解析】补充氟滴剂的开始剂量为 0. 25mg/d。

103. B 【解析】2 岁时开始增加（调整）氟片或氟滴剂剂量。

104. A 【解析】大量进食油腻食物后出现右上腹压痛、反跳痛、肌紧张、Murphy 征阳性，应高度怀疑为胆囊炎。

105. A 【解析】腹部 B 超显示胆囊增大，胆壁增厚乃至出现“双边征”，以及胆囊内结石光团，可确诊为胆囊炎。

106. E 【解析】该患者应控制饮食，甚至禁食。

107. D 【解析】根据题干，左下后牙疼痛，龋坏，Ⅱ度松动，叩痛（+ +），扪及波动感，左下第一乳磨牙根分叉大面积低密度阴影，可以诊断为慢性根尖周炎急性痛发作，但是该牙是乳牙，有根分叉病变，而且累及继承恒牙，恒牙胚牙囊不连续，符合乳牙的拔牙指征，所以拔除引流是初诊治疗方法。

108. C 【解析】拔除引流后，需要为未萌出的恒牙保留足够的牙齿间隙，应做间隙保持器，以防止间隙不够而导致恒牙排列不齐。

109. B 【解析】根分叉大面积低密度影提示慢性根尖周炎，病程 1 周较短，提示急性发作。

110. E 【解析】患者老年男性，有陈旧心肌梗死病史，夜间出现阵发性呼吸困难，查体有血压升高、心率增快、双肺底湿啰音，应考虑为急性左心衰竭的诊断。

111. B 【解析】卡维地洛属于 β_2 受体阻断药。β 受体阻断药的禁忌证为支气管痉挛性疾病、严重心动过缓、二度及二度以上房室传导阻滞、严重周围血管疾病（如雷诺病）和重度急性心力衰竭。本患者为急性左心衰竭患者，故不宜立即使用卡维地洛。

112. E 【解析】Killip 分级适用于评价急性心肌梗死时心力衰竭的严重程度，本患者无急性心肌梗死，应采用 NYHA 分级方法。NYHA 分级包括：Ⅰ级，患者有心脏病，但日常活动量不受限制，一般体力活动不引起过度疲劳、心悸、气喘或心绞痛。Ⅱ级，心脏病患者的体力活动轻度受限制。休息时无自觉症状，一般体力活动引起过度疲劳、心悸、气喘或心绞痛。Ⅲ级，患者有心脏病，以致体力活动明显受限制。休息时无症状，但小于一般体力活动即可引起过度疲劳、心悸、气喘或心绞痛。Ⅳ级，心脏病患者不能从事任何体力活动，休息状态下也出现心衰症状，体力活动后加重。

113. A 【解析】患者未见附着丧失，因此排除牙周炎，有牙龈出血，临床检查见龈缘轻度红，符合慢性龈炎的临床表现。

114. A 【解析】慢性龈炎的治疗原则为去除病因和防止复发，在去除病因治疗中，是通过洁治术以彻底清除牙菌斑和牙石。

115. B 【解析】慢性龈炎治疗后可恢复正常，5 个月后再出现的症状和表现与原来不同，是另一种疾病，符合妊娠期龈炎的表现，故选 B，排除 A。坏死性龈炎应有牙龈坏死表现，而该病例无此表现，排除 C。该病例无附着丧失和牙槽骨吸收表现，排除 D 和 E。

116. D 【解析】根据该患者高血压病史及服药史，以及临床表现其均符合药物性牙龈肥大的诊断。

117. E 【解析】根据患者年龄及高血压病史，最可能服用的药物为抗高血压药硝苯地平。该病的治疗需停用或更换引起牙龈增生肥大的药物。

118. A 【解析】通过洁治、刮治以消除牙菌斑、牙石，并消除其他一切导致牙菌斑滞留的因素；局部药物治疗、口腔卫生宣教、定期复查；必要时可行牙龈切除并成形的手术治疗。

119. E 【解析】患者年龄小，不能配合，病损位于舌根，位置较特殊，故宜采用气管内插管全身麻醉。

120. C 【解析】气管内插管全身麻醉优点是保证呼吸道畅通，避免误吸的危险，注意，题干是相对于其他麻醉方式而言，插管麻醉可分为口插管和鼻插管，对于口腔手术而言，鼻插管可保证麻醉与手术互不干扰。

121. D 【解析】舌部手术后最易出现舌体水肿影响呼吸。

122. B 【解析】拔牙后 3 个月为最适宜的修复时机。

123. D 【解析】基托与黏膜不密贴使食物进入组织面。

124. E 【解析】自凝塑料又叫室温固化型甲基丙烯酸甲酯，热凝塑料又叫加热固化型甲基丙烯酸甲酯，这 2 种材料都是由粉和液 2 部分组成的。从强度，性能上来说热凝都要优于自凝。基托材料应该采用热凝塑料。

125. C 【解析】根据主诉咀嚼无力，检查见息止㓖间隙过大（>3mm），可确定该患者的咬合垂直距离过低。如果是垂直距离过高，息止㓖间隙应较小或为 0，患者可能主诉咀嚼费力。主诉和检查未发现义齿固位问题。外耳道触诊结果说明患者的正中关系没有错误。息止㓖间隙 5mm 不是咬合时的间隙，不存在人工牙开㓖的问题。

126. B 【解析】垂直距离过低者可能有口角下垂的表现。其他选项均为垂直距离过高时的表现。

127. E 【解析】垂直距离过低，只能重新制作义齿恢复正确的垂直距离。只加高下颌后牙会导致前牙开㓖，咬合不平衡等。调㓖、缓冲不能增加垂直距离，也不能利用基托重衬来抬高垂直距离。

【B 型题】

128. B 【解析】Cariostat 试验为饭后 1 小时，用标准棉签，涂抹牙颊面菌斑 4～5 次，将棉签放到有溴甲酚紫及溴甲酚绿的培养管，37 度培养 48 小时，观察变色，从而判断牙表面菌斑内产酸菌产酸能力，从而评估龋活跃性。Cariostat 龋齿易感性检测法通过将龋齿形成过程在体外的再现，对口腔内致龋菌群的产酸能力进行精确把握，进而对被检对象的龋易感风险进行科学的量化分级。

129. A 【解析】Dentobuff Strip 试验目的是了解唾液的缓冲能力。其他选项也是检测龋病活跃性，但是是通过其他的原理实现。

130. A 【解析】再生障碍性贫血患者的骨髓抑制，骨髓增生低下，造血细胞减少。故选 A。

131. D 【解析】Auer 小体：在瑞氏或吉姆萨的血或骨髓涂片中，白细胞胞质中出现染红色细杆状物质，1 条或数条不等，长 1～6μm，称为 Auer 小体，这种 Auer 小体出现在急性髓系白血病（AML）、急性单核细胞白血病中，在骨髓增生异常综合征（MDS）的 RAEB-t 型也可检出。故选 D。

132. C 【解析】急性早幼粒细胞白血病是急性髓系白血病的一种特殊类型，被法英美协作组定为急性髓系白血病 M_3 型。外周血：贫血，白细胞数量的变化，并可见幼稚细胞，血小板减少。骨髓细胞形态学检查：以异常的颗粒增多的早幼粒细胞增生为主，早幼粒细胞>30%，多数>50%，且细胞形态较一致，原始细胞以下各阶段细胞较少，细胞核形态多不规则，有内外浆，外浆中无颗粒，内浆中有大小不均的颗粒。故选 C。

133. E 【解析】在牙齿发育、矿化期间服用了四环素类药物，使牙齿的颜色和结构发生改变的疾病称为四环素牙。

134. B 【解析】双生牙是一个牙蕾发生内陷、卷曲，分裂形成两个形状相似的牙齿的形态异常。两个完全或不完全分开的牙冠在同一个牙根上，有一个根管。

135. C 【解析】遗传性乳光牙本质为遗传性牙本质发育不全Ⅱ型。临床表现为牙冠呈微黄色半透明，光照下呈现乳光。釉质易从牙本质表面分离脱落使牙本质暴露，从而发生严重的咀嚼磨损。

136. D 【解析】甲状腺结节与遗传相关。

137. C 【解析】研究发现在患急性流行性腮腺炎与呼吸道病毒感染患者中易发生亚急性甲状腺炎，故目前认为亚急性甲状腺炎的病因是病毒感染。

138. E 【解析】结节性甲状腺肿是碘缺乏或不能被利用所致，一部分因甲状腺体积增大，分泌过多的甲状腺激素而引起甲状腺功能亢进，但此时仍是碘缺乏性疾病。

139. A 【解析】格雷夫斯（Graves）病属自身免疫功能障碍性疾病。

140. C 【解析】根据患者年龄处于育龄期、发病时间短、发病迅速，临床表现全口牙龈普遍增生肥大，颜色暗灰，探诊易出血，牙石少量，炎症程度与口腔卫生不成正比，需询问可疑服药史及近期全身状况，以排除急性坏死性龈炎和药物增生性龈炎，根据病程及临床表现选择 C。

141. A 【解析】白血病患者常因牙龈肿胀、出血不止或坏死疼痛而首先到口腔科就诊。

142. D 【解析】牙板残余与角化囊肿有关。

143. E 【解析】始基囊肿发生于成釉器发育的早期。

144. A 【解析】牙冠或牙根形成之后，与含牙囊肿发生有关。

145. E 【解析】龈缘苍白一般是冠边缘过长深入龈沟，压迫牙龈所致。

146. A 【解析】接触点恢复不良可导致食物由邻面嵌塞进入邻间隙。

147. B 【解析】食物滞留可能是窝沟过深导致的。食物不易嚼碎一般是咬合接触不良导致的。龈缘变黑是普通金属修复体常出现的现象，是牙龈着色导致的。全冠的轴面形态与基牙的牙龈关系密切，正常的牙冠轴面有一定的突度，有重要的意义，可以维持牙颈部牙龈组织的张力和正常接触关系，保证食物排溢及食物流对牙龈的生理刺激作用。突度过大时，缺少食物刺激，牙龈萎缩，突度过小时，食物直接充压在龈隙沟内滞留，引起牙龈附着破坏。另外，正常的突度还有利于修复体自洁。

148. C 【解析】切角大面积缺损，树脂充填固位不佳，可行烤瓷冠或贴面修复。

149. A 【解析】过小牙可无预备贴面，符合微创的原则。

150. D 【解析】桩核冠需要 1.5mm 的牙本质肩领，B 是拔除的适应证。

2024全国口腔执业医师资格考试模拟试卷与解析（三）

第二单元

中国协和医科大学出版社
北 京

【A_1型题】

答题说明

每一道考试题下面有 A、B、C、D、E 五个备选答案，请从中选择一个最佳答案。

1. 腮腺导管的体表投影为
   A. 耳垂至鼻翼与口角间中点连线的中 1/3 段
   B. 耳屏至鼻翼与口角间中点连线的中 1/ 3 段
   C. 耳屏至鼻尖与口角间中点连线的中 1/3 段
   D. 耳垂至鼻尖与口角间中点连线的中 1/3 段
   E. 耳屏至鼻翼与口角间中点连线的下 1/3 段
2. 口腔颌面颈部动脉来源于
   A. 颈内动脉
   B. 颈外动脉
   C. 锁骨下动脉
   D. A+B
   E. A+B+C
3. 口腔恶性肿瘤最为常见的组织来源为
   A. 上皮源性
   B. 腺源性
   C. 肌肉组织
   D. 骨组织
   E. 其他间叶组织
4. 牙源性黏液瘤的病理特征是
   A. 梭形或星形细胞
   B. 影细胞
   C. 天疱疮细胞
   D. 嗜酸性粒细胞
   E. 朗格汉斯细胞
5. 牙源性腺样瘤的病理变化不包括
   A. 玫瑰花样结构
   B. 梁状结构
   C. 筛状结构
   D. 牙本质
   E. 影细胞
6. 内毒素的主要毒性作用不包括
   A. 外周神经麻痹
   B. 发热
   C. 休克
   D. 弥漫性血管内凝血
   E. 白细胞反应
7. 关于患者的道德权利，下述提法中正确的是
   A. 患者都有要求开假休息的权利
   B. 患者都享有稀有卫生资源分配的权利
   C. 医生在任何情况下都不能超越患者要求保密的权利
   D. 患者被免除社会责任的权利是随意的
   E. 知情同意是患者自主权的具体形式
8. 下列不属于药物副作用的叙述是
   A. 用治疗剂量时所产生的药物反应
   B. 与治疗目的有关的药物反应
   C. 不太严重的药物反应
   D. 药物作用选择性低时所产生的反应
   E. 一种难以避免的药物反应
9. 仅在局部增殖，不引起病毒血症的是
   A. 麻疹病毒
   B. 乙型脑炎病毒
   C. 脊髓灰质炎病毒
   D. 风疹病毒
   E. 流行性感冒病毒
10. 下列关于成釉细胞瘤的叙述中错误的是
   A. 以下颌骨体及下颌角最为常见
   B. 多呈多房，并有一定的局部浸润性

C. 可使牙齿松动、移位或脱落
D. 不会造成下唇麻木
E. 可造成下颌病理性骨折

11. 关于唇癌的描述，下列哪项是错误的
A. 好发于下唇中外 1/3 间的唇红缘黏膜
B. 唇癌主要是鳞癌，腺癌少见
C. 上唇癌的转移较下唇癌早，并较多见
D. 唇癌较其他口腔癌更易发生淋巴结转移
E. 上唇癌常向耳前、颌下及颈深淋巴结转移

12. 关于牙釉质结构的临床意义，描述错误的是
A. 氟使牙釉质晶体结构变得更稳定
B. 乳牙酸蚀处理时应延长时间
C. 殆面点隙裂沟为龋的始发位置
D. 绞釉的排列方式可增加牙釉质的抗剪切强度
E. 牙釉质中无细胞和血液循环，牙髓坏死对牙釉质代谢无影响

13. 在社区口腔保健人员培训课程中，老师强调口腔健康教育的原则时指出口腔健康教育是
A. 一项口腔预防措施
B. 必须由专业工作人员做
C. 口腔预防的组成部分
D. 以上课为主的教育活动
E. 以通俗为主的宣传活动

14. 在自己独处、无人监督的情况下，仍能按照医学道德规范的要求行事是指
A. 内省
B. 反省
C. 自律
D. 慎独
E. 省悟

15. 蝶骨翼突钩位于上颌第三磨牙后内侧面
A. 0.5~1.0cm
B. 1.0~1.5cm
C. 1.5~2.0om
D. 2.0~2.5cm
E. 以上都不是

16. 属于真核细胞型微生物的是
A. 铜绿假单胞菌
B. 衣原体
C. 白假丝酵母菌
D. 立克次体
E. 肺炎支原体

17. 临床怀疑口腔念珠菌感染时，首选的辅助诊断技术是
A. 唾液及血清念珠菌抗体测定
B. 活体组织检查
C. 直接在病损区涂片镜检
D. 血清铁及维生素 B_{12} 测定
E. 血常规检查

18. 下列与牙周期性生长无关的结构是
A. 釉质生长线
B. 冯·埃布纳线
C. 牙本质生长线
D. 釉面横纹
E. 施雷格线

19. 牙釉质中的蛋白质主要有 3 种，分别是
A. 釉原蛋白、非釉原蛋白和蛋白酶
B. 釉原蛋白、非釉原蛋白和脂类
C. 釉原蛋白、非釉原蛋白和基质
D. 釉原蛋白、非釉原蛋白和糖蛋白
E. 釉原蛋白、非釉原蛋白和胶原蛋白

20. 胶原纤维排列与牙本质小管平行的牙本质是
A. 小管周牙本质
B. 小管间牙本质
C. 前期牙本质
D. 小球间牙本质
E. 罩牙本质

21. 牙槽嵴过度吸收，导致义齿固位较差，不能采用的方法是
A. 前庭沟加深术

B. 生物材料增高重建牙槽嵴
C. 自体骨移植重建牙槽嵴
D. 骨隆突修整术
E. 改变黏膜和肌肉的附着位置

22. 不属于 Spee 曲线特点的是
A. 为下颌牙列的纵曲线
B. 形成一条凹向下的曲线
C. 连接下颌切牙切缘、尖牙牙尖及前磨牙、磨牙颊尖
D. 在切牙段较平
E. 自尖牙起向后逐渐降低，到第一磨牙远颊尖处最低

23. 对患有不治之症且濒临死亡而又极度痛苦的患者，停止采用人工干预方式抢救而缩短患者痛苦的死亡过程称为
A. 医生助死
B. 积极安乐死
C. 消极安乐死
D. 自愿安乐死
E. 非自愿安乐死

24. 与内毒素有关的细菌结构是
A. 外膜蛋白
B. 脂多糖
C. 脂蛋白
D. 磷脂酸
E. 葡聚糖

25. 以下不属于第三代头孢菌素特点的是
A. 对革兰阴性菌有较强的作用
B. 对革兰阳性菌的作用不如第一代、第二代
C. 对多种 β 内酰胺酶的稳定性弱
D. 对肾基本无毒性
E. 作用时间长、体内分布广

26. 刚刚形成尚未矿化的牙本质是
A. 前期牙本质
B. 球间牙本质
C. 管周牙本质
D. 管间牙本质
E. 修复性牙本质

27. 釉质牙本质界的形态特点是
A. 直线相连接
B. 小弧形线相连
C. 指状镶嵌
D. 桥粒连接
E. 曲线相连

28. 牙本质中含量最多的是
A. 牙本质磷蛋白
B. 糖蛋白
C. 糖胺聚糖
D. 蛋白聚糖
E. 胶原蛋白

29. 关于四环素牙内脱色法说法错误的是
A. 一般临床效果很满意
B. 适用于迫切要求美观而又不伴有釉质缺陷者
C. 有效地去除原来结合在牙本质中的四环素
D. 缺点是使活髓牙变成死髓牙
E. 远期疗效可靠

30. 舌系带与伞襞之间的三角区域内，清晰可见的结构是
A. 舌深动脉
B. 舌下神经伴行静脉
C. 舌深静脉
D. 舌下神经
E. 舌神经

31. 关于医务人员的同情感，错误的是
A. 它是医务人员发自内心的情感
B. 它是促使医务人员为患者服务的原始动力
C. 它是责任感的基础
D. 它是医德情感内容中低层次的情感
E. 它比责任感具有更大的稳定性

32. 治疗闭角型青光眼应选择
A. 新斯的明
B. 去甲肾上腺素
C. 加兰他敏
D. 阿托品

E. 毛果芸香碱

33. 饮水氟化预防龋病的适宜氟浓度是

A. 0.1~0.3mg/L
B. 0.4~0.6mg/L
C. 0.7~1.0mg/L
D. 1.1~1.3mg/L
E. 1.4~1.6mg/L

34. 病理表现为炎症四处扩散，中性粒细胞广泛浸润至整个牙髓组织，形成多处小脓肿，髓腔压力增加，可引起牙髓液化坏死的是

A. 急性牙周脓肿
B. 急性增生性牙髓炎
C. 急性化脓性牙髓炎
D. 急性浆液性牙髓炎
E. 急性浆液性根尖周炎

35. 使用铸造桩冠修复与纤维桩冠修复相比，其优点主要是

A. 轻度改变牙冠轴向，易取得固定桥共同就位道
B. 固位体边缘密合好
C. 固定桥损坏后易修改
D. 固定桥的固位好
E. 牙根应力分布较好

36. 翼下颌间隙内的结构主要有

A. 颊神经、舌神经和上颌动脉
B. 颊神经、舌神经和下牙槽神经
C. 翼丛、舌神经和下牙槽神经
D. 舌神经、下牙槽神经，以及下牙槽动、静脉
E. 舌神经、下牙槽神经和面深动脉

37. 对临床诊疗道德中最优化原则理解全面的是

A. 采取没有风险的治疗手段
B. 选择以最小代价获得最大效果的治疗方案
C. 选择让患者花费最小的治疗方案
D. 选择保守治疗方案
E. 采取使患者没有痛苦的治疗手段

38. 关于牙髓的神经，错误的是

A. 牙髓内神经很丰富
B. 大多数是无髓神经
C. 靠近多细胞层的神经纤维形成网状，称为神经壁层
D. 神经轴突止于成牙本质细胞突起之间或牙本质小管内
E. 在受到外界刺激后，牙髓神经常反应为痛觉

39. 鹅口疮多发于

A. 老年人
B. 青少年
C. 新生婴儿
D. 更年期妇女
E. 40 岁左右的中年人

40. 面神经颅外段的分支不正确的是

A. 下颌支
B. 颞支
C. 颊支
D. 颧支
E. 颈支

41. 年轻恒牙活髓切断术的盖髓剂是

A. 甲醛甲酚
B. 碘仿氧化锌糊剂
C. 氧化锌丁香油黏固粉
D. 氢氧化钙制剂
E. 多聚甲醛

42. 洋地黄中毒时不会出现下列哪项改变

A. 恶心、呕吐
B. 心电图出现右束支传导阻滞
C. 频发室性期前收缩
D. 房室传导阻滞
E. 黄视、绿视

43. 左旋多巴体内过程特点为

A. 外周用药大部分可进入中枢
B. 口服后胃排空时间与胃内 pH 有关
C. 口服后小肠吸收缓慢
D. 外周多巴脱羧酶抑制药不减少其用量
E. 血药浓度个体差异较小

44. 不属于医学伦理学原则的是
A. 有利
B. 尊重
C. 不伤害
D. 克己
E. 公正
45. 下列哪种疾病不是由沙门菌引起
A. 伤寒
B. 败血症
C. 食物中毒
D. 副伤寒
E. 假膜性肠炎
46. 以下关于双端固定桥固位体的说法错误的是
A. 要有共同就位道
B. 两端的固位力基本相等
C. 固位力应与殆力大小相适应
D. 共同就位道必须与基牙长轴平行
E. 固位体固位力应与桥体跨度相适应
47. 面神经颊支
A. 出腮腺前缘行于咬肌筋膜深面
B. 来自颞面干
C. 一般与腮腺导管平行
D. 损伤时面部表情麻木
E. 位于耳屏间切迹与鼻翼上缘的连线
48. 关于氟的安全性，说法错误的是
A. 6~7 岁后才进入高氟区生活，不会出现氟牙症
B. 氟牙症多发生在恒牙，乳牙很少见
C. 患氟牙症牙数多少取决于牙发育矿化期在高氟区生活的长短
D. 氟牙症是氟的急性中毒造成的
E. 氟牙症属于地方性慢性氟中毒
49. 翼内肌起始或附着的骨不包括
A. 蝶骨
B. 颞骨
C. 上颌骨
D. 下颌骨
E. 腭骨
50. 下列选项中与上颌尖牙牙冠唇面形态无关的表述是
A. 圆五边形
B. 发育沟不明显
C. 牙尖偏近中
D. 外形高点在颈 1/3 与中 1/3 交界处
E. 两牙尖嵴相交成 90°
51. 以下关于桩冠桩的长度的说法正确的是
A. 桩的末端可以位于牙槽突顶
B. 达根长的 3/4
C. 越长固位越好
D. 至少等于冠长
E. 根尖部至少保留 3mm 的根充物
52. 不属于医学心理学相关学科的是
A. 健康心理学
B. 药物心理学
C. 神经心理学
D. 变态心理学
E. 教育心理学
53. 牙骨质含有机物和水
A. 40%~45%
B. 50%~55%
C. 60%~65%
D. 70%~75%
E. 80%~85%
54. 潜意识又称无意识，在人的心理活动中一般处于
A. 警觉状态
B. 缓冲状态
C. 清晰状态
D. 知觉状态
E. 压抑状态
55. 氨基糖苷类抗生素的不良反应是
A. 再生障碍性贫血
B. 耳蜗听神经损伤
C. 肝毒性
D. 心脏毒性
E. 消化道反应
56. 下列哪项是临床上去除龋坏组织的主要

根据
A. 洞底的位置
B. 预计剩余牙体组织的多少
C. 患者的敏感程度
D. 洞壁牙体组织的硬度
E. 洞壁牙体组织的颜色深浅

57. 上颌磨牙与下颌磨牙的区别中错误的是
A. 上颌磨牙的牙冠呈斜方形
B. 上颌磨牙的牙冠较直
C. 上颌磨牙颊尖钝而舌尖锐
D. 下颌磨牙的牙冠倾向舌侧
E. 下颌磨牙一般为双根

58. 肾病综合征最常见的并发症是
A. 肾衰竭
B. 循环衰竭
C. 感染
D. 静脉血栓形成
E. 蛋白及脂肪代谢紊乱

59. 不属于前磨牙特点的是
A. 常作为判断颏孔位置的标志
B. 殆面的点隙及邻面均为龋齿好发部位
C. 常作为义齿修复的基牙
D. 可能出现畸形中央尖
E. 拔除则可用旋转力

60. 在深龋中，细菌可以通过暴露的牙本质小管感染牙髓。下列说法中正确的是
A. 牙本质厚度<2mm，牙髓内可找到细菌
B. 牙本质厚度<1.5mm，牙髓内可找到细菌
C. 牙本质厚度<1.1mm，牙髓内可找到细菌
D. 牙本质厚度<0.5mm，牙髓内可找到细菌
E. 牙本质厚度<0.2mm，牙髓内可找到细菌

61. 关于下颌第一前磨牙的形态，描述错误的是
A. 颊尖和舌尖均偏向近中
B. 颊面似下颌尖牙
C. 可见横嵴
D. 颊尖和舌尖差别不大
E. 有近中舌沟

62. 最常见和有效的心理咨询方式是
A. 院内咨询
B. 门诊咨询
C. 信件咨询
D. 电话咨询
E. 专栏咨询

63. 人体吸收最快的含氟物质是
A. 氟化牛奶
B. 氟化饮用水
C. 蔬菜
D. 水果
E. 海产鱼

64. 乳牙与恒牙相比，以下说法错误的是
A. 矿化程度较低
B. 更易形成修复性牙本质
C. 牙根分叉角度大
D. 乳磨牙近远中径小于继承恒牙的近远中径
E. 大小较同类的恒牙小

65. 下列哪项不属于牙源性肿瘤组成成分
A. 牙釉质
B. 牙本质
C. 牙骨质
D. 牙周膜
E. 牙髓

66. 直接影响活动效果，使活动顺利完成的个性特征是
A. 气质
B. 性格
C. 需要
D. 能力
E. 兴趣

67. 上颌尖牙的特点是
A. 唇面近中缘和远中缘基本对称

B. 唇面似圆五边形，唇轴嵴明显
C. 牙根近颈部横截面呈葫芦形
D. 舌轴嵴和边缘嵴均不明显
E. 牙尖偏向牙体长轴的舌侧

68. 临床上制作保持器应该考虑的因素不包括
A. 有无先天恒牙缺失
B. 年龄
C. 牙龄
D. 患儿依从性
E. 邻牙萌出情况

69. 下列关于基托与组织关系的说法不恰当的是
A. 与缺牙区的基牙邻面应紧密贴合
B. 基托与黏膜应密合而无压痛
C. 腭（舌）侧基托与天然牙轴面非倒凹区接触
D. 与前牙区舌隆突密合
E. 龈缘区的龈组织应适当缓冲

70. 药物性牙龈肥大的病因不包括
A. 患者的口腔卫生差
B. 合成蛋白胶原增多
C. 成纤维细胞的分裂增加
D. 胶原酶活性增强
E. 胶原合成大于降解

【A_2 型题】

答 题 说 明

每一道考题是以一个小案例出现的，其下面都有 A、B、C、D、E 五个备选答案，请从中选择一个最佳答案。

71. 患者，男性，50 岁。20 年前肺结核病史，未复发，近半年来有刺激性咳嗽，咳痰，带血丝。X 线片示右肺上叶前段有 2.0cm×2.5cm 的团块状阴影，边缘不整呈分叶状，痰查脱落细胞 2 次均阴性，该患者最恰当的诊断为
A. 肺脓肿
B. 肺结核
C. 肺囊肿
D. 肺癌
E. 肺良性肿瘤

72. 患者，男性，70 岁。上下颌牙列缺失 2 年，全口义齿初戴时发现，上颌义齿在休息状态及咀嚼时固位良好，但说话和大张口时易脱落。其原因是
A. 基托边缘封闭性不佳
B. 基托组织面不密合
C. 基托边缘过短
D. 基托边缘过度伸展
E. 人工牙咬合不平衡

73. 患者，女性，56 岁。左舌缘白色病变 3 年。活检标本见上皮的棘层有多个细胞发生角化，这种病变属于
A. 过度角化
B. 不全角化
C. 过度正角化
D. 角化不良
E. 角化棘皮瘤

74. 患者，男性，45 岁。2 型糖尿病史 16 年。服用二甲双胍 0.25g 及格列齐特 80mg，每日 3 次，糖尿病控制良好。近 2 个月感乏力，体重下降 4~5kg，血便，肠镜检查发现乙状结肠癌拟行手术治疗。围手术期糖尿病处理
A. 改用长效胰岛素
B. 改用短效及中效胰岛素

C. 改用葡萄糖苷酶抑制药
D. 停口服降糖药、减少饮食量
E. 胰岛素及胰岛素增敏药联合治疗

75. 患儿，男，3 岁。在常规检查口腔情况时，发现所有乳牙均已萌出，并且已建立咬合关系。临床检查发现的下列情况中，不符合这一年龄段𬌗关系特点的是
A. 下颌第二乳磨牙与上颌第二乳磨牙的远中面平齐
B. 牙排列较紧密
C. 切缘和𬌗面没有明显的磨耗
D. 上下颌的乳磨牙有𬌗接触
E. 下颌第二乳磨牙在上颌第二乳磨牙的近中达一个牙尖

76. 患者，男性，66 岁。发现左侧腮腺区无痛性包块 1 个月，界限清楚。镜下见肿瘤细胞由腺上皮和淋巴样间质组成，上皮成分常形成腺管或囊腔，有乳头突入囊腔内。瘤细胞大致呈上下两排，细胞质内有嗜酸性颗粒。间质内含有较多淋巴样组织。另外部分区域见鳞状细胞代替嗜酸性细胞。该患者最有可能的诊断是
A. 乳头状囊腺瘤
B. 淋巴乳头状囊腺瘤（Warthin 瘤）
C. 嗜酸性腺瘤
D. 大嗜酸性粒细胞增生
E. 淋巴上皮囊肿

77. 患者，男性，18 岁。主诉刷牙出血 3 月。检查未见牙松动，牙龈红肿，牙周探诊深度<3mm，牙石（++），探诊出血。最佳处理方案应是
A. 服用阿莫西林和甲硝唑
B. 口腔卫生宣教和龈上洁治术
C. 口腔卫生宣教、龈上洁治术、根面平整术
D. 服用牙周宁片、使用含漱剂
E. 进行牙龈切除术

78. 患者，女性，48 岁。鼻唇沟处皮肤溃疡 1 年余不愈。溃疡似鼠咬状，边缘硬。镜下见肿瘤呈浸润性生长，癌细胞小，梭形或圆形，核深染，分裂象易见，癌巢周边细胞呈立方或柱状，核呈栅栏状排列。癌巢与间质之间有裂隙。最可能的诊断为
A. 鳞癌
B. 基底细胞癌
C. 基底细胞腺癌
D. 未分化癌
E. 疣状癌

79. 患儿，男，8 岁。$\underline{|1}$ 远中深龋洞，叩诊无异常，牙龈正常，牙齿无松动。去净腐质，龋深，近髓。该患儿最适合用
A. 间接盖髓
B. 二次去腐
C. 活髓切断
D. 根尖诱导成形术
E. 直接盖髓术

80. 患者，女性，18 岁。牙釉质半透明度有轻度改变，可见少量白色斑纹，怀疑为氟牙症。按照 Dean 分类标准，诊断氟牙症为
A. 正常
B. 可疑
C. 很轻度
D. 轻度
E. 中度

81. 黏液表皮样癌中黏液细胞不足 10%，肿瘤主要由中间细胞或表皮样细胞实性团块组成。病理诊断应为
A. 高分化黏液表皮样癌
B. 中分化黏液表皮样癌
C. 低分化黏液表皮样癌
D. 黏液表皮样瘤
E. 中度恶性黏液表皮样癌

82. 患者，女性，56 岁，因右上后牙龋坏，充填术后 5 年出现冷热痛，偶有自发钝痛就诊。检查：16 近中面充填体，颊侧龈壁发黑，可探入，叩痛（±），冷热

测疼痛，其原因是

A. 充填物早接触

B. 充填时没有垫底

C. 继发龋

D. 备洞时操作不当

E. 充填体的化学刺激

83. 患儿，10个月。诊断为佝偻病活动期，治疗时，患儿出现发热、咳嗽，且肺部听诊闻及中小水泡音。最适合该患者的治疗方式是

A. 暂不治疗佝偻病，先治疗肺炎

B. 口服大剂量维生素D，每日2万U，1个月后改预防量口服

C. 36万U维生素D，肌内注射1次，同时补钙

D. 30万U维生素D，肌内注射1次，3个月后改为预防量

E. 30万U维生素D，2次肌内注射

84. 患者，男，30岁。左面部肿胀3年，无任何不适。近期引起面部畸形，牙齿移位，咬合错乱。X线片示左上颌骨局限性膨胀、骨密度减低，其中可见不规则钙化。最可能的诊断是

A. 成釉细胞瘤

B. 牙骨质瘤

C. 牙瘤

D. 颌骨囊肿

E. 骨化纤维瘤

85. 患儿，男，14岁。2岁前生活在高氟区，2岁后迁移至非高氟区，可能会出现氟牙症的牙是

A. 第一前磨牙

B. 第一恒磨牙

C. 第二前磨牙

D. 第二恒磨牙

E. 以上都不会

86. 对一位老年人做口腔健康检查时发现该老年人口腔中牙龈退缩的未患龋牙面有40个，患龋的牙面10个，因根龋充填的牙面10个。该老年人根龋指数为

A. 25%

B. 50%

C. 37%

D. 20%

E. 33%

87. 患者，男性，40岁。右下颌骨体部中央性血管瘤出血，急诊入院。该患者最佳的治疗方案为

A. 即刻手术切除病变下颌骨

B. 硬化剂注射止血

C. 栓塞后手术治疗

D. 局部压迫止血

E. 严密观察

88. 患者，男性，19岁。牙龈增生数年。有癫痫史。检查见全口牙牙龈增生明显，覆盖牙面1/3，牙龈质地韧，龈缘处略红。考虑该病最可能的诊断为

A. 牙龈纤维瘤病

B. 药物性牙龈肥大

C. 边缘性龈炎

D. 坏死性龈炎

E. 青少年牙周炎

89. 患者，女性，35岁。发现舌背白色病损4个月。患者发病前有精神创伤史。检查发现其舌背左侧约0.5cm×0.5cm白色角化病损，边界不清楚，表面光滑略呈淡紫色。下肢皮肤有多角形紫红色丘疹，表面有Wickham纹。分析该患者的诊断可能是

A. 口腔白斑病

B. 白色角化症

C. 口腔扁平苔藓

D. 游走性舌炎

E. 盘状红斑狼疮

90. 患者，女性，60岁。右上后牙遇冷刺激痛3个月，昨晚出现自发性阵发性疼痛，放射至同侧头颞部。检查：6| 颈部浅楔状缺损，探不敏感。冷、热测激

发痛，且持续数十秒钟。叩痛（+），远中牙周袋 8mm，松动Ⅰ度，牙石（++），龈缘红肿。X 线片示牙槽骨水平吸收至根中 1/2，远中牙槽骨垂直吸收至根尖。该患牙确切的临床诊断是

A. 逆行性牙髓炎
B. 急性牙髓炎
C. 慢性牙髓炎
D. 可复性牙髓炎
E. 慢性牙髓炎急性发作

91. 患儿，男，9 岁。下颌前牙区牙龈呈虫蚀样破坏、溃疡、颌骨肿大、疼痛、牙齿松动。X 线显示以颌骨为中心的溶骨性破坏。病理检查可见病变主要由增生的朗格汉斯细胞以及浸润的嗜酸性粒细胞和其他炎症细胞组成。还可见数目不等的泡沫细胞和多核巨细胞。该病理诊断为

A. 骨纤维结构不良
B. 慢性化脓性骨髓炎
C. 慢性局灶性硬化性骨髓炎
D. 朗格汉斯细胞组织细胞增生症
E. 放射性骨髓炎

92. 患儿，女，5 岁。于夏季高热 8 小时，呕吐 1 次，抽搐 2 小时，体温 40℃，血压 46/18mmHg，昏睡状，面色苍白，皮肤花纹状，腮腺不大，四肢紧张、厥冷，腱反射亢进，血常规：WBC 18×10^9/L，中性粒细胞占比 0.86，粪便镜检：WBC 2~8 个/高倍视野。下列最诊断可能的是

A. 流行性乙型脑炎
B. 流行性脑脊髓膜炎
C. 中毒性菌痢
D. 腮腺炎脑炎
E. 脑型疟疾

93. 患者，男性，38 岁。口腔黏膜长白斑 3 个月。吸烟 10 年，已戒烟 1 年。检查：双颊黏膜及舌背黏膜有片状白色均质的斑块，表面高低不平，质地稍硬，不能被擦掉。该患者白色病损最可能的临床印象是

A. 白色水肿
B. 假膜型念珠菌病
C. 口腔白斑病
D. 皮脂腺异位
E. 口腔扁平苔藓

94. 下列作为学校保健课堂授课的内容中容易引起误导的说法是

A. 窝沟封闭可有效预防窝沟龋的发生
B. 氟化物的使用可减少光滑面龋的发生
C. 替牙期要特别注重第一恒磨牙的保护
D. 10 岁以前儿童需要家长帮助或指导刷牙
E. 刷牙可以完全避免窝沟龋和平滑面龋

95. 患者，女性，60 岁。原无恙，近期消瘦、嗜睡、神态淡漠。胃镜、肠镜检查无阳性，肝、肾功能正常，心电图示心房颤动，推测该患者为

A. 抑郁症
B. 淡漠型甲状腺功能亢进症
C. 老年痴呆症
D. 冠状动脉粥样硬化性心脏病心房颤动
E. 甲状腺功能减退症

96. 患者，男性，27 岁。患牙周炎多年，近日突发左下后牙牙龈肿痛，左下 4 颊侧牙龈有半球形的肿胀突起，有波动性疼痛，牙齿有浮出感。该患者的诊断最可能是

A. 根分叉区病变
B. 牙周-牙髓联合病变
C. 牙周脓肿
D. 牙周炎
E. 坏死性溃疡性牙龈炎

97. 患者，女性，32 岁。2 年月经量多，近 2 个月来感乏力、头晕、心悸。检查：

血红蛋白 60g/L，白细胞计数 6.0×10^9/L，血小板计数 140×10^9/L。骨髓细胞形态学检查：粒细胞与红细胞的比值为 1∶1，红细胞增生活跃，中晚幼红细胞 45%，体积小，胞质偏蓝。对此患者正确的治疗是

A. 口服铁剂
B. 维生素 B_{12}
C. 输血
D. 脾切除
E. 口服叶酸

98. 患儿，女，8 岁。右上中切牙外伤 1 周后就诊。检查：右上中切牙冠折 2/3，露髓，近中达龈下 1mm，露髓处探诊不疼痛，叩诊（+），出暗红色血，Ⅰ度松动。X 线片未见根折，根发育 8 期。处理方法选择

A. 氢氧化钙活髓切断术
B. 甲醛甲酚活髓切断术
C. 根管治疗术
D. 根尖诱导成形术
E. 拔除

99. 患者，男性，55 岁。⌊1 有深楔状缺损，可探及露髓孔，探无感觉，X 线检查发现根尖有大面积阴影。在进行根管治疗时，有关开髓部位的选择下列正确的是

A. 切牙的髓腔形态与切牙的外形基本一致，可以从切端开始向牙根方向钻入
B. 楔状缺损部位已经通髓腔，可以从楔状缺损处制备进入髓腔的洞形
C. 切牙的舌面窝髓壁薄，可以从舌面窝向牙颈部方向钻入
D. 只要能进入髓腔的任何一个部位都可以
E. 以上都不是

100. 患者，男性，17 岁。半年前上前牙外伤冠折露髓未治，现因唇侧龈肿块就诊。医生应做的最重要的检查项目是

A. X 线检查
B. 叩诊
C. 松动度
D. 温度测验
E. 牙周袋探诊

【A_3/A_4 型题】

答 题 说 明

以下提供若干个案例，每个案例下设若干道考题。请根据答案所提供的信息，在每一道考题下面的 A、B、C、D、E 五个备选答案中选择一个最佳答案。

（101～103 题共用题干）

患者，男性，38 岁。半月来高热，皮肤瘙痒，右颈及锁骨上淋巴结肿大，无压痛，互相粘连，血红蛋白 95g/L，白细胞计数 10×10^9/L，中性粒细胞占比 0.66，淋巴细胞占比 0.24，骨髓涂片可见 R-S 细胞。

101. 该患者应首先考虑的诊断是

A. 慢性淋巴细胞白血病
B. 结核性淋巴结炎
C. 癌转移
D. 淋巴瘤
E. 风湿性疾病

102. 首先应做何种检查有助于明确诊断

A. 肝脾 B 超
B. 全身 MRI
C. 淋巴结活检
D. 腹部或全身 CT
E. 中性粒细胞碱性磷酸酶测定

103. 最恰当的化疗方案是
A. ABVD
B. VDP
C. HA/DA
D. 苯丁酸氮芥
E. 羟基脲

（104～105 题共用题干）

患者，男性，39 岁。4 天来出现右下后牙肿痛。检查：右下第一磨牙远中颈部龋坏，龋坏已波及牙髓，无探痛，松动Ⅲ度，叩痛（+++），患牙颊侧根尖部牙龈红肿，扪诊疼痛且有波动感。右侧面下部轻度肿胀，体温达 38℃ 。

104. 该患者最可能的诊断是
A. 急性牙髓炎
B. 急性蜂窝织炎
C. 急性颌骨骨髓炎
D. 急性牙周脓肿
E. 急性化脓性根尖周炎

105. 对该患牙的处理应为
A. 开髓开放+抗炎镇痛
B. 开髓开放+切开引流
C. 切开引流+抗炎镇痛
D. 立即拔牙+抗炎镇痛
E. 开髓开放+切开引流+抗炎镇痛

（106～109 题共用题干）

患者，女性，30 岁。因右上牙痛 3 日就诊。

106. 首先应对患者进行
A. 探诊
B. 叩诊
C. 问诊
D. 视诊
E. X 线检查

107. 若患者诊断为 $\underline{1|}$ 急性牙髓炎，最好采用的治疗是
A. 活髓切断术
B. 根管治疗
C. 根尖刮治术
D. 牙髓治疗
E. 塑化治疗

108. 开髓时易出现侧穿的方向是
A. 近中
B. 远中
C. 唇向
D. 腭向
E. 颈缘

109. 对该患者应采取的应急处理是
A. 口服抗炎药物
B. 局麻下拔髓
C. 开放引流
D. 牙髓失活术
E. 静脉滴注抗炎

（110～112 题共用题干）

患者，女性，28 岁。一周来全身皮肤出血点伴牙龈出血来诊。实验室检查：血小板计数 35×10^9/L，临床诊断为慢性特发性血小板减少性紫癜（ITP）。

110. 以下体征支持 ITP 诊断的是
A. 面部蝶形红斑
B. 皮肤有略高出皮面的紫癜
C. 口腔溃疡
D. 下肢肌肉血肿
E. 脾脏不大

111. 以下支持 ITP 诊断的实验室检查是
A. 血块收缩良好
B. 凝血时间延长
C. 抗核抗体阳性
D. 骨髓巨核细胞增多，产板型增多
E. 骨髓巨核细胞增多，幼稚型、颗粒型增多

112. 对于该患者的首选治疗是
A. 糖皮质激素
B. 脾切除
C. 血小板输注
D. 达那唑
E. 长春新碱

（113～115 题共用题干）

患者，女性，25 岁。左下后牙区胀痛不适 3 周。体检见面部两侧基本对称，38 颊侧略肿胀，扪诊有乒乓球感，局部有一瘘口，压之有少量乳白色物质溢出。临床诊断为牙源性角化囊性瘤。

113. 为进一步确定病变范围，以下 X 线检查中首选的是

A. CT
B. 牙片
C. 咬合片
D. 下颌位曲面体层片
E. 左下颌骨后前位片

114. 牙源性角化囊性瘤不常出现的 X 线片表现为

A. 单房
B. 轴向生长
C. 囊腔内含牙
D. 多房、房差不大
E. 牙根锯齿状吸收

115. 一般不宜用作下颌骨骨移植供体的供区是

A. 肋骨
B. 颅骨
C. 髂骨
D. 腓骨
E. 胫骨

（116～118 题共用题干）

患者，女性，29 岁。因左下颌角区渐进性膨隆 5 月余就诊。专科检查面部不对称，触诊有乒乓球样感觉。临床初步诊断为左下颌骨牙源性角化囊性瘤。

116. 不出现的临床症状是

A. 舌侧膨隆明显
B. 囊肿内牙松动、移位
C. 穿刺检查为黄白色油脂样物
D. 左下颌第一磨牙缺失
E. 同侧下唇麻木

117. X 线片特征为

A. 边缘整齐的透光影像
B. 含牙的透光影像
C. 不含牙的透光影像
D. 沿下颌骨长轴发展，膨胀明显
E. 牙根吸收少见，多呈斜面状

118. 其治疗方案一般是

A. 行下颌骨部分切除，钛板修复
B. 行下颌骨部分切除，颅骨修复
C. 行下颌骨部分切除，腓骨修复
D. 仅行下颌骨部分切除
E. 手术刮除，骨创烧灼或冷冻处理

（119～121 题共用题干）

患者，男性，49 岁。8|567 缺失，缺牙区牙槽嵴平整，中度丰满，黏膜正常。|8 缺失，|8 Ⅰ度松动，近中倾斜，X 线片显示牙槽骨垂直吸收 1/3。

119. 正确的修复治疗设计是

A. 拔除|8，可摘局部义齿修复|567
B. 保留|8，但不做基牙
C. |8 只放近中𬌗支托
D. |8 设计环形卡环
E. |8 设计三臂卡环

120. 如果须拔除|8，可摘局部义齿设计为|4 RPI 卡环组、7|三臂卡环、舌杆大连接体。为了保持义齿稳定，放置间接固位𬌗支托的最佳位置是

A. 4|近中边缘嵴
B. 5|远中边缘嵴
C. 5|近中边缘嵴
D. 6|远中边缘嵴
E. 6|近中边缘嵴

121. 如果|8 已拔除，|4 颊侧组织倒凹明显。|4 卡环设计

A. RPI 卡环组
B. 回力卡环
C. 三臂卡环
D. 环形卡环
E. 连续卡环

（122～124 题共用题干）

患者，男性，34 岁。1 个月前前牙折断，2 周前已经在外院做“根管治疗”。现无任何不适。检查：$\underline{2|}$冠折，断面与牙龈平齐，根管口暂封，无叩痛，无松动，牙龈无充血、水肿，前牙咬合较紧，其余牙无明显异常。X 线片显示 $\underline{2|}$已做完善的根管治疗，根尖无明显阴影。

122. 行桩冠修复的时间最早为
    A. 任何时间
    B. 3 天后
    C. 1 周后
    D. 2 周后
    E. 3 周后

123. 如该牙用桩核冠修复，根尖部要求至少保留的充填材料是
    A. 8～9mm
    B. 10mm
    C. 6～7mm
    D. 1～2mm
    E. 3～5mm

124. 桩核黏固前消毒通常用
    A. CP
    B. FC
    C. 碘酊棉球
    D. 75%乙醇
    E. 碘伏

（125～127 题共用题干）

患者，男性，17 岁。颏下无痛性缓慢生长圆球状肿物 2 年，大小 5cm× 5cm× 4cm，表面光滑，界限清，质地似面团样，可活动，无触痛，肿物不随吞咽而活动，口底黏膜下未见异常。

125. 肿物内容物最可能的是
    A. 豆渣样角化物质
    B. 淡黄色透明蛋清样黏稠液体
    C. 黄色透明稀薄水样液体
    D. 乳白色稠粥状物质，肉眼可见含有毛发
    E. 草黄色含胆固醇晶体的清亮液体

126. 该患者在行手术治疗时，应采取的体位是
    A. 平仰位
    B. 坐位头后仰
    C. 平卧垫肩后仰位
    D. 侧卧位
    E. 平卧垫肩头转向一侧

127. 选用的手术切口是
    A. 口底黏膜避开导管口平行下颌体弧形切口
    B. 颏下皮肤距下颌骨下缘 2cm 与其平行的弧形切口
    C. 两侧下颌下缘下 2cm，颏下正中至舌骨 T 形切口
    D. 颏下皮肤的梭形切口
    E. 口底黏膜及颏下皮肤的弧形切口

【B 型题】

答 题 说 明

以下提供若干组考题，每组考题共用在考题前列出的 A、B、C、D、E 五个备选答案，请从中选择一个与问题关系最密切的答案。某个备选答案可能被选择一次、多次或不被选择。

（128～131 题共用备选答案）
    A. 婴儿
    B. 幼儿
    C. 学龄儿童

D. 成年人

E. 老年人

128. 对第一恒磨牙进行窝沟封闭的适宜人群是

129. 易发生根面龋的人群是

130. 首次接受口腔健康检查的人群是

（131~134 题共用备选答案）

A. 放射性锐痛

B. 自发性隐痛，冷热刺激痛

C. 阵发性电击样痛

D. 咀嚼痛

E. 张、闭口痛

131. 急性牙髓炎出现

132. 牙周炎出现

133. 急性根尖周炎出现

134. 慢性牙髓炎出现

（135~137 题共用备选答案）

A. 牙隐裂

B. 殆面龋

C. 牙根折

D. 氟牙症

E. 四环素牙

135. 碘酊染色法适用于

136. X 线检查适用于

137. 探诊适用于

（138~139 题共用备选答案）

A. 龈乳头坏死

B. 呈反波浪状

C. 龈乳头扁圆形肥大、有蒂

D. 呈桑葚状

E. 增生牙龈覆盖全部牙冠

138. 遗传性牙龈纤维瘤龈增生的表现是

139. 妊娠期龈炎的表现是

（140~142 题共用备选答案）

A. 由扩张的毛细血管组成

B. 体位试验阳性

C. 可触及波动感

D. 可呈巨舌症

E. 以上均不是

140. 蔓状血管瘤

141. 海绵状血管瘤

142. 海绵状淋巴管瘤

（143~144 题共用备选答案）

A. 刃状

B. 凹面

C. 肩台

D. 凹面+小斜面

E. 肩台+小斜面

143. 铸造全冠边缘强度最差的预备体边缘形式是

144. 铸造全冠边缘密合性最差的预备体边缘形式是

（145~148 题共用备选答案）

A. 0. 18~0. 25mm

B. 2. 0mm

C. 0. 5~0. 8mm

D. 0. 5~1. 0mm

E. 1. 5mm

145. 非贵金属铸造全冠肩台的宽度为

146. 功能良好的牙齿，牙周膜间隙的宽度为

147. 金属嵌体箱状洞形洞斜面宽为

148. 烤瓷熔附金属全冠肩台的宽度为

（149~150 题共用备选答案）

A. 成形片

B. 高速手机

C. 机用根管锉

D. 垂直充填器

E. 牙胶尖

149. 根管预备器械指

150. 根管充填器械指

第二单元参考答案与解析

【A_1型题】

1. A 【解析】耳垂至鼻翼与口角之间中点连线的中 1/3 处。

2. E 【解析】口腔颌面颈部主要血供，来源于颈总动脉和锁骨下动脉。

3. A 【解析】口腔恶性肿瘤最常见的组织来源为上皮源性，其次为腺源性，最少见的为间叶源性。

4. A 【解析】影细胞是牙源性钙化囊性瘤的病理诊断要点；牙源性黏液瘤由梭形或星形的细胞构成；天疱疮细胞常见于天疱疮；嗜酸性粒细胞和朗格汉斯细胞常见于朗格汉斯细胞病。故选 A。

5. E 【解析】影细胞是牙源性钙化囊性瘤的病理诊断要点。故选 E。

6. A 【解析】内毒素位于细胞壁的最外层、覆盖于细胞壁的黏肽上。各种细菌的内毒素的毒性作用较弱，可引起发热、微循环障碍、内毒素休克及播散性血管内凝血等。

7. E 【解析】患者权利有基本的医疗权、知情同意权和知情选择权、保护隐私权、获得休息和免除社会责任的权利。患者有享有医疗分配的权利，但这种权利不是指可以享有稀有卫生资源分配的权利，而是指基本的医疗。患者享有的获得休息和免除社会责任的权利必须是在医疗正当范围内，而不是指每一个患者都有要求开假休息的权利，所以患者被免除社会责任也不可能是随意的。患者有权要求医生为其保守医疗秘密，但当患者的这一权利对他人和社会可能产生危害时，医生可以超越患者的这一权利。

8. B 【解析】首先必须明确药物副作用的定义。副作用是药物在治疗剂量下所产生的，与治疗目的无关的药物反应，这种反应一般并不严重。由于药物副作用常可随着治疗目的改变而变化，因此副作用常难以避免。其产生原因是药物作用的选择性低，如阿托品用于治疗胃肠平滑肌痉挛所致腹痛时，治疗作用是其发挥了胃肠平滑肌解痉作用，而此时阿托品所具有的抑制腺体分泌的作用所致的口干就成为药物的副作用，相反，当阿托品在麻醉前使用时，其抑制呼吸道腺体和唾液腺分泌作用便成为药物的治疗作用，而其胃肠平滑肌解痉作用所致的便秘、腹胀等反应就变成了药物的副作用。

9. E 【解析】流行性感冒病毒不会引起病毒血症。

10. D 【解析】成釉细胞瘤多发生于青中年，以下颌骨体及下颌角最为常见，生长缓慢，初期无自觉症状，逐渐发展可使颌骨膨大，造成畸形，左右面部不对称，如肿瘤侵犯牙槽突，可使牙齿松动、移位或脱落，当肿瘤压迫下牙槽神经时，患侧下唇可能麻木。如肿瘤发展快，骨质破坏多，还可能发生病理性骨折。成釉细胞瘤因为多房性及有一定程度的局部浸润型，故囊壁边缘不整齐，呈半月形的切迹。

11. D 【解析】唇癌是发生于唇部的上皮性恶性肿瘤，多发生于下唇，常发生于下唇中外 1/3 间的唇红缘部黏膜。病理类型主要为鳞癌，腺癌和基底细胞癌很少见。上唇癌发病率低，但是转移较下唇癌早而多见。该癌不仅向患侧耳前、颌下及颈深淋巴结转移，还向对侧颌下淋巴结转移。下唇癌较少发生淋巴结转移，且转移时间较迟，因此 D 错误。

12. E 【解析】釉质发育过程中，是有成釉细胞和血液循环的。

13. C 【解析】口腔健康教育的原则强调口腔健康教育是口腔预防的有机组成部分。本题考查的知识点是口腔健康教育与口腔健康促进的内容。

14. D 【解析】本题考查的知识点是慎独的定义。

15. B 【解析】蝶骨翼突钩位于上颌第三磨牙后内侧面 1.0~1.5cm 处。

16. C 【解析】真核细胞型微生物是指具有真正细胞核（即核质和细胞质之间存在明显核膜）的细胞型微生物。真菌细胞中没有光合色素，不能进行光合作用。真核细胞型微生物包括了真菌、真核藻类和原生动物。

17. C 【解析】口腔念珠菌首选的辅助诊断技术是涂片检查病原菌，分离培养可培养出菌丝和孢子。

18. E 【解析】在低倍镜下观察釉质磨片时，釉质生长线呈深褐色。在纵磨片中，线条自釉质牙本质界向外，沿着釉质形成的方向，在牙尖部呈环形排列，近牙颈处渐呈斜行线。在横磨片中，线条呈同心环状排列，其宽度和距离不等。当生长线达到牙表面时即为釉面横纹，这是釉质发育中的间歇线，在发育不良的牙上更为明显。冯·埃布纳线是垂直于牙本质小管的断续线，说明牙本质的生长发育是周期性的，活动与静止交替进行。牙本质生长线是牙本质发育期间周期性受到障碍而形成加重的生长线。施雷格线是用落射光观察牙纵向磨片时，可见宽度不等的明暗相间带，分布在釉质厚度的内 4/5 处，改变入射光角度可使明暗带发生变化，这些明暗带称为施雷格线。

19. A 【解析】牙釉质中蛋白质为釉原蛋白、非釉原蛋白和蛋白酶。

20. E 【解析】胶原纤维排列与牙本质小管平行的牙本质是罩牙本质。其他牙本质纤维的排列大部分与牙本质小管垂直而与牙表面平行。

21. D 【解析】骨隆突修整术一般用于修整影响义齿摘戴的骨性隆起。

22. B 【解析】下颌牙列的纵𬌗曲线又名 Spee 曲线，是连接下颌切牙的切嵴、尖牙的牙尖以及前磨牙、磨牙的颊尖所形成的一条凹向上的曲线，该曲线在切牙段较平，自尖牙向后则逐渐降低，于第一磨牙远颊尖处为最低点，而后第二、第三磨牙处又逐渐升高，它表明下颌牙弓的𬌗平面不是一个平面，而是一个有规律的凹面，表示在同一下颌牙列中，各牙的上下位置不在同一平面。

23. C 【解析】根据安乐死实施中的“作为”与“不作为”将其分为主动（积极安乐死）和被动（消极安乐死）。积极安乐死是指对符合安乐死条件的患者，医生使用药物或者其他方式尽快结束患者的痛苦生命，让其安宁、舒适地死去，消极安乐死是指医生停止使用抢救措施而仅给适当的维持治疗或者撤除所有的治疗和抢救措施，任其自然死去。

24. B 【解析】内毒素是革兰氏阴性细菌细胞壁中的一种成分，叫做脂多糖。脂多糖对宿主是有毒性的。内毒素只有在细菌死亡溶解或用人工方法破坏细菌细胞后才释放出来，所以叫做内毒素。

25. C 【解析】第三代头孢菌素对革兰阳性菌的作用较第一代、第二代弱，对革兰阴性菌的作用更强，对多种 β 内酰胺酶高度稳定，对肾基本无毒性，作用时间长，体内分布广。

26. A 【解析】备选答案中所罗列的各种牙本质中，唯有前期牙本质是未矿化的牙本质。其他均为已矿化的牙本质。

27. B 【解析】釉牙本质界的形态不是一条直线，而是小弧形线。弧形线的凸面朝向釉质，凹面朝向牙本质。此组织结构可使釉质和牙本质的接触面积增大，并且有增强釉质与牙本质附着的作用。

28. E 【解析】牙本质有机物中胶原蛋白约占18%，为所有有机物的85%~90%。主要为Ⅰ型胶原，还有少量Ⅴ型和Ⅵ型胶原。在发育中的前期牙本质中可见Ⅲ型胶原。牙本质中非胶原大分子物质有磷蛋白、含γ-羧基谷氨酸蛋白（Gla）、混合性酸性糖蛋白、生长因子、血清源性蛋白、脂类和蛋白多糖。除胶原蛋白外，其他有机物含量较少。

29. E 【解析】四环素牙内脱色法能有效地去除或改变原来结合在牙本质中的四环素，荧光水平明显降低，临床效果非常满意。对因职业关系，迫切要求美观而又不伴有牙釉质缺陷者，可试用此法。它的缺点是使活髓牙变成死髓牙。近期疗效虽可靠，其远期疗效尚待观察。

30. C 【解析】伞襞和舌系带之间的黏膜深处，可见有浅蓝色的舌静脉，黏膜下则为分散的小血管。

31. E 【解析】同情感是最基本的医德情感，表现为对患者的深切同情，是促使医务人员为患者服务的原始动力，是发自内心的情感。

32. E 【解析】低浓度的毛果芸香碱滴眼可用于治疗闭角型青光眼，E正确。

33. C 【解析】饮水氟化预防龋病的适宜氟浓度是0.7~1.0mg/L。

34. C 【解析】急性牙髓炎后期炎症迅速向周围扩散，中性粒细胞广泛浸润至整个牙髓组织，形成多处小脓肿，此时，若炎性渗出未得到及时引流，髓腔压力极度增加，最终使整个牙髓液化坏死，此时称为急性化脓性牙髓炎。

35. A 【解析】铸造桩可调整核的方向，改变牙冠轴向，使固定桥容易获得共同的轴向。

36. D 【解析】此间隙中有从颅底卵圆孔出颅的下颌神经分支（包括舌神经和下牙槽神经），以及下牙槽动、静脉穿过，借蜂窝组织与相邻的颞下、颞、颊、颌下、舌下、咽旁、咬肌诸间隙相通，经颅底血管、神经还可通入颅内。

37. B 【解析】最优化原则是指在选择诊疗方案时以最小的代价获得最大效果的决策，具体地说，医务人员在选择诊疗方案时，在当时的医学科学发展水平和允许的客观条件下采取的诊疗措施使患者痛苦最小、耗费最少、安全度最高和效果最好。

38. B 【解析】牙髓内有很丰富的神经。神经来自牙槽神经的分支，伴同血管自根尖孔进入牙髓，并逐渐分成很多更细的分支。髓腔内神经纤维分散呈放射状，近多细胞层处形成神经网，称为神经壁层或Raschkow丛。自此层神经轴突通过多细胞层、无细胞层和成牙本质细胞层，止于牙髓牙本质交界处的成牙本质细胞突起之间或牙本质小管内。神经末梢呈圆形或椭圆形膨大，与成牙本质细胞紧密相接，具有感觉器的功能。牙髓内的神经大多数是有髓神经，传导痛觉，少数或为无髓神经，系交感神经，可调节血管的收缩和舒张。

39. C 【解析】鹅口疮是由念珠菌感染所引起的一种口腔黏膜感染性疾病，可发生于任何年龄的人，但以新生儿最多见。

40. A 【解析】考生不仅掌握面神经颅外段的分支，也要掌握面神经的相关解剖特点。面神经是以运动神经为主的混合神经，主要支配面部表情肌和传导舌前2/3的味觉及支配舌下腺、下颌下腺和泪腺的分泌。面神经管内的分支如下。① 鼓索：传导味觉冲动及支配下颌下腺和舌下腺的分泌。②岩大神经：也称岩浅大神经，含副交感分泌纤维，支配泪腺、腭及鼻黏膜的腺体分泌。③镫骨肌神经：支配鼓室内的镫骨肌。面神经出茎乳孔后即发出 3 小支，支配枕肌、耳周围肌、二腹肌后腹和茎突舌骨肌。面神经主干前行进入腮腺实质，在腺内分支组成腮腺内丛发分支至腮腺前缘，分布于面部诸表情肌。面神经的颅外段分支如下。①颞支：支配额肌和眼轮匝肌。②颧支：3~4 支，支配眼轮匝肌及颧肌。③颊支：3~4 支，支配颊肌，口轮匝肌及其他口周围肌。④下颌缘支：分布于下唇诸肌。⑤颈支：支配颈阔肌。

41. D 【解析】氢氧化钙制剂可刺激成牙本质细胞的碱性磷酸酶的活化，导致牙本质桥形成。

42. B 【解析】洋地黄中毒最重要的反应是各类心律失常，最常见者为室性期前收缩，多表现为二联律，以及非阵发性交界区心动过速、房性期前收缩、心房颤动及房室传导阻滞。快速房性心律失常伴有传导阻滞是洋地黄中毒的特征性表现。洋地黄类药物的胃肠道表现如恶心、呕吐，以及中枢神经的症状，如视物模糊、黄视、倦怠等较少见。故选 B。

43. B 【解析】左旋多巴体内过程特点具有重要的临床意义。该药易在外周脱羧成为多巴胺，而外周的多巴胺不能进入脑内发挥治疗作用。此外，左旋多巴口服后的吸收率和胃排空时间与胃内 pH 有关，胃内酸度增加可降低其生物利用度。

44. D 【解析】医学伦理学四个基本原则为不伤害原则、有利原则、尊重原则及公正原则。

45. E 【解析】沙门菌引起的疾病如下。①肠热症：即伤寒与副伤寒病。表现为由伤寒与副伤寒沙门菌所引起的慢性发热症状。为法定传染病之一。② 食物中毒：引起食物中毒的沙门菌以鼠伤寒、肠炎、汤卜逊、猪霍乱、乙型及丙型副伤寒沙门菌为常见。③慢性肠炎：沙门菌可引起老人和儿童的慢性肠炎。④败血症：多有猪霍乱沙门菌引起。

46. D 【解析】固位体设计中应注意：①提高固位体固位力。②基牙两端的固位体固位力应基本相等。③固位体固位力的大小应与𬌗力的大小、桥体的跨度和桥体的曲度相适应。④固位体之间有共同就位道。

47. C 【解析】颊肌的运动神经为面神经的颊支，由颈面干或颞面、颈面二干发出，一般与腮腺导管平行，从腮腺前缘穿出行向口角，位于咬肌筋膜的浅面，上颊支位于腮腺导管的上方，下颊支则在下方。面神经五个分支损伤的表现如下。①颞支：眼睑关闭不全。②颧支：面部表情麻木。③颊支：口角歪斜。④下颌缘支：口角歪斜。⑤颈支：支配颈阔肌。腮腺导管的体表投影为耳垂至鼻翼与口角之间中点连线的中 1/3 处，而面神经颊支没有明确的体表投影。

48. D 【解析】氟牙症与氟骨症一样，均属于慢性氟中毒范畴。

49. B 【解析】翼内肌有深、浅两头，深头起自腭骨锥突及翼外板内面，浅头起于腭骨锥突和上颌结节。翼内肌向后、下、外方止于下颌支和下颌角内面后下部（翼肌粗隆）。

50. B 【解析】①上颌尖牙唇面似圆五边形，五条边分别为颈缘、近中缘、近中斜缘、远中斜缘和远中缘。②颈缘呈弧形，近中缘长，近中斜缘短，远中斜缘长，远中缘短。发育沟明显。C，D 和 E 均是正确的。

51. A 【解析】桩的长度有以下要求：①桩的长度至少应与冠长相等。②桩的长度应达到根长的 2/3~3/4。③在牙槽骨内桩的长度应大于牙槽骨内根长的 1/2。④桩的末端与根尖孔之间应保留 3~5mm 的根尖封闭区。适当增加桩的长度可以提高固位力和均匀分布应力，但是过度增加桩的长度会导致过多地磨除根管壁牙本质，降低牙根的强度，破坏根尖的封闭。

52. E 【解析】医学心理学研究疾病的诊断、治疗、护理、预防中的心理学问题，为人的保健事业服务。它包括病理心理学、临床心理学、药理心理学 、护理心理学、心理健康咨询学、心理治疗学等分支。

53. B 【解析】牙骨质含有机物和水 50%~55%。考生还应知道牙釉质和牙本质的含水量和有机物组成的百分比。

54. E 【解析】无意识，又称潜意识，是人的心理最深层，它是人的原始的、生物性的本能欲望（首先是性的欲望）的储藏库意识，是人与外部世界接触直接感知产生的心理活动，即理性的意识，潜意识，又称下意识，是一种半意识，是介于意识与无意识之间的区域，它是人们在家庭和社会生活的长期影响下形成的心理状态，即经验、良心、理想等，是那些或多或少模糊意识到的心理过程，虽然此时没有意识到，暂时还不属于意识，但可以想起来，回忆起来成为意识。在心理活动中处于压抑状态。

55. B 【解析】氨基糖苷类抗生素的不良反应有多方面，其中耳毒性是重要的不良反应之一，对于这一反应临床医师都会予以重视。

56. D 【解析】龋坏组织即腐质和感染的软化牙本质，因此，临床上去除龋坏组织的标准主要根据洞壁牙体组织的硬度。

57. C 【解析】上颌磨牙的颊尖为非功能尖，所以相对尖锐，而舌尖为功能尖，相对磨耗大，为圆钝。

58. C 【解析】感染是肾病综合征的常见并发症，由于患者常应用糖皮质激素治疗，其感染的临床征象常不明显。感染与蛋白质营养不良、免疫功能紊乱及应用糖皮质激素治疗有关。常见的感染部位顺序为呼吸道、尿道和皮肤。故选 C。

59. E 【解析】前磨牙的牙根，尤其是上颌，多为扁根，拔除时不可使用旋转力。

60. E 【解析】细菌未感染牙髓之前，其毒性产物就会通过牙本质小管引发牙髓炎症反应；当细菌侵入牙本质距牙髓<1. 1mm 时，牙髓可出现轻度炎症反应；当细菌距牙髓<0. 5mm 时，牙髓可出现明显的炎症；牙本质厚度<0. 2mm，牙髓内可找到细菌。

61. D 【解析】下颌第一前磨牙形态特点如下。①颊面：似下颌尖牙，颊尖长大而尖锐，偏近中。颊轴嵴在颈 1/3 处明显，颊颈嵴似新月形，外形高点位于颈 1/3 处。②舌面：较短小，约为颊面的 1/2。舌尖明显比颊尖小，外形高点位于中 1/3 处。③邻面：似四边形，邻面观察牙冠明显向舌侧倾斜，颊尖顶位于牙体长轴上。近远中接触区均靠𬌗缘偏颊侧。④𬌗面：似卵圆形，颊侧明显宽于舌侧。最大特点是颊尖长大而舌尖特小，二尖均偏近中。颊尖三角嵴和舌尖三角嵴相连横过𬌗面形成横嵴，是该牙的重要解剖标志。横嵴将𬌗面分成较大的长圆形远中窝和较小的三角形近中窝。近远中点隙之间的中央沟被横嵴分成近中沟和远中沟，其中近中沟跨过边缘嵴至舌面，称为近中舌沟。

62. B 【解析】门诊咨询是心理咨询最有效的方式。

63. B 【解析】人体吸收最快的含氟物质是氟化饮用水。

64. D 【解析】乳磨牙的近远中径较继承前磨牙的近远中径大。

65. D 【解析】牙源性肿瘤，生长于颌骨内，是由一个或多个牙胚组织发育异常而形成，瘤体内可含有不同发育阶段的各种牙胚组织或牙，数目不等，可能有数个至数十个，形状不规则，可能近似正常牙，也可以没有牙的形状，只是由一团紊乱的硬组织组成，在其周围覆以纤维膜，显微镜下有排列不规则的牙釉质、牙本质及牙骨质。注意牙周膜和其他是不同来源的。

66. D 【解析】直接影响活动效果，使活动顺利完成的个性心理特征，称为能力。美国心理学家梅奥自20世纪20年代起领导了著名的"霍桑实验"，在此基础上创立了人群关系和社会人的理论，为组织行为学的诞生开辟了道路。

67. B 【解析】上颌尖牙是全口牙中牙体和牙根最长的牙。唇面：似圆五边形，颈缘呈弧形，近中缘长，近中斜缘短，远中斜缘长，远中缘短。近、远中斜缘在牙尖顶端相交成的角约为90°。唇面中部由牙尖顶伸至颈1/3的突起形成唇轴嵴。唇面的外形高点在中1/3与颈1/3交界处的唇轴嵴上。舌面：似唇面，但略小。舌窝被舌轴嵴分成较小的近中舌窝和较大的远中舌窝。邻面：远中面比近中面更突且短小。牙尖：牙尖由四条嵴和四个斜面组成。四条嵴为近、远中牙尖嵴和唇、舌轴嵴，其中远中牙尖嵴大于近中牙尖嵴，牙尖顶偏近中。四斜面为近、远中唇斜面和近、远中舌斜面。牙根：单根，直且粗壮，唇舌径大于近远中径，根颈横切面呈卵圆三角形。根长约为冠长的2倍，根尖略偏远中。

68. D 【解析】患儿依从性不在应用间隙保持器的考虑因素之内。

69. A 【解析】缺牙区的基托不应进入基牙邻面倒凹区，应与轴面的非倒凹区接触，否则影响就位和摘戴。

70. D 【解析】药物性牙龈肥大以牙龈增生为主，胶原酶活性增强，会导致牙龈破坏为主，不表现为牙龈增生。

【A_2型题】

71. D 【解析】无明显诱因的持续刺激性咳嗽，治疗无效，原有慢性呼吸道疾病，咳嗽性质改变，以及短期内持续或反复痰中带血或咯血，且无其他原因可解释时均应考虑肺癌的可能，题干描述支持上述情况。且此患者X线片提示右肺上叶有块状阴影，更应怀疑为肺癌。故选D。

72. D 【解析】义齿人工牙如果存在咬合不平衡，容易导致咀嚼时义齿翘动和松动。义齿基托边缘封闭差、基托不密合及基托边缘过短时其固位力不足，即使在休息状态下也容易脱落。

73. D 【解析】过度角化、不全角化和过度正角化这3种角化改变均出现在上皮的表面，多见于上皮单纯增生。角化棘皮瘤为上皮增生形成角化栓塞的病变。角化不良指在上皮的棘层或基底层出现单个细胞或成群细胞的角化，多见于癌前病变。故选D。

74. B 【解析】糖尿病患者如需施行择期大手术，尤其是在全身麻醉下施行手术，应至少在手术前3天即开始使用或改用胰岛素治疗，宜选用短效胰岛素或联合应用短效和中效制剂，术后恢复期再调整糖尿病治疗方案。故选B。

75. E 【解析】完整的乳牙殆约在2岁半时建成，维持至约6岁，此期间上下牙列间关系的特征为相邻牙排列紧密，切缘及殆面尚无明显磨耗，上下颌第二乳磨牙的远中面彼此相齐，成一垂直平面。

76. B 【解析】Warthin瘤大多数患者临床表现为发现局部无痛性肿块，肿块呈圆形、椭圆形，表面光滑。多数病例肿瘤质地软，少数为囊性。边界清楚，可活动，与皮肤无粘连。肿瘤可由实性和囊性两部分组成。实性部分主要由上皮和淋巴样组织组成。前者可形成不规则的大腺管或囊腔，并呈乳头状突入管腔内；其上皮细胞排列成假复层。后者是肿瘤的间质组成部分之一，许多淋巴细胞密集成大小不等的团块，或形成具有生发中心的淋巴滤泡。囊性腔隙内含嗜酸性分泌物。

77. B 【解析】根据题干所给出的病情可判断，该患者所患的疾病为慢性龈炎，对这样的患者进行口腔卫生指导和龈上洁治术，疾病就可治愈，不需要根面平整和手术治疗，也不需要全身药物治疗，单纯药物治疗而不清除局部刺激因素不能治愈牙龈炎。故选 B。

78. B 【解析】基底细胞癌病理特征：组织病理学见表皮内基底细胞呈融浆状团块，边缘呈栅栏状排列，可有角质囊肿。

79. A 【解析】从处理结果看，患牙龋洞已经近髓，由于患儿年仅 8 岁，必须进行保髓治疗，故应采用间接盖髓的治疗方法。

80. B 【解析】本题需要记忆 Dean 氟牙症分类系统标准。正常（0）是指釉质表面光滑，有色泽，通常呈现浅乳白色；可疑（0.5）是指牙釉质半透明有轻度改变，可从少数白纹斑到偶见白色斑点，临床不能诊断为很轻度但又不完全正常的情况；很轻度（1）是指小的、像纸一样白色的不透明区不规则地分布在牙齿上，不超过唇面的 25%；轻度（2）是指牙釉质的白色不透明区更广泛，但不超过牙面的 50%；中度（3）是指牙釉质的表面有明显磨损，棕染，很不美观；重度（4）是指釉质表面严重受累，发育不全明显，以至于可能影响牙齿的整体外形，有几颗缺损或磨损区，棕染广泛，牙齿常有侵蚀现象。因此选择 B。

81. C 【解析】根据三种主要细胞类型的相对比例，囊性腔隙相对于实性成分的比例，以及肿瘤侵袭程度、细胞间变程度、侵袭方式、细胞分化程度、细胞分裂情况、有无坏死及神经、血管侵犯等，将黏液表皮样癌分为高分化、低分化及中分化三种类型。①高分化型：以黏液细胞和表皮样细胞为主，占 50%以上，中间型细胞较少。②低分化型：以表皮样细胞和中间型细胞为主，排列成片或实性上皮团，黏液细胞较少，低于 10%，散在于成片的表皮样细胞之间，有时易误诊为鳞状细胞癌，需通过黏液染色才能鉴别。③中分化型：介于上述两型之间，黏液细胞多于 10%，中间型细胞和表皮样细胞也很显著，常为实性团块，囊性成分少，肿瘤细胞倾向于形成较大的不规则鳞状细胞团或片，偶见细胞异型性及核分裂象。

82. C 【解析】患牙曾行充填治疗，充填体颊侧龈壁发黑，可探入，故应考虑为继发龋。

83. D 【解析】当重症佝偻病有并发症或无法口服维生素 D 者，可大剂量肌内注射维生素 D20 万~30 万 U 1 次，3 个月后改预防量。此患儿出现肺炎的症状与体征，故可以采取上述措施。故选 D。

84. E 【解析】骨化纤维瘤是一种边界清楚、由富于细胞的纤维组织和表现多样的矿化组织构成的病变。临床早期无症状，随着肿瘤增大，可由于颌骨膨隆引起牙移位、𬌗关系紊乱和颌面部变形。X 线表现为境界清楚的、单房性密度减低区，由于伴有硬组织形成，在病变的中央区域常见不透光区。骨化纤维瘤镜下由富含成纤维细胞的结缔组织构成，其细胞丰富程度可有较大差异。肿瘤中的钙化结构很多样，小梁状编织骨较常见，其周围绕成排的成骨细胞，这些骨小梁可相互连接成网。有时可见宽大的板层骨结构和营养不良性钙化。

85. B 【解析】患氟牙症牙数的多少取决于牙发育矿化时期在高氟区生活时间的长短，2 岁前生活在高氟区，在恒牙氟斑牙可能表现在前牙和第一恒磨牙。该题考查氟牙症的临床特点。

86. E 【解析】（患龋的牙面 10 个+因根龋充填的牙面 10 个）/（患龋的牙面 10 个+因根龋充填的牙面 10 个+未患龋牙面有 40 个）即可得出根龋指数为 33%。

87. C 【解析】本题需要考生对颌骨血管瘤有了解。下颌骨中央性血管瘤早期临床表现无特异性，常不易发现。当出现下颌骨包块伴牙松动、移位，并出现龈沟内持续自发性出血时，结合 X 线检查，一般不难诊断。下颌骨中央性血管瘤由于会造成严重出血，故不主张术前活检，必要时应穿刺，抽出可凝固全血以确诊，其病理诊断需对术后标本进行检查后得出。血管瘤的治疗方法有多种，如瘤体内注射硬化剂，冷冻、放射、动脉栓塞等。但多数学者认为手术治疗是根治下颌骨中央性血管瘤最有效的方法。手术方式的选择，必须根据血管瘤的位置、大小、累及范围以及患者的年龄、术中出血情况等来定。位于下颌支或累及下颌支的下颌骨中央性血管瘤，宜采用下颌骨切除术，切除范围在正常骨组织内。骨缺损可采取即刻修复或延期修复。此法既能根治病变，又相对比较安全，但是会造成一定的缺损畸形。题干提示患者急诊入院，应该先栓塞后手术治疗。

88. B 【解析】有抗癫痫药服用史，伴牙龈增生，最可能为药物性牙龈肥大。

89. C 【解析】口腔扁平苔藓的皮损表现为小的、紫红色、多角形扁平丘疹，表面有光泽，可见白色网状条纹（Wickham 纹）。

90. A 【解析】深牙周袋，且表现为急性牙髓炎症状，在无明显牙体病损来源的情况下，可明确逆行性牙髓炎的诊断。

91. D 【解析】朗格汉斯细胞组织细胞增生症的病理诊断需要抓住关键词：增生的朗格汉斯细胞、嗜酸性粒细胞、泡沫细胞和多核巨细胞。

92. C 【解析】患者起病急，高热，呕吐，抽搐，迅速出现循环衰竭，再结合年龄和发病季节，符合中毒性菌痢休克型的诊断。故选 C。

93. C 【解析】临床斑块状表现结合烟草刺激史，可明确口腔白斑病的诊断。

94. E 【解析】刷牙不可以完全避免窝沟龋和平滑面龋，只能减少其发生的概率。

95. B 【解析】淡漠型甲状腺功能亢进症临床表现为食欲缺乏、恶心、畏寒、皮肤干燥，神情淡漠抑郁、心悸者多见，常伴有心脏扩大、充血性心力衰竭、心房颤动。

96. C 【解析】牙龈有半球形肿胀突起，有搏动性疼痛，牙齿有浮出感都符合牙周脓肿的临床表现。

97. A 【解析】该青年女性患者月经量多引起贫血，血白细胞和血小板正常，骨髓红系增生活跃，中晚幼红细胞体积小，胞质偏蓝，诊断为缺铁性贫血，治疗应首选口服铁剂。肌内注射维生素 B_{12}和口服叶酸用于治疗巨幼细胞贫血；脾切除是用于治疗遗传性球形细胞增多症和自身免疫性溶血性贫血等；该青年女性患者的血红蛋白大于 60g/L，不需要输血治疗。

98. D 【解析】年轻恒牙牙根未发育完全，选择根尖诱导成形术。

99. C 【解析】前牙髓腔形态特点为唇舌方向在颈部最宽，且舌侧根管壁比唇侧根管壁薄，因此 C 是最正确的。切端处唇舌颈最小，开髓时容易穿髓（A 错误）。

100. A 【解析】患者上前牙外伤冠折露髓已半年，现唇侧龈肿块，患慢性根尖周炎的可能性最大，最重要的可以确诊的检查项目是 X 线检查。

【A_3/A_4型题】

101. D 【解析】此患者中年男性，高热、皮肤瘙痒、右颈及锁骨上淋巴结肿大，无压痛，化验示贫血，无痛性淋巴结增大，伴发热，皮肤瘙痒，贫血，骨髓中找到 R-S 细胞，故考虑为淋巴瘤。

102. C 【解析】此患者根据目前的症状、体征及辅助检查，考虑为淋巴瘤可能性大，但明确诊断需行淋巴结活检，霍奇金淋巴瘤的基本病理形态学改变是在以多种炎症细胞的混合增生背景中见到诊断性的 R-S 细胞及其变异型细胞。非霍奇金淋巴瘤淋巴结组织病理见正常淋巴结或组织结构破坏，肿瘤细胞散在或弥漫浸润，根据不同的病理类型有各自独特的病理表现和免疫表型。

103. A 【解析】霍奇金淋巴瘤是相对少见但治愈率较高的恶性肿瘤，治疗上主要采用化疗加放疗的综合治疗。MOPP 方案是主要化疗方案，但由于 MOPP 治疗延续 3 个月以上的患者第二肿瘤的发生率为 3%~5%，不孕率高达 50%，故目前 ABVD 已替代 MOPP 方案成为霍奇金淋巴瘤的首选化疗方案。

104. E 【解析】急性化脓性根尖周炎初期根尖脓肿阶段，自发性持续性剧烈跳痛，叩痛（+++)，松动Ⅲ度，轻度扪痛，根尖部牙龈潮红。发展至骨膜下脓肿阶段，仍有剧烈跳痛、叩痛、松动等症状，患者呈痛苦面容，根尖区牙龈潮红、肿胀，黏膜转折处变浅、变平，扪痛并有深部波动感，相应面颊部软组织呈反应性水肿，区域淋巴结肿大、扪痛；下磨牙患病时可伴有开口受限、全身不适、体温升高、白细胞计数增多，严重病例可伴发颌面相应处的蜂窝织炎。至黏膜下脓肿阶段疼痛及叩痛减轻，根尖区黏膜呈局限的半球形隆起，扪诊有明显波动感，全身症状缓解。

105. E 【解析】急性化脓性根尖周炎应急处理是开髓开放、切开引流、消炎镇痛。

106. C 【解析】该患者病史不完善，应询问更详细的现病史及既往史等。

107. B 【解析】根管治疗是治疗急性牙髓炎首选的方法。能彻底清除根管内的炎症牙髓和坏死组织、去除感染源、清理根管，并对根管进行适当消毒，最后严密充填根管，完成治疗。

108. C 【解析】上颌中切牙开髓时，初始裂钻方向为垂直于舌侧牙齿表面，后髓腔穿通后改为与牙长轴垂直。

109. B 【解析】急性牙髓炎应急处理为在局部麻醉下用钻针磨除病变的牙体硬组织，然后摘除牙髓，牙髓炎常规不推荐牙髓失活术和髓腔开放。

110. E 【解析】该年轻女性患者，诊断为 ITP，这样的患者查体时脾脏不大，支持诊断。一般皮肤紫癜不高出皮面，不应该有肌肉血肿（这见于凝血功能异常），不应出现面部蝶形红斑和口腔溃疡，否则即为系统性红斑狼疮引起的继发性血小板减少性紫癜。

111. E 【解析】ITP 的实验室检查中骨髓巨核细胞增多，幼稚型、颗粒型增多，产板型减少，抗核抗体阴性，凝血时间正常，血块收缩不佳。

112. A 【解析】ITP 的治疗首选糖皮质激素，因为血小板计数在 $10\times10^9/L$ 以上，出血不严重，所以不宜进行血小板输注。其他均不作为首选治疗，仅用于糖皮质激素治疗效果不佳或无效时。

113. D 【解析】下颌位曲面体层片观察下颌骨较全面。

114. E 【解析】牙源性角化囊性瘤在 X 线片上表现为单房或多房（房差不大，注意，分房悬殊是成釉细胞瘤的特点），单囊多见，常沿颌骨长轴生长，膨胀不明显，如有膨胀，常向舌侧。囊肿内可含牙，牙根较少锯齿状吸收。

115. E 【解析】胫骨不宜做下颌骨骨移植供体的供区。

116. E 【解析】颌骨牙源性角化囊性瘤较少引起下牙槽神经的麻木，主要是推挤移位。

117. E 【解析】牙源性角化囊性瘤在 X 线片上表现为单房或多房（房差不大，注意，分房悬殊是成釉细胞瘤的特点），单囊多见，常沿颌骨长轴生长，膨胀不明显，如有膨胀，常向舌侧。囊肿内可含牙，牙根吸收少见，多呈斜面状。A、B 和 C 不是透光影像。

118. E 【解析】应用囊肿刮治术。角化囊肿容易复发，甚至可发生恶变，因此手术刮除要求更彻底；在刮除囊壁后用苯酚或硝酸银等腐蚀剂涂抹骨创，或加用冷冻疗法，以消灭子囊，减少复发，必要时还可在囊肿外围切除部分骨质。

119. D 【解析】保留⌈8 可将下颌左侧牙列缺损形式变为非游离端缺失。环形卡环卡臂进入近中倒凹区，适用于近中倾斜的远中孤立基牙。

120. A 【解析】本题考查可摘局部义齿的设计。间接固位体距离支点线越远，稳定作用越好。

121. B 【解析】游离端缺失，牙槽嵴中度丰满。应考虑减小近缺隙侧基牙的扭力。RPI 卡环组和回力卡环均可达到这一目的。而颊侧组织倒凹大是应用 RPI 卡环组的限制因素。

122. A 【解析】本题考查桩冠修复时机，无根尖病变者根充后 3 天无临床症状可以开始修复，有根尖病变者要观察 1 周以上，没有临床症状方可开始修复。该患者已治疗 2 周，且没有根尖病变和临床症状，牙周情况好，所以可以在初诊时修复。

123. E 【解析】桩核冠修复时根尖部要求至少保留 4mm 充填材料，这样才能保证足够的根尖封闭。

124. D 【解析】CP 和 FC 一般用于根管治疗时的根管消毒，有较强的杀菌作用，碘酊棉球一般用于皮肤黏膜消毒。桩核黏固前，因为在之前的根管治疗过程中感染物质已经清理完毕，只是清理试桩过程中的碎屑、指示剂等，所以用 75%乙醇即可。

125. D 【解析】A、B、C、D、E 分别为皮脂腺囊肿、舌下腺囊肿、囊性淋巴管瘤、皮样囊肿和颌骨囊肿的穿刺物表现。根据题干描述的临床表现可判断本患者为一位典型的口底皮样表皮样囊肿患者。

126. C 【解析】口底手术进行时，为了保证暴露良好，应采取平卧位且头尽量后仰。

127. B 【解析】标准的口底手术入路为颏下皮肤距下颌骨下缘 2cm 与其平行的弧形切口，题干指明肿物位于颏下皮肤侧，故采用这一切口才是正确的。

【B 型题】

128. C 【解析】窝沟封闭的适应证：①牙齿萌出后到达咬合平面即可做窝沟封闭，一般是萌出后 4 年之内。②深的窝沟，特别是可以插入或卡住探针（包括可疑龋）的窝沟。③患者其他牙齿，特别是对侧同名牙患龋或有患龋倾向。乳磨牙 3~4 岁时，第一恒磨牙 6~7 岁时，第二恒磨牙 11~13 岁时为适宜窝沟封闭的时间。

129. E 【解析】老年人容易牙龈退缩，牙根暴露易发生根面龋。

130. A 【解析】美国及加拿大的医疗卫生机构建议：小儿应该在第一个牙齿萌出后 6 个月之内，或者 1 岁前接受第一次口腔健康检查。

131. A 【解析】急性牙髓炎出现特征性的放射性锐痛。

132. D 【解析】牙周炎时，患牙牙周支持组织破坏可出现咬合不适。

133. D 【解析】急性根尖周炎时，根尖周炎症致咬合疼痛。

134. B 【解析】慢性牙髓炎可有长期的隐痛不适，伴温度刺激痛。

135. A 【解析】牙隐裂可使用碘酊染色法诊断。

136. C 【解析】牙根折只能以 X 线检查作为最终确诊。

137. B 【解析】殆面龋探针检查探针深度，龋坏质地和探痛反应。

138. E 【解析】遗传性牙龈纤维瘤病牙龈增生严重，通常波及全口。可同时累及附着龈、边缘龈和龈乳头，唇舌侧龈均可发生，常覆盖牙面 2/3 以上，以致影响咀嚼，妨碍恒牙萌出。增生龈表现呈结节状、球状、颗粒状。龈色粉红，质地坚韧，无明显刺激因素。在增生的基础上若有大量牙菌斑堆积，亦可伴有牙龈的炎症。增生的牙龈组织在牙脱落后可缩小或消退。患者发育和智力无异常。

139. C 【解析】妊娠期龈炎通常在妊娠第 3 个月，牙齿之间的牙龈部分出现局限性增生肿胀，可有蒂状组织与深层牙龈相连。龈炎生长较快，颜色鲜红，质地松软，易出血，一般直径不超过 2cm。临床上也可见到因妊娠期龈炎过大而妨碍进食的患者。据报告妊娠期龈炎在妊娠妇女中发生率为 1.8%~5.0%，多发生在个别排列不齐的牙齿周围。前牙尤其是下前牙唇侧多见。妊娠期龈炎的本质不是肿瘤，不具有肿瘤的特性。分娩后，妊娠期龈炎大多数能自行缩小，但必须除去局部刺激物才能使病变完全消失。

140. C 【解析】蔓状血管瘤血管迂回、弯曲不规则，有波动感。

141. B 【解析】海绵状血管瘤体位移动试验阳性。

142. D 【解析】海绵型淋巴管瘤发生于舌部者常呈巨舌症。

143. A 【解析】铸造金属全冠颈部边缘与患牙预备体的密合程度及其强度是保证修复成功的关键因素。与其他几种全冠的边缘相比，刃状边缘最薄、强度最差。

144. C 【解析】金属全冠边缘密合性与边缘预备形式的关系：全冠边缘与预备体颈部呈平面对接的肩台形式密合性最差，颈部边缘预备成凹面的密合性较好，而最理想的方式是在肩台或凹面的边缘预备小斜面。

145. C 【解析】非贵金属铸造性能没有贵金属好，为了保证良好的边缘密闭性，全冠肩台的宽度为 0.5~0.8mm。

146. A 【解析】功能良好的牙齿，牙周膜间隙的宽度为 0.18~0.25mm。

147. E 【解析】金属嵌体箱状洞形洞斜面宽为 1.5mm。

148. D 【解析】烤瓷熔附金属全冠肩台为 0.5~1.0mm。宽度是个范围的原因是唇侧美观要求高，可尽量把金属边缘做薄，给瓷粉堆塑足够的空间，舌侧可保留金属颈圈，金属层可适当做厚。

149. C 【解析】根管预备器械指机用根管锉。

150. D 【解析】根管填充器械指垂直充填器。

2024全国口腔执业医师资格考试
模拟试卷与解析（三）

第三单元

中国协和医科大学出版社
北　京

【A_1 型题】

答 题 说 明

每一道考试题下面有 A、B、C、D、E 五个备选答案，请从中选择一个最佳答案。

1. 急性牙髓炎患牙疼痛部位的特点是
   A. 患者能指出患牙部位
   B. 下颌疼痛患牙为下牙
   C. 上颌疼痛患牙为上牙
   D. 上颌疼痛患牙可为下牙
   E. 患牙疼痛多无放射性
2. 乳牙根尖周炎影响其下方恒牙胚时，X 线片可显示为
   A. 乳牙根尖周低密度影像
   B. 根分歧下低密度影像
   C. 乳牙髓室底破坏
   D. 乳牙根尖有吸收
   E. 乳牙下方恒牙牙囊骨硬板破坏
3. 提出应对分为情绪关注应对和问题关注应对的学者是
   A. 拉扎勒斯
   B. 弗洛伊德
   C. 华生
   D. 洛采
   E. 塞里
4. 下列慢性闭锁性牙髓炎的临床表现中，哪项不正确
   A. 洞内探及穿髓孔
   B. 热测引起迟缓痛
   C. 不定时的自发痛
   D. 叩诊多有不适感
   E. 有过自发痛病史
5. 为了解 12 岁学生患龋情况，某市准备开展一次口腔健康调查，从既往资料中，已知该市 12 岁学生恒牙患龋率为 50%，要求抽样误差为 10%，需要调查的人数为
   A. 300
   B. 350
   C. 370
   D. 400
   E. 440
6. 确诊多生牙的重要依据是
   A. 萌出时间
   B. 牙冠形态
   C. 牙齿大小
   D. 位置
   E. X 线片
7. 经典精神分析疗法常用的技术是
   A. 识别负性自动想法
   B. 暴露疗法
   C. 自由联想
   D. 自我管理法
   E. 逐步接近法
8. 常见的乳磨牙早失的原因是
   A. 牙列拥挤
   B. 外伤
   C. 先天缺失
   D. 严重的根尖周病变
   E. 局限的牙髓炎
9. 已知总体标准差，但样本含量不大，总体均数 95% 的可信区间用
   A. $X\pm0.025S_x$
   B. $X\pm1.96S_x$
   C. $X\pm1.96\sigma_x$
   D. $X\pm1.645S_x$
   E. $X\pm2.58S_x$

10. 乳磨牙慢性根尖周炎瘘管最常出现于
   A. 根分歧部位
   B. 龈沟排脓
   C. 根尖区黏膜
   D. 舌侧黏膜
   E. 颊侧皮肤
11. 儿童心肺复苏时胸外按压的深度为
   A. 至少胸廓前后径的 1/3
   B. 2. 5~3. 5cm
   C. 至少 4cm
   D. 至少 5cm
   E. 至少胸廓前后径的 1/4
12. 提出"生物医学逐渐演变为生物、心理、社会医学是医学发展的必然"这一观点的是
   A. 希波克拉底
   B. 恩格尔
   C. 胡弗兰德
   D. 帕兹瓦尔
   E. 皮内尔
13. 下列有关医疗机构发现甲类传染病时采取的措施的选项中不正确的是
   A. 对病原携带者在指定场所进行医学观察和采取必要的预防措施
   B. 对疑似患者，确诊前在指定场所隔离治疗
   C. 拒绝隔离治疗的由公安机关协助采强制隔离治疗措施
   D. 对患者予以隔离治疗
   E. 对医疗机构内的疑似患者的密切接触者，在指定场所进行医学观察
14. 下列有关预测口腔鳞状细胞癌侵袭性的标志的选项中不正确的是
   A. 角化程度
   B. 细胞的多形性
   C. 细胞分裂活性
   D. 细胞核的多形性
   E. 糜烂和溃疡形成
15. 乳牙牙髓炎的特点是
   A. 上下乳磨牙好发
   B. 龋源性感染为主
   C. 炎症局限，不易扩散
   D. 急性炎症为主
   E. 症状较重，定位明确
16. 下列有关乳牙早失后可能发生的变化的选择中不正确的是
   A. 继承恒牙釉质发育不全
   B. 间隙变小或丧失
   C. 对殆牙伸长
   D. 邻牙倾斜
   E. 继承恒牙早萌
17. 肉眼观察，含牙囊肿的囊壁附着于
   A. 牙冠 1/2 处
   B. 牙根冠方 1/3 处
   C. 牙根根方 1/3 处
   D. 牙颈部
   E. 釉质牙本质界
18. 总体率 95%可信区间的意义是
   A. 95%的正常值在此范围
   B. 95%的样本率在此范围
   C. 95%总体率在此范围
   D. 总体率在此范围内的可能性为 95%
   E. 样本率在此范围内的可能性为 95%
19. 对颌牙列完整的单颌全口义齿，人工牙颊舌径宽度应减小，主要是因为
   A. 防止加速牙槽骨的吸收
   B. 避免咬颊、咬舌
   C. 增加舌体空间
   D. 减小恶心程度
   E. 防止义齿从中缝裂开
20. 灶性影细胞主要见于
   A. 成釉细胞瘤
   B. 牙源性腺样瘤
   C. 牙源性钙化囊肿
   D. 牙源性钙化上皮瘤
   E. 良性成牙骨质细胞瘤

21. 某地区卫生健康局对各医院口腔科近 3 年儿童牙外伤病例进行分析，以找出牙外伤最主要的原因。这种研究方法是
A. 横断面研究
B. 历史常规资料分析
C. 群组研究
D. 病例对照研究
E. 实验研究

22. 淋巴管瘤好发部位不包括
A. 腮部
B. 舌部
C. 颊部
D. 唇部
E. 颈部

23. 作为固定桥的固位体，以下哪种固位效果最差
A. 嵌体
B. 3/4 冠
C. 金属全冠
D. 烤瓷熔附金属全冠
E. 桩冠

24. 全口义齿初戴，义齿颊侧边缘应是
A. 越薄越好，舒适轻巧
B. 越厚越好，固位力强
C. 让开唇颊系带处
D. 唇颊沟底较薄比较好
E. 半圆形略越过唇颊沟

25. 属于年轻恒牙活髓切断术的盖髓剂的是
A. 多聚甲醛
B. 甲醛甲酚
C. 氢氧化钙制剂
D. 碘仿氧化锌糊剂
E. 氧化锌丁香油黏固粉

26. 价值观形成和发展的关键期是
A. 幼儿期
B. 儿童期
C. 青少年期
D. 中年期
E. 青年期

27. 下颌骨体部肿物首选的辅助检查是
A. 细针吸取活检
B. 组织切取活检
C. 数字减影血管造影
D. 下颌曲面体层 X 线检查
E. 放射性核素扫描

28. 牙源性腺样瘤的好发部位是
A. 上颌切牙区
B. 下颌切牙区
C. 上颌尖牙区
D. 下颌尖牙区
E. 磨牙区

29.《突发公共卫生事件应急条例》规定，医疗卫生机构应当对传染病做到
A. 早发现、早观察、早隔离、早治疗
B. 早发现、早观察、早治疗、早康复
C. 早发现、早报告、早隔离、早治疗
D. 早预防、早发现、早治疗、早康复
E. 早发现、早报告、早隔离、早康复

30. 混合性牙瘤多见于
A. 切牙区
B. 尖牙区
C. 下颌磨牙区
D. 前磨牙和磨牙区
E. 上颌磨牙区

31. 引起梅毒的病原体是
A. 柯萨奇病毒
B. 支原体
C. 梭形杆菌
D. 奋森螺旋体
E. 苍白密螺旋体

32. 缺牙后长期未修复可能导致的改变，除了
A. 继发龋
B. 牙周袋
C. 邻接丧失
D. 早接触
E. 对𬌗牙过长

33. 下列不属于口腔前庭表面解剖标志的一项是

A. 颊系带

B. 上唇系带

C. 腮腺导管乳头

D. 颊脂垫尖

E. 翼下颌韧带

34. 多见于婴儿出生时或出生后不久，可以自发性消退，其病程分为增生期、稳定期及消退期三期的是

A. 血管瘤

B. 微静脉畸形

C. 静脉畸形

D. 动静脉畸形

E. 淋巴管畸形

35. 藻酸盐类印模材料的凝固原理是

A. 离子交换变化

B. 物理变化

C. 化学变化

D. 室温变化

E. 生理变化

36. 下列疾病中，不属于身心疾病的是

A. 糖尿病

B. 十二指肠溃疡

C. 癌症

D. 焦虑症

E. 支气管哮喘

37. 不属于静脉畸形即海绵状血管瘤的临床表现的是

A. 好发于颊、颈、眼睑、唇、舌或口底部

B. 病损高起呈念珠状

C. 可扪及静脉石

D. 表浅病损呈现蓝色或紫色

E. 体位移动试验阳性

38. ⌊2 缺失，间隙小，⌊3 根长大，但牙冠切角少量缺损，下颌对颌牙为可摘局部义齿，最好的设计是

A. 双端固定桥

B. 单端固定桥

C. 局部可摘义齿

D. 种植义齿

E. 暂不修复

39. 嵌体斜面的角度为

A. 20°

B. 30°

C. 40°

D. 45°

E. 60°

40. 单囊型成釉细胞瘤 I 型的组织学特点是

A. 囊腔衬里上皮基底细胞层细胞核深染

B. 基底细胞呈栅栏状排列，核靠近基底膜

C. 基底层以上的细胞的细胞质出现空泡变性

D. 中心部细胞类似于成釉器的星网状层

E. 周边部细胞呈柱状

41. 关于牙列缺损的影响，以下说法错误的是

A. 咀嚼功能减退

B. 对殆牙过长

C. 邻牙倾斜移位

D. 食物嵌塞

E. 面肌瘫痪

42. 对脑血管梗死的危险因素进行了病例对照研究，脑血管梗死患者 100 例，其中 A 型性格 45 例，非脑血管梗死患者 100 例，A 型性格 25 例。A 型性格的 *OR* 值为

A. 0. 25

B. 0. 45

C. 2. 45

D. 1. 80

E. 0. 20

43. 根尖周囊肿的病理改变，除外
A. 囊壁内衬复层鳞状上皮
B. 基底细胞呈柱状，胞核呈栅栏状排列
C. 囊壁内常有慢性炎症细胞浸润
D. 常含胆固醇裂隙
E. 可见透明小体
44. 下列关于松软牙槽嵴的说法正确的是
A. 为长期缺牙，骨质大量吸收引起
B. 该组织在修复前不必切除
C. 该组织对义齿有很好的支持作用
D. 该组织由于牙槽嵴压迫性吸收形成
E. 该组织受压后不会产生炎症和疼痛
45. 促结缔组织增生型成釉细胞瘤多见于
A. 颌骨前部
B. 前磨牙-磨牙区
C. 下颌磨牙区
D. 上颌磨牙区
E. 下颌升支区
46. 以下不属于义齿初戴时要检查内容的是
A. 就位是否顺利
B. 基托与黏膜密合，边缘伸展适度，无翘动、压痛
C. 基牙有无松动、龋坏
D. 咬合接触均匀
E. 卡环与殆支托就位、密合
47. 关于高嵌体，除哪项外都是正确的
A. 由 MOD 嵌体衍变而来
B. 洞形预备较难，但固位力好
C. 后牙的多面嵌体可选用
D. 改变牙体洞壁受力性质，减少牙折
E. 修复体边缘线较长
48. 如果双端固定桥两端基牙的支持力相差过大，可能会引起
A. 一端固位体破损
B. 一端基牙下沉
C. 一端固位体磨耗
D. 一端基牙松动
E. 固定桥形变
49. 可使舌后坠，引起呼吸困难发生窒息的颌骨骨折是
A. 颏部粉碎性骨折
B. 勒福（LeFort）Ⅲ型骨折
C. 颏部正中单线骨折
D. 左颏孔区骨折
E. 双侧髁颈部骨折
50. 全口义齿戴入后，下列无牙颌解剖标志中不需要缓冲的是
A. 颧突
B. 下颌隆突
C. 舌侧翼缘区
D. 牙槽骨骨尖
E. 切牙乳头
51. 不适合采取心理治疗的心理障碍是
A. 综合性医院的非精神病
B. 精神分裂症急性发作期
C. 儿童行为障碍
D. 性行为障碍
E. 适应问题
52. 磁共振成像检查在口腔颌面外科检查中的适应证不包括
A. 口腔颌面深区肿块的检查
B. 腮腺肿瘤怀疑累及面神经时
C. 活检困难的口咽及舌根部肿瘤患者
D. 恶性肿瘤患者化疗、放疗的疗效观察
E. 头颈软组织肿瘤 CT 影像显示清楚者
53. 上颌磨牙进行全冠修复时，应考虑以下哪项来避免食物嵌塞
A. 生物力学
B. 生物材料学
C. 动态
D. 形态学
E. 静态
54. 关于急性根尖周炎的应急处理，错误的是

A. 拔除患牙
B. 穿通根尖孔
C. 开通髓腔，引流根管
D. 有脓肿时切开排脓
E. 在局部麻醉下进行

55. 作为固定桥基牙冠根比的最低限度是
A. 1∶2
B. 2∶3
C. 1∶1
D. 2∶1
E. 3∶2

56. 下列对于全口义齿取印模时功能整塑的目的描述恰当的一项是
A. 确定基托与黏膜密合程度
B. 确定基托边缘位置与形态
C. 确定人工牙排列位置
D. 确定基托组织面形态
E. 确定基托磨光面形态

57. 来源于缩余釉上皮的囊肿是
A. 发育性根侧囊肿
B. 牙龈囊肿
C. 萌出囊肿
D. 残余囊肿
E. 炎性根侧囊肿

58. 在下列选项中，不属于医学伦理学基本原则的是
A. 不伤害原则
B. 人道原则
C. 尊重原则
D. 有利原则
E. 公正原则

59. 以下关于海绵状血管瘤的叙述错误的是
A. 扪之柔软，可被压缩
B. 表浅肿瘤呈现蓝色或紫色
C. 体位移动试验阳性
D. 扪诊有震颤感，听诊有吹风样杂音
E. 有时可扪到静脉石

60. 在进行人工饮水加氟时适宜的氟浓度一般应保持在
A. 0.3~0.6mg/L
B. 0.7~1.0mg/L
C. 1.1~1.4mg/L
D. 1.5~1.8mg/L
E. 1.9~2.2mg/L

61. 牙槽嵴过度吸收导致义齿固位较差时，可以采用的方法不包括
A. 生物材料增高重建牙槽嵴
B. 前庭沟加深术
C. 骨隆突修整术
D. 改变黏膜和肌肉的附着位置
E. 自体骨移植重建牙槽嵴

62. 在腭裂整复过程中，造成软腭张力最大的肌肉是
A. 咽上缩肌
B. 腭舌肌
C. 腭咽肌
D. 腭帆张肌
E. 腭帆提肌

63. 公正不仅指形式上的类似，更强调公正的
A. 作用
B. 内容
C. 特点
D. 基础
E. 意义

64. 以下哪种唾液腺疾病在青春期后有自愈趋势
A. 急性化脓性腮腺炎
B. 慢性复发性腮腺炎
C. 流行性腮腺炎
D. 舍格伦综合征
E. 腮腺良性肥大

65. 不属于动静脉畸形临床表现的是
A. 扪诊有震颤感
B. 表面皮温高
C. 体位移动试验阳性

D. 听诊有吹风样杂音
E. 病损高起成念珠状

66. 龋病发病率是指
A. 在一定时期内，人群中患龋病的频率
B. 在一定时期内，某人群新发生龋病的频率
C. 人群中新发生龋病占全部龋病的百分率
D. 在一定时期内，某患龋病人群中新发生龋病的频率
E. 人群中龋齿占龋、失、补的比例

67. 当上下颌牙咬合过紧，且牙本质过敏不能磨出殆支托凹时，上颌后牙的支托可以放在
A. 近中边缘嵴
B. 远中边缘嵴
C. 颊外展隙
D. 颊沟区
E. 舌沟区

68. 不属于牙源性纤维瘤的广义概念范畴的是
A. 牙源性龈上皮错构瘤
B. 周边性牙源性纤维瘤
C. 牙源性颗粒细胞瘤
D. 非肿瘤性牙滤泡增生
E. 先天性颗粒细胞瘤

69. 固定桥选择的基牙最好是活髓牙，是因为
A. 活髓牙有正常代谢功能，维护牙体组织健康
B. 活髓牙可以增加基牙的固位作用
C. 活髓牙可以避免牙槽骨吸收
D. 活髓牙可以维护牙周组织健康
E. 以上均是

70. 乳牙龋行药物治疗时，具有腐蚀性的药物是
A. 2%氟化钠
B. 8%氟化钠
C. 10%酸性氟磷酸盐
D. 8%氟化亚锡溶液
E. 38%氟化氨银

【A_2 型题】

答 题 说 明

每一道考题是以一个小案例出现的，其下面都有 A、B、C、D、E 五个备选答案，请从中选择一个最佳答案。

71. 患者，女性，60 岁。左上后牙进食时咬合痛 1 个月，无自发痛史。检查：$\underline{|7}$ 牙冠完整，殆面中度磨耗，近中殆边缘嵴处可见隐裂纹，不松动，叩痛（-），咬棉卷不适，牙髓活力正常，X 线片未见异常。余牙未见异常。该患者最佳治疗方案是
A. 调殆，随诊观察
B. 锤造全冠暂时修复
C. 铸造金属全冠修复
D. 烤瓷熔附金属全冠修复
E. 牙髓治疗后全冠修复

72. 患者，女性，32 岁。近 3 天来右上后牙持续性痛。检查见 $\underline{5|}$ 远中有深龋洞，牙髓无活力，叩痛（+++），牙龈红肿扪痛，右侧面颊相应处肿胀痛。医生诊

断应考虑的疾病是

A. 慢性牙髓炎

B. 急性牙髓炎

C. 急性蜂窝织炎

D. 急性上颌窦炎

E. 急性化脓性根尖周炎

73. 某学龄期儿童采用0.05%含氟漱口水预防龋齿，其使用方法应为

A. 每月含漱1次，每次10ml，含漱1分钟

B. 每周含漱1次，每次10ml，含漱1分钟

C. 每天含漱1次，每次10ml，含漱1分钟

D. 隔周含漱1次，每次10ml，含漱1分钟

E. 隔天含漱1次，每次10ml，含漱1分钟

74. 患者，男性，40岁。前牙残根，拔除后创面不愈合，X线检查见拔牙创下方一卵圆形透光区，术后病理检查见不完整囊腔。镜下见感染性囊肿壁，囊壁内见较多炎症细胞浸润，并见泡沫细胞及胆固醇结晶裂隙，内衬上皮不完整，上皮钉突增生延长，上皮内可见白细胞游出。应诊断为

A. 牙旁囊肿

B. 含牙囊肿

C. 根尖周脓肿

D. 根尖周囊肿

E. 根尖周肉芽肿

75. 患儿，男，10岁。2岁前生活在农村，该地区饮水氟浓度为1.8mg/L，2岁后迁入城市，社区饮水氟浓度为0.3mg/L。不可能出现氟牙症的恒牙是

A. 尖牙

B. 中切牙

C. 侧切牙

D. 第一磨牙

E. 第二前磨牙

76. 患者，女性，37岁。主诉全口牙龈肿胀、出血不止、疼痛明显5天。检查：全口牙龈肿大且波及龈乳头、边缘龈和附着龈，颜色苍白，龈缘处有坏死溃疡，局部渗血。口腔黏膜上可见出血点。为了进一步明确诊断还应做的检查是

A. 探诊牙周袋

B. 叩诊

C. X线检查

D. 血常规检查

E. 进行细菌学检查

77. 患者风湿性心脏病二尖瓣狭窄伴快速心房颤动，服用地高辛0.25mg/d，治疗1个月后出现以下症状，其中哪项提示需要停止洋地黄药物的应用

A. 肺动脉瓣区舒张期吹风样杂音增强

B. 胸骨左缘第3~4肋间出现舒张期隆隆样杂音

C. 夜间尿量增多

D. 心电示ST段呈鱼钩样斜形下移

E. 心率60次/分，节律规整

78. 某女大学生，21岁，病前有强迫性人格特征，在一次动物实验中，因抓大白鼠的方法不对而被鼠咬，引起焦虑恐惧发作。而后表现为见鼠就惊叫、害怕、心搏剧烈，发展到有人谈到鼠也出现焦虑、紧张、出汗症状。患者主动求医，要求治疗。对这位患者心理评估的最佳方法是

A. 调查法

B. 观察法

C. 会谈法

D. 作品分析法

E. 心理测验法

79. 患者，女性，34岁，双侧腮腺反复肿大

1年半，与进食有关，并伴轻微疼痛，有时自觉有咸味分泌物，口干不明显。检查见双侧腮腺肿胀不明显，导管口稍红，挤压腺体可从导管口流出浑浊的“雪花样”唾液。该病最可能的诊断是

A. 舍格伦综合征
B. 慢性阻塞性腮腺炎
C. 腮腺淋巴结炎
D. 腮腺结核
E. 流行性腮腺炎

80. 某地区准备对6岁年龄组儿童进行窝沟封闭防龋效果研究，不符合实验设计要求的是

A. 受试地区目标人群的流动性大
B. 选择窝沟龋易感儿童为受试对象
C. 确定样本含量
D. 确定试验组与对照组
E. 制定统一的措施、方法与标准

81. 某患者一侧下颌骨磨牙区、下颌角及升支部渐进性膨大，按之有乒乓球感。X线片示多房性密度减低影，分房大小相差悬殊，分隔消晰锐利，阴影边缘呈切迹状，阴影内牙根尖有不规则吸收。该患者最可能的诊断是

A. 成釉细胞瘤
B. 牙源性角化囊性瘤
C. 牙源性纤维瘤
D. 成骨肉瘤
E. 颌骨血管瘤

82. 患者，女性，34岁。近5年腹泻，多次细菌培养阴性，结肠镜检查见直肠、乙状结肠黏膜血管纹理模糊，黏膜细颗粒状，Hb110g/L。下面哪项治疗是适当的

A. 输血
B. 氨基水杨酸制剂
C. 禁食
D. 静脉高营养
E. 肾上腺糖皮质激素

83. 女咨询者，37岁，某大学教师，3个月前因出国问题与领导争吵，而后逐渐表现出情绪低落、兴趣减退，对未来悲观失望，认为领导和同事都疏远她，常有怨天尤人的表现。能主动求医，接触良好。针对此例，在心理评估上宜采用

A. 调查法
B. 观察法
C. 会谈法
D. 作品分析法
E. 心理测验法

84. 某患者，检查：左上6^{MOD}银汞充填，剩余颊舌侧牙体硬组织强壮，咬合紧，牙冠高度仅4mm。若行全冠修复，下列增加固位的措施中不正确的是

A. 在轴壁上制备倒凹
B. 设计嵌体冠
C. 设计龈下边缘
D. 适当增加龈边缘宽度
E. 增加箱状或钉洞等辅助固位形

85. 患者，男性，45岁。体检时发现右侧口角区黏膜有黄白色粟粒大小斑点，呈丛集性分布，无明显自觉症状，上唇唇红处也有类似病损。最可能的诊断是

A. 复发性唇疱疹
B. 口腔白斑
C. 迷脂症
D. 口腔扁平苔藓
E. 疱疹性口炎

86. 初孕妇，流血多，BP 90/60mmHg，宫口开大4.0cm，胎头棘下2.0cm，胎心尚好，确诊为部分性前置胎盘，应在输血的同时，进行下列哪项治疗

A. 人工破膜
B. 胎头吸引
C. 剖宫产
D. 头皮钳
E. 臀位时，牵引胎足压迫止血

87. 患者，女性，72 岁。$\overline{8-4|4-8}$ 缺失，余留前牙 I 度松动，口底较浅、舌侧软组织附丽高、舌隆突明显。下列说法正确的是
A. 下颌为肯尼迪分类法中的第一类第一亚类牙列缺损
B. 应设计舌杆
C. 应设计舌板
D. 舌板应覆盖在下颌舌隆突之下，进入舌间外展隙
E. 义齿基托应尽量小

88. 发生重大医疗过失行为，导致患者死亡的事故，医疗机构应在多少小时内报告
A. 2 小时
B. 6 小时
C. 12 小时
D. 24 小时
E. 48 小时

89. 某患者右侧舌背发现小圆形的血管瘤，肿瘤边界清楚，约 1.0cm×1.0cm 大小。拟行手术切除，手术时应注意
A. 采用细针细线，以减小瘢痕
B. 进针点距创缘近些，缝得浅些
C. 最好不用褥式缝合
D. 尽量保持舌的长度
E. 尽量保持舌的宽度

90. 患者，女性，60 岁。牙槽嵴较丰满，初戴全口义齿时，发现正中咬合接触点较少。则调磨时应磨的部位是
A. 有早接触的上颊尖
B. 有早接触的下舌尖
C. 与有早接触的支持尖相对应的牙尖
D. 与有早接触的支持尖相对应的中央凹
E. 有早接触的支持尖

91. 患者，女性，16 岁。左上颈部肿物 1 年，有反复消长史，特别是感冒时增大。临床触质软，囊性感明显，穿刺液为透明、淡黄色水样清亮液体。最有可能的诊断为
A. 囊性水瘤
B. 下颌下腺囊肿
C. 舌下腺囊肿口外型
D. 第二鳃裂囊肿
E. 甲状舌管囊肿

92. 贫血患者血红蛋白 60g/L，血细胞比容 20%，白细胞计数 $4.8\times10^9/L$，网织红细胞占比 0.02，平均红细胞比容 76fl，平均红细胞血红蛋白浓度（MCHC）240g/L，血小板计数 $120\times10^9/L$。该患者应首先考虑的诊断是
A. 巨幼细胞贫血
B. 再生障碍性贫血
C. 溶血性贫血
D. 缺铁性贫血
E. 甲状腺功能减退所致贫血

93. 患者，女性，31 岁。牙龈出血加重 2 个月。检查：全口牙龈鲜红色，牙龈肿胀、松软、光亮，极易出血，下前牙有自动出血。为了诊断，最应询问的是
A. 服药情况
B. 有无脓肿史
C. 牙齿松动史
D. 家族史
E. 月经情况

94. 男性，44 岁。某公司总经理，在公司某次业务培训会的开幕式上致辞后出现口误，宣布“会议闭幕”。此次口误背后折射出该总经理的心理活动为
A. 潜意识
B. 前意识
C. 超我
D. 意识
E. 本我

95. 患者，男性，47 岁。右上牙龈黑色肿块 3 个月，生长迅速，近 1 周右下颌下出

现肿大淋巴结，诊断为恶性黑色素瘤。正确的治疗方法是
A. 首选手术治疗
B. 首选放射治疗
C. 首选化疗
D. 首选免疫治疗
E. 以手术为主的综合治疗

96. 患儿，男，11 岁。检查发现前牙龈乳头呈球状突起，松软光亮。如果诊断为青春期龈炎，其病变程度一般不受以下哪一因素影响
A. 牙齿排列不齐
B. 口呼吸习惯
C. 乳恒牙更替
D. 磨牙症
E. 戴矫治器

97. 患者，男性，25 岁。诊断为肾病综合征，泼尼松 60mg/d 治疗 2 个月后，尿蛋白由 (++++) 减为 (±)。近 1 周发生上腹灼烧感伴餐后腹痛。应给予的治疗是
A. 停用泼尼松
B. 加用雷尼替丁
C. 加用双嘧达莫
D. 改用环磷酰胺
E. 改用吲哚美辛

98. 患者，女性，58 岁。左上颌后牙颊侧牙龈黏膜黑色斑发现 2 年，大小约 1.3cm×0.8cm，近期生长迅速。色素加深，周围有卫星结节。可能的诊断为
A. 黏膜黑斑
B. 恶性黑色素瘤
C. 牙龈血管瘤
D. 色素痣
E. 异位皮脂腺

99. 患者，女性，42 岁。主诉牙龈增生 3 年，有高血压病史。检查：全口牙龈增生，覆盖牙冠的 1/3，牙龈乳头因增生，牙龈表面呈桑葚状，牙龈质地韧，呈暗红色。造成以上症状的原因是患者可能服用了
A. 苯巴比妥钠
B. 环孢素
C. 硝酸异山梨酯
D. 硝苯地平
E. 降压灵

100. 患儿，男性，出生 15 天，因右侧完全性唇裂及牙槽突裂来院就诊，咨询诊疗计划，下列适合行首期唇裂整复术的时机是
A. 12 月龄
B. 8 月龄
C. 4 月龄
D. 16 月龄
E. 18 月龄

【A_3/A_4 型题】

答 题 说 明

以下提供若干个案例，每个案例下设若干道考题。请根据答案所提供的信息，在每一道考题下面的 A、B、C、D、E 五个备选答案中选择一个最佳答案。

（101～103 题共用题干）

为了提高妇女口腔健康意识，省妇幼保健院对妊娠期妇女进行了口腔保健知识讲座。

101. 妊娠期妇女的口腔保健目的是
   A. 使孕妇了解胎儿的生长发育
   B. 维护胎儿的生长发育
   C. 了解胎儿是否患口腔疾病
   D. 维护胎儿的口腔健康
   E. 使孕妇了解婴幼儿口腔保健的特点

102. 妊娠期妇女易发生口腔疾病的原因是
   A. 运动太少
   B. 进食软食较多
   C. 妊娠期间激素水平改变
   D. 妊娠期间睡眠较多
   E. 营养品摄入过多

103. 妊娠期前 3 个月应注意避免
   A. 龋充填治疗
   B. 牙周检查
   C. 牙髓治疗
   D. X 线照射
   E. 龈上洁治

（104～106 题共用题干）

患者，女性，46 岁。发现右下后牙的牙龈处有小包 2 周。未诉明显不适，检查：4⌉殆面龋坏，已有穿髓孔，探诊无感觉，叩诊有异常感，6⌉牙近中根尖部牙龈有瘘管。X 线片见 44 牙根尖不规则透射区，边界不清晰，8⌉前倾阻生，余未见异常。

104. 主诉牙应是
   A. 右下第一前磨牙
   B. 右下第一磨牙
   C. 右下第三磨牙
   D. 左下第一磨牙
   E. 左下第一前磨牙

105. 主诉牙最可能的诊断是
   A. 慢性根尖周囊肿
   B. 慢性根尖肉芽肿
   C. 慢性牙周炎
   D. 慢性牙髓炎
   E. 慢性根尖周脓肿

106. 对主诉牙的处理最合理的是
   A. 盖髓治疗
   B. 干髓术
   C. 根管再治疗
   D. 塑化治疗
   E. 根管治疗

（107～109 题共用题干）

患者，女性，49 岁。自觉双颊黏膜粗糙 2 个月。检查：双颊黏膜有白色条纹，呈树枝状。

107. 其可能的诊断是
   A. 口腔白斑病
   B. 盘状红斑狼疮
   C. 口腔扁平苔藓
   D. 白色角化病
   E. 白色水肿

108. 下列哪项可作为本病诊断的依据
   A. 眼结膜充血
   B. 鼻黏膜充血
   C. 生殖器溃疡史
   D. 月经紊乱
   E. 皮损有威克姆（Wickham）纹

109. 下列哪项检查对诊断最为重要
   A. 间接免疫荧光检查
   B. 病损组织细胞培养
   C. 脱落细胞学检查
   D. 甲苯胺蓝染色检查
   E. 组织病理学检查

（110～111 题共用题干）

患者，男性，70 岁。戴全口义齿 8 年，诉下颌义齿固位差，咀嚼功能不良，要求"能戴稳义齿，能吃东西"。临床检查：上下颌牙列缺失，上牙槽嵴高度尚可，下牙槽嵴低平，人工牙面不均匀磨耗，面下 1/3 高度降低。

110. 该患者选择以下哪种修复方法最为理想
   A. 上、下颌各 2 个种植体固位的可摘全口义齿

B. 上、下颌各 6 个种植体固位的全口固定义齿
C. 上颌全口义齿，下颌 2 个种植体固位的可摘全口义齿
D. 重做一副全口义齿
E. 旧义齿重衬

111. 如果患者选择可摘式种植全口义齿，治疗计划中首先考虑
A. 立即预约种植手术
B. 旧义齿重衬
C. 旧义齿加高咬合
D. 做一副新的全口义齿
E. 拍 CT 片

(112~115 题共用题干)

患者，女性，26 岁。⌊7 金属全冠粘固 1 周后脱落，咬合时常有瞬间性疼痛。口腔检查见患者咬合紧，牙冠短，对𬌗牙面有银汞合金充填物，脱落的全冠完整，无缺损。

112. 全冠脱落最可能的原因是
A. 牙体预备聚合度过大
B. 修复体不密合
C. 𬌗力过大
D. 粘固面积过小
E. 修复体粘接面暴露

113. 出现咬合时瞬间疼痛最可能的原因是
A. 牙髓炎
B. 牙周炎
C. 金属微电流刺激
D. 根尖周炎
E. 三叉神经痛

114. 关于铸造金属全冠的修复体设计，可不考虑
A. 全冠的边缘位置
B. 全冠的𬌗面形态
C. 粘固剂的种类
D. 患者的年龄
E. 患者的牙龈状况

115. 关于解决患者主诉症状的措施中，哪项是正确的
A. 调𬌗
B. 更换对𬌗的充填体为树脂充填体
C. 改变粘接剂的种类
D. 改变金属的材质
E. 根管再治疗

(116~118 题共用题干)

患儿，男，3 岁。右颈上部无痛性肿块半年。检查见右颈上部胸锁乳突肌前表面有一肿块，3cm×4cm，质地软，有波动，边界不甚清，表面皮肤色泽正常。

116. 最可能的临床诊断为
A. 血管瘤
B. 囊性水瘤
C. 甲状舌管囊肿
D. 口外型舌下腺囊肿
E. 海绵状淋巴管瘤

117. 穿刺的液体最可能的性状为
A. 血性液体
B. 呈棕色
C. 乳白色
D. 淡黄色、清亮
E. 淡黄色、微混，含胆固醇结晶

118. 可能有的临床体征是
A. 透光试验阳性
B. 压缩试验阳性
C. 体位移动阳性
D. 听诊有吹风样杂音
E. 霍纳（Horner）征阳性

(119~121 题共用题干)

患者，男性，22 岁。因淋雨后感冒 1 周，自服复方氨酚烷胺片后好转。3 天前开始出现寒战、发热，伴右胸痛、右上腹痛而就诊。检查：全身皮肤无黄染，T 39℃，右下肺呼吸音减弱，未闻及干湿啰音，右上腹叩击痛（+），墨菲（Murphy）征阴性，肝脾未触及。双肾区叩击痛（-），WBC 15×10^9/L，中性粒细胞占比 0.95，尿蛋白

(+)，尿沉渣涂片（-）。

119. 该患者应首先考虑的诊断是
   A. 肝脓肿
   B. 肺脓肿
   C. 急性胆囊炎
   D. 急性尿路感染
   E. 肺炎链球菌肺炎

120. 此患者应采取首选的检查是
   A. 尿培养
   B. 胸部X线检查
   C. 腹部超声检查
   D. 胸部超声检查
   E. 痰革兰染色涂片

121. 假设上述诊断成立，对此患者主要的治疗应是
   A. 左氧氟沙星
   B. 头孢曲松
   C. 阿米卡星
   D. 万古霉素
   E. 青霉素

（122~124 题共用题干）

患者，女性，27 岁。诉近半年来全口牙龈逐渐肿大，刷牙易出血，偶有自动出血史。

122. 为鉴别诊断，对此患者采集病史时，应注意询问以下各项，除了
   A. 长期服用药物史
   B. 家族史
   C. 近来全身状况
   D. 吸烟史
   E. 妊娠史

123. 确诊前应重点做如下检查，除了
   A. 是否有不良修复体
   B. 牙龈色、形、质
   C. 血常规+分类
   D. X线片
   E. 牙周探诊检查

124. 若诊断为妊娠期龈炎，检查最可能的有
   A. 龈缘和龈乳头鲜红色，松软发亮，肿胀突出
   B. 牙龈疼痛，出血
   C. 牙龈出血及牙齿松动
   D. 牙龈缘及龈乳头出现溃疡
   E. 龈缘化脓，恶臭味和牙龈疼痛

（125~127 题共用题干）

患者，男性，65 岁。右舌缘疼痛不适 2 个月。检查见右舌缘中部有一溃疡，3cm×3cm 大小，质地偏硬，深部有一浸润块，伸舌时偏向同侧。右颈上部触及 1cm×1cm 大小淋巴结，质中偏硬、活动、无压痛，边界清楚。临床考虑为鳞状细胞癌。

125. 最适宜的活检方法是
   A. 切取活检
   B. 切除活检
   C. 吸取活检
   D. 冷冻活检
   E. 细针穿刺细胞活检

126. 对鳞状细胞癌首选的化疗药物是
   A. 长春新碱
   B. 氮芥
   C. 平阳霉素
   D. 环磷酰胺
   E. 氟尿嘧啶

127. 若发生远处转移，最常见的转移部位为
   A. 脑
   B. 骨
   C. 肝
   D. 肾
   E. 肺

【B 型题】

答 题 说 明

以下提供若干组考题，每组考题共用在考题前列出的 A、B、C、D、E 五个备选答案，请从中选择一个与问题关系最密切的答案。某个备选答案可能被选择一次、多次或不被选择。

（128～129 题共用备选答案）

A. 氟牙症

B. 氟骨症

C. 胎传梅毒牙

D. 釉质发育不全

E. 四环素牙

128. 慢性氟中毒的全身表现是

129. 慢性氟中毒的口腔表现是

（130～132 题共用备选答案）

A. 食物中缺碘

B. 食物中缺蛋白质

C. 糖皮质激素分泌过多

D. 幼年时甲状腺功能不足

E. 幼年时生长激素分泌不足

130. 呆小症的病因是

131. 侏儒症的病因是

132. 库欣（Cushing）病的病因是

（133～134 题共用备选答案）

A. 牙龈增生覆盖牙冠一般不超过 1/3，很少波及附着龈

B. 牙龈增生覆盖牙冠的 1/3 左右，一般不超过 2/3，严重者可波及附着龈

C. 牙龈增生常覆盖牙冠的 2/3 以上，很少波及附着龈

D. 牙龈增生覆盖牙冠的 2/3 以上，常波及附着龈

E. 牙龈形态基本正常

133. 药物性牙龈肥大牙龈增生的情况为

134. 遗传性牙龈纤维瘤病牙龈增生的情况为

（135～139 题共用备选答案）

A. 含牙囊肿

B. 黏液囊肿

C. 牙源性钙化囊肿

D. 婴儿龈囊肿

E. 牙旁囊肿

135. 软组织囊肿是

136. 炎症性囊肿是

137. 滤泡囊肿是

138. 实际上是肿瘤的囊肿是

139. Bohn 结节是

（140～141 题共用备选答案）

A. 舌下腺囊肿

B. 表皮样囊肿

C. 皮脂腺囊肿

D. 角化囊肿

E. 含牙囊肿

140. 囊肿壁与皮肤紧密粘连，中央有一小色素点的囊肿是

141. 穿刺抽出后的囊液呈蛋清样黏稠拉丝状的囊肿是

（142～144 题共用备选答案）

A. 哨音

B. 恶心

C. 咬颊

D. 咬唇

E. 弹响

142. 上颌义齿基托腭侧基托光滑，未做腭皱会导致
143. 上颌义齿基托后缘伸展过长会导致
144. 前牙排列覆盖过小会导致
（145～147 题共用备选答案）
A. 拔牙后 2～3 个月
B. 拔牙后 3 个月之内
C. 拔牙后 4～6 个月
D. 拔牙后 1 年
E. 拔牙后 2 年
145. 拔牙后牙槽骨吸收最快的时间是
146. 牙列缺失后牙槽嵴的吸收趋于稳定的时间是
147. 拔牙后可以开始做正式全口义齿的时间是
（148～150 题共用备选答案）
A. 基托变形
B. 基托边缘过长或过锐
C. 基托与黏膜不密合
D. 人工后牙覆盖过小
E. 垂直距离过低
148. 会导致食物嵌塞的情况是
149. 会导致咀嚼无力的情况是
150. 会导致咬颊黏膜的情况是

第三单元参考答案与解析

【A_1型题】

1. D 【解析】急性牙髓炎自觉症状：①阵发性的自发性痛。②温度刺激引起或加重疼痛。③疼痛不能定位，有放射性痛（沿三叉神经分布区放射）。④疼痛常在夜间发作或加重。

2. E 【解析】乳牙根尖周炎影响其下方的继承恒牙时应注意牙囊骨壁颌恒牙胚是否受损。

3. A 【解析】应对也称为应付，是应激研究领域中的一个核心课题。Folkman 和 Lazarus 将“应对”定义为当一个人判断与环境的交互作用可能会为自己带来负担，甚至超出自己拥有的资源时，他为处理（减低、最小化或忍耐）这种交互作用的内、外需求而采取的认知和行为上的努力。

4. A 【解析】“洞内探及穿髓孔”不是慢性闭锁性牙髓炎的临床表现，其他答案都是慢性闭锁性牙髓炎的临床表现。

5. D 【解析】现况调查样本含量计算公式为 $N=K（1-P）/P$。当抽样误差为10%时，$K=400$；本例 $P=0.5$，计算可得 $N=400$。

6. E 【解析】虽然可由形态大小萌出时间判断多生牙，最终还要依据 X 线片确定多生牙牙根形态、是否阻生、数目位置。

7. C 【解析】精神分析心理疗法主要采用自由联想和释梦等技术。自由联想就是让患者自由诉说心中想到的任何东西，鼓励患者尽量回忆童年时期所遭受的精神创伤。精神分析学说认为，通过自由联想，患者潜意识的大门不知不觉地打开了，潜意识的心理冲突可以被带入意识领域，医生从中找出患者潜意识之中的矛盾冲突，并通过分析促进患者领悟心理障碍的“症结”，从而达到治疗的目的。自由联想是精神分析的基本手段。

8. D 【解析】乳磨牙通常由于严重的根尖周炎而早失或拔除。

9. C 【解析】σ 已知，按正态分布原理，总体均数95%的可信区间为 $X\pm1.96\sigma_x$。

10. A 【解析】乳磨牙髓室底薄，副根管多，炎症易从此处感染根尖周组织，因此，根分歧处黏膜可以出现瘘管。

11. A 【解析】心肺复苏时胸外按压成人的深度为5~6cm，儿童为至少胸廓前后径的1/3，青春期前的儿童约为5cm，1岁以内的儿童约为4cm。

12. B 【解析】美国罗彻斯特大学医学院精神病学和内科教授恩格尔批评了现代医学即生物医学模式的局限性，指出这个模式已经获得教条的地位，不能解释并解决所有的医学问题。为此，他提出了一个新的医学模式，即生物心理社会医学模式。

13. B 【解析】根据新修订的《传染病防治法》应强调改“隔离治疗”为“单独隔离治疗”，故 B 选项描述不准确。

14. E 【解析】前四项均为组织病理学角度的考量。

15. B 【解析】牙髓炎多由龋齿发展而来，炎症扩展迅速，慢性炎症多见。

16. A 【解析】乳牙根尖周的破坏，可能会影响继承恒牙牙胚的发育，可使其出现釉质发育不全，又称特纳牙。但乳牙早失本身不会影响恒牙的釉质发育。乳牙早失后间隙变小或丧失对殆牙伸长、邻牙倾斜、继承恒牙早萌。

17. D 【解析】含牙囊肿的囊壁附着于牙颈部。

18. D 【解析】总体率95%可信区间就是总体率会有95%的可能性落在所得到的区间内，即总体率在此范围内的可能性为95%。

19. A 【解析】单颌全口义齿对颌牙齿为天然牙，受力较大，人工牙颊舌径宽度应减小，防止牙槽骨迅速地吸收。

20. C 【解析】牙源性钙化囊肿病理上分为两种类型：囊肿型和肿瘤型，其中以囊肿型占绝大多数，约88%。囊壁厚薄不均，壁上可有增生的结节状实性组织，切割时有沙砾感。囊肿型可分为单囊或多囊。无论囊肿型、肿瘤型都具有胞浆嗜伊红着色，胞核不着色，在胞核的部位呈现暗影的影细胞是本瘤病理特征之一，肿瘤型除具有囊肿型特点外，又具有实性肿瘤样病理，称为牙源性影细胞瘤。

21. B 【解析】本题通过对各医院口腔科近3年牙外伤病例进行分析，这是一种从现在分析以前资料的方法，这种回顾性研究只出现在两种情况时，一种是病例-对照研究，另一种是历史常规资料分析。而病例-对照研究需要设立病例组和对照组，历史常规资料分析则只从病历资料中分析即可。故选B。

22. A 【解析】淋巴管瘤是淋巴管发育畸形所形成的良性肿瘤，按其临床表现及组织特征分为三种类型：毛细管型、海绵型和囊肿型。常为先天性，多见于婴幼儿及青少年，好发于皮肤、皮下及黏膜，最常见于舌、唇、颊、口腔黏膜及颈部、颌下区。

23. A 【解析】其余四种均包绕牙齿表面四分之三以上，而且属于同一种类型的修复体。

24. C 【解析】义齿颊侧边缘应该适度，唇颊沟底应该适当增厚，圆形略越过唇颊沟。

25. C 【解析】氢氧化钙制剂可刺激成牙本质细胞的碱性磷酸酶的活化，导致牙本质桥形成。

26. C 【解析】到少年期开始对人生意义作一些零散的具体的探索，价值观有了萌芽。到青年初期是价值观形成的关键期。

27. D 【解析】X线片可以清晰看到颌骨骨质的病变。

28. C 【解析】考生需要了解此病变的临床特点和病理特点。发病年龄多为10~19岁。女性>男性，上颌>下颌，上3为好发部位。肿瘤一般较小，直径1~3cm。牙源性腺样瘤为包膜完整、生长局限的良性肿瘤，摘除后一般不复发。肉眼观察：肿瘤较小，包膜完整。切面呈囊性或实性。实性部分呈灰白色，囊性部分大小不等，腔内含淡黄色胶冻状物质或血性液体，腔内可含牙。镜下观察可见以下四种结构。①结节状实性细胞巢：由梭形或立方状上皮细胞组成，形成玫瑰花样结构。见嗜酸性物质沉积。②腺管状结构：立方状或柱状细胞形成环状的腺管状结构，胞核远离腔面。管状腔隙内可含有嗜酸性物质和细胞碎屑。③梁状或筛状结构：见于肿瘤的周边部或实性细胞巢之间。细胞呈圆形或梭形，核着色深。常常是1~2层的细胞条索形成筛状。④由多边形嗜酸性鳞状细胞组成小结节：细胞核呈轻度多形性，细胞间见有细胞间桥和钙化团块以及淀粉样物质沉着。

29. C 【解析】有关部门、医疗卫生机构应当对传染病做到早发现、早报告、早隔离、早治疗，切断传播途径，防止扩散。

30. D 【解析】混合性牙瘤以女性多见，好发于前磨牙和磨牙区。

31. E 【解析】苍白密螺旋体又称梅毒螺旋体。

32. A 【解析】C、D 和 E 是缺牙后长期未修复导致的显而易见的改变。缺失牙导致邻牙缺失牙一侧邻面骨嵴高度降低，这些区域容易形成牙周袋。

33. E 【解析】口腔前庭是位于唇、颊与牙列、牙龈及牙槽骨弓之间的潜在间隙。其表面标志有口腔前庭沟、唇系带、颊系带、腮腺导管乳头、磨牙后区、颊脂垫尖及翼下颌皱襞。翼下颌韧带位于翼下颌皱襞的深面，不属于口腔前庭的表面解剖标志。

34. A 【解析】血管瘤一共有三个生长周期，分别为增生期、稳定期和消退期。①增生期：血管瘤会在婴儿出生后不断增生扩展，迅速向周围皮肤及深层组织侵犯，血管瘤的增生期一般时间为 6~10 个月。增生期血管瘤最初的表现常为苍白色斑，随后即出现毛细血管扩张，其周边绕以晕状发白区。婴幼儿在出生后 1 年内表现出两个典型的快速增长期，第一个快速增长期在出生后 4~6 周，第二个增生期出现在 4~5 个月。血管瘤在这两个时期快速增长，表现出相应的临床症状，如触痛、溃烂、出血等。血管瘤的临床表现取决于病变发生的部位、大小和病变所处的时期。增生期血管瘤常表现为鲜红色的斑或结节状病损，较深在的病变表面为青紫色或无颜色变化。②稳定期：血管瘤增长速度逐渐缓慢，随着幼儿生长，血管瘤缓慢增长，但增长速度仍比小儿生长快，血管瘤增生和退化交替进行，一般时间为 3~6 个月。③消退期：消退期通常在出生后的 1 年末（12~14 个月），瘤体生长速度减慢。病变从增生期到消退期的转变是一个渐进的过程，进入消退期的前兆是瘤体生长速度明显减慢，质地变软。皮肤或皮下的血管瘤进入消退期后，瘤体色泽由鲜红色向暗灰色转变，瘤体逐渐消退缩小。一般认为 5 岁以内的自然消退率为 50%~60%。

35. C 【解析】粉剂型藻酸盐印模材料与水混合及糊剂型与半水硫酸钙混合后的凝固反应是置换与交联。以藻酸钠为例，当藻酸钠与硫酸钙互相作用时，藻酸钠中的钠离子与硫酸钙中的钙离子互相置换，生成硫酸钠和藻酸钙。

36. D 【解析】身心疾病是一组发生发展与心理社会因素密切相关，但以躯体症状表现为主的疾病，主要特点：①心理社会因素在疾病的发生与发展过程中起重要作用。②表现为躯体症状，有器质性病理改变或已知的病理生理过程。③不属于躯体形式障碍。心身疾病的流行病学目前尚缺乏大样本的流调资料。国内资料显示，在综合性医院的初诊患者中，有近 1/3 的患者所患的是与心理因素密切相关的躯体疾病。非精神科医生很少关注这些患者的心理因素，也很少把这些他们认为是内科的疾病而看成与精神科相关，因此患者往往接受的是躯体治疗，心理社会因素方面很少得到关注。

37. B 【解析】本题考查血管瘤的分型和临床表现。①毛细血管型血管瘤：肿瘤是由大量交织、扩张的毛细血管组成。表现为鲜红或紫红色斑块。与皮肤表面平齐或稍隆起，边界清楚，形状不规则，大小不等。以手指压迫肿瘤时，颜色退去；压力解除后，颜色恢复。②海绵状血管瘤：由扩大的血管腔和衬有内皮细胞的血窦组成。损害为大小不等之紫红、暗红或青红色结节或斑块，质软，血窦大小不一，有如海绵状结构，窦腔内充满静脉血，彼此交通。表面呈半球形或分叶状，压之体积可缩小。多为单发。组织病理示真皮下部和皮下组织的血管扩大成不规则的空腔，腔内充满血液。血管外膜细胞增生。表现为无自觉症状、生长缓慢的柔软肿块。头低位时，肿瘤因充血而扩大，恢复正常体位后，肿块即恢复原状。表浅的肿瘤，表面皮肤或黏膜呈青紫色。深部者，皮色正常。触诊时肿块柔软，边界不清，无压痛。挤压时肿块缩小，压力解除后则恢复原来大小。③蔓状血管瘤：主要由扩张的动脉与静脉吻合而成。肿瘤高起呈念珠状或蚯蚓。扪之有搏动感与震颤感，听诊有吹风样杂音。若将供血的动脉全部压闭，上述之搏动及杂音消失。

38. B 【解析】尖牙上单端固定桥修复侧切牙比较常见，尖牙牙根越粗壮，侧切牙间隙越小越有利。

39. D 【解析】嵌体洞形要求在洞缘处做45°洞缘斜面。

40. A 【解析】Ⅰ型为单纯囊性型，囊壁仅见上皮衬里，表现成釉细胞瘤的典型形态特点，包括呈栅栏状排列的柱状基底细胞（核深染且远离基底膜）和排列松散的基底上细胞；Ⅱ型伴囊腔内瘤结节增殖，瘤结节多呈丛状型成釉细胞瘤的特点；Ⅲ型肿瘤的纤维囊壁内有肿瘤浸润岛，可伴或不伴囊腔内瘤结节增殖。囊壁衬里上皮并非均一地表现成釉细胞瘤特点，局部区域可见较薄的、无特征的非角化上皮，伴感染区域上皮较厚，上皮钉突呈不规则状增殖。在纤维囊壁内常常可见程度不一的上皮下玻璃样变或透明带。

41. E 【解析】面肌瘫痪病因一般为感染或血管病变等。

42. C 【解析】*OR* 值（odds ratio）又称比值比、优势比，主要指病例组中暴露人数与非暴露人数的比值除以对照组中暴露人数与非暴露人数的比值，是流行病学研究中病例对照研究中的一个常用指标 。本题计算方式可拆解如下。

是否发生脑血管梗死	A 型性格	正常	总数
脑血管梗死	45	55	100
非脑血管梗死	25	75	100

OR＝发病数/非发病数＝（45/55）/（25/75）＝2.45。

43. B 【解析】镜下见囊壁的囊腔面内衬无角化的复层扁平上皮，上皮钉突因炎性刺激发生不规则增生、伸长，上皮有细胞间水肿和以中性粒细胞为主的炎症细胞浸润。纤维组织囊壁内炎症明显，炎性浸润细胞主要为淋巴细胞、浆细胞，也混杂有中性粒细胞浸润以及泡沫状吞噬细胞。囊壁内可见含铁血黄素和胆固醇晶体沉积而留下裂隙。晶体也可通过衬里上皮进入囊腔，故穿刺抽吸的囊液中有胆固醇晶体。有时衬里上皮和纤维囊壁内可见透明小体，为弓形线状或环状的均质状小体，呈嗜伊红染色。

44. D 【解析】松软牙槽嵴（纤维性牙槽嵴）多因总义齿修复不当，上颌或下颌前弓区受力过重，导致牙槽嵴过度吸收，被纤维组织所代替，使牙槽骨失去原有的支持作用，而形成移动性较大的纤维组织，需要进行必要的修复前手术。

45. A 【解析】促结缔组织增生型成釉细胞瘤。肿瘤内结缔组织显著增生，胶原丰富，排列成扭曲的束状，可见玻璃样变，肿瘤性上皮岛或条索位于纤维束之间。常见于颌骨前部，X 线片上，常见肿瘤区边界不清，类似骨纤维性病损，保守摘除后复发率低。

46. C 【解析】本题测试的是义齿初戴时需要检查的内容。C 应该是初诊检查时需要注意的问题。

47. B 【解析】高嵌体是嵌体的一种类型，由 MOD 嵌体衍变而来。可使牙体洞壁的受力性质由嵌体时的拉应力改为压应力，避免牙体组织不耐抗应力的弱点，从而减少牙折的可能性。其缺点是牙体洞形预备有一定难度，固位力较差，修复体边缘线长。

48. D 【解析】固位体松动和基牙松动是两种概念。固定桥两端基牙支持力应基本相等，若相差过大，支持力小的一端基牙所受𬌗力大于其自身的牙周储备力，会出现基牙松动。基牙两端的固位体固位力应基本相等，若相差悬殊，固位力较弱的一端固位体容易松动。

49. A 【解析】颏部的粉碎性骨折，中部骨折段由于颏舌肌、颏舌骨肌牵拉而向后移位，两侧骨折段由于下颌舌骨肌、舌骨舌肌的牵拉向中线移位，使下颌骨前部弓形变窄。这种骨折可以引起舌后坠。

50. C 【解析】缓冲区主要指上颌硬区和下颌隆突区，包括颧突区、上颌结节颊侧、切牙乳突区、下颌舌骨嵴区，以及牙槽嵴的骨尖、骨棱等。而舌侧翼缘区属于边缘封闭区。

51. B 【解析】精神分裂症急性发作期应使用药物治疗。

52. E 【解析】磁共振成像对软组织的显示优于 CT，无需使用对比剂即可显示血管，且能进行三维成像，使病变准确定位。MRI 一般适用于口腔颌面软组织肿瘤，或者范围较广泛，侵犯多个组织器官者，可直接了解肿瘤与颈内动静脉等大血管的关系。

53. C 【解析】患牙原有水平性、垂直性食物嵌塞者，在全冠的外形设计上应考虑到食物流向的控制。

54. A 【解析】急性根尖周炎应急处理，治疗应开髓拔髓，开放引流，脓肿形成后应切开引流，给予抗炎镇痛药物；急性期症状缓解后做根管治疗术，根据保留患牙的原则，不建议直接拔除患牙，患者处在急性期，马上拔除患牙会造成感染扩散。

55. C 【解析】固定桥基牙选择时必须考虑其临床冠根比例。冠根比越大，基牙抵抗侧向力和扭力的能力越低。冠根比超过 1∶1 者不宜做基牙。

56. B 【解析】全口义齿取印模时功能整塑的目的是确定基托边缘位置与形态。

57. C 【解析】来源于缩余釉上皮的囊肿有萌出囊肿，含牙囊肿，炎性牙旁囊肿。

58. B 【解析】医学伦理学的基本原则：①不伤害原则。②有利原则。③尊重原则。④公正原则。

59. D 【解析】动脉畸形多见于成人，常发生于颞浅动脉所在的颞部或头皮下组织中，病损高起呈念珠状，表面温度较正常皮肤高，患者可能自己感觉到搏动，扪诊有震颤感，听诊有吹风样杂音。其余选项都是海绵状血管瘤的临床表现。

60. B 【解析】为了达到最佳的防龋效果的同时不产生其他的副作用，推荐饮水适宜的氟浓度在 0.7~1.0mg/L。

61. C 【解析】上、下颌前部牙槽骨的唇、颊侧骨尖或骨嵴，用手指稍加压力即感明显疼痛；上颌结节骨性隆突；上颌牙槽骨前突或下垂，影响义齿戴入或排牙、固位等，均为牙槽骨修整术的适应证。

62. D 【解析】由于解剖因素，腭帆张肌造成软腭张力大，手术中往往凿断翼突钩，以减小该肌肉对软腭的张力。

63. B 【解析】公正不仅指形式上的类似，更强调公正的内容。

64. B 【解析】儿童慢性复发性腮腺炎具有自愈性。

65. C 【解析】静脉畸形好发于颊、颈、眼睑、唇、舌或口底部。位置深浅不一，如果位置较深，则皮肤或黏膜颜色正常，表浅病损则呈现蓝色或紫色。边界不太清楚，扪之柔软，可以被压缩，有时可扪到静脉石。头低位时病损区则充血膨大，恢复正常位置后，肿胀亦随之缩小，恢复原状，此称为体位移动试验阳性。

66. B 【解析】龋病发病率是指在一定时期内，某人群新发生龋病的频率。而龋病患病率是指在一定时期内，某人群患龋病的频率，考生容易混淆二者的概念。答案 D 把人群限定在“患龋病人群”，而发病率是指全体受检人群中新发生龋病的频率，因此答案 D 也是错的。

67. D 【解析】𬌗支托应在基牙的近远中边缘嵴上。如果因咬合过紧而不易获得支托位置时，可放在上颌磨牙的颊沟处，或者放在下颌磨牙的舌沟处。尖牙的舌隆突上也可放𬌗支托，如尖牙无明显舌隆突或有龋坏，可先用 3/4 冠或全冠修复尖牙外形，并留出𬌗支托凹，然后在凹内放置𬌗支托。也可放在基牙的切缘上（切支托）。

68. E 【解析】现在所称的“牙源性纤维瘤”是一种较广义的概念，包含以下不同的类型：非肿瘤性牙滤泡增生、WHO 型牙源性纤维瘤、牙源性颗粒细胞瘤、周边性牙源性纤维瘤、牙源性龈上皮错构瘤。

69. A 【解析】活髓牙有正常的代谢功能和反应能力，可以维护牙体组织的健康。

70. E 【解析】这 5 种药物都含氟，都可用于乳牙浅龋的治疗。38%氟化氨银具有腐蚀性和刺激性，可使牙齿变黑，使用时一定要保护好口腔黏膜，并严禁用于恒牙。

【A_2型题】

71. C 【解析】该病例符合全冠修复的适应证，应进行全冠修复。患牙牙髓活力正常，不需要先做牙髓治疗，采用铸造金属全冠不会影响美观，而且可减少牙体预备量，避免活髓牙修复后牙本质敏感。故选 C。

72. E 【解析】病例中“近 3 天来左上后牙持续性痛。检查见 5| 有深龋洞，牙髓无活力，叩痛（+++），牙龈红肿扪痛，右侧面颊相应处肿胀痛”表明患者已由牙髓炎发展为急性化脓性根尖周炎，但并无急性上颌窦炎和急性蜂窝织炎的症状和体征。

73. B 【解析】正确的使用方法为每周含漱 1 次，每次 10ml，含漱 1 分钟。

74. D 【解析】根尖周囊肿的病理表现为镜下见囊壁的囊腔面内衬无角化的复层鳞状上皮，厚薄不一，上皮钉突因炎性刺激发生不规则增生、伸长，相互融合呈网状，上皮表现明显的细胞间水肿和以中性粒细胞为主的上皮内炎症细胞浸润，纤维组织囊壁内炎症明显，炎性浸润细胞主要为淋巴细胞、浆细胞，也混杂有中性粒细胞浸润及泡沫状吞噬细胞。囊壁内可见含铁血黄素和胆固醇晶体沉积。胆固醇晶体在制片过程中被有机溶剂溶解而留下裂隙，裂隙周围常伴有多核巨细胞反应。

75. E 【解析】氟牙症是在牙发育矿化时期机体摄入过量的氟所引起的一种特殊的釉质发育不全。患氟牙症牙数的多少取决于牙发育矿化时期在高氟区生活时间的长短，2 岁前生活在高氟区，以后迁移至非高氟区，在恒牙氟斑牙可表现在前牙和第一恒磨牙。题干中男孩 2 岁前生活在高氟区，之后迁入低氟区，不可能出现氟牙症的恒牙是第二前磨牙，故选 E。

76. D 【解析】根据患者的临床表现，比较符合白血病的牙龈表现，若要诊断白血病，必须进行血常规检查或骨髓穿刺检查，故选 D。

77. E 【解析】使用洋地黄的心房颤动患者出现心室律变为慢而规则（30~60 次/分），提示可能出现完全性房室传导阻滞，为洋地黄中毒的表现，此时应立即停用洋地黄类药物。故选 E。

78. B 【解析】观察法是心理学研究中最基本的方法，也是心理评估的基本方法之一。评估者通过对被评估者的可观察行为表现进行有目的、有计划的观察和记录进行心理评估。观察法的优点是材料比较真实和客观，对儿童的心理评估以及对一些精神障碍者的评估而言，观察法显得尤为重要。

79. B 【解析】慢性阻塞性腮腺炎又称腮腺管炎，以前与慢性复发性腮腺炎一起，统称为慢性化脓性腮腺炎。可发生于一侧，也可发生于双侧。临床检查腮腺轻微肿胀或肿胀不明显，伴发急性感染时皮色稍红，导管口可有轻微发红，压迫腺体可从管口流出混浊的“雪花样”唾液，或为黏稠蛋清样唾液，甚至为黏液栓子。病程较久者扪诊腺体硬韧感，腮腺导管呈粗硬索条状。

80. A 【解析】窝沟封闭防龋效果评价实验设计方法：可采用自身半口对照，选择受试者口内同名对称磨牙，随机选一个牙做封闭，对侧牙作为对照，观察分析。也可选择一种认可的封闭剂作为阳性对照，不做处理的牙作阴性对照，做封闭剂的为实验组。再确定一下受试地区目标人群的流动性，样本含量。故选 B。

81. A 【解析】实性或多囊性成釉细胞瘤 X 线片表现为多房，房室大小可相差悬殊，也可为相差不大的数个大房或密集的小蜂窝状。分房间隔清晰锐利，因肿瘤有出芽状生长的特点，密质骨内面可凹凸不平，使肿瘤边缘有小半月形密度低的影像，即切迹。肿瘤内可含牙或被推移位的埋伏牙与肿瘤重叠，牙根吸收常见，多数牙根可同时被吸收，呈锯齿状、截根状或斜面状等。

82. B 【解析】该患者应诊断为溃疡性结肠炎。氨基水杨酸制剂柳氮磺吡啶（SASP）是治疗本病的常用药物。适用于轻、中度患者或重度经糖皮质激素治疗已有缓解者。故选 B。

83. C 【解析】会谈法在心理咨询中又称谈话法，是心理咨询师通过与求助者面对面的谈话，在口头信息的沟通过程中了解对象心理状态的方法。故选 C。

84. A 【解析】全冠牙体预备要求去除轴壁倒凹，否则全冠无法就位。因此全冠的牙体预备要求内聚 2°~5°。

85. C 【解析】唇、颊黏膜散在或成簇的团块状的、粟粒大小的淡黄色或黄白色斑疹或丘疹应考虑迷脂症。病变处表面光滑，触之柔软，一般无自觉症状。口腔白斑有时也可以表现为斑块状或颗粒状，但无成簇分布的特点。复发性唇疱疹可表现为丛集性分布，但损害为小水疱，成簇的小水疱很快破裂、糜烂、结痂，发作前常有轻度发热、感冒等诱因。口腔扁平苔藓的基本病损也是粟粒大小的白色或灰白色丘疹，但丘疹组成的线条构成网状、环状、树枝状、斑块状病损，有时周围还有充血、糜烂或溃疡。

86. A 【解析】患者虽然为部分性前置胎盘，但宫口 4cm，S+2，估计能在短时间内结束分娩，可在输血、输液的条件下人工破膜，破膜后胎头下降压迫前置胎盘部位而止血，并可促进子宫收缩加快产程。故选 A。

87. C 【解析】舌板常用于口底浅、舌侧软组织附丽高、舌隆突明显者，尤其适用于前牙松动需夹板固定者，舌系带附着过高不能容纳舌杆者，以及舌侧倒凹过大不宜用舌杆者。

88. C 【解析】《医疗事故处理条例》第十四条规定：发生医疗事故的，医疗机构应当按照规定向所在地卫生行政部门报告。发生下列重大医疗过失行为的，医疗机构应当在 12 小时内向所在地卫生行政部门报告：①导致患者死亡或者可能为二级以上的医疗事故；②导致 3 人以上人身损害后果；③国务院卫生行政部门和省、自治区、直辖市人民政府卫生行政部门规定的其他情形。

89. D 【解析】舌损伤的治疗原则是尽量保持舌的长度。

90. D 【解析】原则上不降低牙尖高度。

91. A 【解析】根据病史特点有反复消长史，特别是感冒时增大倾向于淋巴管瘤。加之有囊性感且穿刺液为透明、淡黄色清亮液体也符合淋巴管瘤的特征，所以答案中只有囊性水瘤是淋巴管瘤的特殊分型。因此应选 A。

92. D 【解析】缺铁性贫血呈小细胞低色素性贫血，平均红细胞比容低于 80fl，平均红细胞血红蛋白小于 27pg，平均红细胞血红蛋白浓度小于 320g/L，血液检查中可见红细胞体积小、中央淡染区扩大。网织红细胞占比多正常或轻度增加。白细胞和血小板计数可正常或降低，也有部分患者血小板计数升高。故此患者应考虑缺铁性贫血。

93. E 【解析】最应询问的是月经情况以便对妊娠期龈炎进行鉴别诊断。

94. A 【解析】潜意识是人们不能认知或没有认知到的部分，是人们“已经发生但并未达到意识状态的心理活动过程”。弗洛伊德又将潜意识分为前意识和无意识两个部分。

95. E 【解析】恶性黑色素瘤恶性度高，手术切除后必须辅以放化疗。

96. D 【解析】青春期龈炎的主要病因是牙菌斑。青春期少年经常因口呼吸习惯、牙齿排列不齐、乳恒牙更替、戴矫治器等因素，造成牙齿不易清洁，导致牙菌斑滞留，引起牙龈炎。目前尚无磨牙症与青春期龈炎有关的相关结论。

97. B 【解析】糖皮质激素长期使用会造成消化道黏膜损伤甚至溃疡病，应加用抑酸药物。

98. B 【解析】题干描述符合恶性黑色素瘤的临床表现。

99. D 【解析】引起药物性牙龈增生的药物主要有苯妥英钠、环孢素、硝苯地平。这三种药物治疗的疾病分别为癫痫、器官移植（主要为肾移植）后的免疫排斥反应及高血压。该患者有高血压病史，因此可能服用了硝苯地平。

100. C 【解析】行唇裂整复术最佳年龄为 3~6 个月，因此答案选择 C。

【A_3/A_4型题】

101. E 【解析】妊娠妇女口腔保健的目的：①使孕妇了解有关妊娠期间口腔疾病和预防的基本知识。②使孕妇了解儿童牙齿与口腔生长发育方面的基本知识。③使孕妇了解营养与胎儿生长发育的关系。

102. C 【解析】妊娠期间激素水平改变可改变组织反应，容易导致口腔软组织发生炎症。

103. D 【解析】妊娠期前 3 个月为易发生流产的时间，口腔医疗一般仅限于急症处理，要避免 X 线照射。

104. A 【解析】虽然瘘管的位置在$\overline{6|}$牙近中根尖区，但 X 线片显示是$\overline{4|}$牙病变，所以主诉牙是$\overline{4|}$牙。

105. E 【解析】慢性根尖周脓肿的透影区边界不清楚，形态也不规则，周围骨质较疏松而呈云雾状。

106. E 【解析】慢性根尖周脓肿应该做完善的根管治疗。

107. C 【解析】口腔扁平苔藓好发于中年女性，多数患者有灼痛，粗糙不适等症状。病损大多左右对称，以颊部最为多见，所以该病考虑为口腔扁平苔藓。口腔白斑则好发于吸烟的男性。

108. E 【解析】扁平苔藓典型的皮肤损害为扁平的多角形丘疹，呈紫红色，表面有细薄鳞屑，具有蜡样光泽，微高出于皮肤表面，边界清楚，丘疹表面可见点或浅的网状白色条纹，即 Wickham 纹。

109. E 【解析】组织病理学检查为诊断金标准。

110. C 【解析】题干提示下牙槽嵴低平，固位较差，可考虑种植修复。注意，一般上颌义齿固位相对较好，因为吸附面积大。下颌容易发生严重的吸收导致全口义齿固位不佳。

111. D 【解析】全口种植修复，首先要确定正确的颌位关系，也就是需要重新做一副全口义齿，暂时使用基托恢复，在这个关系下，设置种植体的位置和轴向。也就是以功能为导向的种植设计方案。

112. D 【解析】题干提示咬合紧，牙冠短，所以粘固面积小是脱落的主要原因。

113. C 【解析】提示对殆牙面有银汞合金充填物。

114. D 【解析】除了患者的年龄，其他选项均为修复体设计时需要考虑的因素。

115. B 【解析】更换对殆的充填体为树脂充填体，解除微电流的刺激作用。其他方法相对激进或不妥。

116. B 【解析】一侧颈上部囊性肿物一般有囊性水瘤、鳃裂囊肿、血管瘤或血管畸形等。囊性水瘤一般在婴幼儿时即发生，边界不甚清，质地软，有波动感；鳃裂囊肿多见于20~50岁，也有波动感，质地较软，但边界大多较清楚；血管瘤也多见于婴幼儿期，只有海绵状血管瘤可表现为柔软肿块，病变如接近皮下，表面可显淡蓝色。故可能的诊断为囊性水瘤。

117. D 【解析】囊性水瘤内含淋巴液，为淡黄色透明液；血管瘤内为可凝固的血液；鳃裂囊肿内容物为乳白色液。

118. A 【解析】囊性水瘤因含有透明的液体，透光试验是阳性的；海绵状血管瘤内含血液，可被压缩，压缩试验和体位移动均阳性；鳃裂囊肿含乳白色液体，无上述体征；Horner征为颈部肿物压迫或破坏颈交感神经所致。

119. E 【解析】患者为青年急性发病，有明显受凉诱因后寒战、发热，伴全身肌肉酸痛，肺部有呼吸音减弱体征，血白细胞总数及中性粒细胞占比均增加，因此肺炎的可能性最大，故选E。

120. B 【解析】结合病史，患者首选的诊断为肺炎，故进一步检查宜首先从肺炎着手，胸部X线片显示片状、斑片状浸润性阴影或间质性改变，伴或不伴胸腔积液是肺炎诊断的必备条件，因此应作为首选，故B选项为正确答案。痰直接涂片（革兰染色）可发现典型的革兰染色阳性，但不能确定为致病菌，因此不能作为首选检查，故E答案可排除。

121. E 【解析】结合临床表现，初步考虑诊断为肺炎链球菌肺炎，而肺炎链球菌肺炎最敏感的药物为青霉素，只有对青霉素过敏、耐青霉素或多重耐药菌株感染者，方考虑使用喹诺酮类、头孢噻肟或头孢曲松等药物，而多重耐药菌株感染者才使用万古霉素、替考拉宁等，故选E。

122. B 【解析】家族遗传性牙龈增生通常发生时间较早，病程较缓。题干中患者为27岁年轻女性，近半年才开始发生牙龈肿大。

123. D 【解析】不良修复体会刺激牙龈，牙龈色形质表明牙龈状态。牙周探诊用于确定探诊深度及附着丧失情况。血常规检查可排查全身血液疾病。

124. A 【解析】该患者27岁，为育龄期妇女，在未确认是否怀孕前，避免行X线片检查，妊娠期牙龈炎主要表现为龈缘和龈乳头肿胀，鲜红发亮，松软，轻触极易出血，有时可有自发出血。

125. B 【解析】舌部鳞状细胞癌的处理以原发灶切除为主，同时送病理检查以明确诊断。

126. D 【解析】环磷酰胺为破坏 DNA 结构和功能的药物。

127. E 【解析】舌癌近处可转移到下颌下或颈深淋巴结，远处可转移至肺。

【B 型题】

128. B 【解析】慢性氟中毒的临床表现主要包括疲乏无力、食欲缺乏、记忆力减退，甚至可以出现恶心、呕吐、胸闷等表现。慢性氟中毒患者通常长期饮用含氟的饮用水，或者食用高氟土壤中的蔬菜，主要病变出现在骨骼，因此也成为氟骨症。

129. A 【解析】慢性氟中毒口腔主要表现为氟牙症。

130. D 【解析】呆小症是一种先天甲状腺发育不全或功能低下造成幼儿发育障碍的代谢性疾病。

131. E 【解析】侏儒症患者因多种原因导致的生长激素分泌不足而致身体发育迟缓。

132. C 【解析】Cushing 病是由多种原因引起的肾上腺皮质长期分泌过多糖皮质激素所产生的临床症候群。

133. B 【解析】药物性牙龈肥大的牙龈增生好发于前牙，覆盖牙冠的 1/3 左右，一般不超过 2/3，严重者可波及附着龈 。

134. D 【解析】遗传性牙龈纤维瘤病口内大部分牙龈增生，其牙龈增生覆盖牙冠的 2/3 以上，常波及附着龈。

135. B 【解析】黏液囊肿为唾液腺黏液囊肿，是较为常见的唾液腺瘤样病变。

136. E 【解析】牙源性囊肿通常包括根尖囊肿和牙旁囊肿。牙旁囊肿则比较少见，这是一种特殊类型的炎症性根侧囊肿，常发生于阻生下颌第三磨牙的颊侧或远中颊侧，患者常有冠周炎病史，牙齿为活髓。

137. A 【解析】含牙囊肿又称滤泡囊肿。

138. C 【解析】牙源性钙化囊肿为一种少见的牙源性肿瘤。本病具有囊肿的某些特点，但同时又具有新生物的特点，故属于牙源性上皮性肿瘤。

139. D 【解析】粟丘疹是一种良性的角化性囊肿，常表现为新生儿面部细小的白色突起。发生在牙龈缘和口腔上腭中线处称之为 Bohn 结节和 Epstein 珍珠疹。

140. C 【解析】皮脂腺囊肿的囊肿壁与皮肤紧密粘连，中央有一小色素点。

141. A 【解析】舌下腺囊肿穿刺抽出后的囊液呈蛋清样黏稠拉丝状。

142. A 【解析】上颌义齿的牙弓在前磨牙位置狭窄，上前牙舌面及腭侧基托表面过于光滑，由于气道狭窄，说话时气流快速通过会产生哨音。

143. B 【解析】上颌义齿基托后缘伸展过长会刺激咽喉部。

144. D 【解析】前牙排列覆盖过小会导致咬唇。

145. B 【解析】拔牙后 3 个月之内牙槽骨吸收最快。

146. E 【解析】拔牙后 2 年，牙槽嵴的吸收趋于稳定。

147. A 【解析】拔牙后 2~3 个月，牙槽骨可以开始进行正式活动义齿修复。

148. C 【解析】基托与黏膜不密合会导致食物嵌塞进入间隙。

149. E 【解析】垂直距离恢复过低，息止𬌗间隙大，肌张力减低，咀嚼无力，咀嚼中肌肉因过度收缩而疲劳。

150. D 【解析】人工后牙覆盖过小会导致咬颊黏膜。

2024全国口腔执业医师资格考试
模拟试卷与解析（三）

第四单元

中国协和医科大学出版社
北　京

【A_1 型题】

答 题 说 明

每一道考试题下面有 A、B、C、D、E 五个备选答案，请从中选择一个最佳答案。

1. 如何鉴别根尖周脓肿与骨膜下脓肿
   A. 扪诊有无波动感
   B. 疼痛程度不同
   C. 脓肿部位不同
   D. 松动度的差别
   E. 牙髓有无活力
2. 畸形中央尖的临床表现不包括
   A. X 线片见尖内纤细髓角突入
   B. 尖呈圆锥形或钝圆状突起
   C. 其基底直径约为 2mm
   D. 位于前磨牙舌尖三角嵴上
   E. 中央尖折断可致牙髓感染
3. 特纳（Turner）牙的病因是
   A. 服用四环素
   B. 乳牙根尖周严重感染
   C. 患儿严重的发热性疾病
   D. 先天发育缺陷
   E. 饮水氟含量过多
4. 下列有关浅龋的描述不正确的是
   A. X 线片有助于诊断
   B. 浅龋仅发生于釉质内
   C. 平滑面浅龋一般呈白垩色斑点
   D. 窝沟龋的浅龋早期表现可为龋损部位色泽变黑
   E. 位于牙冠的浅龋可分为窝沟龋和平滑面龋
5. 应用心理学的方法影响或改变患者的感受、认识、情感和行为，调整个体与环境之间的平衡，称为
   A. 心理诊断
   B. 心理治疗
   C. 心理咨询
   D. 心理卫生
   E. 心理适应
6. 扁平苔藓的口腔表现不包括
   A. 糜烂
   B. 水疱
   C. 丘疹
   D. 皲裂
   E. 斑块
7. 临床常用乳牙根管治疗的药物是
   A. 碘仿糊剂加牙胶尖
   B. 氧化锌丁香油糊剂
   C. 氯仿牙胶
   D. 酚醛树脂
   E. 氢氧化钙糊剂加牙胶尖
8. 患白血病时出现牙龈肿大是因为
   A. 不成熟、无功能的白细胞大量浸润
   B. 牙龈上皮增生
   C. 成纤维细胞增生
   D. 淋巴细胞大量浸润
   E. 牙龈纤维结缔组织增生
9. 下列不是乳牙根吸收的特点的是
   A. 分活动期和静止期
   B. 乳前牙牙根吸收开始于根尖 1/3 的舌侧面
   C. 乳后牙牙根吸收开始于根尖区
   D. 根尖周炎症加速乳牙牙根吸收
   E. 先天继承恒牙缺失影响乳牙根的吸收
10. 窝沟封闭操作方法不需要
    A. 清洁牙面
    B. 酸蚀

C. 冲洗、干燥
D. 涂粘结剂
E. 涂布封闭剂

11. 不能用于乳牙活髓切断术的药物为
A. 戊二醛
B. 氢氧化钙
C. 金属砷
D. 甲醛甲酚
E. Vitapex 糊剂

12. 在进行大规模口腔流行病学调查时，常采用社区牙周指数反映牙周组织的健康状况。该指数所检查的内容为
A. 牙龈出血、菌斑、软垢
B. 龈沟出血、牙周袋、牙石
C. 牙石、软垢、菌斑
D. 牙周袋深度、牙石、牙龈出血
E. 菌斑、牙石、牙周袋

13. 口腔黏膜白斑的发病特点如下，除外
A. 与吸烟有关
B. 与刺激性食物有关
C. 女性多于男性
D. 发病以中老年人较多
E. 与某些全身因素有关

14. 属于替牙期间暂时性错䏲的是
A. 上下恒切牙萌出早期，出现反䏲
B. 恒前牙萌出时出现中度拥挤
C. 上下恒切牙萌出早期，出现前牙开䏲 1mm
D. 上下恒切牙萌出早期，出现前牙深覆䏲
E. 上下颌第一恒磨牙建䏲早期，成完全远中关系

15. 小学生应重点保护的牙是
A. 乳切牙
B. 乳磨牙
C. 恒切牙
D. 第一恒磨牙
E. 第二恒磨牙

16. 乳牙拔除的禁忌证是
A. 以下均是
B. 血液病
C. 内分泌疾病
D. 严重心功能不全
E. 根尖周有急性炎症

17. 以下属于最严重的牙内陷类型是
A. 畸形舌侧窝
B. 畸形根面沟
C. 畸形舌侧尖
D. 牙中牙
E. 畸形中央尖

18. 急性腮腺脓肿可发生面瘫的原因是
A. 面神经炎
B. 炎症的破坏
C. 炎症的浸润
D. 高热使面神经失去功能
E. 肿胀压迫

19. 一般情况含氟涂料应用的频率是
A. 1 次/年
B. 2 次/年
C. 3 次/年
D. 4 次/年
E. 5 次/年

20. 最接近急性红斑型念珠菌性口炎的临床表现的描述是
A. 病损区黏膜充血，有散在的色白如雪的柔软小斑点
B. 病损区黏膜表现为结节状或颗粒状增生，或为固着紧密的白色角质斑块
C. 病损区出现外形弥散的红斑，以舌黏膜多见，严重时舌背黏膜呈鲜红色
D. 病损区黏膜充血糜烂，舌背乳头成团块萎缩，周围舌苔增厚
E. 病损区黏膜出现珠光白色网纹伴充血

21. 舍格伦综合征的病变开始于
A. 小叶中心
B. 小叶边缘
C. 小叶内导管
D. 小叶间结缔组织
E. 排泄管
22. 根尖狭窄部距牙齿实际的根尖部
A. 0.1~0.2mm
B. 0.1~0.5mm
C. 0.5~1.0mm
D. 1.0~1.5mm
E. 1.5~2.0mm
23. 按一定比例或一定间隔抽取调查单位的抽样方法为
A. 单纯随机
B. 系统随机
C. 整群抽样
D. 多级抽样
E. 分层抽样
24. 有关朗格汉斯细胞组织细胞增生症的 X 线检查描述正确的是
A. 胸部 X 线片典型改变是肺野透光度增加，呈网格状或网点状阴影
B. 病变部位骨骼呈增生样改变
C. 骨骼病变为溶骨性凿穿样损害
D. 不会累及骨盆骨或颌骨
E. 脊柱多表现为棘突破坏
25. 医务人员称呼患者的姓名，而避免叫床号，这是为了满足患者的
A. 被认识接纳的需要
B. 被关心尊重的需要
C. 获取信息的需要
D. 早日康复需要
E. 安全需要
26. 儿童颌骨骨折多长时间在 X 线片上可显示骨折骨性愈合征象
A. 6~12 个月
B. 6 个月后
C. 2 个月左右
D. 女性约 3 个月
E. 男性约 3 个月
27. 属于氢氧化钙制剂的作用的是
A. 抑制细菌产酸
B. 强缓冲作用
C. 强抗菌作用
D. 激活酸性磷酸酶
E. 促进硬组织形成
28. 影响下颌骨骨折段移位的因素不包括
A. 骨折部位
B. 损伤力量的大小和方向
C. 出血、软组织肿胀及颌骨本身的重量
D. 骨折方向
E. 咀嚼肌牵引的力量
29. 以下肿瘤中没有角质形成的是
A. 鳞状细胞瘤
B. 成釉细胞瘤
C. 牙源性角化囊性瘤
D. 多形性腺瘤
E. 腺样囊性癌
30. 患者诊断为三叉神经痛，定位检查为第Ⅲ支，扳机点在右下磨牙区相对的颊黏膜处，口内检查见右下磨牙缺失，X 线示右下颌缺牙区颌骨内可见界限清楚的散在透光区，该患者首选治疗方法为
A. 切除病变骨腔
B. 下牙槽神经撕脱术
C. 颏孔无水酒精注射
D. 理疗
E. 半月神经节射频温控热凝术
31. 下列选项中属于口腔一级预防的是
A. 义齿修复
B. 充填治疗
C. 窝沟封闭
D. 牙周深刮
E. 正畸矫治

32. 检查颧骨有无骨折的 X 线检查首选片位是
A. 上颌后部殆片
B. 下颌骨侧位
C. 华特位
D. 下颌骨开口后前位
E. 许勒位
33. 化脓性口底蜂窝织炎的常见临床表现不包括
A. 下唇麻木，感觉异常
B. 出现“三凹征”
C. 全身发热，白细胞总数升高
D. 双侧上颈部皮肤肿胀，下颌下缘消失
E. 口底肿胀，舌体抬高
34. 根龋指数是指
A. 患龋的牙根数除以总牙根数
B. 患龋、充填的牙根数之和除以总牙根数
C. 患龋、充填和丢失的牙根数之和除以总牙根数
D. 患根龋的牙面数除以牙龈退缩的牙面数
E. 患根龋及因根龋充填的牙面数之和除以牙龈退缩的牙面数
35. 残疾人最主要的口腔疾病是
A. 牙缺失
B. 咀嚼和吞咽困难
C. 颌面外伤
D. 语言功能障碍
E. 龋病和牙周病
36. 口腔扁平苔藓上皮固有层内，有大量淋巴细胞呈密集带状浸润，与下列哪项因素有关
A. 心理因素
B. 内分泌因素
C. 微循环障碍因素
D. 遗传
E. 免疫因素
37. 在医学心理学的主要理论学派中，“第三势力”是指
A. 认知学派理论
B. 心理生理理论
C. 精神分析理论
D. 人本主义学派
E. 行为学派
38. G 蛋白所指的酶或蛋白质是
A. 蛋白激酶 A
B. 鸟苷酸环化酶
C. 蛋白激酶 G
D. 生长因子结合蛋白-2
E. 鸟苷酸结合蛋白
39. 12 岁儿童从饮水含氟量 0. 3ppm 地区迁居饮水含氟量 1. 2ppm 地区，氟牙症发生的可能性为
A. 0
B. 25%
C. 50%
D. 75%
E. 100%
40. 以下对临床预防服务的阐述最准确的是
A. 一种临床治疗服务
B. 一种基层卫生服务
C. 在临床场所下实施一级预防和二级预防结合的服务
D. 在临床场所下实施三级预防服务
E. 在社区中实施的治疗服务
41. 世界卫生组织评价龋病流行程度的标准年龄是
A. 10 岁
B. 12 岁
C. 15 岁
D. 16 岁
E. 18 岁
42. 涎石病的临床特点是
A. 以 20~40 岁中青年多见

B. 病程长短不一
C. 进食时腺体肿胀并伴有疼痛
D. 导管口溢脓
E. 以上特点均对

43. 食物中特别容易致龋的食物是
A. 蔬菜
B. 饼干
C. 牛奶
D. 花生
E. 鸡蛋

44. 酚类化合物控制牙菌斑的主要原理是
A. 干扰牙菌斑附着
B. 破坏牙菌斑基质
C. 清除牙菌斑内毒素
D. 改变牙菌斑活性
E. 控制牙菌斑繁殖

45. 易被误诊为下颌下腺囊肿的是
A. 黏液囊肿
B. 舌下腺囊肿单纯型
C. 舌下腺囊肿口外型
D. 舌下腺囊肿哑铃型
E. 口底皮样囊肿

46. 根尖片分角线投照技术的主要缺点是
A. 需定位投照装置
B. 患者不舒适
C. 需特殊持片器
D. 费用较高
E. 图像失真变形

47.《医疗机构管理条例》规定，医疗机构不得使用非卫生技术人员从事的工作为
A. 医院财务审计
B. 医疗卫生技术
C. 医院安全保卫
D. 医疗后勤服务
E. 医疗器械采购

48. 淋巴瘤性乳头状囊腺瘤主要发生在
A. 腮腺
B. 下颌下腺
C. 舌下腺
D. 唇腺
E. 腭腺

49. 与全口义齿固位中的大气压力作用无关的因素是
A. 基托与黏膜的密合度
B. 基托与黏膜的接触面积
C. 后堤区的范围大小
D. 义齿边缘封闭效果
E. 基托的材料

50. 口腔扁平苔藓属于
A. 急性感染性疾病
B. 免疫缺陷性疾病
C. 变态反应性疾病
D. 慢性炎症性疾病
E. 自身免疫性疾病

51. 引起氟骨症的饮水氟浓度是
A. 3mg/L 以上
B. 4mg/L 以上
C. 5mg/L 以上
D. 6mg/L 以上
E. 8mg/L 以上

52. 最常见的口腔颌面部恶性肿瘤为
A. 腺泡细胞癌
B. 骨肉瘤
C. 黑色素瘤
D. 鳞状细胞癌
E. 恶性淋巴瘤

53. 隙卡沟底不能预备楔形，且不能破坏相邻牙的接触点，主要目的是
A. 保护牙体组织，减少牙磨损
B. 有利于隙卡弯制
C. 防止食物嵌塞
D. 方便义齿摘戴
E. 避免对基牙产生楔力

54. 下列指数中常用来描述牙周状况的是
A. DMFT
D. dmft

C. CPI
D. Dean 分类
E. DMFS
55. 多形性腺瘤易复发的原因是
A. 发生在腮腺
B. 包膜不完整，或在包膜内有瘤细胞侵入
C. 该肿瘤好转移
D. 无包膜
E. 有恶变可能
56. 不能使人群易感性升高的因素为
A. 新生儿增加
B. 免疫人口免疫力的自然消退
C. 免疫人口的迁出或死亡
D. 易感人口的迁入
E. 隐性感染发生后
57. 以下选项中与修复体松动脱落的主要原因无关的是
A. 基牙轴壁聚合角过大
B. 基牙𬌗龈距短
C. 基牙远中没有邻牙依靠
D. 粘固时组织面有污染
E. 侧向咬合干扰
58. 拔牙损伤舌神经的临床症状是
A. 舌运动障碍，伸舌偏向损伤侧
B. 舌运动障碍，伸舌偏向损伤对侧
C. 损伤侧舌尖麻木
D. 损伤对侧舌尖麻木
E. 舌体溃疡
59. 下列慢性龈缘炎的临床表现，不正确的是
A. 前牙区为主
B. 牙龈充血
C. 无牙槽骨吸收
D. 牙龈水肿
E. 结缔组织附着丧失
60. 关于可摘局部义齿固位体的要求，以下说法错误的是
A. 无异物感
B. 对基牙不产生矫治性移位
C. 不易积存食物
D. 尽量避免口内使用不同种类的金属
E. 取戴时对基牙不产生侧方压力
61. 大气压力为全口义齿提供良好固位的前提条件是
A. 黏膜受压变形
B. 基托吸附力好
C. 义齿边缘封闭完整
D. 义齿发挥功能
E. 基托磨光面高度磨光
62. 急性腮腺炎最常见的病原菌是
A. 金黄色葡萄球菌
B. 链球菌
C. 肺炎链球菌
D. 奋森疏螺旋体
E. 厌氧菌
63. 医疗伤害带有一定的
A. 可控性
B. 必然性
C. 可预见性
D. 可知性
E. 责任性
64. 当氯己定和氟化亚锡联合用于控制牙菌斑时，正确的使用方法是
A. 应用氯己定后 15～20 分钟再用氟化亚锡
B. 应用氯己定后 90 分钟再用氟化亚锡
C. 应用氯己定后 5 分钟再用氟化亚锡
D. 应用氯己定后 6～10 分钟再用氟化亚锡
E. 应用氯己定后 30～60 分钟再用氟化亚锡
65. 一般妊娠期龈炎开始于
A. 妊娠第 3 个月
B. 妊娠第 4 个月
C. 妊娠第 5 个月

D. 妊娠第6个月
E. 妊娠第7个月

66. 我国发生的严重急性呼吸综合征(SARS)，很快波及许多省市，这种发病情况称为
A. 暴发
B. 流行
C. 季节性升高
D. 周期性流行
E. 长期变异

67. 味觉性出汗综合征是下列哪种唾液腺手术常见的并发症
A. 舌下腺术后并发症
B. 下颌下腺手术后并发症
C. 小唾液腺手术后并发症
D. 腮腺手术后并发症
E. 与唾液腺手术无关

68. 医德良心对每个医务人员有
A. 教育作用
B. 反省作用
C. 评价作用
D. 激励作用
E. 动力作用

69. 多形性腺瘤发生最多的部位是
A. 唇腺
B. 下颌下腺
C. 舌下腺
D. 腭腺
E. 腮腺

70. 氟的防龋机制不包括
A. 牙釉质溶解性增加
B. 抑制烯醇酶
C. 促进再矿化
D. 抑制细菌产酸
E. 影响牙外形

【A_2 型题】

答题说明

每一道考题是以一个小案例出现的，其下面都有A、B、C、D、E五个备选答案，请从中选择一个最佳答案。

71. 患者，男性，68岁。舌根部恶性肿瘤，手术时需要清除的淋巴结应该是
A. 颏下淋巴结
B. 下颌下淋巴结
C. 咽淋巴结
D. 颈深下淋巴结
E. 颈深上淋巴结

72. 对一名老年人做口腔健康检查，发现该老年人口腔中牙龈退缩的牙面有50个，其中患根龋的牙面4个，因根龋充填的牙面4个。该老年人的根龋指数是
A. 15%
B. 16%
C. 17%
D. 20%
E. 25%

73. 口腔健康促进不包括
A. 调整自来水含氟浓度
B. 采用糖的代用品
C. 保证措施实施的条例、制度与法律
D. 专业人员协助领导合理分配资源
E. 宣传口腔健康知识

74. 患者，男性，29 岁。全口牙龈肿胀。检查：全口牙龈肥大突出，覆盖牙面 1/2，色粉红，触有弹性，探出血不明显。询问病史时，应重点了解
A. 家族史
B. 药物过敏史
C. 癫痫史
D. 吸烟史
E. 消化系统疾病史

75. 黄某，2020 年 11 月因发生医疗事故被吊销医师执业证书，于 2021 年 11 月向当地卫生健康主管部门申请重新注册，受理申请的卫生健康主管部门经过审查，决定对其不予注册。理由是黄某被吊销医师执业证书的时间不满
A. 1 年
B. 2 年
C. 3 年
D. 4 年
E. 5 年

76. 对一位老年人做口腔健康检查发现该老年人口腔中牙龈退缩的未患龋牙面有 40 个，患龋的牙面 10 个，因根龋充填的牙面 10 个。该老年人根龋指数为
A. 50%
B. 25%
C. 37%
D. 20%
E. 33%

77. 患者，男性，70 岁，右上第二磨牙残冠，高血压病 3 年，测血压 185/105mmHg，此时最佳处理方法是
A. 静坐 30 分钟后再拔牙
B. 口服安定 30 分钟后再拔牙
C. 暂缓拔牙
D. 碧兰阻滞麻醉下拔牙
E. 在局麻药中加入肾上腺素以提高镇痛或止血效果

78. 一名小学 6 年级女孩，口腔健康状况良好，牙列整齐无龋。口腔保健人员应对她进行
A. 定期口腔健康检查
B. 窝沟封闭
C. 口腔健康教育
D. 口腔卫生指导
E. 牙周洁治

79. 患者，女性，31 岁。3 年前做过肾移植手术。检查：全口牙龈增生，以上下前牙腭侧最为严重。增生牙龈覆盖牙冠的 1/3 以上，增生的牙龈颜色正常，质地坚韧。最可能的诊断是
A. 牙龈瘤
B. 慢性牙周炎
C. 增生性龈炎
D. 遗传性牙龈纤维瘤病
E. 药物性牙龈增生

80. 患者，男性，30 岁。$\underline{1|}$缺失，$\underline{2|}$残根短，$\underline{32|1}$为固定义齿基牙，选用此设计的主要目的是
A. 增加抗力形
B. 增加义齿支持
C. 增加前牙美观
D. 增加义齿固位
E. 提高义齿切割能力

81. 患者，男性，29 岁。5 天来牙龈出血，晨起发现枕头有血，口腔异味，牙龈红肿，龈缘如虫蚀状。最可能的诊断是
A. 牙龈炎
B. 慢性牙周炎
C. 侵袭性牙周炎
D. 天疱疮
E. 坏死性龈口炎

82. 患者，男性，18 岁。7 岁开始出现左侧上唇肿胀畸形，表面皮肤可见咖啡色斑，检查见双侧上唇不对称，左侧上唇可扪及多发性结节，质软，皮肤松弛；

面部、胸部与背部可见大片棕褐色色素斑。该患者最可能的诊断为
A. 血管瘤
B. 淋巴管瘤
C. 神经鞘瘤
D. 神经纤维瘤
E. 脂肪瘤

83. 某社区准备进行饮水加氟防龋措施，资料显示该地区饮水氟浓度为 0.1～0.3mg/kg，氟牙症指数低于 0.6。经过仔细论证以后，专家小组认为还应该补充考虑的指标是
A. 6 岁儿童龋均
B. 12 岁儿童龋均
C. 15 岁龋均
D. 18 岁龋均
E. 35～44 岁组龋均

84. 患者，女性，65 岁。上下颌牙列缺失，全口义齿戴用 1 周。主诉黏膜游走性疼痛，咀嚼时义齿易脱位。检查发现，面部软组织形态自然，义齿固位良好，基托边缘伸展合适，但咬合时下颌义齿轻度移位。其原因是
A. 初戴不适应
B. 基托形变
C. 基托组织面有支点
D. 咬合干扰
E. 垂直距离过高

85. A 县张某系霍乱患者，在 B 市传染病医院隔离治疗期间，擅自出院回到 A 县，脱离隔离治疗。为防止霍乱传播，可以协助传染病医院追回张某，采取强制隔离治疗的机构是
A. 卫生行政部门
B. 疾病控制中心
C. 司法部门
D. 民政部门
E. 公安部门

86. 患者，男性，22 岁。右侧下后牙诊断为牙隐裂引起的急性根尖炎，其隐裂为近远中走向，现已做完根管治疗。下一步必须
A. 部分冠修复
B. 树脂充填
C. 无须修复
D. 嵌体修复
E. 全冠修复

87. 患者，女性，25 岁。右颌下区无痛性肿块发现 10 余年。肿块生长缓慢，压缩感（+），体位移动试验（+），触诊质软。该患者最可能的诊断是
A. 淋巴管瘤
B. 舌下腺囊肿口外型
C. 下颌下腺囊肿
D. 海绵状血管瘤
E. 皮样囊肿

88. 某患者左下第一磨牙为死髓牙且伴有牙冠缺损 3/4。如果此牙需行桩冠修复，则最可能利用的根管是
A. 近中颊根管
B. 远中根管
C. 近中舌根管
D. 远中舌根管
E. 以上都不是

89. 患者，女性，38 岁。主诉左上后牙颊侧牙龈长一个肿物 6 个月，并慢慢增大，影响进食。否认妊娠。临床检查见左上 5 颊侧牙龈一肿物，1cm×3cm 大小，有蒂。X 线片显示左上 5 牙周膜间隙增宽。最有可能的诊断是
A. 慢性牙周炎
B. 牙龈瘤
C. 增生性龈炎
D. 遗传性牙龈纤维瘤病
E. 药物性牙龈增生

90. 患者，女性，61 岁。左上牙龈瘤样增生

物 2 个月，触之易出血，诊断为血管型牙龈瘤。正确的治疗方法是
A. 观察，可自行消退
B. 手术切除肿瘤，保留受累牙
C. 切除肿瘤，拔除受累牙
D. 拔除受累牙，切除肿瘤和受累牙周膜
E. 拔除受累牙，切除肿瘤、受累牙周膜、邻近骨膜和牙槽骨

91. 某地民居垮塌，重伤 8 人，急送当地乡卫生院救治。根据用血要求，市中心血站急送一批无偿献血的血液至该院。救治结束后，尚余 1000ml 血液。该院将剩余血出售给当地另一医疗机构。据《中华人民共和国献血法》规定，县卫生行政部门除没收该卫生院违法所得外，还可对其处以罚款
A. 30 万元以下
B. 20 万元以下
C. 10 万元以下
D. 5 万元以下
E. 2 万元以下

92. 患者上颌第一磨牙邻𬌗洞银汞充填，剩余颊舌壁硬组织充足，但牙冠高度仅约 4mm。若全冠修复，以下选项中除哪项外对于增加固位的措施是可用的
A. 龈下边缘
B. 设计嵌体冠
C. 增加钉洞
D. 适当增加龈边缘宽度
E. 增加辅助固位形

93. 患者，女性，36 岁。因左下颌区无痛性肿胀 1 年就诊，不伴左下颌疼痛及麻木。临床查见左下颌角明显膨隆，皮肤色、温均正常，无波动感。口内左磨牙区龈颊沟丰满，舌侧膨隆明显，触有乒乓球感，黏膜无破溃。最有可能的诊断是
A. 骨肉瘤
B. 成釉细胞瘤
C. 颌骨中心性癌
D. 颌骨骨髓炎
E. 角化囊肿

94. 患者 $\underline{321|12346}$ 缺失，⌊6 间隙小，⌈6 伸长，行可摘局部义齿修复 1 年后，该义齿后牙基托处折裂，前牙区亦有裂纹。究其原因，下面说法不正确的是
A. 缺牙间隙小，卡环连接体放置不合理
B. 塑料基托过厚
C. 塑料基托过薄
D. 上前牙缺失区加强丝未超过𬌗力作用点
E. 冲胶、热处理过程操作不符合要求，造成基托内气泡

95. 智商同为 80。其一是山区农民，结合他受教育程度和所处环境，考虑其智力基本正常；其二是某大学教授，结合其他表现，考虑有大脑退行性改变的可能。这符合遵循心理测验的
A. 标准化原则
B. 保密性原则
C. 客观性原则
D. 统一性原则
E. 个性化原则

96. 患儿，男，12 岁。自幼喉结上有蚕豆大的肿块，近来有增大、肿痛，后肿物破溃，伤口肉芽肿状，一直流白色液体。最可能的诊断应是
A. 甲状腺峡部腺癌
B. 淋巴结化脓性感染
C. 甲状舌管囊肿感染
D. 鳃裂囊肿感染
E. 舌下腺肿瘤

97. 患者，女性，69 岁。上下颌牙列缺失。全口义齿试排牙时发现：微笑时可见上

前牙龈缘，口微闭时上前牙切缘位于唇下1mm，上颌尖牙远中面位于口角。此时应该

A. 换大号上前牙
B. 换小号上前牙
C. 抬高上前牙龈缘位置
D. 抬高上前牙
E. 不必修改

98. 患者，男性，78岁。右舌根癌。其颈淋巴结转移的常见部位为

A. 对侧下颌下淋巴结
B. 左侧颈深中淋巴结
C. 左侧颈深上淋巴结
D. 右侧下颌下淋巴结或颈深淋巴结
E. 右侧下颌下淋巴结或颈浅淋巴结

99. 患者，男性，47岁。右上中切牙有瘘管，经根管治疗后，可以开始修复治疗的时间是

A. 任何时间
B. 7天后
C. 14天后
D. 3月后
E. 待瘘管自行闭合后

100. 患者，男性，69岁。上颌窦癌出现流泪症状。原因是肿瘤侵犯了

A. 上颌窦内下壁
B. 上颌窦内上壁
C. 上颌窦上壁
D. 同侧鼻腔
E. 颌窦后壁

【A_3/A_4型题】

答 题 说 明

以下提供若干个案例，每个案例下设若干道考题。请根据答案所提供的信息，在每一道考题下面的A、B、C、D、E五个备选答案中选择一个最佳答案。

（101～103题共用题干）

患者，男性，43岁。半年来左上后牙遇冷热刺激痛，但无自发痛，近1个月来，除冷热过敏外还隐隐作痛，近1周出现自发痛，阵发加剧，夜间痛。检查发现⌊7近中面龋深穿髓，探痛明显，叩痛（±）。

101. 该牙的诊断是

A. 急性根尖周炎
B. 慢性根尖周炎急性发作
C. 急性牙髓炎
D. 慢性牙髓炎
E. 慢性牙髓炎急性发作

102. 治疗方法应为

A. 活髓切断
B. 直接盖髓术
C. 干髓治疗
D. 拔除
E. 牙髓摘除术

103. 如果患者左侧上、下颌后牙均有类似患牙，患者不能对患牙定位，下列哪个方法最能确定患牙位置

A. 探诊
B. 扪诊
C. 叩诊
D. 咬诊
E. 麻醉法

（104～106题共用题干）

患者，女性，31岁。牙龈刷牙出血3

年。检查：全口牙石（++），牙龈缘轻度红，探诊出血，探诊深度 2～3mm，未见牙龈退缩和附着丧失。

104. 以下最可能的诊断是
    A. 菌斑性龈炎
    B. 妊娠期龈炎
    C. 坏死性龈炎
    D. 慢性牙周炎
    E. 侵袭性牙周炎

105. 以下合适的治疗方法应为
    A. 洁治术
    B. 刮治术
    C. 根面平整
    D. 口服替硝唑
    E. 袋壁搔刮

106. 如果 8 个月后，该患者再来就诊时，牙龈出血明显，牙龈呈鲜红色，松软光亮，轻探易出血。此时应考虑到的最可能的诊断是
    A. 菌斑性龈炎
    B. 妊娠期龈炎
    C. 坏死性龈炎
    D. 侵袭性牙周炎
    E. 慢性牙周炎

（107～108 题共用题干）

患儿，男，10 岁。颈部正中出现圆形肿块 6 年。生长缓慢，无自觉症状。检查见颈正中舌骨下部 1 个 2cm×2cm×2cm 的肿物，质软，周界清楚，与表面皮肤及周围组织无粘连，肿块随吞咽及伸舌等动作而移动，穿刺抽出透明黄色液体。

107. 临床拟诊断为
    A. 鳃裂囊肿
    B. 海绵状血管瘤
    C. 神经鞘瘤
    D. 甲状舌管囊肿
    E. 皮样囊肿

108. 手术必须切除舌骨中份的原因是
    A. 舌骨中份阻挡手术进路
    B. 肿块与舌骨中份粘连
    C. 肿块来自舌骨
    D. 舌骨中可能存在微细的副管
    E. 舌骨是肿块转移的靶器官

（109～112 题共用题干）

患者，男性，47 岁。右下颌体部膨胀 5 年，生长缓慢。检查：下颌骨畸形，现开口受限，右下磨牙松动脱落，肿物表面见齿痕，颊侧膨隆。X 线检查：右下颌角部阴影约 4cm×5cm 大小，可见多房性透光区，边缘呈半月切迹，右下前磨牙牙根呈锯齿状吸收，下颌骨下缘受累。

109. 最可能的诊断是
    A. 角化囊肿
    B. 根尖周囊肿
    C. 成釉细胞瘤
    D. 骨化纤维瘤
    E. 含牙囊肿

110. 不属于其特征的是
    A. 穿刺抽出褐色液体
    B. X 线片肿瘤内可见钙化影
    C. X 线片示多房病变且房室大小悬殊
    D. 肿瘤部位骨皮质膨隆
    E. X 线片示牙根呈锯齿状吸收

111. 关于其组织来源不正确的是
    A. 造釉器
    B. 牙板残余上皮
    C. 牙周膜内上皮
    D. 口腔黏膜基底细胞
    E. 根尖周囊肿衬里上皮

112. 其治疗方案应为
    A. 肿瘤刮除术
    B. 下颌骨方块切除术
    C. 半侧下颌骨切除术
    D. 下颌骨部分切除术+同期植骨
    E. 下颌骨全切除术

（113～116 题共用题干）

患者，男性，65 岁。$\underline{65|}$，$\overline{876|45}$缺失。$\underline{|8}$残根，牙槽骨吸收至根分叉以下，松动Ⅱ度。$\overline{|6}$近中船面龋，探痛（-）。余留牙卫生状况差，无松动。右侧下颌隆突明显、倒凹大。

113. 关于修复前准备，以下操作欠妥的是
A. 拔除$\underline{|8}$残根
B. 牙周洁治
C. 治疗$\overline{|6}$龋坏
D. 颌面部 CT
E. 手术修整右侧下颌隆突

114. 下颌可摘局部义齿修复时，基牙应选择
A. $\overline{5|36}$
B. $\overline{4|36}$
C. $\overline{5|367}$
D. $\overline{4|367}$
E. $\overline{5|236}$

115. 关于铸造船支托凹的预备，以下说法错误的是
A. 呈匙形，厚而宽
B. 长度约为 1/4 磨牙或 1/3 前磨牙的近远中径
C. 宽度约为 1/3 磨牙或 1/2 前磨牙的颊舌径
D. 厚度为 1.0~1.5mm
E. 船支托应具有刚性

116. 以下描述错误的是
A. 上颌义齿设计为牙支持式
B. 上颌牙列缺损属于肯尼迪分类法中的第三类
C. 下颌大连接体可设计为舌杆
D. 下颌小连接体只有船支托
E. 下颌印模为压力印模

（117~121 题共用题干）

患者戴用全口义齿 1 周后，自诉义齿易松动。

117. 在询问病史时，要着重问的是
A. 怎样松动
B. 松动程度如何
C. 何时义齿松动
D. 是否能吃饭
E. 过去是否戴过义齿

118. 检查诊断程序是
A. 先让患者吃一样东西试试
B. 先检查咬合是否稳定
C. 先检查固位力如何
D. 先让患者张大嘴
E. 先让患者打哈欠

119. 如果患者说明仅在吃饭时义齿易掉，应该重点检查
A. 义齿的平衡船
B. 基托边缘伸展
C. 后堤区是否合适
D. 人工牙的排列
E. 系带是否让开

120. 如果患者说明仅在打哈欠时义齿易掉，应首先检查的内容是
A. 义齿边缘伸展
B. 义齿磨光面形态
C. 后堤区是否合适
D. 系带是否让开
E. 义齿是否稳定

121. 何时需要重衬
A. 义齿两边翘动
B. 义齿不稳定
C. 义齿咬合不平衡
D. 义齿边缘封闭差或不密贴
E. 上颌隆突缓冲不够

（122~124 题共用题干）

患者，男性，21 岁。右下颌角隆起，48 未萌出，47、48 舌侧膨隆明显肿物，X 线片显示 45-47 根尖下方 4.0cm×2.5cm 椭圆形低密度影，边界清楚，沿颌骨长轴发展，48 被推压向后上方移位。

122. 最可能的诊断是下列哪项
A. 含牙囊肿

B. 根尖周囊肿
C. 牙源性角化囊性瘤
D. 孤立性骨囊肿
E. 牙源性钙化囊肿

123. 对诊断最有帮助的术前检查是
A. 根尖片
B. 曲面断层片
C. 活检
D. 穿刺
E. CT 检查

124. 如穿刺可抽出
A. 淡黄色清亮囊液
B. 黄白色皮脂样囊液
C. 褐色囊液
D. 血性囊液
E. 翠绿色囊液

（125～127 题共用题干）

患者，女性，41 岁。前牙咬合疼痛近 2 周，且牙龈肿胀有脓液流出，2 年前该牙曾疼痛，未曾治疗。检查：$\underline{1|}$残冠，近中邻面探及深龋洞，牙变色，无松动，叩痛（±），唇侧牙龈见一瘘管，有脓液溢出，X 线片显示 1 根尖有阴影。

125. 根据上述检查结果，该患者首先需做的治疗是
A. 牙周洁治
B. 调𬌗
C. 根管治疗
D. 干髓术
E. 牙周手术

126. 最佳的修复类型是
A. 树脂桩冠
B. 烤瓷桩核冠
C. 烤瓷桩冠
D. 金属桩核树脂冠
E. 金属桩冠

127. 正确的修复原则是
A. 去除残留的牙冠组织
B. 增加冠桩的直径
C. 根管口预备成两个斜面
D. 尽量利用残留的牙冠组织
E. 根管口预备成肩台型

【B 型题】

答 题 说 明

以下提供若干组考题，每组考题共用在考题前列出的 A、B、C、D、E 五个备选答案，请从中选择一个与问题关系最密切的答案。某个备选答案可能被选择一次、多次或不被选择。

（128～132 题共用备选答案）
A. 组合性牙瘤
B. 混合性牙瘤
C. 牙源性钙化上皮瘤
D. 牙源性腺样瘤
E. 牙源性钙化囊肿

128. 肿物由许多牙样结构组成
129. 肿瘤由混乱排列的牙组织成分组成，但无典型牙齿
130. 肿瘤内含同心圆状钙化物的是
131. 病变含有影细胞的是
132. 玫瑰花样结构见于

（133～137 题共用备选答案）
A. 皮脂腺腺瘤

B. 嗜酸性腺瘤

C. 黏液表皮样癌

D. 淋巴瘤性乳头状囊腺瘤

E. 多形性腺瘤

133. 上述肿瘤的组织发生来自闰管储备细胞的是

134. 上述肿瘤的组织发生最可能来自导管上皮细胞的是

135. 上述肿瘤的组织发生来自纹管细胞的是

136. 上述肿瘤的组织发生来自排泄管基底细胞的是

137. 在唾液腺中，上述肿瘤的组织发生可能与组织迷走有关的是

（138～140 题共用备选答案）

A. 填胶过早

B. 热处理时间过长

C. 热处理时升温过快

D. 填胶不足

E. 单体挥发

138. 如基托内出现大量微小气泡，是因为

139. 如在基托较厚处的表面以下有较多气泡，是因为

140. 基托表面有不规则的大气泡，是因为

（141～143 题共用备选答案）

A. $\underline{8721|12678}$ 缺失

B. $\underline{64321|1678}$ 缺失

C. $\overline{4321|12}$ 缺失

D. $\overline{321|1278}$ 缺失

E. $\underline{4321|126}$ 缺失

141. 属于肯尼迪分类法中第二类二亚类的是

142. 属于肯尼迪分类法中第三类一亚类的是

143. 属于肯尼迪分类法中第四类的是

（144～150 题共用备选答案）

A. 0.5mm

B. 1.0mm

C. 1.5mm

D. 2.0mm

E. 3.0mm

144. 金属烤瓷冠的唇侧牙体磨除厚度一般为

145. 金属烤瓷冠的切端牙体磨除厚度一般为

146. 金属烤瓷冠唇侧肩台的宽度一般为

147. 洞固位形的深度至少为

148. 嵌体洞缘斜面的宽度一般为

149. 箱状固位形的深度至少为

150. 沟固位形的深度一般为

第四单元参考答案与解析

【A_1型题】

1. A 【解析】炎症细胞自根尖附近的牙槽骨骨髓腔迅速在牙槽骨内蔓延，脓液穿过骨松质达骨外板，再通过骨皮质上的营养孔到达骨膜下，形成骨膜下脓肿，扪诊深部可有波动感。

2. D 【解析】畸形中央尖位于前磨牙颊尖三角嵴上，而非舌尖三角嵴上。其他干扰答案都是畸形中央尖的临床表现。

3. B 【解析】乳牙根尖周严重感染波及继承恒牙，导致特纳牙发生。

4. B 【解析】位于牙冠的浅龋可分为窝沟龋和平滑面龋。平滑面龋常发生于牙邻接面，相邻牙接触点下方。早期表现为白垩色不透明区，表面无缺损。浅龋龋损在釉质或根面牙骨质层内。窝沟龋的病变过程、组织学特征与平滑面龋相似，但窝沟龋的解剖特点、釉柱排列方向与平滑面釉质不同，形成窝沟龋的形态与平滑面龋也不同。龋损形态也呈三角形，但基底部向着釉质牙本质界，顶部向着窝沟壁。

5. B 【解析】心理治疗也称精神治疗，是以一定的理论体系为指导，以良好的医患关系为桥梁，应用心理学的方法，影响或改变患者的认识、情绪及行为，调整个体与环境之间的平衡，从而达到治疗目的的一种方法。

6. D 【解析】扁平苔藓的口腔表现不包括皲裂。扁平苔藓在口腔黏膜通常有网状条纹、丘疹、斑块、水疱、糜烂等表现。

7. B 【解析】乳牙根充为不含牙胶尖的糊剂充填。

8. A 【解析】患白血病时，牙龈中不成熟、无功能的白细胞大量浸润会导致牙龈肿大。

9. C 【解析】乳后牙牙根吸收开始于根分歧处。

10. D 【解析】窝沟封闭的操作步骤为清洁牙面、酸蚀、冲洗、干燥、涂布封闭剂、固化和检查。所需材料有酸蚀剂和封闭剂。粘结剂常用于牙体修复、正畸、口腔外科等釉质和托槽粘结技术，窝沟封闭不需要粘结剂。

11. C 【解析】乳牙活髓切断常用药物：甲醛甲酚、戊二醛、氢氧化钙制剂等。金属砷能使牙髓失活，达到杀死牙髓的目的，但是它具有很强的渗透性，对很多组织都有毒性，而且可呈跳跃性失活。故选 C。

12. D 【解析】牙周指数检查内容包括牙龈出血、牙石和牙周袋深度。

13. C 【解析】白斑的男性患病率显著高于女性。

14. D 【解析】替牙期暂时性错𬌗包括：①上颌左右中切牙萌出早期出现间隙。②上颌侧切牙初萌时牙冠向远中倾斜。③恒切牙萌出初期可能因较乳牙大，而出现轻度拥挤现象。④上下第一恒磨牙建𬌗初期，可能为远中尖对尖的关系，当乳磨牙与前磨牙替换后，利用上下颌替牙间隙之差可以调整为中性关系。⑤上下恒切牙萌出早期，可出现前牙深覆𬌗，当第二恒磨牙生长及前磨牙建𬌗时，𬌗高度有所增加，深覆𬌗则可自行解除。

15. D 【解析】小学生应重点保护的牙是第一恒磨牙，因为此牙在牙列中位置和作用重要并且萌出较早。本题考查的知识点是中小学生口腔保健内容。

16. A 【解析】本题选项均是乳牙拔除的禁忌证。

17. D 【解析】根据牙内陷的深浅程度及其形态变异，临床上可分为畸形舌侧窝、畸形根面沟、畸形舌侧尖和牙中牙。其中，畸形舌侧窝是牙内陷最轻的一种，牙中牙是牙内陷最严重的一种。

18. E 【解析】急性腮腺脓肿产生的肿胀压迫周围组织，导致面瘫。

19. B 【解析】含氟涂料须定期使用，一般情况下 1 年 2 次即可达到有效的预防效果，B 正确。而对易患龋人群，1 年可用 2~4 次，C、D 错误。

20. C 【解析】急性红斑型念珠菌性口炎是由念珠菌感染所引起的一种口腔黏膜感染性疾病，多见于长期使用抗生素、激素后及 HIV 感染者，且多数患者原患有消耗性疾病，如白血病、内分泌紊乱。或为肿瘤化疗后等。以口腔黏膜上外形弥散的红斑为主要表现，舌黏膜多见，严重时舌部黏膜呈鲜红色并有舌乳头萎缩，双颊、上腭及口角也可见类似病损。自觉症状为口干、味觉异常、疼痛及烧灼感。

21. A 【解析】光镜观察下，舍格伦综合征的病变从小叶中心开始，早期淋巴细胞浸润于腺泡间，将腺泡分开，进而使腺泡破坏消失，为密集的淋巴细胞所取代，且形成滤泡，导致唾液分泌量显著减少，引起口腔干燥症。

22. C 【解析】根据离体牙测量资料，根尖狭窄部距牙齿实际的根尖部为 0.5~1.0mm，这个距离是口腔医生测量工作长度时的参考数据。

23. B 【解析】按一定比例或一定间隔抽取调查单位的抽样方法为系统抽样。单纯随机抽样是按照一定的方式以同等概率抽样的方法；分层抽样是将总体分成若干层，在层内随机抽样的方法；整群抽样是在总体中随机抽取若干群体之后调查群体内全部对象；多级抽样是将几种方法综合运用，因此均不正确。

24. C 【解析】朗格汉斯细胞组织细胞增生症是以大量朗格汉斯细胞增生、浸润和肉芽肿形成，导致器官功能障碍为特征的一组疾病。胸部 X 线片表现为双肺边界不清的微结节或网结节浸润，以中上肺为著，囊状改变是疾病特征性的改变，可以与结节同时存在。骨骼病变为溶骨性凿穿样损害；脊柱多表现为椎体破坏；最早、最常见的是颅骨受损，骨盆、脊柱、肋骨、肩胛骨等亦常受累。

25. B 【解析】马洛斯将人类的需要按其发展顺序及层次高低分为 5 个等级：①生理的需要。②安全的需要。③归属与爱的需要。④尊重的需要。⑤自我实现的需要。题干中提示医务人员称呼患者的姓名，是尊重的需要。

26. C 【解析】骨折愈合在 X 线片显示的时间取决于年龄、营养、健康状况、骨折的性质、程度等多种因素。一般在 3~6 个月方可见骨性愈合 X 线征象。儿童则可在 2 个月或更短时间内便可显示。

27. E 【解析】氢氧化钙制剂是临床广泛应用的盖髓剂。氢氧化钙制剂有强碱性，可诱导修复性牙本质形成，激活碱性磷酸酶的活性，还具有一定的抗菌作用。

28. C 【解析】影响下颌骨骨折段移位的因素包括骨折部位、外力大小和方向、骨折线方向和倾斜度、骨折段是否有牙以及附着肌肉的牵拉作用等。故选 C。

29. E 【解析】腺样囊性癌由上皮和肌上皮细胞排列成管状、筛状和实性巢等不同的形态，实性型团块中心组织可出现变性、坏死。

30. A 【解析】三叉神经痛如发现病变骨腔，则首选病变骨腔清除术。

31. C 【解析】龋病的一级预防：在口腔医师的指导下，合理使用各种氟化物的防龋方法，如窝沟封闭、防龋涂料等（C 正确）。二级预防：早期诊断早期处理，定期进行临床检查及 X 线辅助检查，发现早期龋及时充填（B 错误）。三级预防：①防止龋病的并发症。对龋病引起的牙髓炎、根尖周炎应进行恰当治疗，防止炎症继续发展（牙槽脓肿、骨髓炎及间隙感染等）。对不能保留的牙应及时拔除。②恢复功能。对牙体缺损及牙列缺失，及时修复，恢复口腔正常功能，保持身体健康（A 错误）。

32. C 【解析】华特位是检查颧骨骨折 X 线检查的首选片位。上颌后部殆片用于观察一侧上颌后部骨质变化的情况。其余检查方法临床应用见前面解析。故选 C。

33. A 【解析】化脓性口底蜂窝织炎的患者，全身可出现高热、寒战等症状，白细胞总数升高。局部最初从一侧舌下或下颌下间隙开始红肿，进而波及整个口底间隙，肿胀范围广泛，因口底升高而致舌体抬高，影响语言、吞咽及咀嚼。

34. E 【解析】根龋指数=患根龋及因根龋充填的牙面数之和/牙龈退缩的牙面数。

35. E 【解析】残疾人主要的口腔疾病是龋病和牙周病，其他还包括先天性缺陷、颌面外伤等。

36. E 【解析】病理检查可见口腔扁平苔藓上皮固有层内有大量淋巴细胞呈密集带状浸润是其典型病理表现之一，因而考虑口腔扁平苔藓与免疫因素有关（E 正确）。

37. D 【解析】人本主义学派兴起于 20 世纪五六十年代的美国。由马斯洛创立，以罗杰斯为代表，被称为除行为学派和精神分析以外，心理学上的“第三势力”。

38. E 【解析】G 蛋白由 α、β、γ 亚基组成并可结合 GDP，因此也属于鸟苷酸结合蛋白，其 α 亚基具有内在 GTP 酶活性，将 GTP 水解成 GDP，但不是鸟苷酸环化酶，鸟苷酸环化酶催化 GMP 转变成 cGMP。故选 E。

39. A 【解析】12 岁儿童口内所有恒牙均已矿化，迁至高氟区不会发生氟牙症。

40. C 【解析】临床预防服务强调的是“在临床场所”以及“只包括一级预防和二级预防的服务”，故选 C。临床预防服务是临床医生最为直接的预防服务。

41. B 【解析】世界卫生组织评价龋病流行程度的标准年龄是 12 岁。

42. E 【解析】涎石病患者性别无明显差异，中青年为多见。病程数日、数年，甚至数十年。导管阻塞时则可出现排唾障碍及继发感染的一系列症状及体征：①进食时，腺体肿大、疼痛；停止进食后不久，腺体自行复原，疼痛亦随之消失。②导管口黏膜红肿，挤压腺体可见导管口溢脓。③导管内的涎石，双手触诊常可触及硬块，并有压痛。④涎石阻塞引起腺体继发感染，并反复发作。下颌下腺因包膜不完整，组织疏松，炎症扩散到邻近组织，可引起下颌下间隙感染。

43. B 【解析】饼干含大量糖，性质较黏，易于在牙面形成附着。

44. C 【解析】酚类化合物又称香精油，主要为麝香草酚、薄荷醇和甲基水杨酸盐混合而成的抗菌斑制剂（26.9%乙醇，pH5.0）。主要用作漱口剂，每天 2 次，可减少牙菌斑量及龈炎指数平均降低 35%。由于它能清除牙菌斑中的内毒素，因此，可明显降低牙菌斑的毒性。

45. C 【解析】舌下腺囊肿根据解剖位置分为口内型、口外型和混合型。口外型舌下腺囊肿位于颌下区、下颌舌骨肌以下，舌下区一般正常，与下颌下腺囊肿不易鉴别。

46. E 【解析】分角线技术应用较早，操作方便，不需要特殊持片器，但所拍摄的牙齿往往变形，且距胶片距离不同的组织放大率不同。平行技术可减少 X 线图像变形，并减低病人头颈部接受的辐射剂量，但操作较复杂。

47. B 【解析】卫生技术人员是指按照国家有关法律、法规和规章的规定依法取得卫生技术人员资格或者职称的人员。非卫生技术人员是指未取得上述任职资格（资质或者职称）却在医疗机构从事医疗技术活动的人员。医务诊疗行为具有很强的专业知识性，从业人员应当具备法律要求的医疗卫生技术的条件范围等法定要素，法律禁止非卫生技术人员从事医疗卫生技术工作，如若违反，则承担对应的法律责任。

48. A 【解析】淋巴瘤性乳头状囊腺瘤绝大多数发生在腮腺，发生在腮腺内的常见部位是腮腺下极，偶见于下颌下腺及小唾液腺。

49. E 【解析】当两个物体之间产生负压，而周围空气不能进入时，外界的大气压力将两个物体紧压在一起，只有在使用一定力量破坏负压后，才能将两个物体分开。同理，全口义齿基托边缘与周围软组织始终保持紧密接触，形成良好的边缘封闭作用，在大气压力作用下，基托和组织密贴使义齿获得固位。

50. D 【解析】口腔扁平苔藓是一种细胞免疫介导的皮肤黏膜慢性炎症性疾病，可以单独发生于口腔或皮肤，也可同时发生于皮肤与黏膜。

51. A 【解析】在高浓度的氟环境中，机体长期摄入过量的氟可导致慢性氟中毒。多数资料指出，饮水氟浓度达到 3mg/L 以上可产生氟骨症。

52. D 【解析】鳞状细胞癌示口腔中最常见的恶性肿瘤，约占 80%以上。

53. E 【解析】沟底要与卡环丝圆形一致而不是楔形，以免使相邻两牙遭受侧向挤压力而移位。

54. C 【解析】常用的龋病指数有 DMFT、DMFS 等（A、B、E 错误），牙周健康状况用 CPI（C 正确），氟牙症用 Dean 分类法（D 错误）。

55. B 【解析】良性肿瘤都有包膜，多形性腺瘤也不例外，但其厚薄不一，有些部位甚至没有包膜。在没有包膜的情况下，瘤组织直接紧贴周围正常腺组织而呈“裸露”状态。包膜内有瘤组织浸润，或瘤组织呈指样突起突入包膜内或包膜外。于是循包膜剥离很容易将这些瘤组织残留在正常组织内而致复发。

56. E 【解析】促使人群易感性升高的主要因素主要有以下几点。①新生儿增加：6 个月以上未经人工免疫的婴儿，其源自母体的抗体逐渐消失，而获得性免疫尚未形成，对许多传染病易感。个别传染病（如百日咳）在 6 个月以下的婴儿也易感，这是由于他们体内缺乏特异性免疫。②易感人口的迁入：久居流行区的居民，因患病或隐性感染而获得免疫力；一旦大量有外地居民迁入，后者因缺乏相应的免疫力而使流行区的人群易感性升高。③免疫人口免疫力的自然消退：传染病在病后（包括隐性感染）或人工免疫后，经过很长一段时间，其免疫力逐渐降低，其人群又成为易感人群，使人群易感性升高。④免疫人口的死亡：人们在一生中通过人工免疫、病后或隐性感染而获得某些传染病的免疫力，社区内这些人的死亡增加，会相对地使人群易感性升高。

57. C 【解析】基牙远中是否有邻牙不影响修复体的固位。

58. C 【解析】拔牙损伤舌神经会导致舌体颌受损侧舌侧牙龈麻木，不会出现舌运动障碍。

59. E 【解析】结缔组织附着丧失是牙周炎的临床表现，也是牙周炎与牙龈炎的重要鉴别点。

60. A 【解析】可摘局部义齿固位体的要求。①有一定固位力，保证义齿在正常的咀嚼功能状态时不脱位。②非功能状态时，对基牙不应产生静压力（移位力）。③摘戴义齿时，对基牙应无侧方压力，不损伤基牙。④符合美观要求，尽量少显露金属，尤其前牙区。

61. C 【解析】大气压力参与全口义齿固位的前提条件是义齿边缘封闭完整。当义齿受到脱位力的作用时，只有基托边缘与黏膜密合，周围软组织将基托边缘包裹严密，空气不能进入基托和黏膜之间，在基托黏膜之间形成负压，大气压力才能发挥作用。

62. A 【解析】急性化脓性腮腺炎较少见，为化脓性致病菌引起，常见的病原菌是金黄色葡萄球菌，其次为链球菌。

63. B 【解析】医疗伤害作为职业性伤害，是医学实践的伴生物，并带有一定的必然性。A、C、D、E 四项均错误，均不符合题意。B 项正确，医疗伤害有一定的必然性，所以在医疗中应尽量避免。

64. E 【解析】氯己定与氟化亚锡一起用于预防项目时，应在用氯己定液含漱后 30~60 分钟再用氟化亚锡，以防止作用相互抵消，E 正确。

65. A 【解析】妊娠期龈炎发生于单个牙的龈乳头，前牙尤其是下前牙唇侧乳头较多见，据报道在妊娠妇女中发生率约为 1.8%~5.0%，多发生于个别牙列不齐的龈乳头区。通称开始于妊娠第 3 个月，迅速增大，色鲜红光亮或呈暗紫色，表面光滑，质地松软，极易出血。

66. B 【解析】散发：某病发病率呈历年来一般水平（即当地该病前 3 年的平均水平），各病例之间没有明显联系的发病。流行：在一地区，某病发病率显著超过历年散发水平（一般为前 3 年平均发病率的 3~10 倍）。大流行：某病在短时间内迅速蔓延，其发病率大大超过该地区的流行水平，流行范围超过省、国，甚至洲界。

67. D 【解析】味觉性出汗综合征主要发生于腮腺手术后，偶尔可见于下颌下腺手术及腮腺损伤后。发病原因是被切断的耳颞神经和原支配腮腺分泌功能的副交感神经纤维再生时，与被切断的原支配汗腺和皮下血管的交感神经末梢发生错位连接愈合，故当咀嚼和味觉刺激时引起副交感神经兴奋，同时引起面部潮红和出汗。

68. C 【解析】医德良心是医务人员必须具备的道德品质，医疗职业的特殊性决定了医生在社会生活中的特殊地位。医德良心作为一种自我评价能力，是一定社会和阶级的道德原则、规范在个人意识中形成的稳定的信念和意识，表现出很强的稳定性。医德良心作为内心的道德活动，不是外部强加的，而是用内心信念支配自己行为的自觉活动，表现出良好的自觉性。

69. E 【解析】多形性腺瘤 80%~90%发生于腮腺，其次为下颌下腺，舌下腺罕见。

70. A 【解析】该题是基础理论记忆题。氟化物的防龋机制包括：降低牙釉质溶解度和促进牙釉质再矿化；对微生物的抑制作用；影响牙的形态结构，增强牙的抗龋能力。氟化物对微生物的抑制作用包括：抑制与糖酵解和细胞氧化有关的酶，如烯醇酶、琥珀酸脱氢酶等；抑制细菌摄入葡萄糖和抑制细菌产酸；影响细菌对氟的摄取。考生应详细记忆氟化物的防龋机制。

【A_2型题】

71. E **【解析】**一般来说，舌癌的治疗方法以手术为主，舌癌术后是需要进行颈部的淋巴结清扫的。对于舌根部的恶性肿瘤应行颈深上淋巴结清扫。一般对于早期高分化舌癌可以单独手术或者是放疗。对于晚期舌癌采取手术放疗为主。故选 E。

72. B **【解析】**（4+4）/50＝16%。

73. E **【解析】**该题考查考生对口腔健康促进的掌握。口腔健康促进是整体健康的一部分，指的是为改善环境使之适合于保护健康，或使行为有利于健康所采取的各种行政干预、经济支持和保证等措施。选项 E 则是口腔健康教育的内容。

74. C **【解析】**患者全口牙龈肥大，质地有弹性不易出血，符合药物性牙龈肥大的临床表现。常见的导致药物性牙龈肥大的药物包括苯妥英钠（抗惊厥药，用于治疗癫痫）、环孢菌素（免疫抑制药，用于器官移植患者以缓解排异反应，以及治疗重度牛皮癣等）、硝苯地平（钙通道阻滞药，用于治疗高血压）。结合患者年龄和性别，有癫痫病史的可能性最大，因此应重点询问癫痫病史和相关服药史。

75. B **【解析】**《中华人民共和国执业医师法》指出，有下列情形之一的，不予注册：不具有完全民事行为能力的；因受刑事处罚，自刑罚执行完毕之日起至申请注册之日止不满 2 年的；受吊销医师执业证书行政处罚，自处罚决定之日起至申请注册之日止不满 2 年的；有国务院卫生行政部门规定不宜从事医疗、预防、保健业务的其他情形的。

76. E **【解析】**（10+10）/（10+10+40）= 33%。

77. C **【解析】**心血管疾病中，一般认为以下情况为拔牙禁忌证：①有近期（6 个月以内）心肌梗死病史者。②近期心绞痛频繁发作。③心功能Ⅲ、Ⅳ级。④心脏病合并高血压，血压超过 180/110mmHg。⑤严重的、未控制的心律失常。

78. D **【解析】**无龋儿童口腔健康状况良好，应做口腔卫生指导。

79. E **【解析】**增生性龈炎的牙龈增生不超过 1/3；遗传性牙龈纤维瘤病牙龈增生覆盖牙冠的 2/3 以上。而慢性牙周炎和牙龈瘤没有全口牙龈增生表现。结合肾移植病史和增生情况最可能的诊断为药物性牙龈增生。

80. B **【解析】**$\underline{2|}$为短残根，与$\underline{|1}$做双端固定义齿基牙义齿的支持力不够，因此增加$\underline{3|}$为基牙。

81. E **【解析】**坏死性龈口炎的主要病原体是奋森疏螺旋体和梭形杆菌，其牙龈边缘及龈乳头顶端出现坏死，表现为火山口状或虫蚀状，牙龈充血水肿，触之易出血，并具有特异性腐败恶臭。根据本例中特征性的临床表现，最可能的诊断是坏死性龈口炎。

82. D **【解析】**神经纤维瘤的典型临床表现包括肿物悬垂，皮肤咖啡样色素斑，可有家族聚集倾向。

83. C **【解析】**有学者认为自来水加氟应在 Dean 规定的 3 条原则基础上遵循 6 条补充原则。当饮水含氟量在 0.5mg/kg 以下，氟牙症指数低于 0.6 时，应以 15 岁的龋均为标准。

84. D 【解析】通过检查可以发现疼痛位置不确定，这可能是咬合不平衡或者垂直距离恢复过高的表现，但是通过面部形态自然可以排除垂直距离过高。所以原因应是咬合不平衡导致的咀嚼时义齿翘动，破坏边缘封闭而使义齿脱位，咬合时下颌义齿轻度移位也证明了咬合干扰的存在。

85. E 【解析】医疗机构发现甲类传染病时，应当及时采取下列措施：①对患者、病原携带者，予以隔离治疗，隔离期限根据医学检查结果确定。②对疑似患者，确诊前在指定场所单独隔离治疗。③对医疗机构内的患者、病原携带者、疑似患者的密切接触者，在指定场所进行医学观察和采取其他必要的预防措施。拒绝隔离治疗或者隔离期未满擅自脱离隔离治疗的，可以由公安机关协助医疗机构采取强制隔离治疗措施。

86. E 【解析】隐裂牙建议全冠修复。

87. D 【解析】海绵状血管瘤内含血液，可被压缩，压缩试验和体位移动均阳性，因此该患者最可能的诊断是海绵状血管瘤。

88. B 【解析】远中根管较为粗大，便于桩道预备。

89. B 【解析】牙龈瘤女性较多见，常发生在唇颊侧牙龈乳头，X 线片可见骨质吸收、牙周膜间隙增宽现象。可分为纤维型、肉芽肿型、血管型。

90. E 【解析】手术切除牙龈瘤，切除应达骨面，包括骨膜，凿去瘤体相应处的少量牙槽骨，并刮除该处的牙周膜，以免复发。

91. C 【解析】据《中华人民共和国献血法》第十八条规定，有下列行为之一的，由县级以上地方人民政府卫生行政部门予以取缔，没收违法所得，可以并处十万元以下的罚款；构成犯罪的，依法追究刑事责任：①非法采集血液的。②血站、医疗机构出售无偿献血的血液的。③非法组织他人出卖血液的。

92. D 【解析】增加龈边缘宽度不能改善牙冠高度过低导致的固位不足情况。

93. B 【解析】根据病史 1 年且无恶性表现，首先可以排除 C、E 两个选项。颌骨明显膨隆排除炎症和囊肿的可能性。因此应选 B。

94. B 【解析】塑料基托过厚则不容易发生基托折裂。

95. C 【解析】心理测验的基本原则有标准化原则、保密原则、客观性原则。①标准化原则：心理测验是一种数量化手段，因此标准化原则必须坚持。测量应采用公认的标准化的工具，施测方法要严格根据测验指导手册的规定执行，这是提高测验结果的信度和效度的可靠保证。②保密原则：这是心理测验的一条伦理道德标准。关于测验的内容、答案及记分方法只有作此项工作的有关人员才能掌握，不允许随意扩散，更不允许在出版物上公开发表，否则必然会影响测验结果的真实性。保密原则有助于对受试者测验结果进行保护，这涉及个人的隐私权。有关工作人员应尊重受试者的利益。③客观性原则：心理测验的结果只是测出来的东西，所以对结果作出评价时要遵循客观性原则，也就是对结果的解释要符合受试者的实际情况。如两个受试者的智力测验结果提示智商都是 80，一个受试者是山区农民，结合他所受教育程度和生活环境等条件，可考虑他的智力水平基本上是正常的，而另一个是某大学教授，测量时严格遵守了测验的要求，结合其他的表现则考虑到该人的大脑有退行性改变的可能。此外，还要注意不要以一两次心理测验的结果下结论，尤其是对于年龄小的儿童作智力发育障碍的诊断时更要注意。总之，在下结论时不要草率从事，在做结果评价时应结合受试者的生活经历、家庭、社会环境，以及通过会谈、观察法所获得的各种资料全面考虑。

96. C 【解析】幼时发生颈前部肿物，位于舌骨体以下，长期无症状，近来增大、有肿痛，说明发生了继发感染，经皮肤破出、不愈合、流白色液体，应是先天性的甲状舌管囊肿，因其与舌根盲孔相通，唾液流入发生化脓性感染，前方仅有皮肤，极易烂穿，内容物似唾液样流出成为瘘管，经久不愈。可排除其他化脓性病灶，根据其位置可以排除鳃裂囊肿（都在颈侧面）、甲状腺峡部肿瘤（在甲状软骨以下）和舌下腺肿瘤（在口底）。一旦破烂成瘘，伤口不能自愈，一直流唾液，十分不便，必须手术治疗。颈部肿块临床上十分常见，需熟悉其鉴别诊断。

97. C 【解析】此患者前牙宽度合适，切端位置正常，不能再换大号牙或小号牙，也不能将整个前牙抬高，而应将龈缘位置抬高。全口义齿排牙要求，微笑时上前牙应露出 2/3，而不应露出龈缘。

98. D 【解析】舌根癌颈淋巴结转移常为同侧下颌下淋巴结或颈深淋巴结。

99. E 【解析】对有瘘管的牙行最终修复的时间应于瘘管消失后。

100. B 【解析】上颌窦癌出现流泪症状，原因是肿瘤侵犯了上颌窦内上壁。流泪的原因是肿瘤导致鼻泪管阻塞。

【A_3/A_4型题】

101. E 【解析】根据病程长并有近期急性牙髓炎发作症状，可明确诊断。

102. E 【解析】应在牙髓摘除术后进行根管治疗。

103. E 【解析】优先进行下牙槽神经麻醉可明确可疑上下颌患牙。

104. A 【解析】临床表现符合慢性龈炎，而不符合妊娠期龈炎和坏死性龈炎，因没有附着丧失，因此可排除 D 和 E 的两个牙周炎的诊断。

105. A 【解析】慢性龈炎的治疗原则为去除病因和防止复发，通过洁治术彻底清除牙菌斑和牙石是去除病因的治疗方法，因此正确答案为 A。该患者没有合并全身疾病，因此不应全身使用抗生素，选项 D 不正确。该患者没有牙周袋，不需用选项 B、C 的治疗，也不可能用选项 E 的方法治疗。

106. B 【解析】慢性龈炎治疗后可恢复正常，5 个月后再出现的症状和表现与原来不同，是另一种疾病，符合妊娠期龈炎的表现，因此选择 B，而排除 A。坏死性龈炎应有牙龈坏死表现，而该病例无此表现，因此可排除 C，该病例无附着丧失和牙槽骨吸收表现，因此可排除 D 和 E。

107. D 【解析】甲状舌管囊肿的发生与性别无显著关系，可发生于任何年龄，但以 30 岁以下青少年多见。囊肿可发生于颈前正中舌盲孔至胸骨切迹之间的任何部位，以舌骨体上下最常见。囊肿多呈圆形，生长缓慢，多无自觉症状。囊肿质软，边界清楚，与表面皮肤和周围组织无粘连，位于舌骨下方的囊肿，在囊肿与舌骨体之间有时可扪及一坚韧的条索状物，囊肿可随吞咽及伸舌等动作而上下移动。若囊肿位于舌盲孔附近，当其生长到一定程度可使舌根部抬高，发生吞咽、言语功能障碍。甲状舌管囊肿多可根据颈前囊性肿物的部位及伸舌移动、穿刺可抽出透明微混浊的黄色稀薄或黏稠性液体等症状和体征作出初步诊断。

108. D 【解析】手术彻底切除囊肿或瘘管是根治甲状舌管囊肿或瘘管的主要方法，由于囊肿及瘘管同舌骨体的密切关系，手术时应切除与之相连的舌骨体中份，以防止复发。

109. C 【解析】根据病例提供的情况，本患者符合下颌骨成釉细胞瘤的诊断。

110. B 【解析】所列出的表现除了 X 线片可见钙化灶外，都是颌骨成釉细胞瘤的特征性表现。

111. E 【解析】除了根尖周囊肿衬里上皮以外，都可能是成釉细胞瘤的组织来源。

112. D 【解析】下颌骨成釉细胞瘤的手术治疗方案的选择取决于肿瘤的部位与大小。本病例肿瘤位于下颌角，体积较大。因此下颌骨部分切除术+同期植骨应该是最佳选项。

113. D 【解析】牙列缺失仅需要牙列 X 线检查，不需要颌面部 CT。

114. A 【解析】可摘局部义齿基牙的选择应参考如下几点。①选择健康牙作基牙：牙冠长短合适、有一定倒凹、牙体牙周组织健康、牙周膜面积大、支持力较强的牙为首选基牙。临床上一般多选用后牙，也可选用尖牙，但美观要求高者应慎用。除仅留切牙外的牙列缺损病例，一般不选切牙作基牙，因其支持力不足，同时也因设置固位体而影响美观。②患牙经治疗后作基牙：在缺牙多、余留牙健康条件差情况下，对有牙体、牙髓病但可保留的牙必须经牙体、牙髓治疗后选用。轻度牙周病、经治疗炎症得到控制的天然牙，可选作基牙。

115. A 【解析】𬌗支托凹的预备原则：①𬌗支托凹一般预备在缺隙两侧基牙的近远中边缘嵴处。②若咬合紧或牙本质过敏，不应勉强磨出支托凹。③对颌牙有伸长者，可适当调磨对颌牙。④尽量利用天然间隙，少磨牙体组织。⑤支托凹深度一般约 1.0~1.5mm，呈匙形，近远中长度约为基牙近远中径 1/4~1/3，颊舌宽度为𬌗面颊舌径的 1/3~1/2。

116. D 【解析】上颌缺失牙部位提示上颌牙列缺损为肯尼迪分类法中的第三类，此类缺损主要为牙支持式（牙支持式指缺隙两端均有余留天然牙，两端基牙均设置𬌗支托，义齿所承受的力主要由天然牙承担）。下颌大连接体可设计为舌杆，C 正确。小连接体定义为大连接体或可摘局部义齿基板以及修复体的其他部件之间的连接体，如卡环组、邻面板、𬌗支托或舌隆突支托，故 D 错误。压力印模取模时应对承托义齿的软组织施加一定的压力，应做肌能修整。其优点是能准确印记牙齿和其他硬组织的解剖形态以及口腔软组织在义齿功能状态时的解剖状态。压力印模主要适用于牙齿和黏膜混合支持式义齿的印模，特别适应于游离端缺牙的取模。故 E 正确。

117. C 【解析】不同状态下义齿松动的原因不同。

118. C 【解析】首先应考虑检查义齿的固位力。

119. A 【解析】固位尚好，咀嚼时易脱位，是𬌗不平衡，牙尖有干扰，使义齿翘动，破坏了边缘封闭造成的。

120. A 【解析】当口腔处于休息状态时，义齿固位尚好，但说话、张口、打哈欠时义齿易脱位，其原因是基托边缘过长、过厚，唇、颊、舌系带区基托边缘缓冲不够，影响系带活动等。

121. D 【解析】重衬是在全口义齿的组织面上加上一层塑料，使其充满牙槽嵴及周围组织被吸收部分的间隙，使基托组织面与周围的组织紧密贴合，增加义齿的固位力。适用于全口义齿戴用一段时间后，由于组织的吸收，以致固位不好的情况。

122. C 【解析】一般囊肿大多向颊侧膨胀，但角化囊肿可向舌侧膨胀，据临床表现及

X 线 48 被推压向后上方移位，初步诊断为牙源性角化囊性瘤。

123. D 【解析】穿刺是一种比较可靠的诊断方法。

124. B 【解析】牙源性角化囊性瘤大多是黄、白色角蛋白样（皮脂样）物质。

125. C 【解析】X 线片显示 1 根尖有阴影，是慢性根尖周炎的症状。

126. B 【解析】患牙是前牙，因此可以不考虑金属桩冠，目前桩冠已经不常使用，因此最好选择烤瓷桩核冠。烤瓷桩核冠可以尽量保留剩余牙体组织，而且美观效果好，是最佳修复类型。

127. D 【解析】桩核预备时，要尽量保留剩余牙体组织，制备牙本质肩领，只要去除薄弱的牙体组织即可。桩的直径为根径的 1/3，根管壁要求至少有 1mm 厚度，不必过度预备。根管口预备要形成牙本质肩领，不必形成斜面或者肩台。

【B 型题】

128. A 【解析】组合性牙瘤是一种非常常见的颌骨内良性肿瘤，它外面有一层包膜，包着里面的瘤体。瘤体由很多小的类似牙齿的结构组成，每一个小的类似牙齿的结构进行牙齿的磨片观察，都有牙釉质、牙本质和牙骨质。它们组合在一起，类似于牙齿的结构，但还不是真正的牙齿。

129. B 【解析】混合性牙瘤生长于颌骨内，由一个或多个牙胚组织异常发育增生而形成。混合型牙瘤和组合型牙瘤的主要区别是组合型牙瘤中有牙样结构。

130. C 【解析】牙源性钙化上皮瘤镜下检查见瘤细胞团块内可见嗜伊红均质物质，存在于细胞内或细胞间，被认为是类淀粉样物，为肿瘤性上皮细胞的变性产物，在此基础上出现钙化，有的钙化物呈同心圆沉积，并可融合成大的片状钙化物。

131. E 【解析】牙源性钙化囊肿病理特征之一为胞核不着色，在胞核的部位呈现暗影的影细胞。

132. D 【解析】镜下见肿瘤上皮可形成不同结构：结节状实性细胞巢，由梭形或立方状上皮细胞组成，形成玫瑰花样结构。

133. E 【解析】多形性腺瘤来自闰管或闰管储备细胞，它既可向上皮分化，又可向肌上皮细胞分化，肿瘤性肌上皮细胞进一步形成黏液软骨样组织，从而形成肿瘤的多形性结构。

134. B 【解析】嗜酸性腺瘤是一种比较少见的唾液腺的良性肿瘤。从组织学发生上来说，可能来自唾液腺导管上皮细胞或者肌上皮细胞。

135. D 【解析】淋巴瘤性乳头状囊腺瘤组织发生于腮腺内或腮腺周围淋巴结内异位唾液腺导管的纹管。

136. C 【解析】黏液表皮样癌来源于排泄管储备细胞。发生于口腔内者，除来自小唾液腺外，也可能来自口腔黏膜上皮。发生于颌骨内者还可能来自囊肿上皮。

137. A 【解析】皮脂腺腺瘤来自唾液腺导管上皮内的皮脂腺细胞。

138. A 【解析】填胶不足或填塞过早，会产生散在性的小气泡。

139. C 【解析】热处理速度太快，在基托腭侧最厚处常见较大气泡。

140. D 【解析】单体用量过多或调拌不匀，当单体聚合后因其体积收缩，会在基托表面产生形状不规则气泡。

141. B 【解析】肯尼迪分类法中第二类牙列缺损指牙弓一侧后部牙缺失，远中无天然牙存在。除主要缺隙外还有两个缺隙则为第二亚类。

142. E 【解析】肯尼迪分类法中第三类牙列缺损指牙弓的一侧牙缺失，且缺隙两端均有天然牙存在。除主要缺隙外还有一个缺隙则为第一亚类。

143. C 【解析】肯尼迪分类法中第四类牙列缺损指牙弓前部牙连续缺失并跨过中线，天然牙在缺隙的远中。第四类无亚类。

144. C 【解析】金属烤瓷冠唇侧预备，除颈缘外，从牙体表面均匀磨除 1.2～1.5mm 的牙体组织，牙冠切 1/4 向舌侧倾斜 10°～15°保证前伸𬌗不受干扰。

145. D 【解析】金属烤瓷冠的切端牙体磨除厚度一般为 2mm。

146. B 【解析】金属烤瓷冠唇侧肩台的厚度 0.8～1.0mm，舌及邻面为 0.7～1.0mm。

147. D 【解析】洞固位形深度是洞固位力强弱的主要因素，洞深应该在 2.0mm 以上，洞越深固位力越强。

148. A 【解析】嵌体的洞型多数情况应该在洞缘处做 45°洞缘斜面，以去除无基釉和选择性避开𬌗接触点，宽度一般为 0.5～0.7mm 即可。

149. D 【解析】箱状固位形深度应该在 2.0mm 以上。

150. B 【解析】沟固位力量的大小，首先取决于沟的深度，沟固位形深度一般为 1.0mm，过深易损伤牙髓。